AF452642

COURS D'HIPPOLOGIE,

OU

EXPOSÉ DES CONNAISSANCES HIPPIQUES

UTILES A MM. LES OFFICIERS DE CAVALERIE, D'ARTILLERIE, ETC.,
ET A TOUTES LES PERSONNES QUI S'OCCUPENT DU CHEVAL PAR
POSITION OU PAR GOUT,

Par DUBROCA,

VÉTÉRINAIRE EN 1er AU HUITIÈME RÉGIMENT DE DRAGONS.
MEMBRE DE LA SOCIÉTÉ D'AGRICULTURE DES ARDENNES.

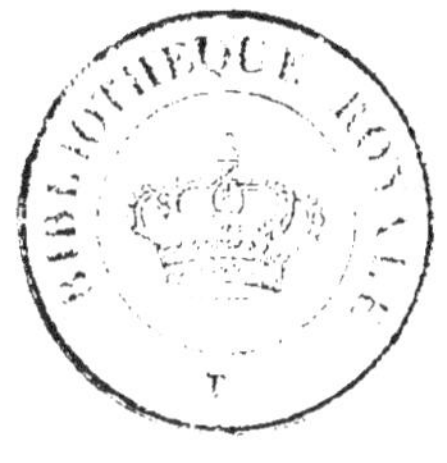

« Passée dans un pays voisin à un haut degré de perfection théorique et pratique, la science hippique, en France, a été négligée ; il faudrait la répandre parmi les éleveurs. »

Rapport au roi sur l'organisation des haras, par M. Gouin, ministre de l'agriculture et du commerce.

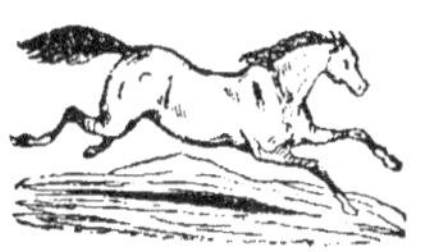

SEDAN,

AU BUREAU CENTRAL, RUE NAPOLEON, 22.

1844

TYPOGRAPHIE DE LAROCHE-JACOB.

PRÉFACE.

Je n'entreprendrai pas de faire l'éloge du cheval ; les
poètes, les historiens, les naturalistes ont, dans tous les
temps , reconnu l'immense importance des services qu'il
rend à l'homme. Quelques peuples même , mus par une
reconnaissance extrême , ont divinisé son origine. De
nos jours , ce bel animal est la force principale de quelques contrées essentiellement guerrières , et le compagnon intime du combattant nomade ou sédentaire. Dans
les pays civilisés , le cheval prend plus de part aux travaux de l'homme que tout autre animal domestique, et,
pour l'armée, il est le seul qui soit d'un premier besoin.
On ne saurait donc trop répandre les connaissances qui
doivent le bien faire apprécier, et qui peuvent concourir
à populariser en France le goût pour un mammifère
aussi généralement utile, tout en fournissant les moyens
de l'élever avec le plus d'avantage pour le spéculateur qui
se livre à cette branche d'industrie.

La France est le pays le plus avantageusement placé ,
sous le rapport du sol et de la température , pour élever
les chevaux qui conviennent aux trois services auxquels
on les emploie : 1° la selle ; 2° le trait aux allures vives
et légères , et 3° le trait au pas. Et si ce pays , si fertile
et si heureusement gratifié par la nature , ne peut pas se
suffire à lui-même sous ce rapport, cela tient essentiellement à deux causes : d'une part , à ce que les connaissances hippiques ne sont pas assez généralement répandues , malgré les nobles efforts de quelques écrits périodiques spéciaux, qui ne sont lus que par un petit nombre
de personnes et ignorés de tout le reste ; et, de l'autre ,
à ce que le gouvernement , presque unique consommateur des chevaux de selle , ne paye pas assez ceux des

remontes. Avant tout , il faut être bien pénétré d'une vérité, c'est que l'homme n'entreprend jamais une spécula-
tion qu'en vue d'un bénéfice. En calculant le prix des
chevaux, de manière à assurer ce bénéfice au produc-
teur , et en propageant et popularisant les connaissances
hippiques qui jalonneront la route que les éleveurs ont
à parcourir, et leur offriront une sécurité sans laquelle
plusieurs personnes hésiteront toujours à se livrer à l'é-
lève des chevaux , on réveillera , pour ces animaux, ce
goût inné chez le Français, et qui semble , de nos jours ,
sommeiller en lui. Je n'ignore pas que mon opinion sur le
goût inné des chevaux en France rencontrera une opposition ; je sais même qu'une opinion contraire est assez
généralement admise ; mais je persiste à dire qu'on a été
trompé par les apparences. Profondément pénétré de
cette vérité , j'ai pensé qu'en professant un cours public
d'hippologie dans les villes où le régiment auquel j'ap-
partiens se trouverait en garnison, j'acquerrais par-là les
meilleures preuves à l'appui de l'opinion que j'émets.
En effet , l'empressement qu'ont mis MM. les notables
habitants des villes où j'ai professé ce cours , le zèle de
ceux qui , par la nature de leurs fonctions , semblaient
le plus éloignés de cette étude, le bon accueil fait à mes
leçons et la demande qui m'a été faite chaque fois de recommencer mes séances après mon cours fini , m'ont
suffisamment prouvé que je ne m'étais pas trompé. Je
suis même convaincu que le temps n'est pas éloigné où
la science hippique et l'équitation, sa sœur, complèteront l'instruction de tout homme qui occupe dans la société une position aisée.

Quoiqu'il existe de très-bons traités d'extérieur, d'hygiène et de haras écrits par des maîtres habiles, j'ai
cependant cru utile de rédiger mes leçons et d'en former

un corps d'ouvrage qui devient indispensable aux personnes qui y assistent , car , comme la mémoire ne nous sert pas toujours à souhait , mon ouvrage donnera les moyens de recueillir plus de fruit des leçons, qui , étudiées et commentées dans le silence du cabinet, faciliteront l'étude de la science hippique.

Le cheval peut être envisagé comme l'allié des nations ; avec lui, dit M. Parizet (1), opulence, prospérité , victoire ; sans lui, misère , défaite , servitude. N'est-ce pas le cheval qui a conquis tant de fois et si rapidement toute l'Asie ? N'est-ce pas lui qui a tant de fois protégé la Chine? Et , si ce grand empire est tombé sous le joug, n'est-ce pas qu'ingratitude ou paresse, il avait oublié son défenseur?

L'amélioration et la propagation de l'espèce chevaline sont deux choses d'une très-haute portée ; car le jour où un état ne trouverait pas en lui-même les ressources nécessaires pour remonter sa cavalerie serait un jour malheureux, qui pourrait avoir les plus graves conséquences. Cette question est donc toute française et réclame le concours de tous pour son heureuse solution. C'est dans ce but que j'ai cru devoir apporter ma faible part de travail pour l'édification de ce monument national.

Cet ouvrage, mis à la portée des gens du monde (2) , sera divisé en trois parties : la première comprendra l'organisation du cheval ; la deuxième, l'extérieur, les races, la loi nouvelle sur les vices redhibitoires ; la troisième , l'hygiène et la ferrure.

---

(1) Eloge de Huzard père , prononcé par M. Parizet , secrétaire perpétuel de l'académie royale de médecine.

(2) Comme cet ouvrage devra renfermer un grand nombre de mots composés et empruntés des langues anciennes , mots qui pourraient n'être pas connus de quelques lecteurs , j'ai cru bon d'en donner l'étymologie , suivie de la prononciation française. J'ai remplacé l'upsilon des Grecs par l'y-grec de nos jours, pour me conformer à l'orthographe des mots français.

COURS D'HIPPOLOGIE.

PREMIÈRE PARTIE.

CARACTÈRES ZOOLOGIQUES ET ANATOMIE.

CHAPITRE I.

CARACTÈRES ZOOLOGIQUES (1) DU GENRE CHEVAL.

Les individus du genre cheval se distinguent des autres herbivores (2) mamifères (3) par les particularités suivantes :

1° Naturel doux, paisible , sociable ; moyens de défense : la rapidité de la course, la morsure, et surtout la ruade.

2° Extrémités terminées par un seul ongle , de forme sémicirculaire , nommé sabot, et qui leur a valu le nom de solipédes (4).

3° Dents, au nombre de 36 à 44, conformées différemment , suivant l'usage auquel la nature les a destinées, et qui ont reçu les noms de molaires ou machelières, crochets et incisives. Entre les molaires et les incisives, on remarque, dans la jument , un

---

(1) Du grec *zoon*, animal, et *logos*, discours.
(2) Du latin *herba* , herbe, verdure, et de *voro*, je mange.
(3) Du latin *mamma* , mamelle, et de *ferre*, porter.
(4) Du latin *solus*, seul, et *pes*, pied, à cause de la terminaison du membre par un seul ongle ou pied.

espace vide auquel on donne le nom de barres, et qui, dans le cheval, est le siége des crochets.

4° Estomac unique, qui leur a fait donner le nom de monogastriques (1). Ce viscère, peu volumineux, est disposé de manière à rendre, dans l'état normal, le vomissement impossible. Les intestins sont volumineux, principalement le cœcum.

5° Deux mamelles inguinales, rudimentaires en tout temps, excepté pendant les derniers jours de la gestation et durant l'époque de l'allaitement.

6° Les narines, comme les oreilles, sont très-mobiles ; la langue est douce ; les animaux boivent en humant, et, en hiver, ils savent creuser la neige pour trouver leur nourriture.

7° Le cheval, passionné d'amour, de désir, pressé par la faim ou agité par la colère, montre les dents et semble rire ; il tire quelquefois la langue pour lécher son maître.

Dans l'état de domesticité, on ne possède que trois espèces de ce genre, ce sont : le cheval, l'âne, et le couagga, que les Anglais et les Hollandais sont parvenus à civiliser.

Dans l'état sauvage, on rencontre, errant en troupes nombreuses dans les déserts de l'Afrique et de l'Asie, 1° le dziggtei ; 2° le zèbre commun; 3° le zèbre de Burchell; 4° l'âne-khur; 5° le guermull, qui, quoique à pieds divisés, n'en présente pas moins tous les autres caractères décrits plus haut ; 6° le couagga, dont nous avons déjà parlé, et dont l'usage finira par être généralement répandu.

DES SENS.

Les chevaux ont l'ouïe extrêmement fine. L'oreille, faite en forme de cornet, a la faculté de rassembler les molécules sonores. Au moindre bruit inaccoutumé, ils s'arrêtent, dressent l'oreille et écoutent avec la plus grande attention.

Les yeux sont placés et conformés de manière à leur faciliter la perception des corps placés à droite et à gauche, en même temps qu'ils peuvent, pendant qu'ils mangent l'herbe des prairies, voir très-loin dans une direction horizontale. La nuit, ils distinguent beaucoup mieux que l'homme; semblables aux chats,

---

(1) Du grec *gaster*, estomac, et *monos*, seul.

ils voient les objets qui les entourent ; ils sont nyctalopes (1).

La lèvre supérieure, qui peut être considérée comme un organe de préhension et de tact , est douée d'une grande mobilité pour palper et ramasser les aliments ; elle possède une sensibilité exquise , et toute la peau du corps, que le cheval a la faculté d'agiter à volonté , participe de cette sensibilité.

L'odorat est très-fin ; les chevaux en font usage fréquemment , et en particulier quand ils cherchent à reconnaître un objet qui leur inspire de la défiance.

Leur goût est délicat ; ils choisissent , lorsqu'ils ne sont pas pressés par la faim , les aliments qui leur conviennent. Ils ne mangeront pas ceux sur lesquels ils auront soufflé pendant quelque temps, ni ceux qui auront subi un certain degré d'altération, ni ceux salis par quelque corps étranger et qui répandraient une odeur qui leur serait désagréable , ni même ceux qu'ils auront foulés sous leurs pieds. Si l'on voit quelques chevaux manger leur litière imprégnée d'urine, manger même de la terre, ou lécher des murs salpêtrés , cela tient à une disposition maladive de l'estomac.

DES QUALITÉS MORALES ET DES MOEURS.

Le cheval est éminemment sociable; dans l'état de nature , il vit en famille ,gouverné par le plus fort. Lorsqu'il aperçoit un animal domestique de son espèce , il l'appelle avec empressement en s'approchant de lui ; et, si celui-ci n'est pas bien gardé, il court se joindre à ses nouveaux compagnons et ne revient plus.

Le cheval vivant en pleine liberté s'accoutume, au contraire, facilement avec l'homme , même lorsqu'il est pris dans un âge adulte.

Le cheval domestique s'attache à l'homme , devient son compagnon, son ami fidèle, surtout lorsqu'il est resté long-temps avec le même maître ; il partage ses travaux , ses périls , sa gloire ; il s'anime tellement au combat , qu'Homère , faisant l'énumération de l'armée des Grecs , demande à sa muse de lui dire quel fut le plus vaillant , soit des hommes , soit des coursiers : aussi l'homme se l'est assujetti de temps immémorial.

(1) Du grec *nyx*, nuit, et *optomaï*, je vois.

Le cheval se montre très sensible aux bons traitements, et il conserve un souvenir très long des mauvais ; on a , de sa part, des exemples de vengeance qui semblent attester une combinaison profonde. Dans certains cas, il manifeste par des larmes la douleur physique qu'il éprouve (1). Il est doué d'une mémoire longue et sûre ; il aime les éloges, et il témoigne par sa marche , le port de sa tête et l'expression de son regard, combien il est fier d'être brillamment harnaché ; aussi , lorsque les Espagnols et les rouliers provençaux, qui ont l'habitude d'orner d'un plumet et de grelots la tête du cheval de devant , veulent lui infliger la punition d'une faute, ils ne trouvent rien de mieux que de l'humilier en lui ôtant sa parure et le faisant entrer en ville attaché derrière la voiture.

La subordination est inspirée aux chevaux par la nature. Quand ils n'obéissent pas à l'homme , ils se soumettent à l'un d'entre eux et vivent en troupes considérables dans certaines plaines d'Amérique, d'Asie et d'Afrique.

Le cheval-chef règne en sultan ; il est toujours le plus courageux , et ce n'est qu'en vertu de la loi du plus fort qu'il conserve son empire. Dès qu'un âge avancé et conséquemment la faiblesse commencent à se faire sentir , il cède le commandement avec résignation à un autre plus capable. Le chef, pendant les voyages, est toujours le premier ; s'il s'agit de traverser un courant ou d'explorer un bois inconnu , il part en éclaireur et avertit, par un hennissement de convention, du péril à courir ou de la sécurité que ces nouveaux lieux lui inspirent. A l'approche des tigres ou des léopards, qui sont les animaux que les chevaux sauvages redoutent le plus , s'il juge que la défense est préférable à la fuite , il ordonne la halte et la formation d'un peloton en cercle, les têtes tournées vers l'intérieur , le centre renfermant les jeunes animaux et les faibles. Ainsi rangés, il est rare que l'ennemi ose les attaquer. Si cependant quelqu'un d'entre eux succombe sous les coups de l'agresseur, il n'est que la victime de sa lenteur à se former en carré.

---

(1) J'ai eu pendant près d'un mois, à l'infirmerie, un cheval qui avait l'olécrane fracturé. Ce cheval était suspendu, et, chaque fois que je pansais sa plaie , de laquelle j'avais déjà extrait plusieurs esquilles, il éprouvait une grande douleur; sa physionomie présentait une expression suppliante, et on voyait de grosses larmes rouler dans ses yeux.

Quelquefois des combats s'engagent entre les chevaux les plus vigoureux, pour la suprématie à exercer. La mort peut être la suite de ces sortes de guerres ; mais , le plus habituellement, le vainqueur pardonne au vaincu. Pendant ce temps de division, les juments paissent , impassibles en apparence , et se rangent avec docilité sous les lois du nouveau chef.

Ce privilége de la force est pour beaucoup dans le maintien de la vigueur et de l'énergie des races , puisqu'il est généralement reconnu que les vainqueurs ont plus de feu, plus d'adresse et de vélocité pour échapper aux poursuites; plus de vigueur et d'énergie pour supporter les fatigues. Ceux-là seuls peuvent donc reproduire l'espèce , qui sont doués de l'intelligence, du courage, en un mot des qualités les plus éminentes.

DE LA PHONATION (1).

La voix , qui chez les chevaux se nomme hennissement , se forme dans le larynx , est produite par les modifications que l'air expulsé des poumons éprouve dans la glotte, et par l'ébranlement , les vibrations et les collisions que ressentent de son passage les diverses parties constituantes du larynx, de la bouche et des naseaux.

Les passions , les sensations , les désirs modulent la voix , de manière à produire cinq sortes de hennissements :

1° Celui d'allégresse , formé de tons qui deviennent de plus en plus forts et aigus; l'animal bondit, semble lancer des ruades, mais sans intention de frapper.

2° Celui du désir , résultant de velléités d'amour sexuel ou d'attachement à son maître ; les sons , qui se prolongent longtemps , passent de l'aigu au grave.

3° Celui de la colère : il est court, entrecoupé, aigu ; l'animal cherche à ruer , à frapper des pieds de devant ou à mordre , selon qu'il est vigoureux ou naturellement méchant.

4° Celui de la peur : il est grave , rauque , ne semble sortir que des naseaux, et est court comme celui produit par la colère.

5° Le hennissement de la douleur : c'est un gémissement , une espèce de toussement modulé , de manière à être d'abord

---

(1) Du grec *phonè* , voix.

aigu et peu fourni, et devenant ensuite grave et sourd , il suit les mouvements de la respiration.

Les chevaux qui hennissent le plus souvent d'allégresse et de plaisir, sont les plus nobles et les plus généreux.

Les chevaux châtrés hennissent rarement, et toujours sur un ton peu bruyant.

Les juments, qui , comme les chevaux hongres , hennissent rarement , ont la voix peu étendue ; elles hennissent principalement et continuellement pour appeler leurs jeunes poulains absents.

DE LA DURÉE DE LA VIE.

La durée de la vie du cheval , à l'état de liberté ou même de domesticité, si on n'a pas abusé de ses forces et de ses moyens, si cette vie se termine naturellement , si la mort n'est point le résultat de maladies ou d'événements quelconques, peut être calculée sur 6 à 7 fois la durée de son accroissement : ainsi , le cheval qui met 6 ans pour acquérir le complément de son organisation , vit 40 ans. Mais, communément , on peut établir la durée de la vie du cheval domestique de 18 à 22 ans , et même jusqu'à 30. Cependant on possède des exemples d'une longévité remarquable , et, quoique ce ne soit là que de rares exceptions à la règle générale , je crois devoir les faire connaître. L'étalon anglais Phorbius couvrit encore à l'âge de 40 ans. Cerf-Bébé , appartenant à Mme de Monthion , mourut à Versailles le 9 mai 1830 , à l'âge de 42 ans passés. Un cheval , appartenant à M. Adam , huissier à Metz , est mort à 43 ans. Un cheval de troupe, anglais , parvint jusqu'à l'âge de 47 ans. Un étalon du haras de Frescati , près Metz, couvrait à 51 ans. Le cheval cité par Albert-le-Grand avait 60 ans. Athénée et Pline citent des chevaux qui ont atteint 65 et même 70 ans. Les auteurs modernes citent des chevaux napolitains qui ont vécu 65 , 70 et 80 ans. Une mule fut entretenue aux frais de la république d'Athènes, et vécut jusqu'à l'âge de 80 ans. On cite le cheval de Ferdinand 1er, qui était encore vigoureux à l'âge de 70 ans ; et, enfin, on lit dans l'histoire de France de Mézerai, qu'un duc de Gascogne, nommé Loup-Aymar , parut à la cour de France monté sur un cheval qui avait plus de 100 ans.

CHAPITRE II.

DE L'ORGANISATION OU ORGANOLOGIE (1).

On entend par organologie la connaissance de toutes les parties constituantes d'un animal.

Le cheval a une organisation symétrique : divisé en deux parties égales , selon le sens de sa longueur, il présente deux moitiés latérales parfaitement semblables , principalement à l'extérieur. Les parties plus profondes le sont, à toute autre époque , moins exactement qu'au commencement de la vie.

Son corps est le résultat de l'union intime de substances solides et liquides. Les parties solides donnent , conservent la forme , et sont les agents passifs des mouvements ; les parties liquides entretiennent ce mouvement produit par l'action d'une formation temporaire des corps organisés , que l'on nomme la vie. La vie est donc l'organisation en action , autrement dit , l'organisme.

Les deux principes, solide et liquide, se changent continuellement l'un en l'autre ; mais , quoiqu'ils ne présentent pas une ligne de démarcation tellement tranchée, que l'on puisse établir leurs proportions exactes , on a pu savoir néanmoins que les fluides l'emportent de beaucoup sur les solides , et qu'ils sont , en général , dans les proportions de 6 ou 9 à 1.

Les solides et les fluides ont des globules microscopiques pour principes organisateurs ; les fluides ont l'eau pour base ; les solides ont , en outre , pour principes anatomiques , une substance d'apparence spongieuse qui , unie aux globules , forme des fibres , de la réunion desquelles procèdent les différents tissus dont nous allons nous entretenir.

DU SYSTÈME TÉGUMENTAIRE.

Le système tégumentaire comprend une seule et même membrane d'une texture ordinairement foliée et toujours continue ,

---

(1) Du latin *organum*, qui lui-même vient du grec *ergon*, qui signifie ouvrage, instrument, et du grec *logos* , discours.

d'une largeur immense , enveloppant le corps , tant à l'extérieur qu'à l'intérieur, et se trouvant, sur toute sa surface , en contact avec des substances étrangères à son organisation.

La fourrure extérieure d'un manchon , et la soie interne qui le garnit , renfermant une couche intermédiaire plus ou moins épaisse, donnent une idée assez exacte de l'ensemble de la membrane tégumentaire, recouvrant d'abord l'extérieur du corps et se repliant sur elle-même pour tapisser l'intérieur ; aussi existe-t-il entre ces deux principales parties la relation la plus intime. Enveloppant tout le corps , cette membrane forme une barrière que doivent traverser de dehors en dedans toutes les substances étrangères qui entrent dans le corps pour en faire partie, et de dedans en dehors toutes celles qui, après en avoir fait partie, lui deviennent étrangères.

On divise le système tégumentaire , en raison de sa position, en externe et interne : l'externe a reçu le nom de peau , et l'interne celui de membrane muqueuse (1).

DE LA PEAU.

La peau est une membrane étendue sur toute la surface du corps , dont elle reçoit la forme, en se moulant sur les organes subjacents. Sur quelques points de l'étendue de sa partie médiane , on remarque une espèce de couture nommée raphé, et qui indique qu'il y a eu originairement deux moitiés séparées. Elle semble percée aux ouvertures naturelles , telles que les yeux, les oreilles, les naseaux, la bouche , l'anus, la vulve, les mamelles, le pénis, où elle se réfléchit et se continue, en changeant de caractère , avec la peau interne. Elle est en contact avec les corps étrangers , et sert d'abri défensif.

La peau est le principal organe du tact ; elle entretient une perspiration abondante , ayant pour effet de rejeter au-dehors les fluides superflus qui établissent une dépuration salutaire.

Ce tégument externe est essentiellement constitué : par le derme (2), couche principale , composée de filaments et de lamelles entrelacées et feutrées, qui contiennent dans leur épais-

---

(1) Du grec *muxa*, morve.
(2) Du grec *derma*, derme ou peau.

seur de petits organes sécréteurs nommés follicules , destinés à sécréter une matière onctueuse qui forme à la peau un enduit défensif.

Le derme , qui jouit d'une contractilité fibrilaire qui le resserre sous l'influence du froid et le dilate à la chaleur, forme presque toute l'épaisseur de la peau ; cette épaisseur varie sur différents points. Sa texture est d'autant plus serrée , qu'elle est plus extérieure; le derme est uni aux parties qu'il recouvre : 1° au moyen du tissu cellulaire , dont il semble n'être qu'une modification ; 2° par des papilles érectiles , petites éminences plus ou moins saillantes , semblables à un mamelon , formées par les vaisseaux et les nerfs qui paraissent être le siège de la sensibilité dont jouit la peau ; 3° par un entrelacement de vaisseaux lymphatiques, siége de l'absorption et de l'exhalation qui s'opèrent continuellement à la surface de la peau ; 4° par une couche très-mince de tissu cellulaire à demi-liquide , nommée corps muqueux qui sépare le derme de l'épiderme et renferme dans sa substance des globules colorés , disséminés , connus sous le nom de pigment. Le corps muqueux et le pigment , qui sont le siége de la coloration de la peau , manquent quelquefois sur certaines parties de son étendue. Le pigment, qui est noirâtre ou rougeâtre, paraît être analogue à la matière colorante du sang, et sa fonction paraît être de défendre la peau des effets rubéfiants du soleil, qu'on appelle communément coups de soleil; 5° par l'épiderme (1) ou surpeau , qui est une couche de nature cornée, très-mince, qui se moule sur la peau à la manière d'un vernis, et la garantit de l'impression trop immédiate des agents extérieurs. L'épiderme s'use par le frottement , mais il reste doué d'une force de formation très-énergique.

DES POILS ET DE LA CORNE.

Les poils et la corne sont des parties accessoires de la peau , et de la même nature que l'épiderme.

Les poils, corps filiformes , servent de vestiture au cheval ; ils tiennent à la peau par leur base logée dans un bulbe ou petit sac situé dans l'épaisseur du derme. Du fond de ce bulbe ,

---

(1) Du grec *épi*, sur, et *derma*, peau.

organe central de nutrition et de reproduction du poil , s'élève une papille vasculo-nerveuse, sur laquelle le poil se moule en l'embrassant.

La corne , qui dans le cheval comprend le sabot ou ongle du pied, la châtaigne et l'ergot, se développe, s'accroît, se nourrit et se régénère de la même manière que les poils. A l'article *anatomie du pied*, nous ferons connaitre d'une manière étendue tout ce qui est relatif au sabot.

DE LA MEMBRANE MUQUEUSE.

La membrane tégumentaire interne, ou membrane muqueuse, tire son nom du mucus, qu'elle sécrète; elle a reçu son nom d'abord dans les fosses nasales (1). Elle constitue un tégument humide qui revêt les yeux, les oreilles, les naseaux, la bouche, la trachée-artère , les bronches, l'œsophage , l'estomac , les intestins , les organes urinaires et de la génération. Toutes ces cavités , communiquant au dehors , reçoivent ou rejettent des substances étrangères.

La membrane muqueuse a reçu différents noms , suivant les cavités qu'elle tapisse; nous les ferons connaître ultérieurement.

Ce tégument présente une surface libre et une surface adhérente. La surface libre forme des plis , des rides , des enfoncements, des dépressions qui en augmentent l'étendue. Elle est parsemée de papilles et de villosités qui sont des organes de la sensibilité et de l'absorption , de petites ouvertures par où s'échappe le mucus sécrété par les follicules , et d'un épiderme , qui, sous le nom d'épithélium (2), recouvre les petits mamelons ou papilles.

La face adhérente, qui tient aux organes dont elle fait partie, par un tissu cellulaire plus ou moins serré ou abondant, est appliquée sur un plan musculaire qui double la membrane muqueuse et la rend contractile.

DU TISSU CELLULAIRE.

Ce tissu , ainsi nommé à cause du grand nombre de petites

---

(1) Du grec *muxai,* narines , à cause du mucus *muxa* , morve.

(2) Du grec *épi* , sur, et *télé* , mamelon , c'est-à-dire membrane recouvrant de petits mamelons.

aréoles ou espèces de cellules qu'il renferme , est constamment lubrifié par un fluide spécial nommé sérosité. Le tissu cellulaire, de consistance molle et spongieuse, est répandu dans tout le corps ; il entoure tous les organes, les unit, les sépare les uns des autres , et pénètre dans leur épaisseur ; il est le principal élément de l'organisation ; il formerait , si on pouvait l'isoler des organes et s'il pouvait se soutenir de lui-même , un tout conservant la figure du corps et offrant une multitude de loges. Toutes ces petites cellules communiquent entre elles : c'est ce que démontrent et l'air que les bouchers y insufflent pour faire paraître la viande plus belle , et les hydropisies de ce même tissu, dans lesquelles on voit le liquide se porter vers les parties les plus déclives, et là où le tissu est plus lâche et plus abondant; c'est ce que prouve encore l'évacuation assez fréquente de tout le liquide par une seule incision.

Lorsque le tissu cellulaire a été détruit, il se reproduit avec la plus grande promptitude. Par l'élasticité dont il est doué, il facilite les mouvements, et il rétablit les organes dans l'état où ils étaient avant le déplacement, quand les mouvements cessent d'avoir lieu. L'inflammation qu'y déterminent les sétons et les divers fonticules fait cesser l'inflammation d'autres organes. A mesure que les chevaux vieillissent , ce tissu devient sec et rigide ; ce qui constitue une sorte d'atrophie sénile qui fait que l'on ne peut engraisser que très difficilement les vieux chevaux amaigris. Les chevaux du nord et ceux élevés sur des terrains humides ont le tissu cellulaire beaucoup plus abondant que ceux élevés dans le midi. C'est à cette différence, principalement, que l'on attribue le peu d'énergie des premiers et l'ardeur et le courage des seconds.

DU TISSU MUSCULEUX (1).

Le tissu musculeux , qui est essentiellement contractile et composé presque exclusivement de fibrine (2), se présente sous

---

(1) Du grec *mus rat*, probablement à cause du mouvement que l'on remarque aux muscles ou de *muein*, mouvoir, fonction propre aux muscles.

(2) Du latin *fibrina*, principe immédiat des animaux.

l'aspect d'une fibre linéaire, molle, tomenteuse (1), rouge, plissée en zig-zag et disposée en fascicules et en faisceaux. Il constitue des masses distinctes qui entrent pour une partie principale dans la composition des muscles, agents de tous les mouvements du corps.

Les fibres musculeuses vont en ligne droite, en cercle, en ellipse, ou en rayonnant, etc., suivant les mouvements que les muscles doivent effectuer, mais comme les rayons lumineux, sans jamais se diviser ni s'entrecroiser dans leur trajet.

Dans l'action, les muscles se gonflent, se tuméfient, se raccourcissent, se durcissent, acquièrent une élasticité manifeste et une très grande force qui, dans certains cas, peut rompre les tendons et les os. Les mouvements des muscles sont volontaires, involontaires ou mixtes ; produits par l'action vitale, la cessation de l'innervation les annule.

DU TISSU ADIPEUX (2).

Le tissu adipeux, qui a quelque ressemblance avec le tissu cellulaire, en diffère néanmoins par les caractères suivants : il est beaucoup moins étendu que ce dernier, et n'occupe que certaines régions du corps ; il contient toujours de la graisse ; dans l'état complet de marasme, lorsque la graisse a disparu, elle y est remplacée par une substance jaunâtre qui empêche ce tissu de s'affaisser, le circonscrit et lui donne l'aspect et la consistance d'une gelée.

La graisse qui remplit les vésicules du tissu adipeux, et qui peut aussi être contenue accidentellement dans les aréoles du tissu cellulaire, est une substance de couleur jaunâtre ou blanchâtre, d'une saveur fade, de consistance fluide à la température du corps, possédant les propriétés des huiles fixes, et composée de vésicules agglomérées réunies en grains, rassemblés à leur tour pour former des masses.

Le tissu adipeux se rencontre dans beaucoup d'endroits du corps, principalement sous la peau, dans les interstices des muscles, autour des gros vaisseaux, à la base du cœur, aux

---

(1) Du latin *tomentum*, coton, bourre, substance douce au toucher et comme veloutée.

(2) Du latin *adeps*, graisse.

environs des reins, contre les lames du mésentère et de l'épiploon, dans le fond de l'orbite, etc. Sous la peau, il est disposé en couches successives ; entre les lames du mésentère (1)
et de l'épiploon (2), il forme de petits rubans ; et, enfin, il se
présente sous l'aspect d'une petite pelotte, dans le fond de l'orbite. Ce tissu plus ou moins abondant, selon que les animaux
sont gras ou maigres, ne paraît nullement doué de sensibilité
dans l'animal vivant. La graisse que ses petites loges renferment est considérée comme un aliment tenu en réserve pour
servir plus tard à la nourriture de différentes parties du corps.

L'obscurité, le repos absolu, la castration, la privation de
certains sens, sont autant de causes favorables à l'engraissement, tandis qu'un travail forcé et continu, l'acte fréquent de
la reproduction, ou l'excitation à la copulation, sont des causes
qui s'y opposent, malgré la quantité et la qualité des aliments
dont les animaux pourraient faire usage.

La différence qui existe entre le suif, l'axonge, le lard et la
graisse proprement dite, résulte de deux principes immédiats nommés *stéarine* (3) et *oléine* (4), dont les proportions déterminent la fluidité ou la consistance. L'abondance de la stéarine donne la consistance et la prédominance de l'oléine produit la fluidité.

DU TISSU SÉREUX (5).

Le tissu séreux est une modification du tissu cellulaire ;
comme lui, il est lubrifié d'une sérosité de même nature. Ce
tissu sert à envelopper et à faciliter le mouvement et le glissement de certains organes; il forme des membranes molles,
larges, minces, blanchâtres, extensibles et rétractiles ; d'une
texture plus serrée que celle du tissu cellulaire, formant des
espèces de sacs fermés de toutes parts, à la manière d'un bon-

---

(1) Du grec *mesos,* milieu, et *enteron,* intestin, membrane située entre les
intestins.

(2) Du grec *épi.* sur, et *pleo,* je nage, membrane qui revêt plusieurs viscères.

(3) Du grec *stear,* suif.

(4) Du latin *oleum,* huile.

(5) Du latin *serositas,* eau, parce qu'il sécrète un fluide qui se rapproche
beaucoup de l'eau.

net de coton. Adhérentes par leur surface externe aux parties environnantes, elles sont libres, contiguës à elles-mêmes, à leur surface interne, qui est toujours humectée, lisse et luisante. Ces membranes ont été divisées, en raison de leur situation et du liquide plus ou moins onctueux qui les humecte, en splanchniques (1) et synoviales (2).

Les membranes splanchniques, très étendues, déposent et absorbent continuellement de la sérosité; elles fournissent des tuniques plus ou moins complexes aux viscères situés dans les cavités du tronc (3) et tapissent ces cavités elles-mêmes. Ces membranes sont : 1° le péritoine (4), situé dans l'abdomen et enveloppant les intestins; 2° les deux plèvres (5), situées dans la poitrine, enveloppant le poumon; 3° le péricarde (6), qui enveloppe le cœur ; 4° l'arachnoïde (7), qui tapisse le cerveau et le canal rachidien.

Les membranes synoviales se rencontrent entre toutes les parties qui frottent les unes contre les autres. Elles entourent les tendons et les articulations mobiles, sécrètent un liquide visqueux, oléagineux, de couleur blanchâtre dans le jeune âge, jaunâtre et quelquefois rougeâtre dans l'âge adulte et la vieillesse. Ce liquide, nommé *synovie*, lubrifie et facilite les mouvements des tendons et des articulations.

La dilatation des gaines synoviales tendineuses et des membranes de même nature qui entourent les articulations, ainsi que l'épanchement de la synovie dans ses renflements, forment les molettes, les vessigons et d'autres tumeurs molles dont nous parlerons en décrivant les maladies de ces parties.

---

(1) Du grec *splagchnon*, viscère, parce qu'elles recouvrent les viscères.

(2) Du grec *syn*, avec, et *oon*, œuf, à cause de la ressemblance avec du blanc d'œuf que l'on a cru reconnaître à la synovie.

(3) Du latin *troncus*, tige d'un arbre, et, par analogie, partie principale du corps des animaux.

(4) Du grec *peri*, autour, et *teinein*, je suis tendu, membrane tendue sur les parois de l'abdomen, sur les intestins et d'autres organes.

(5) Du grec *pleura*, côte, membrane qui tapisse, dans la poitrine, les côtes, et en se repliant, les poumons.

(6) Du grec *peri*, autour, et *cardia*, cœur.

(7) Du grec *arachné*, toile d'araignée, et *eidos*, ressemblance, membrane d'une grande ténuité qui tapisse le cerveau.

DU TISSU FIBREUX.

On reconnait deux espèces de tissus fibreux : le tissu fibreux blanc ou albuginé , et le tissu fibreux jaune.

Le tissu fibreux blanc est composé de fibres déliées , parallèles ou entrecroisées , parfois tressées ; peu extensibles, mais très tenaces et opposant une grande résistance si on tentait de les rompre ; insensibles à leur division , très sensibles , au contraire, à leur extension au-delà du degré normal : les entorses, les luxations et les écarts le prouvent. Ces fibres qui contiennent beaucoup d'eau , forment des cordons ou des membranes resplendissantes, satinées, d'aspect métallique. Les cordons, que l'on nomme ligaments ou tendons, servent : les premiers , à maintenir les abouts articulaires des os et certains organes ; les seconds servent d'agents aux contractions musculâires , qu'ils communiquent aux parties éloignées. Les membranes fibreuses, appareils de contension , enveloppant certains muscles , les raffermissent et augmentent leur moyen d'action ; recouvrent les articulations , les os , le cerveau au-dessus de l'arachnoïde , les 4/5 postérieurs de l'œil ; c'est pourquoi elles ont reçu le nom d'aponévroses (1), de capsules articulaires , de périoste (2), de méninge (3) et de sclérotique (4).

DES TISSUS CARTILAGINEUX ET FIBRO-CARTILAGINEUX.

Le tissu cartilagineux est élastique , cassant, d'une couleur blanche , laiteuse, opaline ; il est d'une consistance moyenne entre l'os et le ligament ; il forme des corps indépendants les uns des autres , nommés cartilages. Ces substances organiques, coupées en lames minces , incrustent les extrémités articulaires de quelques os et servent de prolongement à d'autres. Les premiers, compressibles , élastiques et polis , amortissent les effets

---

(1) Du grec *apo*, et de *neuron*, nerf , membrane blanche , de texture serrée et très forte, ainsi appelée parceque les anciens la regardaient comme une expansion nerveuse.

(2) Du grec *péri*, autour, et *ostéon*, os, membrane enveloppant les os immédiatement.

(3) Du grec *méniyx*, ou du latin *meninx*, enveloppes du cerveau.

(4) Du grec *scleroo*, j'endurcis, de *scleros*, dur, membrane dure et opaque enveloppant les 4/5 postérieurs de l'œil.

de la pression et des chocs , et facilitent les mouvements. Les seconds , que l'on remarque particuliérement aux côtes, servent à allonger ces os et les articulent avec le sternum.

Le tissu fibro-cartilagineux résulte de l'union des principes organiques des tissus blancs et cartilagineux ; il sert de base aux cerceaux de la trachée-artère, au larynx , aux ligaments intervertébraux , etc.

DU TISSU OSSEUX.

La fibre osseuse est organique , aréolaire, très analogue à la fibre du tissu cellulaire, mais différant de tous les tissus animaux par une très grande quantité de substances terreuses, principalement de phosphate calcaire qu'elle contient entre ses mailles et qui lui donnent sa solidité. Ces substances terreuses sont interposées dans les petites cavités aréolaires de l'os, comme l'eau dans le tissu d'une éponge humide. On obtient la séparation des deux principales substances de l'os au moyen de deux opérations fort simples : 1º en faisant tremper pendant quelques jours un os dans l'acide hydrochlorique affaibli , ou dans tout autre acide végétal ou minéral. Il se ramollira d'abord et se dépouillera ensuite de toutes les molécules terreuses auxquelles il devait sa dureté. Dans cet état, l'os , qui a perdu une partie de son poids, conserve sa forme , son volume , devient flexible et tenace comme le tissu fibro-cartilagineux. En le soumettant à la décoction , on le réduit en colle ou gélatine. 2º En soumettant l'os à l'action d'un feu nu , on détruit le tissu organique que nous venons de faire connaître , et il reste une substance blanche, conservant le volume , la forme et une grande partie de la pesanteur de l'os. Cette substance est la matière terreuse et solidifiante de l'os.

Les os sont longs, larges, courts ou épais , et tous recouverts immédiatement du périoste dont nous avons déjà parlé. Les os longs sont tapissés à l'intérieur, sur les faces d'une grande cavité qui contient la moelle et qui occupe la partie moyenne de leur corps; les extrémités de ces os présentent une texture spongieuse. Les os larges ou courts, qui n'offrent point de cavité médullaire , sont formés d'une substance spongieuse entourée d'une couche compacte. La surface des os présente des cavités

qui servent à divers usages et qui ont reçu des noms différents. Elle présente aussi des éminences qui servent d'attache
aux ligaments et aux tendons, et que l'on désigne par les dénominations d'épiphyses (1) et d'apophyses (2) ; les premières sont
séparées du corps de l'os , dans le jeune âge, par la présence
d'un cartilage interposé, et deviennent apophyses, dans l'âge
adulte, par l'ossification de ce corps intermédiaire.

DU TISSU VASCULAIRE (3).

Le système vasculaire comprend le cœur, organe principal
de la circulation, et-les canaux qui en partent ou qui y aboutissent en se ramifiant, de manière à présenter assez exactement
l'image d'un arbre auquel le cœur sert de base. Ces canaux
flexibles, extensibles et de forme cylindrique, sont composés de
trois membranes superposées: 1° une externe cellulaire ; 2° une
médiane, composée de tissu fibreux jaune , 3° une interne séreuse. Ces canaux , en raison du fluide qu'ils charrient, ont été
nommés artères (4), veines (5) et lymphatiques (6).

DES ARTÈRES, DES VEINES ET DES VAISSEAUX LYMPHATIQUES.

Les artères établissent deux systèmes nommés , l'un pulmonaire et l'autre aortique. Le premier part du ventricule droit
du cœur, et transporte dans les poumons un sang noir , épais,
privé de principes nutritifs. Là, il est changé en sang propre à
l'entretien de la vie par suite d'une opération qui a lieu dans les
poumons, et qui est connue sous le nom d'hématose (7). Ce sang

---

(1) Du grec *épi*, sur, et de *phuo*, je nais, éminence osseuse qui naît sur l'os
et qui en est séparée par un cartilage.

(2) Du grec *apo*, dehors, et de *phuo*, je nais, éminence osseuse située à
la face externe des os.

(3) Du latin *vasum*, vase, vaisseau.

(4) Du grec *aer*, air, et de *téréo*, je conserve, parce qu'on crut d'abord
que les artères contenaient de l'air.

(5) Du latin *vena*, veine, vaisseau qui fait arriver le sang au cœur.

(6) Du grec *lymphé*, source, eau, parce que ces vaisseaux contiennent
une liqueur diaphane.

(7) Du grec *aimatoó*, changer en sang, d'*aima*, sang, transformation
du sang veineux en sang artériel.

est rapporté au ventricule gauche du cœur par un autre ordre de vaisseaux nommés veines pulmonaires.

Les artères partent du cœur pour distribuer le sang dans toutes les parties du corps et vont toujours en se divisant en branches, en rameaux et en ramuscules, de manière à acquérir une ténuité plus grande que celle d'un cheveu ; pendant leur trajet, le sang qu'elles contiennent a fourni à tous les organes les principes alibiles dont il était chargé. Les veines qui ont leurs radicules à l'extrémité capillaire des artères vont, au contraire, en augmentant de volume, par suite des ramuscules, des rameaux et des branches qui viennent se joindre, de proche en proche, les uns aux autres, et aboutissent par de gros vaisseaux au ventricule droit du cœur. Le sang artériel, seul propre à l'entretien de la vie, est d'abord poussé par l'impulsion qui lui vient du ventricule gauche, et son mouvement est continué par la contraction et la dilatation des artères, que l'on nomme systole (1) et diastole (2). C'est ce mouvement qui constitue le pouls. Les veines rapportent le sang de la circonférence au centre, au moyen de valvules qui, faisant l'office de soupapes, laissent passer le sang et s'opposent à son retour, de sorte que le sang artériel part du ventricule gauche du cœur, est distribué du centre à la circonférence dans toutes les parties du corps, et les parties de ce liquide, impropres à l'assimilation, sont rapportées de la circonférence au centre par les veines, de manière à faire parcourir au sang un cercle qui a fait donner à ce mouvement le nom de circulation.

En raison du phénomène de l'hématose dont nous avons parlé, et qui comprend une circulation complète et particulière, on a nommé circulation générale celle qui s'étend à toutes les parties du corps, et petite circulation ou circulation pulmonaire celle qui a lieu dans les poumons pour la transformation du sang veineux en sang artériel.

Les vaisseaux lymphatiques, considérés comme un appendice du système veineux qui leur sert de confluent, rapportent de la circonférence au centre le chyle et la lymphe. Ces vaisseaux,

---

(1) Du grec *systello*, je res serre.
(2) Du grec *diastello*, je dilate.

pourvus de valvules, ont une disposition arborisée, comme les artères et les veines. Les radicules extrèmes des lymphatiques sont d'une telle finesse qu'on n'a pu, jusqu'à présent, en bien constater l'origine ; mais on a parfaitement remarqué leurs ouvertures béantes sur la surface de la peau et de toutes les membranes muqueuses ou séreuses, du tissu cellulaire, des organes, etc. Ces pores sont de véritables suçoirs inhalants, à côté desquels sont placées d'autres ouvertures perspiratoires nommées exhalantes. Les canaux lymphatiques deviennent plus gros et moins nombreux à mesure qu'ils s'éloignent de leur origine et finissent par ne plus former que deux troncs principaux, dont l'un, postérieur, est connu sous le nom de canal thoracique ; et l'autre, antérieur, très court et très petit, est appelé trachéal.

DU SANG, DU CHYLE (1) ET DE LA LYMPHE.

Le sang, masse liquide centrale où affluent et d'où partent toutes les autres humeurs, est d'une couleur rouge vif dans les artères, et rouge brun dans les veines ; sa saveur est un peu salée, et son odeur particulière ; il est visqueux, onctueux, plus chaud que toutes les autres parties du corps, et un peu plus pesant que l'eau ; ce fluide, qui, pressé entre les doigts, fait l'effet d'un liquide savonneux, est contenu dans le cœur, les artères et les veines.

Il résulte, d'expériences faites par M. Girard, qu'un cheval du poids de 350 à 400 kilogrammes renferme 18 à 21 kilogrammes de sang. Ces expériences ont également établi que, quoique la quantité de ce fluide soit variable, même dans les individus de la même espèce, en raison du sexe, de l'âge, du tempérament, etc., la masse du sang est toujours en raison directe de celle des animaux.

Recueilli dans un vase et laissé en repos, le sang ne tarde pas à se coaguler et à se diviser en deux parties bien distinctes : l'une solide, appelée caillot, l'autre fluide, désignée par la dénomination de sérum.

---

(1) Du grec *chylos*, jus, suc nourricier, fluide extrait des alimens par l'absorption intestinale, après qu'ils ont été soumis à l'action des organes digestifs.

Le caillot, masse solide et spongieuse, d'un brun rougeâtre , donne , par le lavage, deux parties bien distinctes , qui sont la matière colorante ou cruor (1) , et la fibrine.

Le sérum, partie liquide, transparente, visqueuse et de couleur jaunâtre, fournit , par l'addition de 250 grammes d'alcool sur 1,000 grammes de son poids , un vernis qui fait bon effet pour la propreté et la beauté des harnais , principalement de ceux en cuir jaune.

Le chyle est un fluide qui n'est pas de même nature dans tous les animaux : dans le cheval, il a une couleur opaline et transparente, une saveur légèrement salée ; il ne donne aucune odeur déterminée ; sa consistance varie suivant la nature des aliments et la quantité des boissons. Ce fluide, qui est un produit de la digestion, est fourni par une matière contenue dans les intestins, et qui présente une consistance de purée très délayée de couleur verte ou jaune, suivant la nature des aliments, d'une odeur forte et aigre , que l'on nomme chyme. (2) C'est dans cette matière chymeuse que les ouvertures inhalantes des intestins viennent pomper le chyle , principal réparateur des pertes continuelles que le sang éprouve. Ce liquide diffère plus d'après la nature des aliments que d'après la nature des animaux. Les bons aliments, l'avoine surtout, sont ceux qui le fournissent en plus grande abondance. Comme le sang, le chyle se coagule, laissé en repos dans un vase, où il se sépare en caillot et sérum. Le contact de l'air donne à la masse coagulée une teinte rosée.

La lymphe est un liquide transparent, légèrement jaunâtre, inodore, visqueux, d'une saveur salée , qui, abandonné à lui-même, forme, comme le sang et le chyle, du caillot et du sérum. La masse coagulée présente l'aspect d'une gelée transparente. La lymphe, puisée sur presque toutes les parties du corps par les voies de l'absorption lymphatique, augmente de quantité et de consistance par suite d'une longue abstinence, se mêle avec le chyle et est versée , avec ce dernier, dans le sang vei-

---

(1) Du grec *cruos,* froid, et du latin *cruor,* sang caillé.

(2) Du grec *chymos,* suc, sorte de bouillie demi fluide plus ou moins homogène, formée par la masse alimentaire lorsquelle a subi dans l'estomac un premier degré d'élaboration.

neuxprès du cœur, pour subir dans les poumons une transformation vivifiante.

DU SYSTÈME NERVEUX.

Le système nerveux, que l'on peut comparer à un vaste réseau, présente des filets interrompus et entrelacés de mille
manières, allant en grossissant et s'étendant de la périphérie au
centre. Il consiste en une masse centrale, qui comprend le cerveau, le cervelet et la moelle alongée, en cordons nerveux et
en ganglions (1). Cet appareil, formé par une substance pulpeuse et par son enveloppe nommée névrilème (2), est le siége
de l'innervation. Il constitue un des principaux caractères de
l'animalité, transmet et perçoit toutes les impressions, préside à tous les mouvements, volontaires ou involontaires, aux
opérations de l'instinct, et est le point de départ et le conducteur des volitions. On le divise en système cérébro-spinal et
trisplanchnique. Le premier comprend : le cerveau, la moelle
épinière et les nerfs qui en partent et qui servent à la vie animale ; le deuxième embrasse le nerf grand sympathique et ses
dépendances, qui servent à la vie organique.

(1) Du grec *gagglion*, petits renflements.
(2) Du grec *neuron*, nerf, et de *lemma*, tunique, enveloppe.

CHAPITRE III.

DES APPAREILS D'ORGANES, D'APRÈS LEURS FONCTIONS.

De la réunion des divers tissus dont nous venons de parler résulte la formation des organes préposés aux fonctions de la vie, qui, rangés en groupes d'après leurs usages, constituent divers appareils embrassant les fonctions 1° de relation, 2° de nutrition, 3° de génération. Les fonctions de relation, qui établissent des rapports avec les objets situés en dehors de l'animal, comprennent : la locomotion, le tact, le goût, l'ouïe, l'odorat et la vue. Les fonctions de nutrition servent à réparer les pertes continuelles que font toutes les parties du corps ; elles embrassent : la nutrition, la digestion, la respiration, la circulation, les sécrétions et l'absorption. Les fonctions de génération, qui ont pour but la conservation de l'espèce, sont exercées par les organes de la reproduction des deux sexes.

APPAREIL DE LOCOMOTION.

DU SQUELETTE (1).

On nomme squelette l'assemblage de tous les os d'un même animal, maintenus dans leur position naturelle au moyen de leurs propres liens ou de liens étrangers à leur organisation. Le squelette, qui sert de charpente au corps et lui donne en grande partie sa forme, a les différentes parties qui le constituent unies entre elles au moyen de jointures nommées articulations. Ces articulations sont immobiles, semi-mobiles ou mobiles.

Les articulations immobiles se rencontrent principalement à la tête, les articulations semi-mobiles aux vertèbres et aux côtes, et les articulations mobiles aux membres. Les articulations semi-mobiles et mobiles qu'il importe le plus de connaître présentent des ligaments qui maintiennent les os ; des cartilages qui, par leur interposition et par leur élasticité, en

---

(1) Du grec *skeletos*, ensemble des os du corps dans les animaux vertébrés. Voyez planche première.

préviennent l'usure et amortissent les réactions ; et enfin de la synovie , qui les lubrifie pour en faciliter le jeu.

Les articulations mobiles sont désignées par les termes de genou , charnière, pivot ou coulisse , selon le genre de mouvement qu'elles exécutent.

On divise le squelette en tête, tronc et membres, ou en tronc et en membres. Le tronc comprend la tête , la colonne vertébrale, le sternum et les côtes.

Les membres sont composés de divers rayons placés en sens différents et s'étendent depuis et y compris l'omoplate, et depuis et y compris l'iléum, jusqu'à l'os du pied.

Les os, agents passifs des mouvements , forment des leviers mis en action par les muscles, et des cavités qui renferment et protègent les viscères. Dans les monodactyles , les os sont au nombre de cent quatre-vingt-dix.

DU TRONC.

Le tronc, partie principale du squelette, est supporté par les membres et présente trois grandes cavités ; une, située à la partie antérieure , servant à loger le cerveau ; une au centre, protégeant une partie des organes de la respiration et de la circulation ; et enfin une troisième , placée à l'extrémité postérieure et renfermant une partie des organes digestifs, urinaires et reproducteurs. La partie supérieure et antérieure du tronc est formée par la tête et la colonne vertébrale ou rachis ; les parties latérales par les côtes et par les iléons et les ischions , et la partie inférieure par le sternum et le pubis.

DES MEMBRES.

Les membres, au nombre de quatre , divisés en antérieurs ou *thoraciques,* et en postérieurs ou *abdominaux,* sont des espèces d'appendices *colonnoïdes,* prolongés du corps qu'ils supportent et qu'ils concourent à transporter d'un lieu dans un autre. Chaque membre se divise en quatre parties principales , qui sont : l'épaule, le bras, l'avant-bras et le pied pour les antérieurs. La hanche , la cuisse , la jambe et le pied pour les postérieurs.

Chacun des rayons des membres est disposé de manière à former des angles plus ou moins prononcés, qui servent, par leur flexion et leur extension alternatives , avec le concours de la mobilité du rachis , à déplacer le corps dès qu'ils sont mis en mouvement par l'action des muscles. Les membres postérieurs font arcbouter la colonne vertébrale en avant, changent le centre de gravité et , par leur détente , projettent le corps en avant, tandis que les membres antérieurs , préposés principalement au soutien du tronc , présentent moins d'angles que les précédents dans les rayons inférieurs , et une disposition telle des deux scapulums qui forment la voûte, que plus le poids du corps embrassé par cette voûte sera considérable, plus les extrémités supérieures tendront à se rapprocher et affermiront les épaules. Le scapulum et l'humérus , très inclinés de haut en bas, de derrière en avant pour le premier, et de devant en arrière pour le deuxième , se trouvent dans les conditions les plus favorables pour opérer les mouvements imprimés de bas en haut et pour amortir les réactions.

DESCRIPTION SUCCINCTE DES OS.

DE LA TETE.

La tête, située à la partie supérieure et antérieure du tronc , est divisée en crâne et face. Le crâne est composé de sept os, et la face de dix-neuf.

OS DU CRANE.

Occipital (1), os impair situé au sommet en arrière de la tête, présentant deux faces : l'une externe , irrégulièrement convexe, offre des protubérances, des apophyses et des trous; l'autre interne , inégalement concave, tapissée par la méninge, loge le cervelet, le mésocéphale et l'origine du prolongement rachidien , qui s'étend dans le canal vertébral en traversant un grand trou placé dans le milieu de la convexité de cet os. L'occipital , qui s'articule par charnière imparfaite avec la première vertèbre cervicale, et d'une manière immobile avec

---

(1) Du latin *occiput*, derrière de la tête. Dans l'homme, l'occipital est placé tout à fait derrière la tête.

les autres os qui l'entourent , est borné antérieurement par le
pariétal, latéralement par le temporal , inférieurement par le
sphénoïde, et postérieurement par la vertèbre cervicale atloïde.

Pariétal (1), os impair, aplati, mince , courbé en arrière sur
ses côtés, formant presqu'entièrement le couvercle du cerveau,
présentant deux faces, l'une externe , l'autre interne. La face
externe convexe et tubéreuse, offre une crête médiane, bifurquée inférieurement, de manière à présenter un écartement de
forme triangulaire.

La face interne biconcave, anfractueuse , tapissée par la méninge, est divisée, par une crête légère, en deux parties, correspondant chacune à la surface antérieure d'un des lobes du
cerveau. Cet os s'articule d'une manière immobile, supérieurement avec l'occipital, inférieurement avec le frontal, et latéralement avec le temporal.

Frontal (2) , os symétrique , aplati dans son milieu , courbé en arrière sur les côtés, et présentant deux faces. L'externe
plane dans le milieu, excavée latéralement , offre sur ses côtés
une apophyse nommée *orbitaire* , qui concourt à la formation
de l'arcade de ce nom. A la base de cette apophyse se trouve
placé un trou dit sourcilier. La face interne, inégalement concave , présente deux parties séparées par une cloison transversale. La partie supérieure , biconcave , anfractueuse et sil-
lonnée, recouvre la portion antérieure et inférieure du cerveau.
La partie inférieure est le siège des sinus frontaux qu'elle
constitue. Cet os est uni d'une manière immobile , supérieurement avec le pariétal, inférieurement avec les sus-naseaux,
latéralement et postérieurement avec le sphénoïde, les lacrymaux, l'ethmoïde et l'arcade zygomatique.

Sphénoïde (3) , os impair formant la base du crâne, épais
dans le milieu , mince sur les côtés, courbé en avant d'un côté
à l'autre , présentant deux faces: l'une interne et supérieure ,

---

(1) Du latin *paries*, muraille , parceque dans l'homme et dans plusieurs
animaux, cet os qui, quelquefois est double, recouvre en grande partie le
crâne et lui forme une paroi ou muraille.

(2) Du latin *frontalis*, frontal, cet os, qui sert de base au front, doit son
nom à la place qu'il occupe.

(3) Du grec *sphen*, coin, et de *eidos*, ressemblance, nom provenant de la
forme de cet os.

qui soutient la masse du cerveau, et l'autre inférieure, qui forme la paroi supérieure de la cavité gutturale. Cet os est intimement uni supérieurement avec l'occipital, inférieurement avec le vomer et le palatin, et latéralement et antérieurement avec le temporal et le frontal.

Ethmoïde (1), os impair, lamelleux, caverneux, léger et friable, criblé de trous. Il est placé entre le frontal et le sphénoïde, et présente une masse de petites cellules oblongues disposées en petits cornets placés les uns au-dessus des autres.

Cet os présente deux faces: l'une supérieure, tapissée par la méninge, concourt à la formation de la boîte crânienne; l'autre inférieure, tapissée par la membrane nasale, termine le fond des narines.

Temporaux (2), os pairs, irréguliers, inégalement épais et plats, placés un de chaque côté de la tête, servant de base aux tempes qui leur ont donné leur nom, et offrant deux parties très distinctes : une écailleuse et l'autre tubéreuse ; la première concourt à former l'arcade zygomatique, la fosse temporale et la surface articulaire qui correspond au maxillaire. Par sa face interne, que la méninge tapisse, il participe à la formation des parois latérales du crâne.

La partie tubéreuse, très irrégulière, garnie d'aspérités dans toute son étendue, renferme intérieurement les organes essentiels de l'audition. Cette partie, très dure, répond au cervelet par sa face interne. Les os temporaux s'articulent d'une manière immobile avec le pariétal, le frontal, le sphénoïde ; d'une manière mobile, par charnière imparfaite avec le maxillaire, et par juxta-position, au moyen de leur partie pétrée, entre l'occipital et la partie écailleuse.

OS DE LA FACE.

La face comprend deux mâchoires : l'une supérieure, l'autre inférieure. La première est immobile, l'autre mobile.

---

(1) Du grec *etmos*, crible, et de *eidos*, ressemblance.

(2) Du latin *temporalis*, qui a rapport à la tempe; de *tempus*, temps, parceque dans l'homme c'est là que les cheveux, commençant à blanchir, indiquent les diverses périodes de la vie.

Grands susmaxillaires (1), au nombre de deux, situés un de chaque côté de la mâchoire, dont ils déterminent la base. Courts, gros, épais, trifaciés ; ces os logent les dents molaires, s'articulent d'une manière immobile avec presque tous les autres os de la mâchoire supérieure, concourent à former les parois de la bouche, les cavités nasales, le fond de l'orbite et les sinus de la tête. Par les changements remarquables que les différentes époques de la vie leur font subir, ils sont un indice très utile pour connaître l'âge du cheval. C'est ainsi que jusqu'à 6 à 7 ans, époque durant laquelle les dents molaires croissent et s'enfoncent dans ces os, la face du chanfrein devient bombée et proéminente, et qu'à partir de cette époque elle s'affaisse petit à petit, par suite de la sortie des dents de leurs alvéoles, jusqu'au point de devenir concave.

Petits susmaxillaires, courts, allongés, situés l'un à côté de l'autre, réunis en appendice aux grands susmaxillaires et se terminant antérieurement par une base dans laquelle s'implantent les dents incisives de la mâchoire immobile. Ces os sont recouverts par la lèvre supérieure.

Les susnaseaux sont situés à côté l'un de l'autre ; ils sont minces, plats, allongés, et forment les parois supérieures des fosses nasales. Ces os s'articulent d'une manière immobile, supérieurement avec le frontal et les lacrymaux, latéralement avec les grands et les petits susmaxillaires ; ils se terminent antérieurement en pointelibre. Offrant peu de résistance à une pression continue, les os susnaseaux se dépriment et quelquefois se perforent, par suite de l'action d'une muserole de bride ou de licol trop serrée.

Les lacrymaux (2), au nombre de deux, sont situés un de chaque côté de la tête, à l'angle nasal de l'œil ; ils sont petits, minces, aplatis, d'une figure irrégulière ; ils soutiennent le réservoir et le conduit lacrymal, et concourent à la formation de la partie inférieure de l'orbite. Ces petits os sont intimement unis, latéralement et antérieurement avec le frontal, latéra-

---

(1) Du latin *supra-maxillaris*, de *maxilla*, mâchoire.

(2) Du latin *lacrymalis*, qui a rapport aux larmes, de *lacryma*, larme.

lement et postérieurement avec les zygomatiques, inférieurement avec les susnaseaux et les grands susmaxillaires.

Les zygomatiques (1), sont deux petits os triangulaires placés un de chaque côté de la tête, en dehors des lacrymaux, sur le côté externe des orbites et formant l'arcade zygomatique et le côté externe de la cavité orbitaire. Ils portent, à leur face externe, une crête longitudinale ; leur face interne, ainsi que celle des os lacrymaux, concourt à la formation des sinus de la tête. Ces petits os sont situés entre les lacrymaux, les grands susmaxillaires et les temporaux, avec lesquels ils s'articulent par engrenure.

Les palatins (2). On nomme ainsi deux petits os minces, allongés, étroits, placés à côté l'un de l'autre à la partie postérieure de la voûte du palais, où ils présentent la figure d'un fer à cheval et forment l'orifice guttural des narines.

Les pterygoïdiens (3), sont deux petits os ainsi nommés à cause de leur position en forme d'ailes; ils sont juxta-posés sur les palatins, dont ils ne sont réellement qu'un appendice ou épiphyse qui finit toujours par se souder avec ces os.

Les cornets sont quatre lames osseuses, très minces, roulées en forme de cornet de papier, d'où elles tirent leur nom. Les cornets sont placés en long, deux dans chaque cavité nasale, situés l'un au-dessus de l'autre, et destinés à augmenter la surface des fosses nasales. Pl. 2, fig. B.

Le vomer (4), os mince, allongé, aplati, placé sous la cloison cartilagineuse des narines, à laquelle il sert de soutien, et s'étendant depuis le sphénoïde sur la crête médiane des grands susmaxillaires, jusqu'au niveau des ouvertures incisives formées pas ces os. Le vomer est borné supérieurement par le sphénoïde et les palatins, inférieurement par les ouvertures incisives, antérieurement par la cloison cartilagineuse des na-

---

(1) Du grec *zygoma*, qui signifie tout corps transversal servant à enjoindre deux antres.

(2) Du latin *palatinus*, qui a rapport au palais, de *palatum*, partie supérieure de la bouche.

(3) Du grec *pteron*, aile et de *eidos*, ressemblance.

(4) Du latin *vomer*, soc de charrue, à cause de sa ressemblance à la forme ancienne de cet instrument de labourage.

seaux, et postérieurement par la partie des grands susmaxillaires qui forment la voûte du palais.

Le maxillaire inférieur, qui sert de base à la mâchoire inférieure, est formé de deux branches aplaties. Ces branches sont plus larges supérieurement, où elles se contournent sur champ et s'articulent par charnière avec les os temporaux, qu'inférieurement, où elles se réunissent pour former un corps dans lequel s'implantent les dents incisives de la mâchoire mobile. Depuis leur réunion, où l'on remarque une apophyse dite génienne qui sert de base à la barbe, ces deux branches vont en s'écartant, de manière à présenter la forme d'un V romain; l'espace résultant de cet écartement se nomme intervalle intermaxillaire.

Le bord antérieur des branches du maxillaire loge les dents et présente un espace interdentaire qui sert de base aux barres. Le bord postérieur se contourne supérieurement, et cette partie tubéreuse et contournée forme la base de la ganache.

L'hyoïde (1) est placé dans l'intervalle intermaxillaire et est destiné à soutenir la base de la langue, ainsi que le larynx dont il suit les mouvements. Il est composé de plusieurs petits os minces qui, par leur disposition, présentent deux longues branches qui s'articulent avec la partie tubéreuse des temporaux, et d'un corps en forme de fourche ou d'y grec.

OS DU RACHIS (2).

La colonne vertébrale ou rachis, qui s'étend de la partie postérieure de la tête à l'extrémité de la queue, présente plusieurs courbures et un canal interne dans lequel la moelle épinière se trouve logée. Cette colonne est formée par une succession d'os courts, épais, présentant plusieurs apophyses dont les supérieures, plus élevées que les autres, ont reçu le nom *d'épineuses*. Ces os, que l'on nomme vertèbres (3), sont étroitement liés les uns avec les autres, et vont toujours en décroissant de devant en

---

(1) Du grec *y* et *eidos*, ressemblance, à cause de sa ressemblance avec l'upsilon des Hellènes, dont nous avons fait l'y grec.

(2) Du grec *rachis*, épine du dos, probablement à cause de la grande flexibilité de la colonne vertébrale.

(3) Du latin *vertebra*, vertèbre, de *vertere*, tourner.

arrière. Les vertèbres sont divisées en régions qui, en raison de la place qu'elles occupent, sont nommées *cervicales* (1), *dorsales, lombaires* (2) ou *coccygiennes* (3). L'os sacrum, qui concourt à la formation du canal rachidien, se trouve placé entre la dernière vertèbre lombaire et la première vertèbre coccygienne.

Les vertèbres cervicales, qui forment la base de l'encolure, sont au nombre de sept. Les deux premières et la dernière ont reçu des noms particuliers : la première est désignée sous la dénomination d'atloïde (4), et la seconde sous celle d'axoïde (5). Les suivantes sont mentionnées par leur ordre numérique de 3me 4me, etc., à l'exception de la dernière que l'on nomme *proéminente*, en raison de l'apophyse épineuse qu'elle possède et dont toutes les autres sont dépourvues.

Les vertèbres dorsales, comme leur nom l'indique, servent de base au dos; elles sont au nombre de dix-huit, s'articulent avec les côtes, et sont remarquables par leurs apophyses épineuses, dont les trois ou quatre premières vont en augmentant et les suivantes en diminuant, jusqu'au milieu du dos. A partir de ce point, celles qui suivent conservent la même hauteur et une direction verticale, tandis que les premières sont inclinées de devant en arrière. Les quatre ou cinq apophyses épineuses des vertèbres dorsales, placées après les deux premières, constituent la base du garrot.

Les vertèbres lombaires au nombre de six, forment la base des reins. Elles diffèrent des dorsales par leurs apophyses transverses prolongées horizontalement, et aplaties de dessous en dessus.

L'os sacrum (6) est un os triangulaire, aplati de dessus en

---

(1) Du latin *cervix*, cou.

(2) Du latin *lumbi*, reins, lombes, du grec *lobos*, extrémité; par la raison que les lombes ou reins sont situés à l'extrémité inférieure du tronc.

(3) Du grec *coccyx*, coucou, oiseau, par la ressemblance du coccyx de l'homme au bec de cet oiseau.

(4) Du grec *atlas* et de *eidos*, ressemblance, nom donné à cette vertèbre, parcequ'elle supporte la tête, comme Atlas supporte la sphère, suivant les mythologistes.

(5) Du grec *axôn*, axe, essieu et de *eidos* ressemblance, nom donné à cette vertèbre parce que, par son apophyse antérieure, elle sert en quelque sorte de pivot aux mouvements de la tête.

(6) D'un mot étrusque *sacer*, sacré, nom qui lui a été donné parcequ'il contribue à protéger les organes de la génération, qui passaient pour sacrés chez les anciens.

dessous, qui présente un conduit intérieur qui est la continuation du canal rachidien. Sa face supérieure est hérissée d'éminences semblables aux apophyses épineuses des vertèbres, qni vont en diminuant de devant en arrière ; sa face inférieure, un peu excavée, forme la paroi supérieure de la cavité pelvienne.

Le coccyx. On nomme ainsi une succession de 14 à 20 petites vertébres, dites coccygiennes, qui suivent immédiatement l'os sacrum, s'articulent les unes à la suite des autres, et vont progressivement en diminuant de volume et de densité depuis la 1re qui s'articule avec l'os sacrum, jusqu'à la dernière qui termine le tronçon de la queue. Les deux ou trois premières sont seules pourvues d'un petit conduit formant le complément du canal rachidien.

OS DU TRORAX (1).

Les côtes (2) sont des os longs, courbés, situés régulièrement les uns à la suite des autres, de chaque côté du thorax, et laissant entr'eux des intervalles nommés *inter-costaux.* Leur extrémité supérieure présente une tête et une tubérosité articulaires, et leur extrémité inférieure, un cartilage de prolongement qui augmente successivement de longueur de la première à la dernière côte sternale, tandis que le contraire a lieu pour les côtes asternales. Ce cartilage acquiert de la dureté à mesure que l'animal vieillit.

Le sternum (3) est un os spongieux en forme de carène, situé à la partie inférieure des côtes auxquelles il sert de soutien; il est comme la clef qui lie entr'eux les os formant la cavité de la poitrine.

OS DES MEMBRES ANTÉRIEURS.

Le scapulum (4) ou omoplate est un os large, aplati, trian-

---

(1) Du latin *thorax,* poitrine.

(2) Du latin *costa.*

(3) Du grec *sternon,* basse poitrine, c'est-à-dire, partie antérieure et inférieure de la poitrine.

(4) Du latin *scapula,* épaule.

gulaire, situé à la partie antérieure du thorax et en arrière des vertèbres cervicales. Il présente un large cartilage à son extrémité supérieure et une cavité nommée glénoïde (1) à son extrémité inférieure, qui s'articule par genou avec la tête de l'humérus. Cet os, qui sert de base à l'épaule, tire son nom de son siége.

L'humérus (2), os long et cylindroïde, posé obliquement de devant en arrière et de haut en bas, présente un corps et deux extrémités renflées. Il s'articule supérieurement par genou avec le scapulum, et inférieurement par charniére avec le cubitus.

Le cubitus (3) est cylindroïde, courbé en avant suivant sa longueur, plus long que le précédent. Cet os qui, en raison de son analogie avec celui qui dans l'homme se nomme *radius*(4), devrait de préférence porter ce dernier nom, est situé un peu obliquement de haut en bas et d'arrière en avant, s'articule par charnière supérieurement avec l'humérus et inférieurement avec les os du genou. A sa partie supérieure et postérieure se trouve placé un os nommé *olécrane* (5), répondant au cubitus de l'homme.

Os carpiens (6) *ou du genou*, petits, courts, irréguliers; ils sont au nombre de sept, dont six placés sur deux rangées de trois, et le septième, nommé *os crochu*, situé postérieurement et du côté externe. Ces petits os, qui forment la base du genou, s'articulent d'abord entr'eux, ensuite par la première rangée avec le cubitus, et par la seconde avec l'os du canon.

---

(1) Du grec *gléné*, petite cavité articulaire et de *eidos*, forme, ressemblance.

(2) Du latin *humérus*, qui lui-même vient du grec *omos*, épaule. Les anciens entendaient par épaule, la réunion du scapulum et de l'humérus qu'ils distinguaient en partie supérieure et en partie moyenne de l'épaule, de là nous disons porter sur l'épaule, donner un coup d'épaule, quoiqu'en réalité ce soit la partie supérieure du bras qui seule agisse principalement dans ces différents cas.

(3) Du latin *cubitus*, position d'une personne couchée. Les Latins qui avaient l'habitude de prendre leurs repas couchés et appuyés sur le coude ont, pour cette raison, donné le nom de cubitus à la partie du bras sur laquelle ils prenaient leur point d'appui.

(4) Du latin *radius*, baguette, verge, os droit et long.

(5) Du grec *olécranon d'ôléné*, coude et de *carenon*, tête, saillie arrondie, tête du coude.

(6) Du grec *carpos*, poignet, *de carpein*, prendre; partie de la main de l'homme nommée vulgairement poignet, qui répond aux genoux des chevaux.

Os métacarpien (1) *ou du canon.* Cet os est cylindrique; il présente des deux côtés, à sa face postérieure, deux petits os longs et pyramidaux nommés *péronés*, qui ont à peu près les trois quarts de la longueur du métacarpien et se terminent par une extrémité arrondie nommée *bouton du péroné.* Le canon s'articule supérieurement avec les os du genou et inférieurement avec le paturon.

Le premier phalangien ou os du paturon est court, allongé et un peu aplati de devant en arrière; il s'articule supérieurement avec l'os du canon et inférieurement avec l'os de la couronne.

Les grands sésamoïdes (2) sont deux os petits, courts et trapézoïdes, situés l'un à côté de l'autre, à la partie postérieure de l'articulation formée par la réunion du canon et du paturon.

Le deuxième phalangien ou os de la couronne est court, presque carré, situé entre le premier et le troisième phalangien avec lesquels il s'articule.

Le troisième phalangien ou os du pied a la forme d'un croissant et présente trois faces. La supérieure s'articule avec l'os de la couronne par charnière comme tous les rayons du membre , à l'exception de l'humérus avec le scapulum. La face antérieure répond à la muraille du sabot et en a la forme ; la face inférieure répond à la sole.

A la partie postérieure de l'articulation de l'os du pied avec la couronne, se trouve placé, transversalement, un petit os allongé qui a la forme d'une navette et que, pour cette raison, on a nommé naviculaire.

OS DES MEMBRES POSTÉRIEURS.

Le coxal (3) est un grand os aplati et recourbé sur lui-même , situé à la partie postérieure du tronc ; il forme les parois de la cavité pelvienne et il est composé de trois parties

---

(1) Du grec *meta*, après et de *carpos*, poignet; os du canon du cheval.

(2) Du grec *sésame*, plante des Indes et de *eidos*, ressemblance, nom donné à ces petits os, à cause de leur ressemblance avec les fruits de sésame.

(3) Du latin *coxa*, hanche.

nommées *iléum* (1) *pubis* (2) *et ischium* (3). Ces trois parties concourent, par leur réunion, à former une cavité articulaire nommée *cotyloïde* (4), dans laquelle la tête du fémur se trouve logée. L'iléum placé à la partie supérieure et antérieure du coxal est un os plat, triangulaire, qui sert de base à la hanche et qui peut-être envisagé comme le premier rayon des membres postérieurs. Il correspond au scapulum. Le pubis, également de forme triangulaire, est situé à la partie inférieure du coxal et établit la paroi inférieure et antérieure du bassin ou cavité pelvienne. L'ischium, placé postérieurement, sert de base à la fesse et termine le coxal.

Le fémur (5) est un os cylindroïde, renflé aux extrémités; il est situé obliquement de derrière en avant et de haut en bas; il correspond à l'humérus et s'articule : supérieurement par genou au moyen de son extrémité arrondie nommée tête du fémur, avec la cavité cotyloïde des os coxaux qui loge cette tête et la maintient par un ligament gros, rond et court, par des ligaments latéraux et un capsulaire.

Le tibia (6) est un os long et prismatique; moins renflé aux extrémités que le précédent, correspondant au cubitus ou mieux radius. Il est situé obliquement de haut en bas et de devant en arrière et s'articule par charnière, supérieurement avec le fémur, et inférieurement avec les os du jarret. Le tibia présente du côté externe un petit os nommé péroné.

La rotule (7). On nomme ainsi un os court et épais, en forme de poulie, fixé au moyen de ligaments à l'extrémité supérieure du tibia, et glissant sur la partie antérieure et inférieure du fémur.

---

(1) Du grec *eilo*, j'entortille, nom donné à cet os parcequ'il supporte les circonvolutions de l'intestin grêle.

(2) Du latin *puber*, qui commence à se couvrir de poils, parce que l'apparition de poils sur la partie à laquelle cet os sert de base, marque la puberté chez l'homme.

(3) Du grec *isco*, je retiens. Cet os, en effet, placé postérieurement, sert de soutien aux parties contenues dans la cavité pelvienne de l'homme.

(4) Du grec *kotulé*, sorte d'écuelle en usage chez les Grecs et de *eidos*, forme, qui a la forme d'une écuelle.

(5) Du latin *ferre*, porter, parcequ'il est placé de manière à supporter le tronc.

(6) Du latin *tibia*, flûte.

(7) Du latin *rotula*, petite roue.

Les os tarsiens ou os du jarret (1) sont au nombre de six que l'on distingue, de devant en arrière: 1° en poulie ou astragale, os court, épais et très irrégulier, qui s'emboîte avec le tibia; 2° en calcanéum, le plus grand des os du jarret, dont il forme la pointe; 3° en deux os plats et triangulaires, situés l'un au-dessus de l'autre, entre l'astragale et le canon; 4° en deux petits os irréguliers et quelquefois trois, lorsque le deuxième est divisé en deux.

Le canon et ses deux péronés (2), le paturon, les sésamoïdes, la couronne, l'os du pied et l'os naviculaire, sont en tout semblables aux parties analogues des extrémités antérieures. Pl.1re, fig. 1.

MYOLOGIE (3).

La myologie a pour objet la connaissance des muscles, organes actifs des grands mouvements, susceptibles de contractilité, de relâchement, de gonflement et de raideur; leur couleur est rouge ou rougeâtre, très vive dans quelques uns, plus pâle dans d'autres; ils s'attachent aux aspérités et aux apophyses des os qu'ils font mouvoir. La plupart des muscles sont enveloppés par des aponévroses qui augmentent leur force et terminés par des tendons, agents de communication de leurs mouvements. On nomme *congenères* (4) les muscles qui coopèrent à la production d'un même mouvement, et *antagonistes* (5), ceux qui déterminent des mouvements contraires. De même que les os, les muscles sont pairs ou impairs, grands ou petits, épais ou minces, longs ou courts, etc.; on les distingue aussi, en

----

(1) Du grec *tarsoô*, j'enlace en forme de claie.

(2) Du grec *péroné*, agrafe. Cet os emprunte son nom de sa ressemblance avec une espèce d'agrafe dont se servait les anciens.

(3) Du grec *muon*, muscle et de *logos*, discours.

(4) Du latin *cum*, avec, et de *genus*, genre, qui est de même espèce, qui se ressemble à certains égards.

(5) Du grec *anti*, contre, *agónizo*, j'agis.

raison de leurs fonctions en fléchisseurs, extenseurs, abaisseurs, releveurs, abducteurs (1) ou adducteurs (2). La myologie ne peut être bien étudiée sur l'écorché (3), par la raison que les muscles extérieurs en recouvrent beaucoup d'autres : plusieurs planches deviennent alors nécessaires, ou mieux encore, les connaissances myologiques ne peuvent être acquises qu'en suivant un cours d'anatomie. Mais si l'étude approfondie de cette partie de la science est indispensable aux médecins vétérinaires, pour lesquels une erreur anatomique peut, quelquefois, avoir de graves conséquences, il n'en est point ainsi des écuyers et des gens du monde pour lesquels il suffit de connaître la nature, la configuration et la disposition des principaux muscles qui donnent la raison des mouvements que les chevaux peuvent exécuter. Nous croyons donc que l'exposé des muscles superficiels et l'explication de leurs fonctions, suffisent au but que nous nous sommes proposé d'atteindre en publiant cet ouvrage.

L'intensité de la force musculaire est, non pas en raison du volume des muscles, mais en raison de la texture serrée des aponévroses, et du tissu cellulaire qui les entourent, de celle des tendons qui les terminent et de la proéminence des tubérosités osseuses. C'est pour cette raison que les chevaux des contrées méridionales ont une énergie bien plus considérable que ceux du nord, qui présentent des formes mieux arrondies et bien plus développées.

MUSCLES DU COU.

Les muscles du cou forment une masse charnue de couches successives, divisées supérieurement en deux parties par le ligament cervical, et qui, inférieurement, entourent la trachée artère. Ces muscles dont quelques-uns se dirigent de devant en arrière, mais dont la plupart suivent une direction contraire,

---

(1) Du latin *abducere*, écarter.

(2) Du latin *ad*, vers, *ducere*, conduire.

(3) On entend par *écorché*, la figure d'un animal auquel on a enlevé la peau, de manière à laisser voir les muscles. Dans le cheval on enlève avec la peau, les muscles dits *peaussiers* ou *sous-cutanés*, qui y adhèrent et qui ont pour fonction d'imprimer à ce tégument par leur contraction, un mouvement au moyen duquel les monodactyles se débarrassent des insectes importuns, principalement des insectes ailés.

ont pour usage de relever, d'abaisser l'encolure et la tête, de les porter à droite ou à gauche, de concourir aux mouvements de progression et de les diriger. Quelques-uns des muscles, placés au bord inférieur de l'encolure, opèrent les divers mouvements de l'hyoïde et du larynx, et participent à quelques mouvements de la langue, du thorax et du bras.

Les muscles de la partie supérieure de l'encolure, ayant à soutenir et à relever le cou et la tête, sont plus nombreux et surtout beaucoup plus forts et plus épais que ceux de la région trachélienne (1); il en devait être ainsi, puisque les muscles de la partie inférieure de l'encolure opérant en sens contraire des premiers, sont aidés dans leur action par le relâchement des muscles supérieurs et par le propre poids de l'encolure et de la tête.

MUSCLES DE LA RÉGION SPINALE.

DU DOS ET DES LOMBES.

Les muscles de cette région sont superposés ; ceux de la première couche, transversaux ou obliques, servent d'enveloppe aponévrotique et fortifient l'action de ceux de la couche inférieure. Les muscles qui jouissent de la plus grande force d'action sont longitudinaux et remplissent l'espace triangulaire formé par les apophyses transverses et épineuses, la partie supérieure des côtes et le corps des vertèbres. Tous ces muscles ont pour effet de soulever l'épaule et de la fixer au thorax, de porter le bras en haut, en arrière, et de le faire tourner en dedans ; de plier le dos et les lombes dans plusieurs sens ; d'opérer la ruade et le cabré, et sont la force principale et centrale des mouvements progressifs.

MUSCLES DE LA RÉGION SOUS-LOMBAIRE.

Ces muscles, comme leur nom l'indique, sont placés sous les

---

(1) On nomme ainsi la partie inférieure de l'encolure où se trouve placé un tube formé de cerceaux cartilagineux et qui a reçu le nom de *trachée-artère*, nom provenant de deux mots grecs, *tracus* apre et *artéria*, artère, composé de *aer*, air et de *terein*, conserver; comme si l'on disait *réceptacle d'air*.

vertèbres lombaires. Ils différent entr'eux de forme , de grandeur, de position et ont pour usage : de fléchir la cuisse sur le
bassin , de la faire tourner un peu en dehors , de concourir á
maintenir le corps élevé sur les membres postérieurs ; de tirer
le bassin en haut , en avant et obliquement, et de contribuer á
plier le côté de la région lombaire.

MUSCLES DE LA RÉGION STERNO-COSTALE.

DU THORAX.

Ces muscles , qui partent de différents points du sternum
pour s'insérer au bras , à l'avant-bras et à l'épaule , établissent
la forme des ars antérieurs et ont pour effet de tirer le membre
antérieur en arrière, en dedans et en bas.

MUSCLES DU THORAX ET DE L'ABDOMEN (2).

RÉGION THORACIQUE OU COSTALE.

Ces muscles , généralement aplatis , varient de direction. Ils
concourent à former les parois du thorax , à fixer l'épaule au
corps ; la tirent en bas et en arrière , soulèvent les côtes en les
tirant les unes en avant, les autres en arrière. L'action de la
plupart de ces muscles ayant pour effet d'agrandir la capacité
de la poitrine , ils peuvent être envisagés comme inspirateurs.

RÉGION ABDOMINALE.

Ces muscles sont larges, composent les parois de l'abdomen ,
et augmentent ou diminuent cette cavité selon qu'ils se contractent ou qu'ils se dilatent. Ils concourent efficacement aux
grandes inspirations , tirent le thorax en arrière, le rapprochent du bassin et vice versâ ; soulèvent la région médiane de
l'abdomen et peuvent baisser les côtes. Ils sont soutenus et
enveloppés par une production membraneuse appelée *tunique*

---

(2) Du latin *abdere*, cacher, ou de l'hebreu *ab damen*, le père du fumier.

abdominale, et puissamment fortifiés par un gros cordon , très résistant, de couleur blanchâtre , qui se prolonge dans le plan médian , depuis le sternum jusqu'au bassin et présente , vers ses deux tiers antérieurs , une cicatrice appelée *ombilic* qui réside dans le milieu d'une petite fosse ovalaire.

DU DIAPHRAGME (1).

Ce muscle, aplati , impair , charnu à sa circonférence , aponévrotique au centre , placé obliquement de derrière en avant et de haut en bas , forme une cloison plus large supérieurement qu'à sa partie inférieure. Partant des vertèbres lombaires , suivant le contour des cartilages des côtes et s'insérant au sternum , cette cloison sépare la cavité thoracique (poitrine) , de la cavité abdominale (ventre). Par sa face antérieure convexe et tapissée par la plèvre, le diaphragme se trouve en contact avec la base des poumons ; et par sa face postérieure il est en rapport avec l'estomac , l'intestin , le foie , l'épiploon et la rate. Il est traversé sur trois points de son étendue , par l'œsophage, la veine cave et l'aorte postérieure.

Indépendamment de sa position murale , le diaphragme concourt au mouvement respiratoire : par sa contraction et son relâchement , il diminue ou augmente la capacité des deux cavités entre lesquelles il se trouve placé et imprime un balancement salutaire aux viscères que ces cavités renferment.

DES MUSCLES DE LA TÊTE.

MUSCLES DE L'OREILLE EXTERNE.

Les différents muscles qui provoquent le mouvement des oreilles donnent à la physionomie du cheval , par les différentes positions que ces cornets prennent, une expression remarquable qui est , en quelque sorte, le miroir où l'intention du cheval vient se réfléchir.

Ces muscles sont petits , prennent leur origine sur les parties environnant le cartilage auriculaire, et viennent s'insérer sur

---

(1) Du grec *dia*, entre et *phragma*, je ferme.

différents points des fibro-cartilages nommés *conque* (1) *annu-laire* (2) *et scutiforme* (3).

MUSCLES DE LA FACE.

Quelques uns de ces muscles, en général petits et peu épais, partent des différentes parties du chanfrein et viennent aboutir aux lèvres et aux naseaux; d'autres ont leur siége aux lèvres, aux naseaux et au menton. Ces organes ont pour objet de relever les lèvres et leurs commissures ; de ramener les aliments sous les dents et d'empêcher celles-ci, pendant l'acte de la mastication, de pincer la membrane buccale ; de fermer la bouche , d'agrandir l'orifice nasal et de raidir la protubérance du menton.

MUSCLES MOTEURS DE LA MACHOIRE INFÉRIEURE.

Les muscles préposés aux mouvements de la mâchoire inférieure , que l'on divise en rapprocheurs et en écarteurs , sont plus ou moins épais , partent de l'occipital, du zygomatique , du temporal et du sphénoïde et vont s'insérer sur différents points de la mâchoire inférieure. Leur usage est d'écarter , de rapprocher , de relever , d'abaisser la mâchoire inférieure ou de la porter de droite à gauche.

MUSCLES DE LA LANGUE.

La langue elle-même forme le principal muscle compris dans cette division ; elle tient à l'os hyoïde , par sa base, au moyen de deux principaux piliers et elle est tirée en haut , hors de la bouche, à droite, à gauche ou abaissée par quelques muscles , généralement larges et peu épais , qui prennent leur origine aux os hyoïde et maxillaire et vont s'insérer sur différents points de sa base , de sa face inférieure et de ses bords.

---

(1) Du latin *concha*, pavillon de l'oreille, du grec, *kogche*, grande coquille.

(2) Petit cartilage en forme d'anneau , situé à la base de l'oreille.

(3) Du latin *scutum*, bouclier, et *forma*, forme, petit cartilage placé à côté du précédent.

MUSCLES DE L'HYOÏDE.

Les muscles de l'hyoïde sont petits , ont leur origine à l'occipital , au maxillaire ou sur l'hyoïde lui-même , et s'insèrent sur plusieurs points des différentes parties qui le constituent. Ils font opérer à cet os des mouvements de totalité ou partiels, le relèvent ou l'abaissent.

MUSCLES DU PHARYNX (1).

Petits muscles partant des os entourant le pharynx , s'étendant sur ce corps , le serrant , l'élargissant et lui faisant exécuter les mouvements essentiels de la déglutition.

MUSCLES DU LARYNX (2).

Le larynx, boite cartilagineuse située à l'extrémité supérieure de la trachée-artère , est recouvert de plusieurs petits muscles qui l'ouvrent , le ferment et servent à la phonation.

MUSCLES DU VOILE DU PALAIS.

Ces muscles , grêles et peu nombreux , servent à étendre et à élever le voile du palais au moment ou les aliments franchissent l'isthme du gosier.

MUSCLES DE LA PARTIE POSTÉRIEURE DU TRONC.

MUSCLES COCCYGIENS OU DE LA QUEUE.

Les muscles coccygiens partent des os sacrum et ischium, s'insèrent par de petits tendons , sur toutes les vertèbres du coccyx et font mouvoir la queue en touts sens.

MUSCLES DE L'ANUS.

Le principal de ces muscles est celui nommé *sphincter* (3) de

---

(1) Du grec *pharygz* , gorge.
(2) Du grec *larygz* , gosier, devant du cou.
(3) Du grec *sphiggo* , je serre.

l'anus, qui entoure cette partie à sa formation, la resserre et embrasse la partie postérieure de l'intestin rectum qu'il resserre également. D'autres petits muscles servent à le relever et à le soutenir.

MUSCLES DES ORGANES GÉNITAUX DU MALE.

On entend par muscles génitaux du mâle ceux qui partent de l'ischium et de l'origine du pénis (1), s'étendent sur cet organe, l'entourent à sa base ; communiquent au canal de l'urèthre (2) un mouvement qui opère la sortie des fluides qui le parcourent, ainsi que l'éjaculation du sperme (3) par jets ; provoquent l'érection du membre et activent les fonctions de la glande prostate (4).

MUSCLES DES ORGANES GÉNITAUX DE LA FEMELLE.

Ce sont diverses productions musculeuses qui partent de l'ischium, du sphincter de l'anus et du sacrum, aboutissent au clitoris qu'ils raidissent, et compriment le bulbe vaginal qu'ils embrassent.

DES MUSCLES DES MEMBRES.

Membres antérieurs.

MUSCLES DE L'ÉPAULE.

Tous les muscles de l'épaule sont épais et plus ou moins

---

(1) Du latin *penis*, verge, membre viril.

(2) Du grec *ouretra*, canal donnant passage à l'urine dans les deux sexes et à l'urine et au sperme dans le mâle.

(3) Du grec *speïro*, je sème, liqueur fécondante du mâle.

(4) Du grec *proïstemi*, placer devant, parceque la prostate est un organe glandulaire situé en avant et autour du bulbe de l'urèthre. La prostate est destinée à sécréter une liqueur diaphane et filante qui facilite l'éjaculation du sperme en lubrifiant les parois du canal urèthral.

larges, prennent naissance sur différents points de la partie supérieure du scapulum, s'insèrent autour de l'extrémité supérieure de l'humérus, font fléchir ou étendre le bras et lui font exécuter des mouvements de sémi-rotation en dehors ou en dedans. Leur action est d'autant plus intense et les mouvements qu'ils déterminent d'autant plus étendus, que l'épaule est plus longue et présente plus d'obliquité.

MUSCLES DU BRAS.

Gros, charnus et plus ou moins longs, ces muscles sont divisés en fléchisseurs et en extenseurs de l'avant-bras. Les premiers, placés antérieurement, partent du bord supérieur du scapulum et de la tête de l'humérus, pour venir se terminer à l'extrémité supérieure du cubitus. Les seconds prennent leur origine au scapulum, à l'extrémité supérieure et au corps même de l'humérus, remplissent l'espace triangulaire formé par la direction de l'omoplate (1) et de l'os du bras, et viennent s'insérer à l'olécrane.

MUSCLES DE L'AVANT-BRAS.

Les muscles de l'avant-bras, généralement pyramiformes sont, comme ceux du bras, divisés en extenseurs ou antérieurs, et en fléchisseurs ou postérieurs. Les uns et les autres, prenant naissance aux extrémités inférieure du bras et supérieure de l'avant-bras, vont se terminer : les premiers aux os du canon, du paturon et du pied, dont ils produisent l'extension ; et les seconds à la partie postérieure des os du genou, du canon et à la face inférieure de l'os du pied, dont ils opèrent la flexion.

MEMBRES POSTÉRIEURS.

MUSCLES DU BASSIN OU DE LA CROUPE.

Ces muscles, dont les deux principaux sont d'une épaisseur

---

(1) Du grec *omos*, épaule, et de *platus*, large, nom tiré de la forme et de la position de cet os. Omoplate et scapulum sont deux termes qui désignent le même os.

considérable, remplissent toute la surface externe de l'iléum et déterminent la forme de la croupe. L'un d'eux, situé plus extérieurement, fournit une expansion membraneuse qui favorise et augmente l'énergie de celui qui la recouvre. Les muscles de la croupe prennent leur origine sur toutes les parties de l'iléum, s'insèrent à la partie supérieure du fémur et ont pour effet d'étendre la cuisse, de déterminer la ruade et de concourir à élever le tronc sur les membres postérieurs. Ils agissent puissamment dans le saut, la ruade et le cabrer.

MUSCLES DE LA CUISSE.

Présentant une masse charnue considérable, partant des os ischium, sacrum, pubis et des dernières vertèbres lombaires, ces muscles, qui entourent le fémur et vont s'insérer au calcanéum, à la rotule et aux extrémités inférieure du fémur et supérieure du tibia, sont destinés à faire mouvoir la cuisse en tout sens, à étendre ou à faire fléchir la jambe sur la cuisse, à porter tout le membre en dehors, en dedans, en avant ou en arrière; ils concourent puissamment à l'attitude fixe du bassin sur les membres, et à produire le cabrer et la ruade.

MUSCLES DE LA JAMBE.

Les muscles situés à la partie antérieure du tibia sont recouverts par une gaîne qui les maintient en place et augmente leur énergie. Ils prennent leur origine à l'extrémité inférieure du fémur, et au péroné du tibia, vont s'insérer au bord antérieur de l'os du pied, à l'extrémité supérieure des os du canon, servent à étendre les rayons inférieurs du membre et à affermir les articulations résultant de l'union de ces os.

Les muscles situés à la partie postérieure de la jambe partent de l'extrémité inférieure du fémur et de la partie postérieure du tibia, s'étendent par des tendons de prolongement, de même que les muscles de la partie antérieure, à la tubérosité du calcanéum, à l'os de la couronne, à la face plantaire de l'os du pied, et produisent l'extension du jarret et la flexion des rayons inférieurs à cette partie.

ANATOMIE DESCRIPTIVE DU PIED.

Le cheval étant, parmi les animaux soumis à l'homme, celui qui se trouve le plus exposé aux maladies des pieds, soit par suite des différents travaux auxquels on le soumet, soit par suite de l'application du croissant de fer sous le sabot pour en prévenir l'usure (1), soit enfin à cause de la nature du sol sur lequel il travaille ; et ces maladies étant plus ou moins graves, selon qu'elles ont leur siége sur telle ou telle partie des substances constituant cet organe, il importe de posséder les connaissances anatomiques du pied pour pouvoir apprécier, avec justesse, le degré de gravité du mal et ses modifications ultérieures. Pour cette raison, j'entrerai dans les détails de l'anatomie descriptive de cette partie du cheval.

Dans les monodactyles (2) on désigne sous le nom de pied, l'extrémité inférieure des membres recouverte par une enveloppe cornée. Pour bien saisir tout ce qu'il convient d'en connaitre, nous diviserons le pied en parties contenantes et en parties contenues. Ces dernières seront distinguées en substances molles et en substances dures.

DES PARTIES CONTENANTES.

On comprend sous cette dénomination les différentes parties qui, par leur union, concourent à la formation de la boite cornée nommée *sabot*, et qu'une macération prolongée sépare. Ces parties sont : 1° *la paroi* ou *muraille*; 2° *la sole* ; 3° *la fourchette* ; 4° *le périople* ; 5° *les glomes*.

La paroi ou muraille est ainsi nommée à cause de sa position et de son usage. C'est une large bande de corne, en forme de croissant. Sa couleur est ordinairement noire, quelquefois blanche. Lorsque le pied pose à terre, la paroi s'étend depuis la terminaison de la peau de laquelle elle émane, jusque sur le sol, en enveloppant le pied antérieurement et latéralement, et

---

(1) Pieds piqués, serrés, blessés par le boutoir : sole brûlée, etc.

(2) Du grec *monos*, seul, et de *dactylos*, doigt, genre d'animaux dont l'extrémité n'est point divisée, comme le cheval, l'âne, le mulet, etc.

en décrivant un arc incliné de haut en bas et d'arrière en avant. La paroi diminue successivement de hauteur et d'épaisseur de chaque côté, depuis le milieu de la pince jusqu'aux talons, où elle s'unit en paraissant s'identifier avec la fourchette : il n'en est cependant pas ainsi, car en faisant à la muraille une section horizontale avec la scie, on voit la corne de la paroi former un angle aigu en talons, et se continuer jusqu'au centre de la sole, en diminuant toujours de hauteur jusqu'à la pointe de la fourchette où elle se perd.

C'est cette inflexion de la corne qui forme entre la sole et la fourchette une résistance murale nommée *arcs-boutants*, ou *barres*, qui lutte incessamment entre le resserrement des talons et protège la sole et la fourchette, en empêchant qu'elles ne rencontrent trop rudement le terrain.

On reconnait à la paroi deux faces : l'une externe et l'autre interne ; deux bords : l'un supérieur, l'autre inférieur.

La face externe, qui doit être lisse, polie, luisante et de couleur noire, est recouverte d'un épiderme qui la protège contre l'action des corps extérieurs, principalement de l'air et de l'eau, et que pour cette raison on ne doit jamais permettre aux maréchaux d'enlever avec la rape, sous le prétexte d'unir le pied comme ils en ont la mauvaise habitude, après avoir appliqué le fer.

Lorsqu'on enlève cet enduit, les fibres de la paroi se resserrent, la corne se dessèche et des solutions de continuité, nommées *seimes*, se manifestent.

On divise la face externe en *pince*, *mamelles* et *quartiers*.

La pince est cette partie médiane antérieure qui s'allonge davantage et qui est toujours la portion la plus inclinée. Les deux parties situées immédiatement après, l'une à droite, l'autre à gauche, se nomment *mamelles*, et on a donné le nom de *quartiers* aux portions de paroi qui s'étendent des mamelles aux talons.

Les quartiers comprennent les parties les plus étendues de la paroi. Les deux quartiers sont inégaux entr'eux ; l'externe est plus bombé et décrit un circuit plus large que l'interne ; ce qui semble avoir été fait pour que le poids du corps puisse reposer sur une plus large surface sans que le pied opposé puisse être

atteint en marchant ; ce qui arrive dans les chevaux mal conformés, et ce qui aurait eu lieu, infailliblement, si au lieu du
quartier externe c'eût été l'interne qui eût présenté une plus
grande courbure.

La corne du quartier externe est également plus épaisse que
celle du côté opposé , mais le quartier interne étant plus élevé,
plus oblique, plus porté en arrière et plus élastique, touche le
sol le premier et rejette le poids du corps du côté opposé ; de
cette manière le poids se trouvant également distribué, le quartier interne se trouve moins fatigué et n'est pas plus tôt usé que
le quartier externe. Cette conformation explique la présence
des bleimes au quartier interne lorsqu'il est bas par suite d'une
mauvaise ferrure ou d'une mauvaise conformation.

La face interne est garnie de feuillets flexibles, élastiques,
perpendiculaires, parallèles, disposés de champ, de couleur
rouge lorsqu'ils sont nouvellement découverts, et qui deviennent de consistance et de nature cornées lorsqu'ils sont secs.
Ces feuillets ou lames s'entrelacent avec d'autres, disposés de
la même nanière et fixés sur la surface externe de l'os du pied ;
ils ont pour effet d'augmenter l'étendue de la face interne du
sabot, permettent une extension très prononcée du pied dans
les différentes allures, et, par leur entrelacement, ils servent
de point d'union aux parties contenantes et contenues qu'ils
fixent très solidement ensemble.

Ces lames, qui sont plus larges vers le milieu de leur longueur
qu'aux extrémités, ont leur base à la corne ou sur un tissu
très dense et élastique qui enveloppe l'os du pied. Les premières ont reçu le nom de tissu *kéraphylleux* (1) et les secondes
celui de *podophylleux* (2). Le tissu qui enveloppe le pied et qui
sert de base au corps podophylleux est nommé *réticulaire* (3) ;
il est très épais, renferme une grande quantité de vaisseaux
et contribue aux mouvements de l'os du pied. Le bord supérieur
de la face interne de la muraille présente une gouttière cir-

---

(1) Du grec *keras*, corne, et de *phyllon*, feuille, feuille de la corne.
(2) Du grec *pous*, pied, et de *phyllon*, feuille, feuille du pied.
(3) Du latin *reticularis*, qui à l'apparence d'un réseau ou d'un filet.

culaire nommée cavité *cutigérale* (1) : ce nom lui vient d'une partie renflée en forme de bourrelet qui termine la peau sur ce point, et que l'on nomme *cutidure* (2), qui s'y trouve logée. La cutidure, de nature glandiforme, a pour fonctions la sécrétion de la corne.

Néanmoins la corne peut se régénérer quoique la cutidure ait été enlevée, ou pousser de toutes les parties du pied comme cela se remarque après l'opération du javart, ainsi que dans d'autres cas pathologiques ; mais, alors, la corne nouvelle est toujours irrégulière, mal organisée et manque de dureté. A l'état de nature, la corne exubérante des sabots perd de sa dureté et s'use de manière à laisser au pied sa forme normale, tandis que celle des pieds garnis de fer peut acquérir une longueur remarquable.

Le bord inférieur, beaucoup plus épais en pince, va en diminuant progressivement jusqu'aux talons. C'est pour cette raison qu'on éloigne les clous de cette partie et qu'on en choisit à lames minces pour en faire usage à l'extrémité postérieure des quartiers, et principalement aux talons, lorsque, dans certains cas, on est forcé d'en brocher sur ce point de la muraille.

La sole est une plaque de corne dure, plus ou moins incurvée en haut, fortement échancrée à sa partie postérieure, et qui concourt, avec la fourchette qu'elle reçoit dans son échancrure, à former la boîte cornée constituant le sabot.

La corne de la sole moins dure, moins épaisse et moins souple que celle de la muraille, croit de dessus en dessous. Elle provient du tissu velouté. Ses couches extérieures deviennent friables et sèches. Elle est unie, par sa circonférence, avec le bord inférieur de la paroi, et avec les barres par le bord de son échancrure.

La fourchette est une projection élastique, cornée, conoïde, située dans l'échancrure de la sole qu'elle remplit complètement. Terminée en pointe vers le centre de la sole, elle s'amincit et

---

(1) Du latin *cutis*, peau, et *gero*, je porte, nom donné à cette cavité parcequ'elle loge ce renflement glandiforme de la peau nommé *cutidure*.

(2) Du latin *cutis*, peau, et *dura*, dure.

se contourne à sa partie postérieure pour recevoir le bord supérieur de la paroi, et former une expansion nommée *périople*.
Sa face externe présente des éminences longitudinales, et une
gouttière centrale nommée *lacune*, qui lui donnent la forme
d'un V dont la bifurcation postérieure forme les talons. Sa face
interne offre, en sens inverse, la même disposition.

La fourchette s'unit d'une manière intime avec les barres,
concourt à l'appui et modère les percussions trop violentes.
Dans les pieds bien conformés, la base de la fourchette doit
occuper environ le sixième du cercle du pied.

Le périople (1). On nomme ainsi une expansion cornée,
élastique, spongieuse, émanant de la fourchette, revêtant les
talons où elle prend le nom de *glomes* (2), et s'étendant autour
de la partie supérieure de la paroi, qu'elle unit intimement
avec la peau et la fourchette.

DES PARTIES CONTENUES OU INTERNES.

Les parties contenues se divisent en dures et en molles. Les
premières servent de base au sabot et les secondes de point
d'union entre la boîte cornée, qui les protége, et les os, qui en
sont le soutien.

En enlevant la corne on remarque un corps membraneux,
complexe dans sa nature et différent de forme selon les lieux
où on l'examine, auquel on a donné le nom de *tissu réticulaire*.
Ce tissu est élastique, extrêmement vasculaire et plus épais à
la face antérieure de l'os du pied qu'à sa face solaire.

En procédant de haut en bas et de dessus en dessous 1° on
remarque un renflement qui fait suite à la peau, et se loge
dans la gouttière du bord supérieur, que l'on nomme bourrelet
ou cutidure. C'est le principal organe générateur de la paroi;
2° depuis le bourrelet jusqu'au bord inférieur de l'os du pied,
on aperçoit des lames élastiques qui ont reçu le nom de *tissu
podophilleux*, qui sont posées sur champ et fixées au tissu réticulaire de l'os du pied, dont elles semblent être une production. Ces lames jouissent dans l'animal vivant d'une exquise

---

(1) Du grec *peri*, autour, et *oplé*, ongle.
(2) Du latin *glomus*, peloton.

sensibilité et s'engrènent avec des lames semblables, tapissant la face interne de la muraille ; 3° la partie inférieure de l'os du pied, la face plantaire, est tapissée à sa partie antérieure par une expansion ressemblant à la face filamenteuse du velours, et qu'en raison de cette ressemblance on a nommé membrane veloutée; 4° sur la membrane veloutée, à sa partie postérieure, est placé un corps pyramidal, blanc, élastique, très fort, peu sensible, se déchirant très difficilement, ayant la forme de la fourchette de corne et que l'on a nommé fourchette molle ou de chair. Ce corps, s'adaptant parfaitement aux éminences et aux cavités de la fourchette, concourt, ainsi que cette dernière, à modérer la violence des percussions. Sur la fourchette de chair, nommée encore coussinet plantaire, et sous le tiers postérieur de l'os du pied, se trouve situé l'épanouissement du tendon du muscle tibio-phalangien.

L'os du pied ou troisième phalangien, l'os naviculaire et l'os de la couronne, dont nous avons déjà donné la description page 39, constituent les parties dures renfermées dans le sabot.

APPAREIL DIGESTIF.

Les organes de la digestion, qui se divisent en ceux qui sont situés hors de l'abdomen et en ceux renfermés dans cette cavité, constituent, principalement, un long canal qui commence à la bouche, s'étend le long du cou, traverse la poitrine, pénètre dans l'abdomen dont il occupe la majeure partie, et se termine à l'anus. Ce canal, dont le diamètre et la longueur varient suivant le genre de nourriture des animaux, présente tantôt des réservoirs, tantôt des conduits plus ou moins étroits, et enfin des resserrements, dont quelques-uns peuvent dépendre de circonstances accidentelles.

D'autres organes, annexés à certaines parties de ce canal, concourent à l'acte de la digestion par les différentes humeurs qu'ils sécrètent et qui, en pénétrant les substances dont l'animal se nourrit, servent à les fluidifier et à les animaliser. Le canal digestif, après avoir élaboré les substances alimentaires, en extrait par inhalation (1) la partie essentiellement réparatrice.

______

(1) Du latin *inhalare*, amener au dedans.

Beaucoup plus long et plus large chez les herbivores que chez les omnivores (1) et les carnivores (2), le canal alimentaire présente, dans les monodactyles, une longueur totale de dix-huit à dix-neuf fois la hauteur du corps, prise du sommet du garrot à terre.

Les parois du tube digestif sont essentiellement constituées par deux couches superposées, l'une charnue et l'autre muqueuse, auxquelles s'ajoute, comme accessoire, dans la cavité abdominale, une tunique séreuse fournie par le péritoine et qui favorise l'ampliation et le glissement des différents organes qu'elle revêt et unit. Deux plans de fibres, les unes longitudinales et les autres circulaires, constituent la couche musculaire qui, pressant et faisant cheminer les substances alimentaires dans l'intérieur du canal digestif, expulse les matières impropres à l'assimilation, après qu'elles ont servi de lest pendant quelque temps.

Les organes situés hors de l'abdomen sont : *la bouche, la membrane buccale, les lèvres, les joues, le palais, le voile du palais, la langue, les dents, les gencives, les glandes salivaires, le pharynx* et *l'œsophage* (3).

Les organes renfermés dans l'abdomen sont : *l'estomac, l'intestin, le foie, la rate, le pancréas*, et enfin *l'épiploon* et *le mésentère* qui sont des productions du péritoine et qui servent de liens et de moyens de communication aux divers organes abdominaux. Des vaisseaux et des nerfs, en grand nombre, sont distribués sur toutes les parties de l'appareil digestif.

DE LA BOUCHE ET DE SES DÉPENDANCES.

La bouche, qui commence l'appareil digestif, est une cavité oblongue à laquelle les mâchoires servent de base. S'étendant depuis les lèvres jusqu'aux pharynx, elle est circonscrite antérieurement par les lèvres, latéralement par les joues, postérieurement par le voile du palais, et tapissée à l'intérieur par la

---

(1) Du latin *omnis*, tout, et de *vorare*, manger. Se dit des animaux qui se nourrissent d'aliments de toute espèce.

(2) Du latin *caro*, chair, et de *vorare*, manger.

(3) Du grec *oïô*, je porte, et *phagein*, manger, c'est-à-dire, porte manger.

membrane buccale, remarquable chez les herbivores par sa densité et l'épaisseur de sa couche épidermique , qui l'empêchent d'être excoriée à tout moment par les substances très dures dont ces animaux se nourrissent. Le mucus et la salive, dont cette membrane est toujours humectée , sont sécrétés avec une plus grande abondance pendant la mastication.

Les lèvres, composées principalement d'une substance musculeuse, recouvertes extérieurement par la peau et intérieurement par la membrane commune de la bouche , forment deux espèces de demi-voiles contractiles et sont situées l'une antérieurement, l'autre postérieurement ; elles recouvrent les dents incisives , empêchent l'écoulement de la salive au dehors , et servent à retenir les aliments et à les pousser sous les dents molaires pendant la mastication. Dans le cheval , la lèvre supérieure sert à la préhension des aliments.

Les joues présentent une organisation semblable à celle des lèvres ; elles forment les parois latérales de la bouche et servent à pousser incessamment les aliments sous les dents molaires.

Le palais occupe la partie supérieure de la bouche : les sillons rugueux et arqués qu'il présente semblent destinés à concourir à retenir les aliments dans la cavité buccale pendant l'acte de la mastication.

Les gencives. On nomme ainsi la partie de la membrane buccale qui entoure la base des dents à leur partie libre , s'interpose dans les intervalles que ces organes laissent entr'eux, et concourt à les affermir dans leurs alvéoles.

La langue. Libre antérieurement, elle est fixée postérieurement à l'os hyoïde ainsi qu'au maxillaire inférieur par des muscles et des replis de la membrane muqueuse. Essentiellement musculeux , tapissé par la membrane buccale , cet organe sert chez le cheval à la mastication, à la succion et à la déglutition. Dans l'action de boire, la langue fait l'office de piston en attirant les liquides dans la bouche , d'où elle les pousse ensuite dans le pharynx.

Les dents sont de petits corps ostéides (1) servant principale-

---

(1) Du grec *osteon*, os, et *eidos*, ressemblance.

ment à la mastication, et dont il sera donné une description très détaillée en parlant de l'âge.

Le voile du palais, sorte de soupage située à l'extrémité postérieure de la bouche, sépare cette cavité du pharynx et des fosses nasales. Au moment de la déglutition, cette cloison musculo-membraneuse se relève du côté de l'ouverture gutturale des narines, pour permettre le passage des aliments de la bouche dans le pharynx, tandis que, fermant le passage de la cavité gutturale dans la bouche, il force les aliments qui remontent à passer par les naseaux. L'air expulsé des poumons est, par la même raison, forcé de parcourir les cavités nasales, ce qui exerce une très grande influence sur le timbre de la voix du cheval.

DES GLANDES SALIVAIRES.

Les glandes salivaires au nombre de six principales, placées', trois de chaque côté, et disposées symétriquement autour de la bouche sont, comme leur nom l'indique, préposées à la sécrétion de la salive qui est versée dans la bouche au moyen des canaux excréteurs dont les glandes sont pourvues. La salive pénètre les aliments, les ramollit, élève leur température, leur imprime les premiers caractères d'animalisation et les prépare aux élaborations qu'ils doivent subir ultérieurement dans l'estomac.

La parotide, qui occupe l'intervalle situé sur le côté de l'articulation de la tête avec l'encolure, depuis la base de l'oreille jusqu'au larynx, est la plus volumineuse et la plus superficielle des glandes salivaires ; son canal excréteur, après un trajet assez long, s'ouvre dans la bouche au niveau de la troisième dent molaire supérieure.

La glande maxillaire, située sur les côtés du larynx, en dessous de la parotide, dont elle est séparée par une cloison aponévrotique, laisse échapper un long canal excréteur qui vient s'ouvrir dans la bouche à côté du frein de la langue, en dessous d'un petit mamelon, que l'on nomme barbillon.

La glande sublinguale, la plus petite des trois glandes salivaires, est maintenue en long sous la membrane muqueuse, sur les côtés de la langue et en arrière du frein. En tirant la

langue hors de la bouche on aperçoit facilement une crête longitudinale formée par de petits mamelons, sur lesquels viennent
s'ouvrir les canaux excréteurs de cette glande.

DU PHARYNX.

Le pharynx, qui sert en quelque sorte de vestibule dans lequel
aboutissent et viennent s'ouvrir la bouche, le larynx, l'œsophage, les cavités nasales, et les conduits gutturaux du tympan,
forme une cavité très irrégulière, appelée *gutturale*, située
sous le crâne, dans le plan médian et à la suite de la bouche
dont elle n'est séparée que par le voile du palais.

Le pharynx, organe principal de la déglutition, sert encore à
la modulation de la voix.

DE L'OESOPHAGE.

L'œsophage, est un long canal musculo-membraneux, contractile et dilatable, qui part du pharynx, longe la face postérieure
de la trachée-artère, traverse la cavité thoracique ainsi que
le diaphragme, et pénètre dans l'estomac en traversant les parois de la petite courbure de ce viscère un peu obliquement, de
droite à gauche et d'avant en arrière. Ce mode d'insertion de
l'œsophage dans l'estomac, joint à l'épaississement et à la rigidité
de sa membrane charnue, depuis la base du cœur jusqu'à son
entrée dans ce viscère, sont les causes qui s'opposent au vomissement chez le cheval, en tenant l'ouverture cardiaque dans une
constriction permanente. Ce n'est que dans des cas maladifs et
principalement dans la rupture de l'estomac, que le vomissement
s'effectue, et encore n'a-t-il lieu, alors, que d'une manière
imparfaite.

L'œsophage est destiné au transport actif des aliments de
l'arrière-bouche dans l'estomac.

DES ORGANES DIGESTIFS RENFERMÉS DANS LA CAVITÉ ABDOMINALE.

L'abdomen, la plus grande des cavités splanchniques, est tapissé par le péritoine, membrane séreuse, adhérente par sa
face externe aux parois de cette grande cavité et se repliant

pour envelopper, de la même manière qu'un bonnet de coton enveloppe la tête, presque tous les viscères abdominaux, à chacun desquels il fournit une loge ou capsule particulière, sans pour cela les contenir dans sa cavité qui n'a point d'ouverture et dont la surface interne, lisse et vaporeuse, est partout en contact avec elle-même.

La cavité abdominale, de forme ovoïde, beaucoup plus spacieuse dans les herbivores que chez les autres quadrupèdes, renferme les viscères digestifs avec leurs annexes, ainsi que la plus grande partie des organes urinaires et génitaux. Les hypochondres (1), les flancs, les lombes, les aines, forment, avec le bassin, les principales régions de cette cavité.

L'estomac (2) est situé profondément en dessous de la région lombaire, contre le côté gauche de la face postérieure du diaphragme et en dessus des courbures du gros intestin, qui le tiennent constamment éloigné des parois abdominales inférieures. La forme de ce viscère est telle que l'on peut y distinguer deux courbures, une petite, au milieu de laquelle s'insère l'œsophage, et une grande, à laquelle la rate est attachée; deux sacs, un droit et l'autre gauche; deux orifices, un œsophagien presque toujours fermé, ne se dilatant dans l'état ordinaire que pour livrer passage aux aliments provenant de l'arrière-bouche, et l'autre intestinal ou pylorique toujours béant.

La membrane muqueuse, qui tapisse l'intérieur de ce viscère, présente deux parties distinctes sous le double rapport de l'organisation et de ses fonctions dans les deux sacs. L'estomac du cheval, qui parait unique au premier abord, est donc réellement double ; car, dit M. Rigot, ce qui doit servir surtout à établir la pluralité des estomacs, c'est moins l'existence de plusieurs compartiments, que les différences anatomiques et fonctionnelles de la muqueuse qui en revêt l'intérieur.

C'est dans l'estomac que se passe la plus importante de toutes les opérations digestives; il sécrète deux fluides: l'un, visqueux, parait être le produit des follicules muqueux et forme l'enduit

---

(1) Du grec *ypo*, dessous, et de *chondros*, cartilage. On appelle ainsi les deux parties latérales antérieures de l'abdomen.

(2) Du grec *stomachos*, viscère ; creux et membraneux.

glaireux, qui préserve l'organe et le garantit de l'impression vive des substances apportées du dehors ; l'autre, fluide plus clair, plus limpide, et plus ou moins mélangé avec diverses liqueurs, constitue le *suc gastrique*, dont l'action très énergique et dissolvante est la principale cause de la chymification.

L'estomac exerce encore sur les matières alimentaires une impression graduée, soutenue, qui tend continuellement à les pousser du côté du pylore et à les faire parvenir dans l'intestin, où s'achève l'altération digestive.

DE L'INTESTIN (1).

L'intestin est un long canal musculo-membraneux, replié un grand nombre de fois sur lui-même et qui s'étend de l'estomac à l'anus. On le divise en *intestin grêle* et en *gros intestin*. C'est dans l'intestin grêle que se fait l'absorption du chyle, tandis que le gros intestin est le réservoir dans lequel se fait la défécation ou la transformation des substances alimentaires en matières fécales.

L'intestin grêle, dont la longueur surpasse de beaucoup celle du gros intestin, s'étend du pylore au cœcum. Situé dans le flanc gauche et suspendu à la région lombaire par un long mésentère, l'intestin grêle se divise en trois portions. La première, nommée *duodénum* (2) ou *portion gastrique*, comporte environ 48 centimètres de long. La deuxième, désignée par la dénomination de *partie moyenne* ou *flottante*, et dont la longueur est d'environ 20 mètres 45 centimètres, suit immédiatement la portion duodénale, et comprend la grande majorité de l'intestin grêle. Enfin la troisième, qui a reçu le nom de *cœcale*, étroite et uniforme, termine cet intestin, est fixée au cœcum, à la manière d'un robinet dans un tonneau, et compte une longueur d'environ 32 centimètres.

Le gros intestin se divise, comme l'intestin grêle, en trois

---

(1) Du latin *intestinus*, intérieur.

(2) Du latin *duo*, deux, et *deni*, dix. Cet intestin est ainsi nommé parceque, dans l'homme, il n'a que dix à douze travers de doigt de long. Les grecs, pour la même raison, l'ont nommé *dôdecadactylon;* de *dôdeca,* douze, et de *dactylon*, doigt.

parties d'aspect différent, que l'on nomme *cæcum*, *colon* et *rectum*.

Le cæcum (1) est un vaste réservoir bosselé et terminé en cul-de-sac qui se prolonge, en suivant la direction du cercle cartilagineux droit de l'abdomen, depuis le flanc droit jusqu'à la région sternale, où il aboutit par sa pointe qui est flottante sur une étendue d'environ 33 centimètres. Fixé supérieurement sous le rein droit, continu d'une part avec l'intestin grêle et de l'autre avec le colon, le cæcum offre une longueur de près d'un mètre 29 centimètres ; à l'extérieur cette portion d'intestin présente des bandes charnues longitudinales, qui forment des plis transversaux desquels résultent, à l'intérieur, *des valvules conniventes* (2), dont l'usage est de retarder le cours des substances alimentaires.

Le colon (3), que l'on divise en portion *cæco-gastrique* et en portion *flottante*, est beaucoup plus long que le cæcum avec lequel il fait continuité ; il présente diverses inégalités, ainsi que des bosselures et des bandes charnues dont le nombre varie de une à quatre, selon la partie d'intestin que l'on examine.

La portion *cæco-gastrique* produit plusieurs circonvolutions irrégulières qui forment cinq courbures ; elle comprend une longueur d'environ 3 mètres 57 centimètres.

La portion *flottante* diffère de la première par son calibre moins considérable ; elle occupe le flanc gauche et présente une longueur d'environ 2 mètres 60 centimètres.

Le rectum (4) fait suite au colon, occupe la cavité du bassin, offre une longueur de près de 32 centimètres, s'ouvre au-dehors par l'anus et termine les voies digestives. Très petit dans l'état de vacuité, le rectum peut acquérir un volume excessif par l'accumulation des matières fécales.

---

(1) Du latin *cæcus*, aveugle. Nom donné à cet intestin parcequ'il se prolonge sous la forme d'un cul-de-sac.

(2) Du latin *connivere*, fermer à demi.

(3) Du grec *coïlon*, creux, ou bien de *coluô*, j'arrête, parceque les excréments s'arrêtent longtemps dans ses replis.

(4) Du latin *rectum*, droit. Cet intestin est ainsi nommé en raison de sa direction presque droite.

DES ORGANES ANNEXES AU CANAL INTESTINAL.

DU FOIE (1).

Le foie est un organe glandulaire , de forme irréguliére, divisé en trois principaux lobes , de couleur ordinairement brunâtre, quelquefois jaunâtre , d'un volume considérable , aplati sur ses faces , épais dans son centre , et placé sur la partie aponévrotique du diaphragme auquel il est attaché par plusieurs ligaments.

Cette masse glandulaire , destinée à la sécrétion de la bile , renferme un canal excréteur qui transmet cette liqueur dans la première partie de l'intestin grêle, où elle se mêle au chyme , et dont le mode d'action sur les substances alimentaires est complétement ignoré.

DE LA RATE.

La rate , située dans l'hypochondre gauche , le long de la grande courbure de l'estomac à laquelle le suspend une dupli-cature du péritoine , est un organe spongieux , vasculaire , d'une couleur rougeâtre tirant sur le violet.

Le volume que prend la rate après la digestion et pendant la vacuité de l'estomac , et le dégorgement que l'on remarque dans cet organe lorsque la digestion s'opère , semblent prouver que la rate coopére à la sécrétion de la bile , mais on ignore complétement les usages directs de ce viscére.

DU PANCRÉAS (2).

Le pancréas, qui s'étend depuis la base de la rate jusqu'au lobe droit du foie et qui est situé en travers de la région lom-baire , derriére l'estomac , est généralement peu considérable et formé d'une substance jaunâtre , molle , grenue , de forme allongée, triangulaire, irréguliérement aplatie et ayant l'appa-rence des glandes salivaires. Ce viscére glandulaire est destiné

---

(1) Foie, contraction du mot français *foyer,* parceque, suivant le sentiment des anciens , c'est le foyer où se cuit et se prépare le sang.

(2) Du grec *pan,* tout, et de *creas* , chair, qui est tout charnu.

à la sécrétion d'un fluide peu connu, nommé *suc pancréatique,* qui parvient à l'intestin grêle au moyen d'un canal excréteur extrêmement court.

APPAREIL DE LA RESPIRATION.

Cet appareil a pour but la transformation du sang veineux en sang artériel, en agissant d'une manière spéciale sur l'air que le poumon digère et combine avec ce liquide par une force qui lui est propre. Cette revivification du sang, au moyen de l'air atmosphérique, est une opération indispensable à la conservation de la vie. Les courses précipitées et fatigantes surtout dans les temps chauds, accélérant d'une manière remarquable les mouvements de la respiration, on comprend que plus cet appareil offrira de développement et plus les chevaux se trouveront dans des conditions de durée et de force.

Le conduit qui donne passage à l'air qui pénètre dans le poumon, organe essentiel de la respiration, comprend 1° les *fosses nasales* ; 2° *le larynx ;* 3° *la trachée artère* et 4° *les bronches.*

DES FOSSES NASALES.

Les fosses nasales, tapissées par une membrane muqueuse nommée pituitaire, sont deux cavités spacieuses et très anfractueuses, séparées l'une de l'autre par une cloison médiane, et prolongées par des arrières-cavités nommées *sinus*, qui s'étendent entre les lames de quelques os de la tête.

Parmi les os qui forment les parois des cavités nasales, on remarque les cornets et l'ethmoïde qui forment de nombreuses volutes (1). Chaque fosse nasale présente deux ouvertures : l'antérieure, qui forme l'entrée des voies respiratoires, est bordée par deux lèvres mobiles qui ont chacune pour base un fibro-cartilage très flexible, qui en empêche le rapprochement exact; la postérieure communique avec l'arrière-bouche.

Les cavités nasales servent à la phonation et impriment à l'air diverses qualités, qui le rendent plus propre à l'acte essentiel de la respiration.

----

(1) Du latin *volvere*, rouler.

DU LARYNX.

Le larynx est une boîte cartilagineuse située à l'extrémité supérieure de la trachée-artère, en regard de l'ouverture postérieure des cavités nasales où il est maintenu par l'os hyoïde auquel il se trouve suspendu. Il est formé par cinq cartilages nommés *cricoïde*, *thyroïde*, *aryténoïdes* et *épiglotte*.

1° *Le cricoïde* (1), qui a la forme d'un anneau, constitue la base du larynx; *le thyroïde* (2), qui représente une large plaque courbée en arrière, détermine la forme extérieure ; *les aryténoïdes* (3), plus petits, constituent deux ailes fixées l'une contre l'autre, et prolongées, en dedans, sur la partie postérieure de la glotte (4); enfin *l'épiglotte* (5), qui a la forme d'une feuille de laurier, se trouve située à la partie supérieure du larynx, derrière la base de la langue. Deux ligaments internes ou *cordes vocales* réunies antérieurement à angle aïgu ; des muscles, et la membrane muqueuse qui tapisse l'intérieur du larynx, et qui se continue supérieurement avec la membrane de l'arrière-bouche, et inférieurement avec la muqueuse de la trachée, sont, avec les vaisseaux et les nerfs, les parties qui composent le larynx, dont l'usage est de livrer passage à l'air qui sert à la respiration et de lui faire éprouver plusieurs collisions, qui produisent la voix et contribuent à ses modifications.

DE LA TRACHÉE-ARTÈRE.

La trachée-artère est un long et large conduit aérifère composé d'une série de cerceaux cartilagineux interrompus par derrière et attachés les uns à la suite des autres par des fibres ligamenteuses. Ce conduit, qui s'étend le long de la partie antérieure de l'encolure, où il se trouve entouré de muscles, de vaisseaux, de nerfs et de l'œsophage, commence au larynx et se termine dans la poitrine au niveau de la base du cœur, en

---

(1) Du grec *cricos*, anneau, et de *eidos*, forme.

(2) Du grec *kyréos*, bouclier, et de *eidos*, forme.

(3) Du grec *arytaîna*, entonnoir, et de *eidos*, forme.

(4) Du grec *glôtta* ou *glôssa*, langue, organe de la parole; nom donné à la partie du larynx qui concourt spécialement à la production du son vocal.

(5) Du grec *épi*, sur, et de *glôtta*, la glotte.

donnant naissance aux bronches. La membrane muqueuse, qui le tapisse intérieurement, est la continuation de celle qui revêt les fosses nasales, l'arrière-bouche et le larynx, et sécrète un fluide assez épais et peu abondant appelé *mucus trachéal.*

Deux corps glandiformes, rougeâtres, ovoïdes, fermes, nommés *thyroïdes,* et dont on ignore complétement l'usage, se trouvent placés sur les premiers cerceaux de ce conduit.

DES BRONCHES (1).

Les bronches, qui résultent de la bifurcation de la trachée, dont elles sont une dépendance et la continuité, se divisent et se subdivisent dans les lobes du poumon, et finissent par fournir des ramuscules ténus, terminés en cul-de-sac, qui forment des vésicules et parois excessivement minces, unies et agglomerées, qui constituent le parenchyme pulmonaire.

L'organisation bronchique, semblable à celle de la trachée, est destinée à favoriser la vivification du sang en distribuant l'air dans les poumons, de manière à le mettre en contact avec le sang veineux.

DES POUMONS (2).

Les poumons, que l'on peut considérer comme un seul viscère divisé en deux grands lobes, puisque les deux divisions ont les mêmes propriétés, les mêmes usages et la même organisation, présentent toujours un volume en rapport avec la capacité du thorax qui les renferme. Séparés par le médiastin et le cœur, les poumons sont d'une structure spongieuse, mous, flexibles, compressibles et dilatables, enveloppés par la plèvre qui fournit une capsule à chaque poumon et qui, en se repliant, forme le médiastin qui les sépare et dont nous avons parlé.

Chaque portion pulmonaire représente un grand organe allongé, pyramidal, trifacié et de couleur rouge un peu pâle. Le poumon droit un peu plus volumineux porte du côté du

---

(1) Du grec *brogchos,* gorge ou gosier. Les anciens auteurs appelaient bronches toute la trachée — artère avec ses divisions; aujourd'hui on appelle bronches les divisions de la trachée-artère.

(2) Du grec *pneïn,* respirer.

médiastin deux lobules , tandis que le poumon gauche n'en a
qu'un seul.

Les poumons sont les *organes essentiels de la respiration* ,
fonction qui a pour objet de mettre les matériaux du sang (le
mélange du sang veineux avec la lymphe et le chyle) en contact
avec l'air atmosphérique, pour compléter l'hématose et donner
à ce liquide les qualités vivifiantes propres au sang artériel.
Chaque mouvement respiratoire est composé de deux temps.
Celui par lequel l'air est introduit dans les poumons se nomme
inspiration , et celui par lequel ce fluide est rejeté au dehors ,
expiration. Dans l'état naturel et au repos, la respiration est
facile , douce , égale, insonore. Les courses précipitées, le travail, la chaleur, les maladies, font varier beaucoup les mouvements respiratoires.

La respiration fait éprouver à l'air des changements notables,
qui consistent spécialement dans la disparition d'une portion
de son oxygène , dans la formation d'une quantité d'acide
carbonique proportionnée à l'oxygène absorbé, dans le dégagement d'une certaine quantité d'eau ou vapeur qui accompagne
l'air expiré. Plusieurs explications ont été données sur le phénomène de la sanguification. Il parait probable que les radicules
les plus ténues des veines pulmonaires saisissent , en même
temps que le liquide apporté par les ramifications de l'artère
pulmonaire , l'oxygène de l'air apporté dans les vésicules
bronchiques par les ramifications des bronches ; que c'est à
l'extrémité de ces ramifications bronchiques et sur leur surface
muqueuse que se trouve fabriqué le sang artériel , par une
action vitale analogue à celle qui préside à toutes les sécrétions.

Les oiseaux sont, de tous les êtres animés , ceux dont la
respiration est la plus active et qui consomment le plus d'air.
Les poumons des oiseaux sont disposés et organisés de manière
à porter l'air dans de grandes cellules creusées dans le tissu
cellulaire , et communiquant les unes avec les autres , ce qui
permet à l'air de se répandre jusque dans l'épaisseur des os, des
plumes, en un mot dans toutes les parties du corps de l'animal,
et en proportion d'autant plus grande que son vol a plus
d'étendue.

La poitrine, ou *thorax,* est la deuxième cavité splanchnique

et la moyenne en grandeur. Douée de mouvements de dilatation
et de resserrement en harmonie avec les mouvements respiratoires du poumon , elle est formée par les côtes , les vertèbres
du dos, le sternum, les muscles intercostaux et le diaphragme.

APPAREIL DE LA CIRCULATION.

L'appareil de la circulation qui , comme on vient de le voir ,
a des rapports physiologiques importants avec celui de la respiration comprend, *le cœur* avec ses annexes, *les artères, les
veines* et *les lymphatiques.*

DU COEUR (1).

Le cœur , viscère conoïde , creux , musculaire , organe central de la circulation et agent d'impulsion du sang, est renfermé
dans un sac membraneux perspirable, nommé *péricarde.* Il est
maintenu entre les deux lames du médiastin. Sa base correspond au niveau du corps de la sixième vertèbre dorsale , et sa
pointe, arrondie et libre, est contournée en arrière et à gauche.

Le cœur renferme quatre cavités adossées deux à deux. Les
deux supérieures sont appelées *oreillettes* (2), et les deux inférieures *ventricules* (3). Ces cavités , situées deux à droite et deux
à gauche, sont séparées par deux cloisons, une interventriculaire
et l'autre interauriculaire, de manière à présenter un ventricule droit et une oreillette droite, un ventricule gauche et
une oreillette gauche. Les oreillettes, cavités irrégulières ,
sont comme ajoutées en appendice à la base de la masse ven-
triculaire, de laquelle elles se trouvent séparées par une
scissure tranversale, *coronaire.* Ces cavités reçoivent le sang
apporté par les veines ; l'oreillette droite reçoit le sang noir
que lui fournissent les veines caves, tandis que l'oreillette
gauche reçoit le sang rouge versé par les veines pulmonaires.

Les ventricules, qui se distinguent en droit ou pulmonaire,
et en gauche ou aortique, sont des cavités pyramidales, à surfa-

---

(1) Du grec *kér,* d'où vient *kardia,* cœur, intérieur, esprit, et *keraïnô,*
tuer, faire mourir.

(2) Du latin *auricula,* de *auris,* oreille, petite oreille.

(3) Du latin *ventriculus,* de *venter,* ventre, petit ventre.

ces irrégulières, dans lesquelles on remarque un grand nombre de faisceaux musculaires, connus sous le nom de *colonnes charnues*, et qui communiquent, au moyen de deux ouvertures situées à la base de chacun d'eux ; le droit avec l'artère pulmonaire et l'oreillette du même côté, le gauche avec l'aorte et l'oreillette gauche. A ces deux ouvertures sont adaptées des soupapes ou valvules, dont l'office est de s'opposer au reflux du sang, soit du ventricule dans l'oreillette, soit du tronc artériel dans le ventricule correspondant.

Pour ne pas répéter ici ce que nous avons dit page 23 et suivantes relativement aux artères, aux veines et aux vaisseaux lymphatiques, nous nous bornerons à dire qu'aujourd'hui même, les physiologistes ne sont point d'accord sur la part qu'ont, dans le phénomène de la circulation, les quatre parties de l'appareil circulatoire (cœur, artères, système capillaire, veines) ; le cœur en est, sans contredit, l'agent principal, mais on ne saurait nier que les artères n'y contribuent par leur contractilité. A ces deux puissances il faut ajouter, pour la circulation capillaire, une action spéciale et inconnue des vaisseaux de ce nom. Enfin pour la circulation veineuse, il faut ajouter à ces trois causes motrices une action des veines elles-mêmes, et peut-être le battement des artères et le jeu des organes qui les avoisinent.

APPAREIL URINAIRE.

On comprend sous cette dénomination l'ensemble des conduits et cavités destinés à transmettre ou à contenir l'urine, depuis le moment ou se fait la sécrétion de ce fluide jusqu'à son élimination définitive. Cet appareil dont les connexions physiologiques avec la peau sont telles que, lorsqu'il y a diminution de la perspiration cutanée, la sécrétion de l'urine est augmentée, et *vice versâ*, renferme : 1° *les reins*, 2° *les capsules surrénales*, 3° *les uretères*, 4° *la vessie*, 5° enfin *l'urèthre*.

DES REINS (1).

Les reins sont deux organes rougeâtres, aplatis, triangu-

---

(1) Du latin *ren, renis*, organes sécréteurs de l'urine.

laires, placés sous la région sous-lombaire entre les muscles de cette partie et le péritoine, l'un à droite et l'autre à gauche. Le rein droit, qui a une forme plus régulièrement triangulaire, présente la figure d'un cœur de carte à jouer.

Organes sécréteurs de l'urine, les reins sont composés d'une substance extérieure ou *corticale*, et d'une substance intérieure appelée *tubuleuse*. La première, d'une couleur grisâtre ou *cendrée*, semble être formée de granulations et d'un lascis vasculaire, elle forme une couche autour de la seconde et lui envoie des prolongements en forme de cloison.

Dans l'intérieur de chaque rein est situé un réservoir membraneux nommé *bassinet* ou *sinus rénal*, dans lequel est déposée l'urine que l'on croit être sécrétée par la substance corticale.

DES CAPSULES SURRÉNALES OU REINS SUCCENTURIAUX (1).

En regard du bord interne de chaque rein, l'un à droite et l'autre à gauche, sont placés deux petits corps glandiformes allongés, brunâtres, aplatis, minces, dont on ne connaît pas bien les usages et que l'on nomme *capsules surrénales* ou *reins succenturiaux*, parcequ'ils paraissent comme surajoutés aux reins.

DE L'URETÈRE (2).

Du bassinet de chaque rein émane un canal excréteur nommé *uretère*, qui se courbe en sortant de cet organe glandulaire, et va gagner la vessie où il dépose l'urine.

L'uretère pénètre dans la vessie en traversant obliquement les parois de cette poche, ce qui forme un obstacle invincible à la sortie de ce fluide par la même voie qui le transporte dans ce réservoir.

DE LA VESSIE (3).

Réservoir musculo-membraneux destiné à recevoir l'urine

---

(1) Du latin *succenturiare*, surajouter.
(2) Du grec *ouron*, urine.
(3) Du latin *vesica*, poche, enflure.

et à la contenir , jusqu'à ce que l'accumulation d'une certaine quantité de ce liquide sollicite son excrétion , la vessie est une poche ovoïde située dans le bassin, immédiatement sur les parois inférieures de cette cavité et par dessous les organes génitaux. Elle est tapissée antérieurement par le péritoine ; postérieurement , elle est pourvue d'une ouverture nommée *col de la vessie*, qui est l'origine du canal de *l'urèthre* chargé de transporter l'urine au dehors.

Le sentiment qui fait naître le besoin d'expulser l'urine ne résulte pas toujours de l'état de distension de la vessie , occasionné par l'accumulation de l'urine ; il est quelquefois provoqué par la nature plus ou moins stimulante de ce liquide et par un état plus ou moins sensible de la poche urinaire. Les propriétés et la nature de l'urine varient suivant son séjour plus ou moins prolongé dans son réservoir , suivant l'abondance et les qualités des boissons prises , etc. Les boissons nitreuses et l'exercice soutenu en déterminent une sécrétion plus copieuse , qui se trouve aussi augmentée toutes les fois que la perspiration est diminuée. L'urine qui est rendue peu de temps après avoir bu est moins colorée , moins dense , que celle qui est rendue plusieurs heures après les repas ou un décubitus (1) prolongé. La première s'appelle *urine de la boisson* ; et la seconde *urine de la digestion.*

Les chevaux sont obligés de s'arrêter pour uriner facilement. Ils se *campent*, c'est-à-dire écartent les membres postérieurs qu'ils fléchissent modérément, portent les membres antérieurs en avant, plient le dos en contre-haut , font une forte inspiration qu'ils prolongent jusqu'à ce que l'urine ait pris un libre cours au dehors. Dans cette position, la contraction des muscles des parois inférieures de l'abdomen , ainsi que du diaphragme , établissent un concours de forces qui soulève la vessie , la comprime dans le fond du bassin , presse l'urine contre le col qui est obligé de céder et de livrer passage à ce fluide excrémentitiel qui s'écoule au dehors.

---

(1) *Decubitus,* mot latin, conservé en français pour exprimer l'attitude dans laquelle le corps repose, lorsque l'on est couché sur un plan plus ou moins horizontal.

APPAREIL DE LA GÉNÉRATION (1).

Renfermés en grande partie dans la cavité du bassin , les organes de la génération , qui présentent des connexions avec le tube digestif et l'appareil urinaire , établissent la différence des sexes par leur conformation et leurs propriétés. Les organes sexuels du mâle produisent le fluide fécondant , et ceux de la femelle fournissent les ovules à ce fluide; de sorte que l'appareil de la génération ne peut remplir la fonction à laquelle il est préposé , c'est-à-dire la formation d'un être semblable à ceux qui lui donnent naissance , qu'autant qu'il y a rapprochement et concours de deux individus de sexe différent.

ORGANES GÉNITAUX DU MALE.

Les organes de la génération comprennent dans le mâle : 1° deux glandes paires , *les testicules*, qui sécrètent un fluide fécondant nommé *sperme ;* 2° *les canaux déférents* , destinés à porter et à déposer le sperme dans deux réservoirs , *les vésicules séminales ;* 3° *les conduits éjaculateurs* servant à lancer la liqueur séminale ; 4° *l'urèthre* qui reçoit le sperme des canaux éjaculateurs et qui , au moyen d'un appareil érectile qui lui est annexé , opère le transport du fluide prolifique dans les organes génitaux de la femelle ; 5° enfin *le pénis*, destiné à l'acte de l'accouplement et à projeter le sperme dans l'utérus.

DES TESTICULES (2).

Les testicules sont deux organes glanduleux ovoïdes ; contenus dans le scrotum où ils sont suspendus à l'extrémité d'un cordon vasculaire, et enveloppés par le péritoine qui fournit à chacun d'eux une cavité perspirable , ils ne diffèrent entr'eux qu'en ce que le gauche est ordinairement plus gros et plus pendant.

---

(1) Du grec *gennaeïn* , engendrer.

(2) Du latin *testiculus*, diminutif, de *testis*, témoin ; comme si l'on disait petit témoin , parceque les testicules rendent témoignage de la virilité.

Chaque testicule est revêtu de plusieurs enveloppes particuliéres, qui sont, de dehors en dedans : *le scrotum, le dartos, la tunique érytroïde, la tunique fibreuse, la tunique vaginale* et enfin *la tunique albuginée*.

Le scrotum (1) est un prolongement de la peau de la partie interne des cuisses, couverte d'un duvet très fin, qui fournit une enveloppe commune aux testicules. Le scrotum est partagé en deux parties égales par une ligne saillante nommée *raphé*.

Le d'artos (2) est composé de deux membranes contractiles adossées l'une à l'autre, adhérentes au scrotum, formant une grande poche à chaque testicule, et, par leur adossement, une cloison médiane qui les sépare.

La tunique érytroïde (3) est une expansion aponévrotique produite par le muscle ilio-testiculaire.

Les deux membranes, *fibreuse* et *séreuse*, intimement unies, forment les parois externes d'un sac, nommé gaine vaginale, ouvert supérieurement dans la cavité du péritoine.

La membrane *albuginée* ou *péritcste* (4) est une membrane analogue à la sclérotique, forte, résistante, d'un blanc opaque, d'un tissu fibreux et serré, intimement unie à la substance testiculaire.

L'épididyme (5) est un conduit formé de la réunion de tous les vaisseaux *séminifères*(6)repliés sur eux-mêmes. L'épididyme forme un corps blanchâtre, vermiforme et allongé, attaché le long du bord supérieur du testicule. Son extrémité antérieure, ou la tête, offre une grosse protubérance, et de son extrémité postérieure émane le canal déférent.

Le canal déférent (7) est le conduit excréteur du testicule. Il naît, comme nous venons de le dire, de la queue ou partie

---

(1) Du grec *oscheon*, sac ou bourse de cuir.

(2) Du grec *d'artôs*, du verbe *derô*, j'écorche, nom donné à cette enveloppe à cause de sa couleur rougeâtre.

(3) Du grec *érytros*, rouge, et de *eïdos*, ressemblance.

(4) Du grec *péri*, autour, et du latin *testis*, testicule, enveloppe du testicule.

(5) Du grec *épi*, sur, et de *didymos*, testicule.

(6) Du latin *semen*, semence, et de *ferre*, porter, vaisseaux destinés à transporter le sperme.

(7) Du latin *ferre*, porter, et *de*, hors, qui porte dehors.

postérieure de l'épididyme , remonte le long de la partie postérieure du cordon spermatique , qu'il concourt à former, pénètre dans l'abdomen , se courbe dans la cavité pelvienne et se dirige vers le col de la vésicule séminale du même côté où il se termine , après s'être un peu renflé.

DES VÉSICULES SÉMINALES ET DES CANAUX ÉJACULATEURS.

Les vésicules séminales , au nombre de trois chez le cheval, sont de petites poches membraneuses , piriformes (1), servant de réservoir à la liqueur séminale. Contenues dans la cavité pelvienne , à la partie supérieure de la vessie , les deux principales vésicules sont placées obliquement et présentent la forme d'un V.

De l'extrémité postérieure de chaque vésicule naît un conduit nommé *éjaculateur* (2) qui , après un court trajet, vient s'ouvrir dans le canal de l'uréthre, au milieu d'un mamelon appelé *tubercule uréthral*.

La troisième vésicule, que l'on nomme moyenne et qui présente une forme oblongue et quelquefois arrondie , est située entre les extrémités des deux canaux déférents , contient toujours une liqueur blanche, *spermatoïde* (3), dont on ignore l'usage, et est pourvue postérieurement d'un orifice soutenu , ainsi que les canaux éjaculateurs, par le tubercule uréthral.

DU PÉNIS (4).

Le pénis que l'on nomme encore *le membre* , la verge , a pour fonction de porter dans les organes génitaux de la jument la liqueur séminale. Organe de la copulation , le membre est un corps cylindroïde , membraneux , vasculaire , érectile , attaché à l'arcade ischiale , et se prolongeant au milieu d'une cavité profonde et folliculaire appelée *le fourreau*. Le pénis présente antérieurement un renflement qui en forme la tête, posté-

---

(1) Du latin *pirum* , poire , et de *forma* , forme.
(2) Du latin *e* , de, et *jaculare* , darder, lancer.
(3) Du grec *sperma* , sperme, et de *eidos* , ressemblance.
(4) Mot latin qui signifie queue.

rieurement il est implanté à l'arcade ischiale par deux fortes racines. Les parties qui le composent sont :

1° *Le fourreau*, dont nous venons de parler ;

2° *Le corps caverneux*, agent principal de l'érection du membre, tissu vasculaire (1), spongieux, renfermé dans une membrane fibreuse qui jouit d'une extensibilité et d'une contractilité considérables ;

3° *La tête*, qui forme l'extrémité antérieure du pénis et ou aboutit le canal de l'uréthre. Tapissée par la peau qui se réfléchit du fond du fourreau, sa substance spongieuse, molle, celluleuse, érectile, constitue lors de son développement, une éminence extraordinaire, circonscrite par un bourrelet circulaire et qui présente assez exactement la figure d'un champignon ;

4° *Les muscles*, qui ont pour mission, les uns de recouvrir les racines du corps caverneux, d'en favoriser l'érection et d'en déterminer la dilatation ; les autres, en enveloppant l'uréthre, d'accélérer le cours des liqueurs qui parcourent ce canal ;

5° *Les ligaments suspenseurs*, longs et gros cordons fibreux, blanchâtres, qui s'étendent de l'extrémité postérieure du sacrum à la tête du pénis, en suivant la direction de l'uréthre.

6° *Le canal de l'uréthre*, conduit excréteur membraneux, spongieux et érectile, qui livre passage à l'urine ainsi qu'aux humeurs fournies par les prostates et les vésicules séminales. Il s'étend depuis le col de la vessie, d'où il émane, jusqu'à la tête du pénis où il se termine.

ORGANES GÉNITAUX DE LA FEMELLE.

Les organes de la génération de la femelle, disposés pour la copulation, la conception, la fécondation, la gestation, la parturition et l'allaitement, comprennent : 1° *les ovaires*, 2° *les trompes utérines*, 3° *l'utérus* ou *matrice*, 4° *le vagin*, 5° *la vulve*, 6° enfin *les mamelles*.

---

(1) Du latin *vascularis*, qui est relatif aux vaisseaux et particulièrement aux vaisseaux sanguins.

DES OVAIRES (1).

On appelle *ovaires* les organes ou se forment les œufs chez les animaux ovipares (2). Par analogie on a donné le nom d'ovaires aux organes que les anciens appelaient les testicules de la femelle. Ce sont des organes ovoïdes, parenchymateux (3), vasculaires, fermes, au nombre de deux, situés de chaque côté du fond de l'utérus, à l'extrémité des ligaments qui suspendent cet organe à la région des reins. Au moment de la fécondation, il se détache de l'un des ovaires une petite vésicule qui, parcourant l'une des trompes utérines, arrive dans l'utérus où il se développe et prend son accroissement. L'extirpation des ovaires rend les femelles stériles.

DES TROMPES UTÉRINES.

Les trompes utérines, nommées encore trompes de Fallope, du nom de l'anatomiste qui le premier les a décrites, sont deux conduits flexueux, blanchâtres, étendus des ovaires à l'utérus, placés dans l'épaisseur des ligaments sous-lombaires, et destinés à conduire le principe fécondant du mâle dans les ovaires et à livrer passage, après la fécondation, au germe fécondé qui se rend dans l'utérus.

DE L'UTÉRUS (4).

L'utérus, ou *matrice* (5), est un viscère creux, musculo-membraneux, destiné à contenir le produit de la conception, depuis la fécondation jusqu'à la naissance, et à concourir à son expulsion lorsque le terme de la gestation est arrivé.

---

(1) Du latin *ovum*, œuf.

(2) Du latin *ovum*, œuf, et de *parere*, engendrer.

(3) Qui est formé d'un parenchyme. On nomme parenchyme un tissu propre aux organes glanduleux, composés de grains agglomérés, unis par un tissu cellulaire et se déchirant avec plus au moins de facilité : telle est la texture du foie, des reins, etc. Le mot parenchyme vient du grec *paregchyma*, qui signifie effusion, épanchement, parcequ'on a cru que ce tissu était formé par du sang épanché ou coagulé.

(4) Mot latin qui signifie matrice.

(5) Du latin *mater*, mère.

Attaché dans la cavité pelvienne par sa continuité avec le vagin, par deux ligaments sous-lombaires ainsi que par un repli du péritoine, l'utérus présente un corps et deux branches.

Le corps, dont l'extrémité postérieure saillante dans le fond du vagin, présente une ouverture habituellement froncée et fermée, qui porte le nom de prolongement vaginal, de fleur épanouie, ou encore *de museau de tanche*, par analogie de configuration, s'étend depuis le vagin jusqu'à l'origine des branches latérales.

Les branches, nommées encore *cornes*, émanent du fond du corps, sont situées l'une à droite, l'autre à gauche, forment une bifurcation en s'écartant graduellement l'une de l'autre, se courbent sur elles-mêmes et communiquent avec les trompes utérines.

DU VAGIN (1).

Le vagin est un long canal membraneux, cylindroïde, extensible, tapissé par la membrane muqueuse, contigu par une de ses extrémités avec la matrice dont il embrasse le col et par l'autre avec la vulve.

Le vagin, dont la membrane qui le tapisse, en contact avec elle-même, est lubrifiée par une humeur muqueuse, sert à la copulation, donne issue au fœtus, et reçoit un peu en avant *du clitoris* le canal urinaire qui provient de la vessie.

DE LA VULVE (2).

La vulve, ouverture extérieure de l'appareil de la génération chez les femelles, offre : 1° deux lèvres formées par la peau à la face externe, par la membrane muqueuse à la face interne, et par une couche musculeuse située entre ces deux parties ; 2° le clitoris (3), appareil érectile, de structure analogue à celle

---

(1) Du latin *vagina*, gaîne, fourreau.

(2) Du latin *vulva*, fente longitudinale qui se trouve entre les parties saillantes de l'appareil extérieur de la génération, chez les femelles mammifères.

(3) Du grec *cleitorizeïn*, toucher souvent, titiller.

du pénis, situé en dedans de la commissure inférieure de la vulve et attaché à l'arcade ischiale par les deux racines de son corps caverneux. Par l'allongement démesuré qu'il peut présenter, le clitoris a quelquefois donné lieu à des méprises sur le véritable sexe de certains individus.

DES MAMELLES.

Les mamelles, organes glandulaires préposés à la sécrétion du lait, sont chez la jument au nombre de deux, situées dans la région inguinale ; chaque mamelle présente un corps tapissé d'un duvet très fin et un mamelon érectile, placé au centre, et pourvu de deux ou trois trous livrant passage au lait, dont un toujours plus grand. Flasques et petites dans l'état ordinaire, les mamelles acquièrent, au moment du *part*, un développement remarquable et deviennent fermes.

DES PRODUITS DE LA FÉCONDATION.

On nomme fécondation, l'acte par lequel le germe contenu dans les organes de la femelle reçoit, des organes du mâle, les qualités nécessaires pour se développer et devenir lui-même un individu semblable à ceux qui ont concouru à sa formation. Cet acte produit *le fœtus*, ainsi que les membranes et les humeurs au milieu desquelles le fœtus se développe.

1° *Le fœtus* est le nouvel être, produit de la fécondation, qui se développe au milieu des membranes et des humeurs renfermées dans la matrice ;

2° *Le placenta* (1), parenchyme rouge et facile à déchirer, forme la plus externe des enveloppes fœtales, adhère à l'utérus au moyen de mamelons hémisphériques reçus dans des ouvertures correspondantes qui établissent les communications du fœtus avec la mère ;

3° *Le chorion* (2), qui est de nature celluleuse et qui a tous les caractères physiques et physiologiques des membranes sé-

---

(1) Mot latin qui signifie gâteau. Le *placenta* doit son nom à la forme qu'il présente chez la femme.

(2) Du grec *chôreïn*, contenir, renfermer, parceque cette membrane est la plus externe de celles qui enveloppe le fœtus.

reuses, est fixé au placenta par sa surface externe, et, par sa surface interne, douce et libre, il constitue la surface extérieure du sac de l'allantoïde ;

4° *L'allantoïde* (1) est une membrane séreuse qui forme un sac communiquant avec la vessie et qui renferme une plus ou moins grande quantité d'un liquide jaunâtre ;

5° *L'amnios* (2) est l'enveloppe la plus immédiate du petit sujet. Elle contient une liqueur douce et albumineuse qui environne le fœtus, concourt à le garantir des chocs extérieurs, lui procure une douce température et sert, suivant plusieurs physiologistes, à le nourrir par les voies de l'absorption et de la déglutition ;

6° Enfin *le cordon ombilical*, qui résulte de l'assemblage de deux artères, d'une veine et du conduit appelé *ouraque* (3), est un gros faisceau vasculaire qui s'étend depuis l'ombilic (4) du fœtus jusqu'au placenta, en traversant les enveloppes fœtales.

DES PHÉNOMÈNES DE LA GÉNÉRATION.

Les monodactyles, ainsi que d'autres espéces d'animaux, n'éprouvent le besoin de la copulation qu'à certaines époques de l'année ; pour la jument, c'est ordinairement au printemps; l'étalon, comme la plupart des mâles, n'a pas d'époque particulière; il est prêt à la génération quand il rencontre une jument qui y est disposée.

Pendant le temps *du rut* (5) ou *des chaleurs*, la jument hennit fréquemment ; elle est inquiète, plus vive que d'habitude, recherche le mâle, porte la queue souvent élevée, se campe fréquemment pour uriner, urine peu à la fois et cette action est presque toujours suivie de contraction de la vulve et du

---

(1) Du grec *allantos*, saucisse ; nom qui lui a été donné parceque, chez la femme l'allantoïde est une vésicule allongée.

(2) Du grec *ama*, ensemble, et de *einaï*, être; enveloppe immédiate du fœtus.

(3) Du grec *ouron*, urine, et du verbe *echeïn*, contenir, ou *agein*, conduire.

(4) Du latin *umbo*, qui signifie proprement *le bouton* ou *la bosse* qui est au milieu d'un bouclier.

(5) Du latin *ruere*, emporter avec impétuosité; ou de *rugitus*, à cause des cris des cerfs lorsqu'ils sont en chaleur.

clitoris. Quelques juments, à l'écurie, supportent difficilement
le voisinage d'autres juments ou de chevaux hongres; le contact
des barres ou des stalles les importune; la vulve se gonfle, laisse
écouler une liqueur visqueuse, jaunâtre, blanchâtre, plus ou
moins abondante et dont l'odeur est un puissant stimulant
pour le mâle; le clitoris, en état fréquent de turgescence (1),
parait à l'extérieur rouge et gonflé. Ces symptômes ne se présentent pas avec une régularité et une intensité égale chez toutes
les juments, leur exaltation et leur fréquence sont toujours
subordonnées à la sensibilité générale du sujet, à la race à
laquelle il appartient, au travail auquel il est soumis, ainsi
qu'aux soins dont il est l'objet et à la nourriture qui lui est
donnée.

Habituellement la fécondation fait cesser *les chaleurs*, alors
les juments refusent l'étalon; mais il n'en est pas toujours
ainsi, et il n'est pas rare de voir des juments se laisser saillir à
une époque même avancée de leur gestation.

Le phénomène essentiel de la génération, dans les mammifères, la formation d'un être semblable à ceux qui lui donnent
naissance, est encore aujourd'hui un mystère impénétrable.
S'opère-t-elle dans les ovaires, comme on le pense généralement, ou seulement dans l'utérus? Faut-il que le fluide spermatique soit en contact immédiat avec le germe, ou suffit-il
d'une émanation, d'une *aura seminalis* (2), comme quelques auteurs l'ont prétendu? De quelle nature est le principe fécondant
du sperme? quel est son mode d'action sur l'ovule, pour qu'il
en résulte un individu nouveau? Sur la plupart de ces questions
on n'a encore que des probabilités, soit qu'on admette la théorie
dite de *l'épigénèse* (3), dans laquelle on suppose que le nouvel
être se forme de toutes pièces au moyen du mélange de matériaux fournis par l'un ou l'autre sexe, soit qu'on admette la
théorie dite de *l'évolution des germes* (4), dans laquelle on

---

(1) Du latin *turgescere*, s'enfler.

(2) *Aura seminalis*, mots latins qui signifient vapeur subtile, volatile, du
sperme.

(3) Du grec *épi*, sur, et de *geinomaï*, je suis engendré.

(4) Du latin *evolvere*, dérouler.

suppose que le nouvel être préexiste sous une forme quelconque dans l'un des sexes, et qu'avivé par l'autre, dans l'acte générateur, il commence dès lors la série de développements qui doivent l'amener à former un être indépendant. Adoptant l'hypothèse de deux semences, Buffon a supposé qu'elles étaient formées de molécules provenant de toutes les parties du corps du père et de la mère ; et que, par une sorte d'affinité respective, celles qui étaient fournies par la tête, le tronc ou les membres du père, ne pouvaient s'unir qu'à celles qui provenaient des mêmes parties de la mère, de là la ressemblance entre les enfants et les père et mère. Avant lui, Maupertuis, admettant aussi le système de l'épigénèse, la formation du fœtus par une sorte d'opposition et de superposition des organes, et une théorie analogue à celle de Buffon quant à la composition du sperme, supposait que les molécules organiques obéissent à une sorte d'attraction, qu'elles sont attirées vers un centre, que le nez attire les deux yeux, que le tronc attire les bras, etc., à peu près comme les molécules d'un sel dissous dans un liquide viennent se disposer en cristaux réguliers autour d'un même noyau. D'un autre côté, les partisans de *l'évolution* professent deux systèmes fort opposés : selon les uns (les ovaristes), la femelle remplit le principal rôle dans l'acte générateur ; l'œuf qu'elle fournit est un corps organisé composé d'un *embryon* (1) et d'organes destinés à pourvoir à sa nutrition et à ses premiers développements ; le sperme ne fait que lui imprimer la stimulation nécessaire pour que ces développements aient lieu. Selon les autres, c'est de l'homme que procède l'embryon ; les ovaires de la femelle ne contiennent pas d'œufs, mais seulement des vésicules destinées à recevoir un ou plusieurs des animalcules (2) dont l'existence dans le

---

(1) Du grec *en*, dans, et *bryón*, qui croît, qui pullule : le germe prend le nom d'*embryon* dès que les formes du corps et des membres commencent à être visible ; plus tard on le nomme *fœtus*, mot latin qui signifie production.

(2) On nomme ainsi tout animal si petit qu'on ne peut l'apercevoir qu'à l'aide du microscope. Tous les fluides qui circulent dans les corps organisés vivants contiennent des animalcules ; ils circulent avec le sang, nagent dans le mucus, s'échappent avec l'urine, animent le sperme, etc. ; ils sont si petits que, suivant Leuwenhoek, 50,000 réunis ne peuvent égaler la grosseur d'un grain de sable, et que Keil évalue leur longueur à la 300,000ᵉ partie d'un pouce.

sperme a été découverte en 1674 par Leuwenhoek et par Hartssœker. Sans admettre, comme l'ont prétendu quelques *animalculistes*, que les milliers d'animalcules projetés, dans l'utérus pendant le coït, s'élancent par les trompes vers les ovaires, et que le plus expéditif, le plus vigoureux, parvient seul au but après avoir écarté ou fait périr ses compétiteurs ; sans chercher à déterminer comment le fluide spermatique agit sur l'ovule, toujours parait-il hors de doute (surtout depuis les expériences de MM. Prévost et Dumas) que la fécondation résulte du contact du fluide spermatique avec l'ovule. que la partie vaporisable du sperme est sans action fécondante, que c'est dans les animalcules que réside le principe prolifique (1).

APPAREIL DE SENSATION.

On appelle proprement *sensation* une impression faite sur un des organes des sens par un objet extérieur, transmise par les nerfs au cerveau et perçue par ce dernier organe. L'appareil de sensation comprend donc les organes des sens et le système nerveux.

ORGANES DES SENS.

On nomme *sens*, la faculté qu'ont les animaux de recevoir les impressions de certaines qualités des objets externes. Les sens sont au nombre de cinq : l'œil est l'organe de *la vue*, l'oreille celui de *l'ouïe*, la membrane pituitaire est le siège de *l'odorat*, la langue est l'organe principal du *goût*, la peau est l'organe du *tact*.

DE LA VISION.

La parfaite intégrité des yeux, le mode de vision résultant de leur forme, l'intelligence des phénomènes visuels, ne pouvant être acquis qu'au moyen des connaissances anatomiques des parties composant l'œil, et, dans le commerce ou même

---

(1) Du latin *proles*, race, génération, et de *facere*, faire, qui à la faculté d'engendrer.

l'usage des chevaux , le manque de ces connaissances compromettant fréquemment l'intérêt des personnes qui les achètent ou les possèdent , il importe de les faire connaître ; mais seulement pour ce qui est nécessaire aux gens du monde , les traités d'anatomie renfermant des détails complets à l'usage des vétérinaires.

Nous diviserons les organes de la vision en parties accessoires et en parties essentielles.

DES PARTIES ACCESSOIRES.

Situées à l'extérieur et environnant le globe de l'œil , les parties accessoires protègent cet organe contre l'injure des corps extérieurs , modifient l'action irritante de la lumière , et servent à la sécrétion des larmes qui lubrifient continuellement l'œil et le maintiennent dans un état de souplesse propre à l'exercice de ses importantes fonctions. Ces parties comprennent : 1° *les paupières* , 2° *les muscles de l'œil* , 3° *l'appareil lacrymal* (1).

Les paupières sont au nombre de trois : une supérieure , une inférieure, et la troisième interne nommée aussi corps clignotant. Les deux premières , formées aux dépens de la peau, s'étendent sur le bulbe de l'œil , le protègent contre le contact des corps extérieurs , ou l'action d'une trop vive lumière ; l'essuient par leur mouvement de contraction et de relâchement, et, par leur réunion , le dérobent complétement à l'action de la lumière pendant le sommeil. La troisième paupière ou corps clignotant située au grand angle , sous les deux premières , a pour base un fibro-cartilage unguiforme recouvert par une membrane, et vient, par sa partie libre , se porter mécaniquement et instantanément sur le globe de l'œil, pour le débarrasser des petits corps extérieurs qui auraient pu se fixer sur la membrane qui le tapisse.

La peau , arrivée au bord libre des paupières inférieure et supérieure , se contourne , change de nature , devient membraneuse , tapisse la face interne des paupières , se replie sur

---

(1) Du latin *lacrymalis*, de *lacryma*, larme, qui a rapport aux larmes.

elle-même et vient revêtir la partie antérieure du globe de l'œil. Cette membrane qui, en raison de son usage, a reçu le nom de conjonctive, est mince, diaphane au devant de la cornée lucide ; elle est plus épaisse, très vasculaire à la face interne des paupières cutanées, et toujours humectée sur toute son étendue.

Par leur réunion, les paupières forment deux angles : un inférieur interne, nommé grand angle ou nasal, et l'autre supérieur externe nommé petit angle ou temporal. Les paupières présentent à leur bord libre, et sous le repli que décrit la peau pour former la conjonctive, une succession de petits cartilages destinés à empêcher que le bord des paupières ne puisse se plisser. Ces cartilages, nommés *tarses* (1), présentent du côté de la membrane conjonctive des sillons verticaux qui logent de petites glandes dites de Méhibomius, qui sécrètent la chassie.

Les muscles de l'œil, petits, courts, se terminent, la plupart, par une expansion tendineuse qui forme le blanc de l'œil, partent de différents points du fond de l'orbite, ont pour fonctions de mouvoir l'œil en tous sens, de le rétracter au fond de l'orbite, de lui faire exécuter un mouvement de sémi-rotation en différents sens, et de le fixer pour assurer le regard. Les muscles de l'œil sont entourés d'un coussinet graisseux sur lequel l'œil repose, et sont, ainsi que ce coussinet, enveloppés en masse d'une gaine fibreuse de forme pyramidale, ressemblant à un cornet de papier dont la pointe est fixée au fond de l'orbite.

APPAREIL LACRYMAL.

Cet appareil, destiné à la sécrétion et au passage des larmes, s'étend, par une succession de petits organes, depuis l'arcade orbitaire jusqu'à la fosse nasale où il se termine par une petite ouverture, et comprend : 1° *la glande lacrymale*, 2° *la caroncule lacrymale*, 3° *les points lacrymaux*, 4° *le réservoir lacrymal*, 5° *le canal lacrymal*.

La glande lacrymale, située sous l'arcade orbitaire, est un

---

(1) Du grec *tarsoó*, j'enlace en forme de claie.

petit corps peu consistant, destiné à la sécrétion des larmes, qui sont conduites par plusieurs petits canaux aboutissant à la face interne de la paupière supérieure, près de l'angle temporal où l'on aperçoit leurs ouvertures.

La caroncule (1) *lacrymale* est un petit tubercule grisâtre, recouvert de petits poils très fins, placé au grand angle de l'œil où il sert de digue pour favoriser l'introduction de la partie aqueuse des larmes dans les points lacrymaux, et pour en prévenir l'obstruction en retenant la partie épaissie de cette humeur.

Les points lacrymaux, au nombre de deux, situés au bord de la face interne des paupières près du grand angle, sont deux petites ouvertures toujours béantes, placées à droite et à gauche de la caroncule, servant à livrer passage aux larmes qui parcourent les conduits lacrymaux pour se rendre dans le réservoir de ce nom.

Le réservoir lacrymal est un petit sac membraneux servant d'intermédiaire aux deux petits conduits précédents, et au canal lacrymal auquel il donne naissance.

Le canal lacrymal, qui termine l'appareil de ce nom, émane du réservoir précédent, parcourt le conduit osseux du maxillaire et vient aboutir un peu au-dessus de la commissure des ailes du nez par une ouverture toujours béante, située dans la peau, près de la réunion de ce tégument à la membrane nasale.

DES PARTIES ESSENTIELLES.

L'œil, organe de la vision, de forme sphéroïde, un peu déprimé postérieurement et un peu plus bombé latéralement, est logé dans la cavité orbitaire où il repose sur le coussinet graisseux, et où il est maintenu par les adhérences de l'épanouissement des parties tendineuses des muscles droits et obliques, par le cornet qui l'enveloppe et par la conjonctive qui l'unit aux paupières. Cet organe, nommé bulbe ou globe de l'œil, est composé de membranes et d'humeurs, disposées d'une ma-

---

(1) Du latin *caruncula* diminutif de *caro*, chair, petit corps d'apparence charnue.

nière admirable pour remplir les fonctions d'un appareil dioptrique (1).

DES MEMBRANES.

En procédant de dehors en dedans on rencontre : 1° *la sclé-rotique*, 2° *la cornée lucide*, 3° *la choroïde*, 4° *l'iris*, 5° *la rétine.*

La sclérotique (2) , membrane dure , fibreuse , opaque , d'un blanc nacré , enveloppe les quatre cinquièmes postérieurs du globe de l'œil , et présente deux ouvertures dont l'une , postérieure, petite , donne passage au nerf optique , et l'autre , antérieure , de forme elliptique , reçoit la cornée lucide.

La cornée lucide, comme son nom l'indique , est transparente ; elle est beauconp moins étendue que la sclérotique , un peu bombée et placée à la partie antérieure de l'œil. Son bord est taillé en biseau aux dépens de la face externe. Le bord de la sclérotique présentant la même disposition à la face interne , la cornée lucide s'enchâsse sur cette membrane à la manière d'un verre de montre sur son drageoir.

La choroïde (3) est une membrane mince, peu consistante , très vasculaire , située entre la sclérotique et la rétine , d'une couleur noire à sa circonférence antérieure et réfléchissant une belle couleur azurée et brillante à sa partie postérieure , placée en face de la pupille. C'est sur cette couleur azurée, nommée *tapetum* (4), que les objets que l'animal regarde viennent se peindre ; la couleur noire qui environne le tapétum a pour effet d'absorber les rayons lumineux divergents de dessus le tapis. Après avoir recouvert toute la surface interne de la sclérotique, la choroïde vient se fixer , antérieurement , à un

---

(1) Du grec *dia*, à travers et de *optomai*, je regarde ; partie de la physique qui a pour objet l'étude des phénomènes que présente la lumière et de la déviation qu'éprouvent les rayons lumineux en traversant les corps transparents.

(2) Du grec *scleros* , dur.

(3) Du grec *chôrion*, contenir, et de *eidos*, ressemblance, forme ; ainsi nommée , parceque, comme le chôrion, cette membrane reçoit beaucoup de vaisseaux. On a donné le nom de chôrion à la portion la plus épaisse du tissu de la peau et à la membrane qui enveloppe l'œuf humain de toutes parts.

(4) Du latin *tapetum*, tapis, tapisserie.

anneau fibro-cartilagineux nommé *cercle ciliaire* ; par une multitude de prolongements plissés qui ont reçu le nom de *procès ciliaires* ou *iriens*.

L'iris (1), membrane peu consistante, érectile, est adhérente au cercle ciliaire par sa grande circonférence ; par sa petite, terminée par de petits fongus (2), elle forme une ouverture elliptique nommée pupille, impressionnable, contractile, se resserrant au jour et se dilatant dans l'obscurité, ce qui rend la pupille d'une dimension différente selon que l'iris se contracte ou se relâche. Cette membrane présente deux faces, une antérieure diversement colorée selon les individus, et l'autre postérieure de couleur noire que l'on nomme *uvée* (3). L'iris est placé verticalement, flotte en arrière de la cornée lucide, en avant du cristallin, et sépare cet intervalle en deux parties égales nommées *chambres*, dont l'antérieure est beaucoup plus spacieuse que la postérieure.

La rétine (4), organe immédiat de la vision, est l'épanouissement du nerf optique formant une membrane pulpeuse qui tapisse la face interne de la choroïde, enveloppe le corps vitré et vient se fixer au procès irien, en distribuant à l'iris des filets nerveux qui lui donnent sa propriété contractile.

Le procès irien (5). On nomme ainsi une bande annulaire, peu large, molle, noire et plissée, située à la face interne du bord de la choroïde et de l'iris, reposant sur le bord de l'enchatonnement du cristallin et qui s'engage avec les procès ciliaires appartenant au corps vitré.

Le cercle ou ligament ciliaire (6) est un anneau grisâtre, étroit, placé au bord de la grande circonférence de la choroïde dont il

---

(1) Du grec *iris*, nom d'un oiseau et de l'arc-en-ciel; la membrane iris doit son nom à sa couleur variée selon les individus.

(2) du latin *fongus*, petits grains de suie poreux qui s'attachent à la voûte du vase sous lequel on fait brûler une lampe.

(3) du latin *uva*, grain de raisin, nom donné à la partie postérieure de *l'iris* à cause du vernis noir et très épais qui l'enduit.

(4) Du latin *rete*, réseau.

(5) Du latin *processus*, *procedere*, s'avancer : on désigne en anatomie, sous le nom de procès, certains prolongements qui se rattachent à une partie, tels sont les procès iriens.

(6) Ce nom lui vient de la ressemblance que ses rayons présentent avec les cils.

paraît n'être qu'un renflement et qui sert de point d'union entre la choroïde, l'iris, le procés irien, la sclérotique et la cornée transparente.

DES HUMEURS.

Les humeurs de l'œil qui diffèrent entr'elles de densité et de forme sont au nombre de trois : 1° *le corps vitré*, 2° *le cristallin*, 3° *l'humeur aqueuse*.

Le corps vitré tire son nom de sa ressemblance à du verre fondu. Il est sphéroïde, transparent, placé entre la rétine et la chambre postérieure, composé d'une membrane très fine nommée *hyaloïde* (1) et d'une liqueur d'une consistance d'eau légèrement gommée, nommée humeur vitrée. La membrane hyaloïde, après avoir formé une capsule, fournit par sa face interne de petites lamelles celluleuses renfermant l'humeur vitrée.

Le corps vitré offre antérieurement une excavation servant à loger le cristallin, et présente autour de ce corps un cercle rayonné noir nommé *cercle ciliaire*. A cette partie de son étendue, la membrane hyaloïde se divise en deux lames, l'une passant dessous le cristallin, l'autre adhérant à sa face antérieure. De l'écartement de ces deux lames résulte un petit intervalle nommé *canal godroné* (2).

Le cristallin (3) est un corps lenticulaire très diaphane, plus convexe postérieurement qu'antérieurement, formé d'une substance pulpeuse, plus dense au centre, enchatonné dans l'excavation qui lui est offerte par la partie antérieure du corps vitré, placé en face de la pupille et de l'iris dont il est séparé par l'humeur aqueuse de la chambre postérieure, et recouvert d'une enveloppe transparente qui lui est propre et à laquelle on a donné le nom de *capsule cristalline*. A mesure que les individus vieillissent, le cristallin perd de sa transparence et finit quelquefois par devenir opaque et de consistance cornée.

---

(1) **Du** grec *yalos*, verre et de *eidos* ressemblance, corps ressemblant à du verre fondu.

(2) **Ainsi** nommé à cause des petits plis qu'il présente et que l'on a comparés aux plis ronds que l'on fait aux manchettes et aux coiffes des femmes.

(3) **Nom** donné à ce corps à cause de sa ressemblance avec du cristal.

L'humeur aqueuse, limpide et diaphane, est renfermée dans l'espace qui s'étend de la cornée lucide qu'elle maintient bombée, au corps vitré. Au milieu de cette humeur flotte l'iris, qui forme la pupille et sert de cloison aux chambres antérieure et postérieure que l'humeur aqueuse remplit.

DES PHÉNOMÈNES DE LA VISION.

Les parties composant le globe de l'œil sont d'une telle nature et disposées si admirablement qu'elles constituent un instrument d'optique parfait. Quoique l'étude la plus approfondie de cet organe puisse à peine nous faire comprendre le mécanisme visuel, néanmoins ce mécanisme étant dans la pratique d'une très haute importance, nous allons chercher, adoptant les idées reçues sur cet objet, à expliquer cette merveilleuse opération.

L'intégrité parfaite de l'œil ne suffisant pas pour que la vision puisse s'opérer, et l'interposition entre cet organe et les objets environnants, d'un corps nommé lumière, étant indispensable pour que cet acte puisse s'accomplir, nous allons d'abord nous entretenir de ce fluide.

DE LA LUMIÈRE.

La lumière est un fluide diaphane extrêmement subtil, très élastique, impalpable, répandu dans tout l'univers, qui émane du soleil, des étoiles, des planètes fixes, de tous les corps en ignition, de ceux phosphorescents, de certains météores et de la percussion. Elle parcourt l'intervalle d'un point à un autre avec une telle rapidité qu'on a longtemps cru sa transmission instantanée, même pour les plus grandes distances. Rœmer fut le premier qui détruisit ce système en établissant par des calculs et par l'observation, que la lumière emploie un certain temps, très petit, mais mesurable, à se transmettre des corps lumineux jusqu'à nous. Elle parcourt environ 70 mille lieues par seconde et nous n'avons la sensation de la présence du soleil sur un des points de son orbite qu'environ 8 minutes 13 secondes après son arrivée sur ce point, duquel nous sommes séparés par 33 millions de lieues.

Les molécules de la lumière sont espacées par des vides relativement considérables , puisque les rayons émis vont toujours en se divergeant en tous sens sans jamais se rencontrer ni se pénétrer. La ténuité de ces molécules est telle, que les meilleurs microscopes ne pourront jamais les agrandir assez 'pour les faire tomber sous nos sens. Il fallait qu'il en fût ainsi pour qu'elles pussent traverser , comme elles le font , de grandes masses d'eau , de verre et d'autres substances diaphanes.

De quelque corps qu'émane la lumière elle est formée de plusieurs faisceaux hétérogènes qui , pris à part, sont suscep- tibles de produire sur nos organes la sensation de diverses cou- leurs. Tous ces faisceaux ont la propriété de se diverger , converger , réfracter , réfléchir selon les milieux qu'ils tra- versent ou le degré d'opacité des corps qu'ils rencontrent.

Divergence (1). On nomme ainsi la propriété qu'ont les rayons lumineux , partant d'un point, de se disperser dans l'espace : les verres concaves produisent cet effet.

Convergence (2). C'est l'action inverse de la dispersion , ou la réunion en un seul point des rayons convergés et qu'un corps diaphane, convexe , imprime à la lumière. Les verres convexes possèdent cette propriété.

Réfraction (3). La réfraction est un changement de direction que la lumière éprouve en traversant , d'une manière oblique, des milieux diaphanes, de densité et de composition chimique différentes.

On a remarqué que les substances dont la force réfringente est la plus énergique , sont , en général , les résines et les huiles et tous les corps qui , comme ces derniers , renferment quelque principe inflammable. Pour cette raison, une subs- tance moins dense qu'une autre peut cependant posséder un pouvoir réfringent plus fort dans le phénomène de déviation , la nature des milieux l'emportant sur la densité.

Si la lumière passe d'un milieu rare dans un milieu plus dense , de l'air dans l'eau par exemple , les rayons quitteront la ligne oblique pour se rapprocher de la perpendiculaire. Le

---

(1) Du latin *diversim vergere,* tendre vers des points différents.

(2) Du latin *cum* avec, et *vergens,* qui penche vers , se rapprocher, aller se réunir en un même point.

(3) Du latin *retrò,* en arrière, et *frangere,* briser, déviation des rayons.

contraire aura lieu quand la lumière , après avoir traversé un milieu dense , rentrera dans un milieu plus rare.

Réfléxion (1). Les corps opaques ne livrant point passage à la lumière, la font rejaillir en lui faisant former un angle de réflexion parfaitement semblable à son angle d'incidence (2). La réflexion est d'autant plus complète que les corps opaques sont plus brillants et mieux polis. Les corps noirs et dépolis absorbent une grande quantité de lumière ; les corps colorés en absorbent une partie et réfléchissent le reste.

DÉCOMPOSITION DE LA LUMIÈRE.

Tous les rayons qui composent la lumière n'étant pas également réfrangibles , il en résulte un arrangement remarquable dans les faisceaux résultant de sa décomposition.

Si au volet d'une chambre , close de manière à la rendre parfaitement obscure , on pratique une petite ouverture qui donnera passage à un faisceau lumineux et que, sur le passage de ce faisceau , on place un prisme en cristal , de façon à faire tomber la lumière sur une des faces du prisme , la lumière sera aussitôt décomposée et présentera sept faisceaux de couleur différente , qui viendront se peindre sur un carton blanc que l'on aura disposé à cet effet à une certaine distance en arrière du prisme. Ces sept faisceaux seront rangés , en raison inverse de leur degré de réfrangibilité, dans l'ordre suivant : *rouge , orangé , jaune , vert , bleu , indigo , violet,* de sorte que le rouge est le moins réfrangible , tandis que le violet possède cette propriété au plus haut degré.

Si , au moyen de sept miroirs convexes , on converge chacun de ses rayons , de manière à les rassembler tous sur un même point , la lumière redeviendra blanche. Ce qui prouve que la lumière est composée de sept faisceaux de couleurs différentes dont le blanc est la réunion et le noir l'absence.

Cependant , il est bon de remarquer que les faisceaux lumineux ne font que nous donner la sensation des couleurs ,

---

(1) Du latin *retrò,* en arrière, et *flectere,* tourner.

(2) Du latin *incidere,* toucher sur, chute d'une ligne d'un corps sur un plan.

mais qu'ils ne les renferment pas plus en eux que les corps sonores ne renferment le son.

DES CORPS COLORÉS.

Les corps colorés ne nous paraissent tels que par le fait d'un arrangement accidentel des particules qui les composent ; les couleurs ne leur sont pas inhérentes. Voici comment la science explique ce phénomène :

Tous les corps de la nature, même ceux qui nous paraissent les plus denses, sont formés de petits corpuscules infiniment serrés, nommés molécules, qui sont séparés entr'eux par des espaces relativement très considérables, nommés pores. Ces pores sont remplis par un fluide très subtil, de différente nature et de densité variable. La lumière frappant un corps a une partie de ses rayons absorbée par le corps qu'elle environne ; une seconde partie parcourt les pores et se trouve plus tard faiblement réfléchie, tandis que la partie de la lumière qui rencontre les molécules sur son passage est fortement réfléchie au dehors, rayonne dans l'espace et emporte l'impression de la couleur dont elle nous donne la sensation.

Parmi plusieurs expériences fort curieuses, qui prouvent jusqu'à l'évidence que la couleur permanente des corps n'est pas en eux, en voici une aussi curieuse que facile à faire :

Tout le monde connait les couleurs brillantes et variées de la nacre de perle ; certes il semble bien que ces couleurs lui appartiennent autant que celles de tout autre corps naturel, eh bien ! la preuve que ces couleurs ne lui sont point propres, mais résultent de l'arrangement de ses parties constituantes, c'est que, si vous prenez une couche de cire noire, bien fine, et que vous imprimiez sur cette substance, à la manière d'un cachet, la nacre de perle, la surface de la couche de la cire noire vous donnera absolument les mêmes nuances que la nacre de perle.

MÉCANISME DE LA VISION.

Le premier acte de la vision est le regard qui comprend la direction de l'œil vers l'objet visuel, et sa fixation sur ce même objet dont l'animal veut avoir la conscience. Soit que la lumière

émane de cet objet ou seulement le frappe et l'entoure, elle
parvient, en se divergeant, à la cornée lucide ou transparente
qui lui permet un libre passage : mais, en raison de sa forme
convexe, elle tend à converger ses rayons. Parvenus dans
l'humeur aqueuse de la chambre antérieure, les rayons lumineux sont réfractés pour passer en forme de faisceaux à travers
la pupille ; ceux qui frappent l'iris sont réfléchis et ressortent
à l'extérieur. En traversant l'humeur aqueuse de la chambre
postérieure, le cristallin et le corps vitré, la lumière continue
à être réfractée et convergée de manière à présenter, depuis
un des points de l'objet regardé jusqu'à la rétine, deux cônes
réunis par leur base. Le premier, divergeant autour de l'axe
optique de l'objet visuel à la cornée lucide, est nommé *objectif;*
et le deuxième, convergeant autour du même axe, de la cornée lucide à la rétine, se nomme *visuel*. De sorte que le cône
objectif a sa pointe sur un point de l'objet fixé et sa base sur la
cornée lucide, tandis que le cône visuel a sa base sur la cornée
lucide et sa pointe à la rétine. Du corps qui est l'objet de la
vision, à la rétine qui en est le siège, se trouve placé, au milieu des deux cônes dont nous venons de parler, un rayon
rectiligne nommé *axe optique* ou *visuel* (1). Ce rayon, arrivant
perpendiculairement à la surface de la cornée lucide, traverse
les humeurs de l'œil et parvient à la rétine sans avoir subi de
réfraction.

Les rayons réfléchis par le cristallin, le corps vitré et la rétine, sont absorbés par l'uvée pour prévenir toute confusion.

De chaque point de l'objet visuel part un cône lumineux
semblable à celui que nous venons de décrire, mais réfracté
par les humeurs de l'œil, de manière que les rayons partant
de gauche frappent la rétine à droite, et *vice versâ*. De sorte
que la rétine reçoit l'impression des objets en sens inverse
de leur position naturelle. Cela est si vrai, que M. Magendie,
ayant aminci la sclérotique d'un œil de veau pris peu de temps
après la mort, au point de la rendre diaphane, a pu, en re-

---

(1) Je crois que l'on pourrait diviser l'axe optique en partie *objective* et
en partie *visuelle*. La première comprend la distance de l'objet à la cornée
lucide, et la seconde son passage de la cornée lucide à la rétine.

gardant à travers cette partie, distinguer sur la rétine l'image renversée d'une bougie allumée, placée au devant de cet œil. Cette expérience devient encore plus facile avec des yeux de lapin albinos.

Quoique les objets se peignent renversés sur la rétine, nous les voyons néanmoins dans leur état et leur position naturels, parceque la rapidité de la lumière est telle, que la vision est instantanée ; que c'est sur le prolongement du rayon visuel que nous avons l'habitude de la forme et de la position des corps ; et que, d'un autre côté, nous avons encore l'habitude de rapporter tout à nous, ce qui contribue à la rectification de cette erreur d'optique.

DE L'AUDITION (1).

L'audition est la sensation qui nous fait percevoir les sons. On reconnait l'audition passive et l'audition active. La première consiste à *entendre* les sons qui viennent frapper l'oreille ; la seconde est celle qui a lieu lorsqu'on *écoute*.

Les oreilles, organes au moyen desquels s'exerce l'audition, se divisent en trois parties : *oreille externe, tympan*, et *labyrinthe*.

L'oreille externe est ce cornet très mobile, situé au sommet de la tête, à droite et à gauche de la nuque et qui a pour base un corps fibro-cartilagineux recouvert par la peau. Cette partie externe de l'oreille que l'on nomme *conque*, disposée de manière à rassembler les rayons sonores et à leur donner plus d'intensité, présente à son fond un conduit nommé auditif, qui s'étend dans l'intérieur et se termine sur la membrane du tympan (2).

L'oreille moyenne ou *tympan* est une cavité irrégulière, intermédiaire entre l'oreille externe et le labyrinthe, et communiquant avec l'arrière-bouche. Cette cavité, qui renferme une chaîne d'osselets destinés à la transmission du son dans l'oreille interne, est fermée par deux membranes sèches qui lui donnent

---

(1) Du latin *audire*, entendre.
(2) Du grec *tympanon*, tambour.

une ressemblance avec une caisse militaire qui lui a valu le nom de tambour.

Les osselets contenus dans la caisse du tympan, sont au nombre de quatre : *le marteau, l'enclume, l'os lenticulaire* et *l'étrier.*

L'oreille interne ou *labyrinthe,* partie essentielle de l'audition, occupe l'intérieur de la portion pétrée du temporal et se divise en trois compartiments que l'on nomme *vestibule, limaçon* et *canaux demi-circulaires.*

Le vestibule, cavité centrale, irrégulière, située en dedans du tympan, communique avec la caisse au moyen d'une petite ouverture nommée *fenêtre ovale.*

Le limaçon, creusé dans la partie inférieure du rocher, est situé au bas du vestibule et présente une forme contournée en spirale, qui offre une singulière analogie avec la coquille du mollusque dont on lui a donné le nom. C'est dans le limaçon que s'épanouit le nerf auditif, qui perçoit et transmet au cerveau les vibrations de l'air.

Les canaux demi-circulaires sont au nombre de trois, placés l'un à côté de l'autre, à l'opposé du limaçon, derrière le vestibule dans lequel ils s'ouvrent.

Les cavités de l'oreille interne ne contiennent pas de l'air, comme la caisse du tympan, mais sont remplies d'un liquide aqueux qui sert efficacement à la perception du son.

MÉCANISME DE L'AUDITION.

L'air, en vertu de sa compressibilité et de son élasticité, est l'agent qui transmet le son depuis le lieu de sa formation jusqu'à l'oreille.

Le son est le résultat de l'écartement momentané des molécules des corps élastiques et de leur retour à leur position naturelle. Il ne se produit pas dans le vide. Tous les fluides élastiques et même l'eau peuvent servir, ainsi que l'air, à propager le son. Il se produit encore à travers les corps solides. Le mineur en creusant sa galerie, entend les coups du mineur qu'on lui oppose, et juge ainsi de sa direction.

La propagation du son s'opère avec une vitesse de 337 mètres par seconde. Que le temps soit couvert ou serein, clair ou brumeux , cette vitesse est toujours égale si l'air est tranquille. Mais, s'il est agité, la vitesse du vent augmente ou diminue de toute sa valeur la vitesse de propagation du son , selon que le vent lui est ou favorable ou contraire. Le son se propage beaucoup mieux la nuit que le jour. S'il rencontre un obstacle, il se réfléchit comme la lumière, en déterminant un angle de réflexion égal à son angle d'incidence , ce qui donne lieu au phénomène des échos.

Le mouvement produit sur les molécules des corps élastiques se communique à l'air , et y occasionne des condensations et des dilatations alternatives qui sont d'abord excitées dans les couches de ce fluide les plus voisines des corps agités , mais qui de là se propagent au loin dans toute la masse de l'air, de même que les ondes formées sur une eau tranquille, par une pierre que l'on y jette, se propagent circulairement tout autour du centre de l'ébranlement. Quand ces changements alternatifs et périodiques de densité se succèdent avec une rapidité suffisante , ils excitent , dans l'organe, la sensation de ce que l'on appelle un son ; et la rapidité plus ou moins grande de leur succession forme toute la différence des tons aigus ou graves par lesquels les sons se distinguent les uns des autres.

Le son apporté par l'air à l'oreille externe est dirigé par la conque vers le conduit auditif , et augmente de force en se condensant dans cet espace étroit (1). Parvenu à la membrane du tympan , il l'ébranle, et les vibrations qu'il détermine sont transmises par cette membrane à la cavité de la caisse et aux cellules mastoïdiennes ; elles en agitent l'air ; elles ébranlent le manche du marteau , selon Béranger de Carpi, et la secousse imprimée à cet os se répète sur l'enclume et se communique aux autres osselets : l'étrier transmet l'impression sonore dans le vestibule par la fenêtre ovale ; l'humeur aqueuse la propage dans le limaçon et les canaux demi-circulaires ; enfin cette impression parvient à la pulpe du nerf auditif , et là s'opère la sensation.

---

(1) Les animaux qui se font remarquer par la grandeur du conduit auditif externe sont timides ou nocturnes, et par conséquent ont besoin de bien entendre. L'exemple en est sensible dans les gazelles, les cerfs, l'âne , le lièvre et surtout la chauve-souris.

7.

Pour bien connaître et distinguer la nature des sons, le cheval libre reste attentif, dresse ses oreilles, les dirige et tourne la tète du côté d'où vient le bruit. La sensation une fois bien acquise, il prend une détermination ; il s'enfuit avec plus ou moins de vitesse, conserve la position qu'il occupe, ou se dirige du côté du bruit selon que l'une ou l'autre de ces actions lui semblent nécessaires à sa conservation, ou propres à satisfaire ses besoins ou ses désirs.

DU TACT.

La peau, siége du tact, met le corps en rapport avec les objets extérieurs ; elle reçoit des nerfs et des vaisseaux sanguins très nombreux ; elle contient une grande quantité de follicules sébacés (1), garantit toutes les parties sous-jacentes, rejette au-dehors par voie d'exhalation une partie du résidu de la nutrition des organes, et introduit dans l'économie, par voie d'absorption, un grand nombre de principes divers. La peau, dont nous avons fait connaître l'organisation, pages 14 et 15, entretient, en outre, des rapports particuliers avec divers viscères, notamment avec l'encéphale, les organes urinaires, les poumons, l'estomac ou les intestins.

DU GOUT.

Le goût est la faculté qu'ont les animaux d'apprécier les qualités sapides d'un corps, la *gustation* est l'exercice de cette faculté, et la *dégustation* son exercice attentif et réfléchi. La langue est l'organe spécial du goût, et c'est surtout par sa pointe, par ses bords et par sa racine que cet organe perçoit les qualités sapides des corps ; sa partie moyenne paraît n'avoir aucune part à la gustation, de même que les lèvres, la partie

---

(1) Du latin *sebum*, suif : qui est de nature du suif. On nomme *follicules sébacés* de petites cellules glanduleuses, logées dans l'épaisseur de la peau, s'ouvrant à sa surface par un petit canal excréteur, et fournissant une humeur grasse, jaunâtre, onctueuse, qui a quelque analogie avec le suif, et qui est destinée à lubrifier la surface d'un corps.

interne des joues et la voûte palatine. Une bien petite portion seulement du voile du palais est sensible aux saveurs ; mais le *palais* n'en joue pas moins un rôle important dans l'exercice du sens du goût : la saveur d'une substance semble doublée par sa pression contre la voûte palatine, parceque alors les sucs exprimés de cette substance, ou ses principes sapides, dissous dans le fluide salivaire, se répandent de toutes parts sur la circonférence de la langue, et sont portés par un commencement de déglutition sur le point sensible du voile du palais.

Le goût étant agréablement excité, favorise la mastication, ainsi que l'insalivation, et concourt à la préparation d'une bonne digestion.

Les herbivores, soit à l'état de liberté, soit à l'écurie, rejettent les substances dont l'ingestion dans l'estomac leur deviendrait funeste. Ils ne se déterminent à admettre ces substances dans les voies digestives qu'autant qu'ils y sont contraints par la faim, et encore, alors, n'en prennent-ils qu'une faible partie. Au ratelier, comme dans la prairie, ils choisissent avec une promptitude et une exactitude remarquables les plantes savoureuses, et rebutent celles qui frappent désagréablement les sens du goût ou de l'odorat. Si le mélange est tel qu'ils ne puissent en opérer le triage, ils refusent le tout.

DE L'ODORAT.

L'odorat est la faculté de percevoir l'impression des odeurs suspendues dans l'atmosphère. La membrane pituitaire, siège immédiat de *l'olfaction*, doit à la disposition des lames minces et contournées qui forment l'ethmoïde, l'avantage de retenir plus longtemps les molécules odorantes.

L'olfaction (1) concourt, avec les autres sens, à mettre l'animal en rapport avec les corps au milieu desquels il existe.

Les corps odorants laissent échapper, de différentes manières, les odeurs qui leur sont propres. Quelques-uns ont besoin d'être chauffés, et d'autres frottés, pour que les odeurs qu'ils renfer-

---

(1) Du latin *olfactus*, l'odorat.

ment se manifestent. On distingue les odeurs en *faibles, fortes, agréables, désagréables, musquées, aromatiques, fétides, vireuses, spermatiques, piquantes, muriatiques*, etc.; quelques-unes sont fugitives, d'autres ténaces, mais toutes se dissolvant dans l'air comme les saveurs dans les liquides, forment une sorte d'atmosphère autour des corps dont elles émanent. Les odeurs ont la propriété de s'attacher ou de se combiner à plusieurs corps solides ou liquides, ce qui permet de les fixer et de les conserver.

Les corps dont toutes les molécules sont fixes sont nommés *inodores*.

La membrane pituitaire étant dans un parfait état d'intégrité, ainsi que les cavités nasales qu'elle tapisse, l'olfaction s'opère de la manière la plus simple. L'air chargé d'effluves odorants, en s'introduisant dans les cavités nasales par l'effet de l'inspiration, dépose sur la membrane pituitaire les émanations auxquelles il sert de véhicule, et les impressions produites par les corps odorants sont transmises au cerveau par le nerf olfactif.

L'odorat est chez la plupart des animaux d'une perfection telle, qu'ils sentent de très loin, non seulement les corps présents, mais encore les émanations de ces corps longtemps après qu'ils sont absents et passés. Il est le régulateur du goût; le cheval sent parfaitement quels sont les aliments utiles à sa conservation et quels sont ceux qui lui sont nuisibles; par l'odorat il est averti de l'approche de ses ennemis; enfin ce sens, que Buffon envisage comme un organe universel de sentiment, met le mâle sur la voie de la femelle en chaleur, établit un puissant lien d'affection maternelle et devient un excitant amoureux important.

APPAREIL NERVEUX.

Cet appareil est formé par l'encéphale (1), la moelle épinière et les nerfs. L'encéphale comprend *le cerveau*, *le cervelet* et *le mésocéphale*.

---

(1) Du grec *en*, dans, et *képhalé*, tête.

Le cerveau, organe pulpeux, de consistance variable selon les âges, de forme ovoïde et lobulée, est contenu dans une triple enveloppe membraneuse : une fibreuse, la *dure-mère;* une séreuse, *l'arachnoïde*, et la troisième cellulo-vasculaire, très déliée, appliquée immédiatement sur la pulpe nerveuse nommée *pie-mère.* Ces trois membranes se continuent et enveloppent tout l'appareil nerveux. Le cerveau occupe toute la cavité du crâne qu'il remplit exactement. Sa surface présente un grand nombre d'éminences flexueuses, arrondies, ondulées, séparées par des sillons sinueux; son intérieur offre plusieurs cavités. Un grand nombre de vaisseaux artériels et veineux sont reçus par cet organe qui fournit le principe de tous les moyens que possèdent les animaux pour agir sur les corps extérieurs; exerce une influence plus ou moins marquée sur tous les phénomènes de la vie, et établit une relation toujours active entre les divers organes.

Le cervelet, organe sphéroïde, grisâtre, lobulé et ondulé, présente un volume qui équivaut au sixième, à-peu-près, de celui du cerveau; il est logé dans la cavité occipitale qu'il remplit exactement. Son intérieur offre une cavité allongée, le *ventricule du cervelet*, et une disposition médullaire arborisée, *l'arbre de vie.* Le cervelet a, par ses prolongements pédonculaires (1), des connexions avec le mésocéphale et le prolongement rachidien.

Le mésocéphale (2) ou *protubérance cérébrale*, d'une structure très compliquée, d'une substance presque entièrement blanche, plus ferme et plus colorée que celle du cerveau et du cervelet entre lesquels il se trouve placé, forme la partie la moins considérable de la masse encéphalique.

La moelle épinière, nommée encore *moelle vertébrale*, *prolongement rachidien*, est un gros et très long cordon cylindroïde qui se continue avec la protubérance annulaire du mésocéphale, en passant par le grand trou occipital, et se prolonge dans toute l'étendue du canal vertébral. La moelle épinière est for-

---

(1) Du latin *peduncularis*, tenant ou appartenant au pédoncule; de *pedunculus* diminutif de *pes*, pied.

(2) Du grec *mésos*, milieu, et de *képhalé*, tête.

mée de deux substances, l'une blanche et l'autre grise, qui présentent une disposition inverse de celles qu'elles ont dans le cerveau, la blanche étant à l'extérieur, et la cendrée au centre. Offrant une partie moyenne et deux extrémités, une *encéphalique* et l'autre *sacrée*, le prolongement rachidien fournit, dans son trajet, une grande quantité de nerfs qui s'échappent par les trous intervertébraux.

Les nerfs, organes conducteurs du sentiment et du mouvement, sont des cordons blanchâtres, cylindriques, formés d'un plus ou moins grand nombre de filets juxtaposés ou entrelacés, se divisant en branches et en rameaux pour se distribuer aux diverses parties du corps, où ils finissent soit en s'anastomosant (1) avec d'autres nerfs, soit en se perdant dans les organes par des ramuscules si ténus qu'on ignore leur mode de terminaison. Les nerfs transmettent aux centres de perception les impressions qu'ils reçoivent dans les organes où ils aboutissent, et portent dans ces mêmes organes l'influx nerveux qu'ils reçoivent des centres avec lesquels ils sont en communication directe. C'est là une vérité démontrée par l'expérience. Mais il n'est pas aussi facile d'expliquer le mécanisme par lequel se produit l'action nerveuse. Les anciens considéraient ces organes comme les conducteurs des esprits animaux; plus tard on a envisagé les nerfs comme des cordes vibrantes; ensuite comme des conducteurs et même comme des organes sécréteurs d'un fluide subtil, *le fluide nerveux;* enfin des hommes d'un grand mérite, ont émis l'opinion que l'électricité joue un grand rôle dans les sensations et les autres fonctions. Il est plus sage de ranger l'action des nerfs parmi les actions vitales, qui, dans l'état actuel de la science, ne sont susceptibles d'aucune explication.

---

(1) Du grec *ana*, avec, ensemble, et de *stoma*, bouche, abouchement, communication entre deux vaisseaux. En considérant les nerfs comme des canaux où circule un fluide nerveux, on a aussi donné à leurs communications le nom d'*anastomoses*.

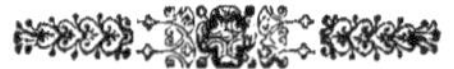

DEUXIÈME PARTIE.

DE L'EXTÉRIEUR.

L'extérieur a pour objet, comme son nom l'indique, de faire connaitre les formes extérieures du cheval, le rapport harmonique que ces formes doivent avoir entre elles, et, au moyen de ces connaissances, il donne la possibilité d'apprécier le cheval à sa valeur commerciale intrinsèque ; il donne encore les moyens de juger à quel service il est propre de préférence à tout autre, et il permet, par induction, d'établir la durée approximative de ce service. Dès que l'on est parvenu à joindre une pratique judicieuse aux connaissances extérieures, on peut, fortifié par les éléments anatomiques contenus dans la première partie de cet ouvrage et par la mécanique animale dont l'anatomie donne la clef, arriver à saisir les qualités ou les vices moraux. Ce tact, résultant de l'étude de la nature, peut, quelquefois, acquérir un degré de justesse remarquable, malgré la fugacité des signes qui dévoilent ces vices ou ces qualités.

L'étude de l'extérieur, pour être faite avec avantage, a besoin, comme toutes les études complexes, d'ordre et de méthode. C'est pour cette raison, qu'à l'exemple des auteurs qui nous ont précédé, nous établirons des divisions et des subdivisions. Comme les chevaux ne sont pas tous montés, nous diviserons le cheval en *tête*, *corps* et *membres* (1).

---

(1) Le fondateur des écoles vétérinaires, l'illustre Bourgelet, a divisé le cheval en *avant-main*, *corps* et *arrière-main*.

CHAPITRE I.

DÉNOMINATION ET DESCRIPTION DES DIFFÉRENTES PARTIES EXTERNES DU CORPS.

DE LA TÊTE.

La connaissance parfaite de toutes les parties composant la tête, et un examen très attentif de l'effet produit par l'action de leur ensemble nommé *facies* (1), peuvent permettre, à un véritable connaisseur, de juger, *à priori* (2), des qualités ou des vices d'un cheval, puisque la physionomie, et surtout l'expression des yeux, sont les miroirs où vient se réfléchir l'action que l'influx nerveux exerce sur les animaux.

DESCRIPTION DE LA TÊTE.

La tête comprend :

1° *Le toupet*, partie de crins plus ou moins longs et nombreux, faisant suite à la crinière, fixée entre les oreilles et tombant sur le front.

2° *La nuque*, élévation placée entre les deux oreilles, sous le toupet et qui a pour base une tubérosité de l'occipital.

3° *Les oreilles*, cônes ouverts antérieurement, placés au sommet de la tête, à droite et à gauche de la nuque, et ayant pour base un fibro-cartilage.

4° *Le front*, partie antérieure et supérieure de la tête, borné supérieurement par la nuque et les oreilles, inférieurement par les salières et le chanfrein, latéralement par les tempes. Il a pour base l'os pariétal et le frontal.

5° *Les tempes*, ayant pour base l'apophyse zygomatique du temporal ; elles sont bornées antérieurement par les salières,

---

(1) Du latin *facies*, mot employé pour désigner l'aspect de la face.

(2) Mot latin exprimant l'effet d'un jugement produit par une première impression.

postérieurement par les joues, supérieurement par la base des oreilles et inférieurement par les yeux.

6° *Les joues*, parties latérales de la tête qui ont pour base les os maxillaires et zygomatiques, s'étendent depuis la parotide et les tempes jusqu'à la commissure des lèvres; elles sont bornées antérieurement par les yeux, les larmiers et le chanfrein, et postérieurement par l'auge et la ganache.

7° *Les salières*, renfoncements plus ou moins profonds que l'on remarque au-dessus des yeux, de la paupière supérieure et des sourcils.

8° *Les sourcils*, succession de poils placés au-dessus des yeux, entre la paupière supérieure et les salières; ils sont si peu visibles dans le cheval, qu'on peut même avancer qu'il n'en a pas, puisque la touffe de poils qui les constitue dans d'autres animaux, est, chez le cheval, de la même longueur et de la même couleur que les autres poils qui l'environnent.

9° *Les yeux*, globes sphéroïdes placés dans le trou orbitaire, abrités par les paupières et les cils. (*V.* pag. 83 et suiv.)

10° *Les cils*, qui sont des poils qui bordent les deux paupières mobiles et servent à modifier l'action de la lumière.

11° *Les larmiers*, légers enfoncements que l'on aperçoit à l'angle interne de chaque œil.

12° *Le chanfrein*, partie placée à la face antérieure de la tête, bornée supérieurement par les yeux et le front, inférieurement par les naseaux et latéralement par les joues.

13° *Les naseaux*, ouvertures placées à la partie inférieure de la tête au-dessus de la lèvre supérieure.

14° *Le bout du nez*, partie située entre l'extrémité inférieure du chanfrein et la lèvre supérieure, et bornée à droite et à gauche par les naseaux.

15° *Les lèvres*, parties situées à l'extrémité de la bouche; elles se distinguent en antérieure ou supérieure et en postérieure ou inférieure, suivant que la tête se trouve placée perpendiculairement ou horizontalement; leur réunion se nomme commissure.

16° *La bouche*, cavité formée par l'espace qui résulte de l'écartement des deux mâchoires; elle offre une ouverture transversale qui termine inférieurement la tête. C'est la cavité dans laquelle se fait la mastication ; elle comprend diverses parties qui sont : *les dents* (1), *les gencives*, *les barres*, *le palais*, *le canal* et *la langue*.

a Les gencives, tissus mous, recouverts par la membrane muqueuse de la bouche et qui enveloppent la base de la partie libre des dents, qu'elles assujettissent dans les alvéoles ; les gencives sont d'un rose assez vif, elles pâlissent et se retirent dans la viellesse, de manière à rendre la base des dents plus libre.

b Les barres, grand espace interdentaire, situé entre les crochets et la première dent molaire. Ce sont les parties de la bouche qu'il faut examiner avec le plus grand soin, à cause de l'appui du mors et des accidents qui peuvent résulter d'une mauvaise embouchure.

c Le palais, partie supérieure de la bouche, qui a pour base les gros et petits maxillaires, et une partie des palatins ; c'est un tissu vasculo-nerveux recouvert par la membrane buccale ; il offre des sillons au nombre de dix-huit à vingt qui sont transversaux, décrivent un demi-cercle à la partie antérieure, et qui, postérieurement, se réunissent dans le milieu à angle aigu ; ils sont plus rapprochés postérieurement qu'antérieurement dans les jeunes chevaux, principalement chez ceux que l'on élève dans les pays marécageux.

d Le canal, espace qui résulte de l'écartement des deux branches du maxillaire ; il est situé en dedans de la bouche et sert à loger la langue.

e La langue, organe musculo-membraneux qui est logé dans le canal ; elle sert à la gustation, à la préhension des aliments, à la mastication ainsi qu'à la digestion.

17° *Le menton*, élévation arrondie placée précisément au-dessous de la lèvre inférieure ou postérieure.

18° *La barbe*, située un peu supérieurement à cette dernière partie et directement au-dessous de la symphise (2) génienne (3).

19° *La ganache*, située en arrière des joues, et qui a pour

---

(1) Nous parlerons des dents en faisant connaître l'âge des chevaux, comme nous l'avons annoncé page 59.

(2) Du grec *symphyo*, je réunis.

(3) Du grec *gencion*, le menton.

base la partie tubéreuse et contournée de la mâchoire inférieure.

20° *L'auge*, partie comprise dans l'espace résultant de l'é-
cartement des deux branches de la mâchoire inférieure.

21° *La gorge*, située à l'extrémité supérieure de l'auge, bornée par l'encolure et les parotides, et qui a pour base le larynx
et l'orifice supérieur du canal aérien,

22° *Les parotides*, situées de chaque côté de la tête, entre la
base des oreilles, la gorge, l'extrémité de l'encolure et la ganache, et qui ont pour base les glandes salivaires qui portent
le même nom que la région.

DU CORPS.

1° *L'encolure* se divise en partie supérieure ou crinière, formée par les crins qui se montrent depuis la nuque jusqu'au
garrot; en partie inférieure, vulgairement appelée *le gosier*,
qui embrasse une grande étendue du trajet de la trachée-artère
et de l'œsophage, avant l'introduction de ces canaux dans les
cavités qui logent les viscères auxquels ils se rendent; et en
deux faces, l'une droite et l'autre gauche.

2° *Le garrot* est cette portion élevée et plus ou moins tranchante, située en arrière de la sortie de l'encolure; il est formé
par les 3me, 4me, 5me et 6me vertèbres dorsales.

3° *Le poitrail* est une partie antérieure de l'animal, bornée
supérieurement par l'encolure, inférieurement par l'inter-ars
et latéralement par les bras.

4° *Le dos*. On appelle ainsi la partie du rachis qui est conti-
guë au garrot; il a pour base les douze dernières vertèbres
dorsales, l'extrémité supérieure des côtes qui s'y articulent et
les muscles qui les recouvrent.

5° *Les reins*. On désigne sous le nom de reins, cette partie
qui fait continuité avec le dos, bornée postérieurement par la
croupe et s'étendant, de chaque côté, jusqu'aux flancs. Elle a
pour base les vertèbres lombaires et leurs apophyses transverses.

6° *Les côtes*. Les côtes forment les parties latérales de la poitrine et une partie de l'abdomen. Elles sont bornées antérieurement par l'épaule et le bras, postérieurement par le flanc,
supérieurement par le dos et inférieurement par le passage

des sangles; elles ont pour base la partie moyenne des os du même nom.

7° *Les flancs.* On désigne sous ce nom la partie située de chaque côté entre les reins, le cercle cartilagineux des côtes, la hanche et une partie de la cuisse.

8° *Le passage des sangles* est cette partie qui a pour base la moitié postérieure du sternum et les muscles qui s'y rattachent et la recouvrent. Il est borné antérieurement par l'inter-ars, postérieurement par le ventre et de chaque côté par les côtes.

9° *Le ventre* est situé postérieurement au passage des sangles, inférieurement aux flancs et en avant des cuisses. Il a pour base les muscles abdominaux, ainsi que la tunique abdominale.

10° *Les parties de la génération* dans le cheval occupent la portion inférieure et postérieure du ventre, et sont composées du fourreau, du membre et des testicules.

11° *Les parties de la génération* dans la jument sont placées immédiatement au-dessous de l'anus, et comprennent la vulve, les grandes lèvres et le clitoris.

12° *Les mamelles* dans la jument sont au nombre de deux, situées inférieurement à la partie la plus reculée de l'abdomen. Dans les ruminants les mamelles, qui ont reçu le nom de pis, doivent être l'objet d'un examen très attentif. Un pis volumineux ou charnu n'est pas toujours l'indice d'une sécrétion lactée abondante; on préfère, en général, un pis modérément développé et dur.

13° *Le nombril* est cette cavité ou petite cicatrice située à la partie inférieure du ventre, en avant de l'ouverture du fourreau. Quelquefois le nombril présente une légère protubérance.

14° *La croupe* est en rapport, antérieurement avec les reins, postérieurement avec la queue, latéralement avec les hanches et les fesses. Elle a pour base le sacrum et les angles supérieurs des illions.

15° *La queue* est la continuation de la croupe; c'est cette partie flottante garnie de crins, qui est formée par l'extrémité de la colonne vertébrale ou du rachis. Elle a pour base les vertèbres coccygiennes au nombre de quinze à dix-huit, en outre des muscles qui lui sont propres.

16° *L'anus* ou *fondement* est l'ouverture placée immédiatement sous la queue, formant l'extrémité de l'intestin rectum et servant à l'expulsion des excréments.

17° *Le périnée* (1) et *le raphé* (2) comprennent cette ligne et cette partie de la peau dénuée de poils qui s'étendent, dans le cheval, depuis l'anus jusqu'au fourreau, et dans la jument, depuis la vulve jusqu'aux mamelles. Le périnée est cet espace situé à droite et à gauche du raphé ; le raphé, cette ligne médiane, espèce de couture, qui règne dans le milieu.

18° *Les fesses* commencent directement à la queue et descendent de chaque côté jusqu'au pli aperçu à l'opposite du grasset. Elles sont bornées supérieurement par la croupe, antérieurement par les hanches, inférieurement par la jambe et postérieurement par le raphé. Elles ont pour base la région ischiale du coxal et les muscles de la face postérieure du fémur du même côté.

DES MEMBRES ANTÉRIEURS.

1° *Les épaules* ont pour base l'omoplate, et s'étendent, de derrière en avant, du garrot à la pointe du bras.

2° *Le bras* a pour base l'humérus, et s'étend, de devant en arrière, depuis la pointe de l'épaule jusqu'au coude.

3° *L'avant-bras*, ayant pour base le cubitus, s'étend du coude au genou.

4° *Le coude*, ayant pour base l'apophyse olécrane, est situé à la partie postérieure de l'articulation huméro-cubitale.

5° *L'ars* ou *les ars*. Ce sont les plis qui séparent le sternum de l'avant-bras ; ils ont pour base quelques-uns des muscles qui unissent ces parties.

6° *L'inter-ars*, comme son nom l'indique, sépare les ars ; il a pour base le sternum. Il est borné antérieurement par le poitrail, et postérieurement par le passage des sangles.

7° *Le genou*, formant l'articulation de l'avant-bras et du canon, a pour base les sept petits os carpiens.

---

(1) Du grec *peri*, autour, et *neïn*, baigner.
(2) Du grec *raphé*, couture.

8° *La châtaigne* est une substance molle et spongieuse de nature cornée située à la partie interne de l'extrémité inférieure de l'avant-bras.

9° *Le canon* est cette partie ayant pour base l'os de ce nom , située entre le genou et le boulet.

10° *Le tendon* est cette partie ayant pour base les tendons sublime ou perforé, et profond ou perforant , qui sont placés à la partie postérieure du canon et s'étendent depuis le genou jusqu'au boulet.

11° *Le ligament suspenseur* est un tendon situé entre la face postérieure du canon et la partie antérieure du tendon , et qui s'étend, comme ce dernier, du genou au boulet.

12° *Le boulet* est situé entre le canon et le paturon; il a pour base l'articulation du canon avec le paturon et les grands sésamoïdes situés à la partie postérieure de cette articulation.

13° *Le paturon* est cette partie située entre le boulet et la couronne, et ayant pour base le premier phalangien.

14° *Le fanon.* On nomme ainsi un petit bouquet de poils qui se trouve derrière le boulet.

15° *L'ergot* est une matière cornée de même consistance que la châtaigne , mais d'un volume plus petit , située derrière le boulet et recouverte et cachée par le fanon.

16° *La couronne* est une partie située entre le paturon et le sabot et qui entoure la partie supérieure de l'ongle.

17° *Le sabot* ou *l'ongle* est cette boîte cornée qui termine les membres et forme le pied du cheval. On lui reconnaît plusieurs parties : 1° *le biseau* situé sur toute l'étendue du bord supérieur; 2° inférieurement et dessous , *la sole* et *la fourchette;* 3° antérieurement *la pince ;* 4° postérieurement *les talons ;* 5° enfin les parties latérales internes et externes que l'on distingue en *quartier* de dedans ou interne et en *quartier* de dehors ou externe.

18° *La fourchette* est une production cornée, élastique, située au milieu de la sole et bifurquée de devant en arrière.

DES MEMBRES POSTÉRIEURS.

1° *Les hanches*, proprement formées par les os ilions , sont très mal à propos confondues avec la cuisse, lorsque ces parties sont revêtues de leurs muscles et des ligaments. Ces régions sont bornées antérieurement par les flancs , supérieurement par la croupe, inférieurement par les cuisses et postérieurement par les fesses.

2° *La cuisse* est formée par le fémur et les muscles qui l'environnent ; elle est bornée supérieurement par les fesses et les hanches, et inférieurement par la jambe et le grasset.

3° *Le grasset* est situé à la partie inférieure du flanc et supérieure de la rotule. C'est une masse arrondie, molle, recouverte par une peau fine, souple, très apercevable. Le grasset est très peu important dans les monodactyles (chevaux), où il est toujours en rapport avec les parties voisines; mais, dans les didactyles (bœufs), c'est là que les bouchers palpent pour s'assurer de la quantité et de la qualité de la graisse des animaux , parcequ'il est la partie d'après l'examen de laquelle on peut le plus précisément prononcer sur la quantité de graisse dont sont pourvus ces animaux.

4° *La rotule.* Au-dessous du grasset se trouve une autre éminence , à peu-près de même volume , qu'on nomme rotule , du nom de l'os qui en forme la base. Cette éminence est très apercevable lorsque l'animal appuie sur le sol ; mais , lorsque le membre est en l'air , l'os qui la forme remonte , se trouve sous le grasset et devient invisible.

5° *La jambe* s'unit, supérieurement avec la rotule , la cuisse et la fesse , inférieurement avec le jarret. Elle a pour base osseuse le tibia et le péroné. Inclinée de haut en bas et de devant en arrière, elle doit avoir la forme d'une pyramide renversée, applatie légèrement de dehors en dedans.

6° *Le jarret* est une région importante à considérer en raison de ce qu'il est le centre des mouvements les plus essentiels, qui tendent à déterminer le corps en avant. Il est formé par la partie inférieure du tibia , les os tarsiens et l'extrémité supérieure des métatarsiens. Il présente deux bords , un antérieur ou le pli, et un postérieur prolongé en arrière , ou la pointe , qui est formé par le calcanéum ; deux faces , l'une interne , l'autre externe.

7° *La châtaigne* est de consistance semblable à celle que nous avons observée aux parties latérales internes et inférieures de l'avant-bras ; mais ici la situation en est différente, puisqu'elle se trouve placée au-dessous de l'articulation du jarret, à la partie latérale interne et supérieure du canon.

8° *Le canon, le tendon, le boulet, l'ergot, le fanon, le paturon, la couronne, le sabot, la fourchette* et *la sole*, ne diffèrent en aucune manière des parties semblables dont nous avons fait mention en parlant des extrémités antérieures, si ce n'est qu'ici, *le canon* a un peu plus d'épaisseur, de longueur ou d'étenduc. (*V*. planche 10 de l'Atlas.)

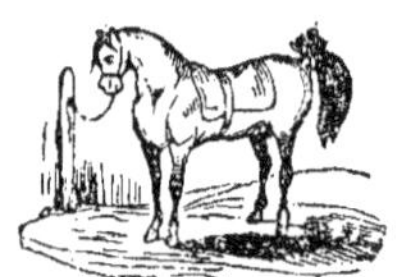

CHAPITRE II.

DES BEAUTÉS ET DES DÉFAUTS DES DIFFÉRENTES PARTIES DU CHEVAL.

Après avoir pris connaissance de la dénomination et de la position des parties qui constituent l'extérieur du cheval, il devient nécessaire de connaître les beautés ou les défectuosités de chacune de ces parties, ainsi que le rapport harmonique qui doit exister entre elles.

DE LA TÊTE.

La tête doit être proportionnée aux autres parties du corps : sa belle conformation varie dans les différentes espèces, suivant le genre de service.

On distingue plusieurs espèces de tête, savoir : 1° *la belle tête*, 2° *la tête grosse*, 3° *la tête petite*, 4° *la tête grasse*, 5° *la tête décharnée*, 6° *la tête sèche*, 7° *la tête de vieille*, 8° *la tête carrée*, 9° *la tête de lièvre*, 10° *la tête busquée*, 11° *la tête camuse*, 12 *la tête moutonnée*, 13° *la tête de rhinocéros*.

1° *La belle tête* est celle dans laquelle les éminences osseuses sont bien détachées, les muscles bien prononcés et bien dessinés, les yeux bien saillants, les naseaux bien ouverts. le front large et à surface plane, la peau souple et fine, et qui diminue graduellement de volume jusqu'à sa partie inférieure, de manière à former une pyramide quadrangulaire, tronquée inférieurement.

2° *La tête grosse* est celle qui, volumineuse et trop lourde, l'emporte de beaucoup sur les dimensions du corps de l'animal; le cheval de selle qui a la tête ainsi faite n'obéit pas bien aux mouvements qu'on exige de lui; le devant se trouve trop chargé, il est sujet à butter. Ce n'est pas un inconvénient dans les chevaux de trait.

8.

3° *La tête petite* est celle qui ne se trouve pas dans les proportions. Elle est toujours une beauté pour le cheval de selle qui la porte avec grâce, et se trouve en état d'obéir promptement à l'impression du mors si elle est supportée par une encolure de longueur suffisante. Dans un cheval de trait c'est **au** contraire un inconvénient, parcequ'il n'a pas autant de **force** dans la colonne dorso-lombaire à cause de la légèreté du balancier.

4° *La tête grasse* est celle dont les éminences sont peu apparentes, les muscles peu dessinés. Lorsque l'état d'empâtement dépend de la constitution du cheval, comme dans certains chevaux communs, ces animaux ont généralement peu d'énergie, sont sujets aux maladies des yeux, ils les ont petits, les naseaux peu fendus. Lorsque cet empâtement est dû à une cause locale, comme l'irritation dentaire, par exemple, il y a à s'en méfier. Les animaux qui ont la tête grasse sont plus que d'autres sujets à la fluxion périodique.

5° *La tête décharnée* est celle où la peau parait comme attachée aux os et où les muscles ne paraissent pas saillants.

6° *La tête sèche* est celle dont les muscles et les vaisseaux sont saillants ainsi que les éminences des os ; elle dénote **un** cheval énergique.

7° *La tête de vieille* est une tête trop longue, dont les salières sont enfoncées, la peau ridée autour des paupières, les muscles amaigris, et qui présente un écartement presque constant des deux lèvres.

8° *La tête carrée* est celle qui présente la surface supérieure large et plane, les ganaches écartées, l'auge concave et profonde, les naseaux bien fendus et bien ouverts, le chanfrein large et légèrement arrondi. Les têtes ainsi conformées annoncent la vigueur, et se remarquent plus particulièrement dans les chevaux arabes, limousins, navarins, etc.

9° *La tête de lièvre* a le front exubérant, les oreilles rapprochées, le chanfrein étroit ; elle est désagréable à la vue et annonce un instinct peu développé.

10° *La tête busquée* est celle qui présente le front et le chanfrein convexes de manière à décrire une courbe dans toute la longueur de la face antérieure : elle était très recherchée autrefois. On a cru longtemps que la tête busquée était un des caractères de la race normande, mais on a découvert qu'elle provenait de l'accouplement de cette race avec les chevaux venus du nord.

11° *La tête camuse* est celle dont le chanfrein se trouve enfoncé au bas du front, à la hauteur des yeux ; elle se remarque dans certains chevaux bretons et dans quelques chevaux ardennais.

12° *La tête moutonnée* présente les oreilles rapprochées, le front et le chanfrein étroits, décrivant une courbe. La tête moutonnée ainsi que la tête de lièvre annonce peu d'instinct. Les chevaux qui ont la tête moutonnée ou busquée sont, plus souvent que d'autres, affectés de cornage.

13° *La tête de rhinocéros* est caractérisée par une dépression sur les os du nez, qui est occasionnée par une muserolle habituellement trop serrée pendant un long travail ; quelquefois les os sont perforés en cet endroit.

DE LA NUQUE.

Pour être bien conformée, cette partie doit être légèrement saillante, avoir la peau fine, sans callosités; si elle est trop exubérante, elle porte le nom de nuque empâtée : ce défaut est particulier aux chevaux ardennais et du nord de la France; il tient à un excès de développement des parties molles, fait paraître les oreilles placées trop bas et rend les animaux sujets à se débrider ou à se délicoter, ce qui est un grand inconvénient.

La nuque est quelquefois trop déprimée, comme dans les têtes décharnées et dans les vieux chevaux : ce défaut n'est désagréable qu'à la vue, il ne déprécie nullement les chevaux.

Elle est sujette aux contusions qui sont le produit des coups que l'animal se donne contre les auges ou contre les rateliers. Ces contusions résultent aussi de l'action de *tirer au renard*, c'est à dire de l'habitude qu'ont certains chevaux, lorsqu'ils sont attachés, de se porter en arrière en tirant fortement sur la longe ; dans ce cas, le soutien se fait sur la nuque ; et la compression de la têtière du licol, du bridon ou de la bride, détermine ces maladies et *la taupe* dont nous allons parler. Elle

occasionne quelquefois des luxations de la première vertèbre.
Il est difficile de reconnaître un cheval qui tire au renard; cependant, dans ces chevaux, la peau de la nuque est ordinairement calleuse et dépourvue de crins.

La taupe est une tumeur phlegmoneuse, inflammatoire, très
apercevable dans son principe, qui cause l'altération de la santé.
On n'expose pas en vente les animaux qui en sont attaqués ·
mais lorsque la tumeur est dégénérée en abcès, ils paraissent
sains. Dans ce moment, les maquignons osent les mettre en
vente, ayant bien soin, préalablement, de faire sortir le pus,
de laver la plaie, et de placer à la tête du cheval un licol ou un
bridon à large têtière.

On doit s'appliquer à reconnaître la présence de cette maladie, qui peut, en raison du voisinage du ligament cervical et du
canal rachidien, occasionner des désordres très graves, et même
la mort.

Le traitement en est très long ; il arrive souvent que la fistule, guérie en apparence, reparaît quelque temps après sous
un aspect très dangereux, par le séjour du pus qui a produit
la carie, qu'il est très difficile de guérir.

Cette partie est encore sujette à la gale, qui provient de la
malpropreté.

DU TOUPET.

Il peut être fourni, mais, dans les chevaux de race, plus les
crins qui le composent sont fins et soyeux, plus ils sont beaux.

DU FRONT.

Il doit être aplati plutôt qu'arrondi, recouvert d'une peau
fine, tapissé par des poils fins, exempt d'enfoncements ou de
cicatrices indiquant que l'animal aurait subi l'opération du tré-
pan, pratiquée pour le cas de polypes dans les sinus, à la suite
de fracture, ou même, par quelques praticiens, dans le cas de
morve.

DES OREILLES.

Les oreilles doivent être bien plantées et non tombantes
comme celles du *cochon*, ou trop rapprochées comme celles du

lièvre. Lorsqu'elles sont trop longues, basses et pendantes, on dit le cheval *oreillard.* Les oreilles contribuent à donner de la physionomie au cheval et aident à faire juger de son moral. Leurs mouvements, qui doivent être libres, indiquent en général le caractère ou les intentions du cheval. Les dirige-t-il franchement en avant, on dit qu'elles sont *hardies,* parcequ'elles semblent dénoter alors son courage et sa franchise. Couchées en arrière, elles annoncent une volonté d'attaque ou de défense; continuellement agitées, elles indiquent l'inquiétude du cheval; et quand leur fixité est remarquable, on doit craindre l'altération ou la perte de la vue. Dans l'animal affecté de surdité elles sont en général basses et sans expression.

Les oreilles petites annoncent de la vigueur dans un cheval; les grandes sont le contraire, elles donnent même à la tête un caractère désagréable et stupide, lorsqu'elles sont très rapprochées à leur origine. Il y a cependant des chevaux qui ont les oreilles grandes et qui sont excellents, les anglais par exemple. Le cheval à qui on a coupé les oreilles se nomme *moineau.*

DES SALIÈRES.

Lorsque ces cavités sont trop grandes, les éminences osseuses sont trop saillantes et la tête parait décharnée. Quand, au contraire, elles ne présentent pas une légère concavité, comme la belle conformation l'exige, cela annonce un excès de développement dans le tissu cellulaire et dénote les chevaux communs.

On a cru que les jeunes chevaux dont les salières étaient creuses provenaient de parents âgés; l'expérience a démontré l'inexactitude de ce préjugé, car il est des races distinguées dans lesquelles ce défaut existe toujours; il n'est pas désagréable à la vue et ne dépare pas ces animaux. On a aussi pensé que les salières creuses étaient un indice de vieillesse, ce qui n'est pas toujours vrai.

Les maquignons masquaient autrefois ce défaut en faisant, sur l'arcade orbitaire, une incision à la peau par laquelle ils introduisaient de l'air dans le tissu cellulaire de cette partie, au moyen d'un chalumeau de paille. Ils réunissaient ensuite et maintenaient les lèvres de cette plaie au moyen d'un corps glutineux. Cette supercherie, si elle se pratiquait encore, serait facilement reconnue en ce que le milieu de la salière est convexe ; et, si l'on presse ce point, l'air passe dans d'autres mailles et s'étend dans les parties voisines, en faisant entendre un bruit assez semblable à celui du parchemin froissé.

Quelques empiriques (1), croyant remédier à la fluxion périodique, pratiquent une opération qu'ils appellent dégraisser l'œil par le haut. Dans cette intention ils enlèvent une partie du coussinet graisseux qui entoure la partie postérieure du globe de l'œil, ce qui entraîne de graves inconvénients parce qu'ils peuvent emporter une partie des muscles destinés à faire mouvoir cet organe et rendre la vue mauvaise. Le nerf optique peut aussi être lésé ou coupé, alors la cécité en serait la suite. Cette opération, parfaitement inutile, puisque la fluxion périodique a son siège dans les humeurs de l'œil même, ne peut amener que des résultats très fâcheux.

DES TEMPES.

Elles doivent être recouvertes d'une peau fine et souple, exemptes de callosités et de cicatrices qui annonceraient, ou que l'animal est méchant, ou qu'il est resté longtemps couché par suite d'une maladie quelconque.

DU CHANFREIN.

La belle conformation exige qu'il soit suffisamment large, que la surface en soit lisse et unie. Des enfoncements ou des élévations annonceraient que l'animal se serait heurté ou fracturé les os qui, étant alors déviés dans les cavités nasales, en diminuent la capacité et peuvent rendre le cheval corneur ou siffleur.

On trépane sur le chanfrein comme sur le front, soit pour pénétrer dans les sinus frontaux, dans le cas de fracture ou de morve, soit pour des polypes; on applique aussi quelquefois le feu sur cette partie dans le cas de morve chronique.

---

(1) Ce mot est synonime de charlatan.

Lorsque le chanfrein est étroit , les naseaux sont plus res-
serrés , la respiration est gênée , parceque l'air ne pénètre pas
dans les poumons en assez grande abondance. Cette conformation se rencontre dans les chevaux étroits du devant; ils ont
peu de force, résistent peu à la fatigue et périssent ordinairement d'hydrothorax ou de phthysie pulmonaire.

DES YEUX.

La beauté des yeux n'est que d'une importance secondaire ,
comparativement à leur bonté, c'est-à-dire à l'intégrité des
membranes et des humeurs du bulbe , sur lesquelles s'exerce
l'action des rayons lumineux. Cette intégrité se reconnaît à la
transparence parfaite des parties qui doivent avoir ce caractère,
à la régularité des mouvements de l'iris et à l'absence de tous
les signes maladifs.

On désire que les yeux soient bien fendus et aussi grands que
possible , mais sans être trop saillants , car le cheval alors a
un air hagard , stupide, et il est souvent peureux. Quand les
yeux sont vifs, animés, pleins de feu , ils donnent à l'animal
une apparence d'énergie qui est d'un bon augure.

La vivacité du reflet de l'œil , la hardiesse du regard , sont
presque toujours un indice de l'énergie de l'animal , et c'est à
cette qualité de l'organe que la tête doit la plus grande partie
de son élégance et de son expression.

Trop petits et enfoncés dans l'orbite , ils sont dits *couverts* et
semblables à ceux du *cochon*. La méchanceté est souvent le partage des chevaux dont les yeux ont cette conformation.

Lorsque les yeux sont inégaux, et que cela est naturel , il
n'en résulte rien de fâcheux; mais lorsque c'est la suite de
maladies , les conséquences en sont très graves. On reconnaît
que l'inégalité des yeux est contre nature en ce que, dans ce
cas, les parties qui défendent le globe ou celles qui l'entourent,
ou celles qui le composent, ne se montrent jamais dans un
état sain. La couleur des yeux, c'est-à-dire de l'iris, varie peu :
elle est brunâtre , plus ou moins foncée selon la robe ; mais il
s'en trouve quelquefois d'une nuance blanche et marbrée ,
c'est ce qui constitue les yeux *vairons*. Cette particularité qui

n'affecte souvent qu'un œil et même qu'une portion de l'iris, n'influe en rien sur la bonté de la vue.

Les yeux du cheval sont comme ceux de l'homme, susceptibles d'être atteints de *myopie*, qui est constituée particulièrement par l'excès de convexité de la cornée lucide ou du cristallin, d'où résulte l'impossibilité de voir de loin. Les animaux qui ont les yeux bombés sont fort peureux. Dans le langage vulgaire on dit que de tels chevaux sont *voyants* ou *apercevants*. Ce défaut paraît tenir à la difficulté qu'ils éprouvent de bien distinguer les objets.

Le défaut opposé, c'est-à-dire le degré trop peu marqué de convexité de la cornée lucide ou du cristallin, produit *la presbytie;* les objets paraissent alors plus rapprochés qu'ils ne le sont en effet; ce défaut rend, comme la myopie, le cheval peureux. Ces deux conformations peuvent rendre, bien plus que certaines autres défectuosités, un cheval impropre au service de la cavalerie. Lorsque la cornée opaque occupe plus d'étendue que dans l'état normal, et que cette tunique propagée diminue l'espace de la cornée lucide, on dit les yeux *cerclés*.

DU BOUT DU NEZ.

La surface doit en être arrondie, la peau fine et souple et recouverte d'un duvet court et fin. Lorsqu'elle est excoriée, cela annonce que l'animal est sujet à s'abattre et, pour s'en assurer, il faut examiner les genoux et l'état des barres.

Une dépression circulaire sur cette région indique une application répétée du *tor-nez* et par conséquent un animal difficile à ferrer, ou ayant subi une opération qui a nécessité de nombreux et douloureux pansements.

DES JOUES.

Elles doivent être modérément fortes, le muscle qui les forme doit être plutôt plat que gonflé. Quelques praticiens placent, dans le cas de fluxion périodique, des sétons ou des vésicatoires à la partie supérieure des joues; il est donc important que cette partie ne présente aucune trace de cicatrice.

On voit souvent du farcin à l'extrémité inférieure vers les lèvres, quelquefois on remarque au dehors de la partie arrondie une grosseur occasionnée par le séjour de paquets d'aliments entre les dents molaires et les joues. Ce séjour, plus ou moins prolongé, peut provenir d'une mauvaise habitude contractée par les chevaux, du défaut de tonicité du muscle alvéolo-labial, ainsi que de la carie ou de la fracture de quelques dents molaires: on dit alors que les chevaux font *grenier au magasin.* Ces animaux maigrissent en raison de la difficulté de la mastication, ainsi que de l'irritation produite par la présence des pelotes qui excite une sécrétion continuelle de salive. Cette salive, n'étant pas déglutie, est perdue pour la digestion. Souvent même ces pelotes déterminent des chancres, ainsi que l'inflammation de la membrane buccale, et donnent aux chevaux une haleine fétide.

DE LA GANACHE.

La ganache ne doit pas être trop volumineuse, les tubérosités doivent être suffisamment écartées pour que le bord inférieur de la partie supérieure de l'encolure y soit bien logé. Lorsqu'elles ne le sont pas assez, les chevaux portent au vent; trop larges au contraire, ce n'est pas un défaut, toutes les fois que cette largeur est due à la base osseuse : c'est un caractère de race que nous observons dans les chevaux arabes et persans ; mais si cette largeur provient d'un excès de développement dans les parties molles, c'est un grand défaut qui ne se rencontre que dans les chevaux d'une constitution lymphatique: dans ce cas la tète n'est point placée convenablement, parceque le tissu de l'auge étant infiltré ne peut recevoir le gosier.

Le canal parotidien, qui passe sur le contour de la tubérosité maxillaire, est quelquefois le siège d'une fistule salivaire que l'on reconnait à un écoulement de salive qui tient constamment les poils de cette partie humectés.

DE L'AUGE.

L'auge doit être suffisamment large et concave, pour que la partie antérieure et supérieure de l'encolure puisse bien s'y loger, afin que la tète soit bien placée. Elle doit être bien évidée, avoir la peau fine, mobile, la surface lisse. Il est très important de bien examiner l'auge parcequ'elle est le siège de symptômes de maladies graves.

Des duretés, nommées glandes, situées dans l'auge, sont l'effet de maladies et surtout dues à l'engorgement de ganglions lymphatiques de cette partie. Dans le cas de gourme, maladie ordinaire à laquelle il est impossible de soustraire les jeunes chevaux dans nos climats et qui est rarement mortelle, il y a non seulement engorgement de ces ganglions, mais aussi de tout le tissu lamineux de l'auge. L'infiltration dépasse le niveau de la ganache; les ganglions sont douloureux; l'animal jette par les deux naseaux; il est triste, abattu, etc. Il est rare qu'on expose en vente les chevaux dans cet état.

Dans la morve, l'engorgement se fait avec lenteur; tous les ganglions ne sont pas engorgés, il n'y a le plus ordinairement que ceux d'un côté, encore n'y en a-t-il qu'un ou deux; l'écoulement purulent a lieu par un seul naseau; il est toujours en rapport avec le côté de l'auge qui est infiltré; la matière est visqueuse, adhérente aux ailes du nez; les glandes sont dures et adhérentes à la tubérosité maxillaire.

DES NASEAUX.

Les naseaux doivent être bien ouverts, bien dilatés surtout quand le cheval marche : c'est là un des caractéres de l'énergie du sujet. S'ils sont étroits (1) la respiration est gênée; les animaux sont souffleurs, courts d'haleine et menacés de suffocation lors d'un violent exercice, parceque les colonnes d'air qui entrent dans les poumons ne sont pas assez fortes pour les distendre. L'étroitesse des naseaux est très remarquable dans les chevaux hongrois : c'est ce qui a fait imaginer à ce peuple de faire une incision entre les deux ailes du nez, et supérieurement, pour agrandir l'ouverture et rendre par là la respiration plus facile,

---

(1) Autrefois on envisageait comme une belle tête, celle qui était conformée de telle sorte que le cheval faisait l'effet de pouvoir boire dans un verre. C'était là une grave erreur, puisque cette beauté de convention était plus que compensée par les inconvénients qui résultent d'une semblable conformation.

et non pour les empêcher de hennir , comme on l'a prétendu ,
la voix s'opérant et étant ondulée dans le larynx.

Intérieurement, la peau qui recouvre les naseaux se réunit à
la membrane pituitaire en formant une ligne de démarcation
très sensible. Un peu au-dessus de cette réunion , à la partie
inférieure, se remarque l'orifice inférieur du conduit lacrymal:
c'est une petite ouverture ronde, qui semble avoir été faite avec
un emporte-piéce , et que bien des personnes ont souvent prise
pour un chancre: il est bon de la connaître afin de n'être pas
trompé.

On doit porter la plus grande attention aux altérations qu'é-
prouve la membrane nasale ; sa couleur varie suivant l'âge et
l'état de santé des animaux. Les jeunes sujets l'ont d'un rose
tendre ; elle est d'autant plus pâle que les animaux sont plus
vieux. Cette membrane doit être unie , humectée par une humeur assez abondante qui ne doit s'écouler que durant la marche un peu prolongée, et seulement goutte à goutte. Lorsqu'elle
est d'un rouge très intense, c'est un signe d'inflammation. Dans
l'ictère (1) ou jaunisse, elle est jaune. Pourprée, elle est un
indice d'affection gangreneuse.

Pour examiner l'intérieur des naseaux, on introduit le doigt
au-dessous du cartilage des narines et on le renverse; on l'examine bien alors.

Le passage de l'air dans les naseaux doit être libre et égal
dans chacun ; ce dont il est important de s'assurer en passant
la main devant les naseaux ; si l'air ne sortait que par une
cavité , ce serait un signe que l'autre serait obstruée par des
polypes ou un engorgement quelconque qui , dans le repos ,
n'empêchent pas la respiration de bien s'effectuer , mais qui,
dans l'exercice, empêchent l'air de passer en assez grande quantité et rendent les animaux souffleurs.

Les ailes du nez présentent quelquefois du farcin. Si cette
maladie attaque aussi la membrane pituitaire elle devient beaucoup plus grave.

Dans le cas de morve chronique (on n'expose pas en vente

____

(1) Du grec *ictis* , espèce de belette, dont les yeux sont jaunes.

les animaux affectés de morve aiguë , parceque cette maladie les rend trop malades) , la membrane pituitaire , du côté où existe l'engorgement des glandes de l'auge dont nous avons déjà parlé , est d'un rose pâle et infiltrée ; elle sécrète une humeur visqueuse qui adhère aux ailes du nez et sur toutes les parties avec lesquelles elle peut se trouver en contact. Cette humeur, par son acreté et son séjour sur la membrane nasale, y occasionne des ulcères nommés *chancres*.

DE LA BOUCHE.

La bouche est une partie de la tête qu'il importe essentiellement de bien étudier , soit sous le rapport de l'embouchure , soit sous celui de l'âge.

Envisagée sous le rapport de l'embouchure, la bouche comprend : *les lèvres , les barres , la langue , le palais , le canal , les crochets* et *la barbe.*

1° *Les lèvres* doivent être habituellement fermées , modérément fendues , elles ne doivent être ni trop épaisses ni trop minces. La lèvre inférieure surtout , destinée à servir de point d'appui au mors , doit être l'objet d'un examen attentif ; trop épaisse elle rend la bouche dure ; tandis que le contraire a lieu si elle est trop mince. Molle , flasque , présentant la membrane muqueuse trop étendue, formant des protubérances ou des plis, elle peut glisser sous le mors, en rendre l'action sur les barres peu sensible , ou bien être pincée et occasionner des effets désordonnés par suite de la douleur que le cheval éprouve de cet accident.

La réunion ou commissure des lèvres doit avoir lieu à peu près à 25 millimètres au-dessus des crochets ; si elles sont trop peu ou trop fendues , elles faussent l'appui du mors. Dans le premier cas cet appui a lieu trop près des crochets, et dans le deuxième trop près des dents molaires ; ce qui est également mauvais , puisque le mors exerce son point d'appui sur des organes peu ou point sensibles, et le cavalier se trouve alors dans l'impossibilité de transmettre sa volonté au cheval.

2° *Les barres* doivent être au niveau des lèvres et de la langue ; la membrane muqueuse qui les recouvre doit être mince, exempte de callosités et de cicatrices. La partie de leur étendue sur laquelle le mors doit faire son appui, doit être médiocrement tranchante.

Les barres qui dépassent le niveau de la langue et des lèvres sont nommées *tranchantes*. Supportant seules l'appui du mors, elles rendent la bouche très sensible, surtout si la crête de l'os est bien développée, et si la membrane qui les recouvre est peu épaisse. Cette disposition des barres rend la bouche *égarée* et peut causer de graves inconvénients à un cavalier inhabile.

Si les barres se trouvent placées au-dessous du niveau de la langue et des lèvres, la bouche est *dure*, et d'autant plus dure, que les barres seront arondies et recouvertes par une membrane trop épaisse ; dans ce dernier cas, elles sont dites *charnues*. Les callosités et les cicatrices, toujours produites par des saccades ou par une pression trop forte et trop longtemps continuée du mors sur ces parties, ont pour effet de rendre les barres insensibles.

Dans certaines organisations, les barres doivent l'excessive sensibilité dont elles jouissent au grand développement de l'action nerveuse. Dans ce cas, cette impressionnabilité échappant à nos moyens d'investigation, elle ne peut être appréciée que par ses effets.

On dit les barres *inégales*, lorsque l'une des deux ne partage pas les qualités de l'autre.

On doit passer les doigts sur les barres pour s'assurer si le cheval à la bouche bonne, sensible ou insensible, s'il est sujet à s'emporter ; dans ce dernier cas le bord des gencives est calleux, contus et la base osseuse est quelquefois fracturée.

Quand les barres sont écrasées ou arrondies, le cheval a la tête lourde et s'appuie sur le mors. Si elles sont contuses, meurtries, c'est qu'on a eu recours à des efforts pour maintenir les chevaux. Les barres peuvent devenir ulcérées ; les aliments dans ce cas déterminent la suppuration qui gagne le maxillaire et occasionne quelquefois la carie. On peut cependant y porter remède, mais après la guérison les barres sont irrégulières, de de sorte que la bouche ne peut plus être bonne.

3° *La langue* doit être conformée et logée dans le canal, de manière à atteindre la hauteur des barres et à ne pas la dépasser, ce qui peut avoir lieu, soit par le peu d'épaisseur ou le trop de volume de la langue, soit par le trop ou trop peu de développement du canal. Si la langue dépasse le niveau des barres, elle présente un trop grand point d'appui au mors, et rend la bouche dure. Si, au contraire, la langue n'atteint pas la hauteur des barres, elle ne participe pas à l'appui du mors, qui se trouve alors supporté en totalité par les barres et les lèvres. Cette conformation rend la bouche trop sensible.

On appelle *pendante*, la langue qui est continuellement hors de la bouche ; *serpentine*, celle qui sort et rentre alternativement et fréquemment. Dans l'un et l'autre de ces deux cas, la bouche se dessèche par la perte de la salive et cette perte nuit en outre à la digestion.

La langue peut être totalement ou en partie coupée sur sa largeur. Les chevaux qui, en se portant en arrière lorsqu'ils sont attachés, tirent fortement sur les rênes de la bride ou du bridon, sont exposés à cet accident.

Les aphtes (1), petites ulcérations superficielles, plus ou moins étendues, sont des symptômes de maladies quelquefois graves.

Le glossantrax (2), pustule maligne et contagieuse, peut attaquer la langue des chevaux.

4° *Le palais* doit être peu épais afin de ne pas gêner l'action du mors. Dans les jeunes chevaux le travail dentaire occasionne l'engorgement, l'inflammation et une plus ou moins grande sensibilité du palais. La paille et l'avoine faisant éprouver, par leur contact sur cette partie, des douleurs à l'animal, il refuse ces aliments et quelquefois même le foin s'il est trop sec et trop dur. Quoique ce soit une conséquence naturelle de la dentition, les individus qui ignorent la science hippique disent que le cheval a le *lampas* (3) ; les maréchaux ignorants confirment cette opinion et s'empressent de perforer le palais avec une corne de chamois, dans le but d'obtenir une émission sanguine,

---

(1) Du grec *aphtô*, je brûle.

(2) Du grec *glôssa*, langue, et de *antrax*, charbon.

(3) Du grec *lampas*, lampe ; nom donné à cet engorgement de ce que les anciens, s'imaginant pouvoir guérir cette exubérance palatine en la brûlant, se servaient dans cette intention de la flamme d'une lampe qu'ils dirigeaient sur la partie enflammée du palais; ou du latin *lambere*, happer, sucer, arroser; d'où proviennent notre vieux mot *lampas*, pour le palais, et les termes populaires *boire des lampées, s'humecter le lampas*.

ou bien ils brûlent la partie exubérante du palais avec un fer rougi au feu. La première de ces deux opérations est une imprudence qui peut entraîner de fâcheux résultats, et la seconde est une action barbare.

Si l'engorgement du palais n'est pas porté à un degré trop considérable, on doit se borner à donner au cheval du barbotage clair, tiède, nitré et miellé, et du foin fin et souple. Dans le cas où l'inflammation serait portée à un haut degré on devra consulter un vétérinaire.

5° *Le canal* doit bien loger la langue ; s'il est trop étroit, trop ou trop peu profond, les inconvénients pour l'action du mors sur les barres seront les mêmes que ceux résultant d'une langue trop ou trop peu épaisse.

A la partie antérieure et inférieure du canal on voit de petites papilles nommées *barbillons* : ce sont les orifices des canaux qui apportent la salive sécrétée dans la glande susmaxillaire. Lorsque les chevaux ne veulent pas boire, les empiriques coupent les barbillons qu'ils regardent comme la cause de refus. Cette opération est inutile en même temps qu'elle est dangereuse. Elle découvre l'ouverture des papilles et annule la prévoyance de la nature : aussi, des grains s'introduisant dans ces ouvertures, qui restent dans ce cas constamment béantes, y déterminent un ulcère. L'ouverture bouchée, plus tard, par l'inflammation qui y survient, s'oppose à la sortie de la salive, qui gonfle le conduit en s'y accumulant et peut donner lieu à des maladies sérieuses; l'haleine devient fétide, et en posant le doigt sur ces parties, on reconnaît la présence des aliments qui bouchent le conduit salivaire.

6° *Les crochets*, par rapport à l'embouchure, ne son importants à considérer que sous le rapport de leur position qui doit être près des incisives ; lorsqu'ils s'en éloignent trop, ils nuisent à l'action du mors.

7° *La barbe* doit être peu saillante, recouverte d'une peau épaisse et de poils ; en un mot être douée de peu de sensibilité. La gourmette faisant son appui et exerçant son action sur la barbe, qui ne doit être qu'un auxiliaire à l'action du mors sur les barres, on comprend qu'une grande sensibilité de la barbe apporterait nécessairement la perturbation dans l'embouchure.

Une barbe saillante, recouverte d'une peau très fine et douée conséquemment d'une grande sensibilité, ne peut être admise que dans le cas de lèvres épaisses et peu fendues, de barres arrondies, basses ou calleuses, ou d'une langue trop volumineuse.

Tout ce qui vient d'être dit sur l'embouchure peut se résumer ainsi : *qu'une bonne bouche résulte du juste degré de sensibilité,* produit par la bonne conformation des lèvres, de la langue, des barres, et de l'harmonie que ces diverses parties établissent entre elles. Lorsque cette harmonie n'existe pas, on doit chercher à la rétablir en choisissant un mors qui puisse rectifier la défectuosité, sans porter atteinte aux autres parties de la bouche.

DU MENTON.

Quoique le plus ou moins de volume du menton soit de fort peu d'importance, on préfère néanmoins celui qui est arrondi, médiocrement saillant, recouvert d'une peau fine et souple et de poils soyeux.

DE LA GORGE.

La gorge doit avoir un certain volume ; si elle était peu développée, la respiration serait gênée, l'air n'alimenterait pas suffisamment les poumons et les chevaux seraient corneurs. Cette partie n'est jamais trop développée dans les chevaux de chasse, de guerre, de course, de trait et de bât ; mais elle l'est quelquefois trop dans les chevaux de manège, parcequ'elle les empêche de placer convenablement leur tête. Il ne faut pas que ce développement soit dû à l'infiltration des tissus qui entourent le larynx, mais bien à l'amplitude du larynx lui-même.

La gorge est quelquefois le siège de maladies. Celles que l'on remarque le plus ordinairement sont les angines (1) inflammatoires que l'on distingue en externes et en internes. Les externes sont ordinairement peu graves et se guérissent souvent d'elles-mêmes ; mais les internes, malgré tous les soins,

____

(1) Du latin *angere*, suffoquer, étrangler.

se terminent quelquefois par la gangrène , qui entraine très promptement la perte de l'animal.

En saisissant le dernier cerceau de la trachée et en le pressant pour déterminer la toux , on peut juger de l'état ou de la force des poumons. Lorsque cette toux est grasse et que l'animal hésite à tousser, c'est que la poitrine est embarrassée ; elle est libre , si le contraire a lieu.

DES PAROTIDES (1).

Cette partie doit présenter un enfoncement, un véritable sillon , qui sépare la tête de l'encolure. Si ce sillon est trop profond la tête est dite *décharnée* ou *décousue ;* au contraire , s'il n'existe pas ou qu'il soit peu apercevable , la tête est dite *plaquée :* ce défaut se remarque souvent dans les chevaux communs. La peau qui recouvre cette partie doit être fine , souple , ne présenter aucune cicatrice, parcequ'elles annonceraient qu'on aurait fait subir aux chevaux une opération barbare et inutile que quelques empiriques pratiquent, dans le cas de coliques. Cette opération consiste à saisir avec les tricoises les glandes parotides , à les tirer fortement et à les battre avec un corps dur ; c'est ce qu'ils appellent battre les avives. Ils disent que des insectes se trouvant à cet endroit, compriment le larynx et occasionnent des coliques.

En pratiquant cette absurde opération , l'empirique tiraille les vaisseaux , les déchire en partie, meurtrit les parotides et les rend inaptes à la sécrétion de la salive.

DU CORPS.

DE L'ENCOLURE.

Quoique la forme de l'encolure varie selon les races, on peut cependant dire que l'encolure qui donne au cheval un aspect noble et élégant, est celle dont la conformation se trouve en parfaite harmonie avec celle de la tête ; celle qui, s'élévant du

---

(1) Du grec *para,* proche, et de *ôtos,* oreille,

garrot en ligne droite, se replie à son bord supérieur en approchant de la tête, à la manière du cou de cygne, tandis que le bord inférieur conserve la ligne droite sur toute son étendue; celle enfin, dont l'extrémité inférieure s'unit d'une manière insensible avec le corps et qui, à son extrémité supérieure dans la région des parotides, présente une légère dépression qui fait paraître les ganaches en relief.

La peau de l'encolure doit être fine et souple ; les gouttières des jugulaires doivent être parfaitement dessinées, et les crins qui garnissent le bord supérieur devront être longs, fins et soyeux. Une encolure ainsi conformée donne à la tête un maintien agréable et une position élevée, qui préviennent en faveur du cheval.

Presque chaque race a une forme d'encolure qui lui est propre et qui permet de juger à quel genre d'exercice le cheval convient plus spécialement. Le cheval arabe, possédant une encolure renversée comme celle du cerf et une dépression en avant du garrot, que l'on nomme *coup de hache*, est très propre aux allures rapides en tous sens. Le cheval espagnol ayant une encolure repliée et gracieuse, comme celle du cygne, a une position de tête qui permet au cavalier de lui transmettre, par l'effet du mors, toutes les nuances de sa volonté. Les mouvements des chevaux de cette race sont cadencés, trides et souples. La forme pyramidale de l'encolure des chevaux anglais les rend très propres aux allures vives, rapides, suivant une ligne droite.

Plus l'encolure d'un cheval de trait est forte et épaisse, et plus il triomphe facilement de la résistance que lui oppose la charge à laquelle il est attelé.

Chacune des formes de l'encolure a reçu un nom particulier: on nomme *penchée*, celle dont le bord supérieur incline à droite ou à gauche ; *renversée* l'encolure qui d'écrit une ligne courbe à son bord inférieur et une ligne un peu concave au bord supérieur ; *rouée* ou de *cygne*, celle qui est curviligne au tiers antérieur de son bord supérieur ; *fausse*, celle qui décrit un angle en sortant du poitrail et qui paraît plus volumineuse à son extrémité antérieure qu'à son union au poitrail ; *droite*, celle qui suit une ligne horizontale du poitrail à la tête ; et enfin *pyramidale*, celle qui depuis sa sortie du poitrail, présente les bords supérieur et inférieur allant en se convergeant l'un vers l'autre jusqu'à la tête.

On nomme *coup de hache*, une dépression que l'on remarque en avant du garrot, dans les chevaux orientaux principalement.

Le coup de lance est également une dépression que quelques chevaux fins présentent sur une des faces de l'encolure.

Lorsque l'encolure est grêle ou longue, elle est faible, elle supporte à peine la tête, l'animal bat à la main, les extrémités antérieures rasent le tapis, peuvent à peine se lever et heurtent tous les corps qui se trouvent à la surface de la terre. Si l'encolure est courte et grasse, c'est également un défaut pour les chevaux de selle, mais nne qualité pour les chevaux de trait : cela soulage les extrémités postérieures dans la détente qui doit déterminer la pesanteur des fardeaux en avant.

Les maladies les plus ordinaires de cette partie sont : *le roux-vieux* (1) et *le trombus* (2).

Le roux-vieux est une espèce de gale qui provient de causes de vieillesse ou de malpropreté. Elle affecte particulièrement la crinière et la queue et constitue des replis à la base de l'encolure, et quelquefois fait pencher cette partie.

Les trombus sont des infiltrations de sang dans les tissus à la suite des saignées. Ils détruisent quelquefois les vaisseaux du côté où ils se trouvent, par la suppuration qu'ils nécessitent.

Les boutons de farcin, placés les uns à la suite des autres, se remarquent quelquefois sur le trajet de la jugulaire.

L'existence de traces de sétons sur les faces de l'encolure, doit fixer l'attention et mettre en garde contre les maladies des cavités nasales et des yeux.

DU GARROT.

Le garrot du cheval de selle doit être peu charnu, sans cependant être tranchant ; il doit être élevé au-dessus du dos et

---

(1) Du latin *rodere*, ronger.
(2) Du grec *trombos*, grumeau de sang.

des reins. Cette forme donne une belle position à l'encolure et à la tête, rend le cheval léger à la main, lui donne une liberté d'épaules résultant d'une plus grande étendue dans la contraction des muscles , qui se rendent, des apophyses épineuses des premières vertèbres dorsales, à l'épaule.

S'il est trop élevé , l'arcade de l'arçon le blesse et la selle est toujours rejetée sur le derrière ; s'il est trop bas , au contraire, la selle glisse en avant ; si elle n'est pas fixée convenablement elle vacille de côté et d'autre , et si l'on veut serrer la croupière pour empêcher les accidents , les animaux sont coupés sous la queue. Quand cette partie est trop basse ou trop haute, elle est exposée à une maladie que l'on nomme *mal de garrot* à cause de son siège. Cette maladie provient de meurtrissures qui occasionnent toujours des ampoules. Ces tumeurs dures d'abord, sont indolentes et contiennent une eau roussâtre et rassemblée dans les cellules du tissu situé sous la peau. Dans cet état elles sont très faciles à faire disparaitre; mais la cure est très longue, quelquefois même impossible , lorsque les os , les cartilages ou le ligament cervical sont atteints de carie ; les mouvements très fréquents des épaules s'opposent aussi , dans ce cas , à la guérison.

Les chevaux peuvent être blessés au garrot quoiqu'ils l'aient bien conformé et qu'ils soient bien sanglés : c'est quand le cavalier se porte plus sur un côté que sur l'autre ; il gêne les mouvements de l'épaule, et les parties comprimées entre la selle et le scapulum sont meurtries, comme il a été dit ci-dessus.

DU POITRAIL.

Le poitrail doit être large et en rapport avec les autres parties du corps ; il doit présenter deux éminences hémisphériques, séparées par un sillon médian. Si le poitrail est étroit, les chevaux sont dits *étroits du devant;* leur poitrine est trop étroite et ne permet pas aux poumons de s'étendre et d'admettre la quantité d'air qui est nécessaire pour les alimenter ; les animaux ont peu d'haleine et ne sont nullement propres à la course, car si on les poussait trop, ils pourraient tomber suffoqués. Il est rare de voir des chevaux ainsi conformés vivre longtemps ; ils ont la poitrine naturellement faible et périssent le plus souvent de phthisie ou de tout autre maladie de poitrine.

Au contraire, lorsque la poitrine est large , la respiration est forte, l'air y parvient en assez grande quantité. Le poitrail trop large , qui rend les chevaux peu propres au service de la selle, est une beauté pour ceux de trait qui doivent tirer avec d'autant plus d'avantage que la surface offre plus d'espace á la bricole ou au collier.

Lorsque l'encolure est fausse et le collier mal approprié au cheval , les compressions sont inégales et, étant trop souvent réitérées, elles occasionnent des blessures. Il est rare de voir des chevaux de trait, qui n'aient pas des espèces de loupes indolentes, situées á la réunion de l'encolure au poitrail. Elles sont occasionnées par un long service et par les meurtrissures du collier ou de la bricole sur cette partie. Quelquefois ces tumeurs deviennent phlegmoneuses et mettent l'animal hors d'état de travailler pendant longtemps.

DU DOS.

Lorsque cette partie est bien fournie, c'est-à-dire lorsqu'elle présente dans un cheval qui a de l'embonpoint , une sorte de canal qui règne dans son milieu et dans sa longueur, ce que l'on nomme *dos double*, elle annonce la force de l'animal. Le dos doit être uni et égal ; s'il est concave dans le milieu de son étendue il est dit *ensellé :* des chevaux ainsi conformés ont l'encolure haute et relevée, la tête bien placée, l'avant-main beau; ils ont de la légèreté, mais la plupart sont très faibles et se lassent facilement. Le défaut opposé est celui du dos élevé que l'on désigne par dos de mulet ou de carpe; ces chevaux ont les réactions dures, les mouvements peu souples, mais ils sont forts.

Le dos peut être trop court, ce qui est un inconvénient, parceque l'animal exécute lentement ses mouvements ; il se berce quelquefois du derrière, ses allures sont dures : car, comme la flexion dépend de la colonne dorso-lombaire, plus celle-ci est courte, moins la flexion est étendue. Ces chevaux sont trés bons pour le trait, pour les postes ; ils durent plus longtemps que les autres. Ce caractére se trouve dans les chevaux bretons et ardennais.

Le dos peut être trop long, c'est encore un inconvénient, parcequ'il y a peu de force dans la colonne dorso-lombaire.

L'appui et le frottement de la selle sur le dos peuvent y occasionner des blessures plus ou moins fortes, mais qui n'étant pas négligées peuvent n'avoir aucune suite fâcheuse.

DES REINS.

Les reins doivent présenter ʃun carré régulier, c'est-à-dire doivent avoir autant de largeur que de longueur et cette largeur doit être la même que celle du dos.

On dit que le rein est double, lorsque les muscles surpassent la hauteur de l'épine vertébrale de chaque côté, et sont séparés les uns des autres par un sillon médian qui se continue jusque sur la croupe.

Si les reins sont longs, ils sont souvent ensellés et toujours faibles, à moins que la force des muscles ne rachète ce défaut, comme on le remarque dans les chevaux anglais. Quand les reins sont courts, les animaux ont ordinairement le dos de carpe ou de mulet.

Lorsque l'on appuie les doigts à la réunion du dos avec les reins, ces derniers doivent obéir et faire un léger mouvement de flexion : c'est un indice de santé dans la colonne dorso-lombaire. Quand, au contraire, ils n'obéissent pas, on doit s'en méfier, surtout si le cheval veut encore se soustraire au mal, ou s'il fléchit trop la colonne vertébrale.

Les maladies de cette partie sont les contusions produites par le porte-manteau, l'entorse lombaire et la fracture de quelques vertèbres. L'entorse lombaire, plus commune dans les chevaux de limon, dans les chevaux ensellés et dans ceux qui ont les reins longs, que dans les autres, est un tiraillement du tissu fibro-cartilagineux qui unit la dernière vertèbre dorsale avec la première lombaire, ou de la dernière lombaire avec l'os sacrum. L'entorse lombaire peut être produite par des fardeaux trop considérables ou par un effort trop grand. La cure en est toujours incertaine; les animaux, même guéris, ne sont jamais aussi forts qu'auparavant et les parties restent douloureuses.

La fracture des vertèbres se guérit quelquefois; mais il en résulte toujours enkylose. Dans les animaux affectés d'effort de reins, cette partie est comme paralysée, il semble qu'elle ne soit plus soumise à la volonté de l'individu. S'il est couché, il ne se relève que difficilement et ne peut quelquefois y parvenir; il ne peut pas tourner court, même étant guéri.

Les reins sont quelquefois le siège de douleurs rhumatismales c'est ce que l'on nomme *lumbago* (1). Les animaux qui ont beaucoup servi à porter des fardeaux, ont ordinairement les vertèbres lombaires soudées ensemble; on s'en assure en comprimant, en pinçant cette région à la partie moyenne.

DES CÔTES.

Les côtes doivent être rondes : plus elles le sont et plus elles annoncent d'énergie. Cette région doit être conformée de manière que les interstices des côtes soient légérement apparents; s'ils le sont trop et que les côtes paraissent comme décharnées, cela annonce le marasme ; si elles sont trop grasses, on fixe difficilement la selle et l'animal se blesse facilement sur le garrot; si la courbure des os qui forment la base de cette partie n'est pas assez prononcée, les animaux sont dits avoir la côte plate, la poitrine n'a pas assez d'ampleur : ces sortes de chevaux n'ont jamais assez d'haleine, et il en résulte les mêmes inconvénients que lorsque le cheval a le poitrail trop étroit. Les côtes doivent être mobiles, se porter en avant lors de l'inspiration, et revenir en arrière lors de l'expiration.

Les maladies des côtes sont occasionnées par la selle et les sangles, ce sont des *cors* ou des désorganisations de la peau qui ne nuisent nullement à la santé.

Les côtes peuvent aussi être fracturées; mais comme les muscles intercostaux maintiennent les abouts fracturés en contact

______

(1) Du latin *lumbi*, les lombes ; douleur dans la région lombaire (reins).

immédiat, le *cal* se fait très promptement sans que l'animal souffre beaucoup. Cependant, il arrive quelquefois que les pointes résultant de cette fracture pénètrent en dedans, alors elles percent le tissu des poumons et font périr l'animal si l'art ne vient à son secours.

DU VENTRE.

Le ventre doit être proportionné à la taille de l'animal, et par conséquent médiocre dans les chevaux de légère taille et d'une plus grande étendue dans les chevaux de carosse et de tirage.

Si le ventre s'élève postérieurement à la manière de celui des chiens lévriers, le cheval est dit *levreté, étroit de boyau.*

Le défaut opposé à celui-ci constitue le ventre *de vache, avalé.*

Quand les chevaux ont le ventre avalé et les flancs creux, c'est un indice de faiblesse. Ils sont grands mangeurs, ont peu d'énergie; ils ne sont bons qu'à des services légers et sont sujets à devenir poussifs. Ce n'est pas une défectuosité dans la jument poulinière, lorsqu'avec cela elle a les pieds larges, les cotes rondes, la croupe large; ainsi conformée, elle est très recherchée pour les mulets.

Lorsque le défaut du cheval levreté est porté à un haut degré, ce qui se rencontre dans les chevaux trop ardents, ainsi que chez ceux qui ont la poitrine faible, les chevaux se nourrissent mal, et surtout ceux que l'on nomme *vidarts*, c'est-à-dire qui fientent très souvent et dont les excréments sont mous et quelquefois liquides.

Les jeunes poulains ont souvent le ventre très volumineux. Ce n'est pas un défaut; ce volume est dû à ce que les intestins et les autres organes contenus dans le ventre ont acquis leur développement de bonne heure; mais à mesure que les autres parties se développent, le ventre disparait.

Les chevaux que l'on refait ont d'abord le ventre volumineux, mais cela s'efface à mesure que les parties environnantes prennent de l'embonpoint.

Les maladies les plus fréquentes du ventre sont *l'œdème* (1)

______

(1) Du grec *oïdema,* enflure.

et la *hernie ombilicale* nommée *exomphale* (1). L'œdème, qui est une infiltration séreuse du tissu cellulaire, ne présente rien de dangereux : on la reconnaît à une tuméfaction molle, diffuse, indolente, froide, qui conserve pendant un certain temps l'impression des doigts, quand on les appuie dessus.

L'exomphale est une hernie ombilicale que l'on trouve seulement dans les jeunes poulains jusqu'à l'âge de trois ans. On a vu des chevaux être atteints de cette maladie, sans en être sensiblement incommodés. Cependant comme cette tumeur est susceptible d'augmenter de volume par les efforts, elle nuit nécessairement au travail et peut rendre le cheval tout à fait impropre au service auquel on le destine.

DES TESTICULES, DU FOURREAU ET DU MEMBRE.

Des testicules. Quand ils sont gros, sans disproportion, c'est un signe d'énergie et d'aptitude à la reproduction. Les animaux mous, lymphatiques, les ont petits. Quand le volume excède de beaucoup l'état ordinaire, on doit s'assurer si les testicules sont sains ou si ce volume est dû à une tumeur dure, *sarcocèle* (2) ; car celle-ci augmentant toujours, finit par gêner la marche de l'animal et nécessite la castration. Si les testicules sont petits et les bourses (*scrotum*) très volumineuses, cela est dû soit à l'*hydrocèle* (3) qui est un amas d'eau dans le tissu cellulaire, soit à un amas d'air qui a reçu le nom de *pneumatocèle* (4), soit enfin à une hernie nommée *entérocèle* (5),

Les testicules sont renfermés dans l'abdomen pendant le jeune âge des animaux ; ils en sortent pour pénétrer dans les bourses par l'anneau inguinal ou testiculaire ; mais il se rencontre quelquefois des obstacles à leur sortie, c'est ce qui fait que l'on prend des chevaux entiers pour des chevaux hongres ; d'autres

---

(1) Du grec *exò*, dehors, et de *omphalos*, ombilic.

(2) Du grec *sarcos*, chair, et de *kelè*, tumeur ; tumeur charnue située aux testicules.

(3) Du grec *ydor*, eau, et de *kelè*, tumeur.

(4) Du grec *pneuma*, air, vent, et de *kelè*, tumeur.

(5) Du grec *enteron*, intestin, et de *kelè*, tumeur.

fois un seul testicule a pu descendre (1) et être opéré ; l'animal dans ce cas conserve tous les désirs et la fécondité d'un cheval entier : les chevaux qui présentent cette particularité ont été appelés *agons*. Ils doivent cette dénomination à la croyance ou l'on était qu'ils étaient impropres à la reproduction (2). On nomme hongres les chevaux castrés ; cela provient de ce que la pratique d'enlever les testicules a été inventée par les Hongrois.

Les testicules communiquent avec les autres parties du corps des animaux, au moyen du cordon testiculaire. C'est un cordon formé par les vaisseaux, les nerfs et le canal excréteur de chaque testicule, qui pénètre dans l'abdomen par l'anneau inguinal. Ce cordon doit être souple et d'égale grosseur dans toute sa longueur.

Les testicules ne reposent pas de tout leur poids sur la partie inférieure des bourses ; ils ne tiraillent pas le cordon spermatique ; ils sont supportés par un muscle nommé *crémaster* (3), qui les élève ou les abaisse, suivant les circonstances de la vie, et forme un grand cordon.

L'ampleur du scrotum doit être en rapport avec les autres parties du corps.

Le fourreau, situé en avant des testicules, doit être bien détaché des parties environnantes, et formé d'une peau fine recouverte d'un léger duvet. Le fourreau est quelquefois infiltré de graisse, ce qui annonce un tempérament lymphatique ; d'autres fois il est engorgé et contient de l'eau roussâtre. Il se fait dans l'intérieur une sécrétion très abondante de couleur gris-noirâtre, que l'on désigne, à cause de son aspect, sous le nom de *cambouis* ; si le fourreau n'est pas souvent nettoyé, il peut devenir le siége d'une irritation et d'ulcères ; alors l'animal ne

---

(1) Monorchides, du grec *monos*, un seul, et de *orchis*, testicule, animal qui n'a qu'un seul testicule.

(2) Du grec *agonos*, qui n'engendre pas, d'*a* privatif, et de *gonos*, génération, progéniture, semence. Dans l'ancienne province de Lorraine, où l'on prononce *hagon*, M. Dehau, médecin-vétérinaire distingué, habitant Lunéville, croit pouvoir faire venir cette dénomination du mot lorrain *ha*, haut, élevé (*altus*), et du grec *gonè*, organes de la génération, c'est-à-dire, organes de la génération restés dans l'abdomen, qui ne sont pas descendus dans le scrotum.

(3) Du grec *cremaò*, je suspends.

pouvant sortir le membre, urine dans le fourreau, ce qui rend les ulcérations très difficiles à guérir.

L'inflammation et l'engorgement du fourreau qui empêchent le membre de sortir, constituent le *phymosis* (1).

Le paraphymosis (2) est une lésion dans laquelle le pénis étant retenu allongé, ne peut plus se retirer, soit que le prépuce ou fourreau enflammé, tuméfié, fasse étranglement, bride la verge, la comprime, la serre comme avec une ficelle, soit que le gland devienne le siége d'une enflure considérable.

Du pénis (membre). Le pénis ou membre des chevaux destinés à la reproduction doit être suffisamment volumineux, mais surtout exempt de maladies. Dans certains pays on pratique, dans le but de rendre les chevaux inféconds, une incision au canal de l'urèthre pour que, lors de l'éjaculation, le sperme tombe à l'entrée du vagin. Les chevaux qui ont subi cette opération doivent être rejetés des haras.

La verge doit toujours paraître à l'entrée du fourreau, et en sortir en partie lors de l'émission de l'urine.

Le pénis peut être atteint de *priapisme* (3) ou de *satyriasis* (4): la première de ces maladies occasionne une érection douloureuse, continuelle, sans désirs vénériens ; et la seconde une érection sans douleurs et avec désirs très violents. Une espèce de paralysie dont le membre est quelquefois frappé, le rend *pendant* hors du fourreau. Cette position de la verge gêne la marche en même temps qu'elle est désagréable à la vue.

D'autres fois la verge est le siége de verrues et d'ulcères qui, par suite du *coït*, se communiquent à la jument.

DES MAMELLES.

Les mamelles de la jument, avant qu'elle n'ait porté, ainsi que quand il y a longtemps qu'elle n'a été fécondée ne sont, pour ainsi dire, que des replis de la peau. A l'extrémité de

---

(1) Du grec *phimos*, ficelle, étroitesse de l'ouverture du prépuce, comme s'il était serré par un cordon.

(2) Du grec *para*, au-delà, et de *phimoô*, je serre, j'étreins ; resserrement du prépuce comme avec un cordon, en arrière du gland.

(3) Du grec *priapos*, priape, membre viril.

(4) Du grec *satyroï*, les satires, parceque selon la fable, ils étaient fort lubriques.

chacune d'elles on remarque un mamelon. Dans les derniers temps de la gestation et pendant l'allaitement, elles ont une vitalité particulière et deviennent plus ou moins volumineuses.

Si, hors le temps de la gestation, les mamelles sont grosses, tuméfiées, dures ; si le mamelon est volumineux, si en le pressant il laisse échapper une liqueur jaunâtre, blanchâtre, grumeleuse, séreuse ou laiteuse, c'est une preuve que la jument a porté ou nourri, et cet état peut donner lieu à tous les accidents qui sont la suite de la suppression du lait.

Les maladies de ces parties sont des tumeurs indolentes, insensibles dans les premiers temps, mais qui par suite, s'ulcèrent à l'intérieur, deviennent squirrheuses (1), très sensibles, et, si on ne les opère pas à temps, entraînent la perte des animaux.

DE LA VULVE.

La vulve est une ouverture oblongue, formée par deux lèvres qui, en se réunissant, forment ce que l'on appelle les commissures, dont la supérieure est à angle très aigu, tandis que l'inférieure est, pour ainsi dire, arquée. Les lèvres sont un peu exubérantes au-dessus des autres parties ; elles ont pour base quelques fibres musculaires et un tissu caverneux. La peau en est douce et fine, couverte de duvet. En ouvrant les lèvres on aperçoit le clitoris. Dans les temps du rut et quelque temps avant le part, les lèvres se gonflent parceque le sang s'accumule dans le tissu caverneux, et la membrane rose devient foncée.

Cette ouverture doit être exactement fermée, excepté pendant le temps de l'évacuation des urines, du coït, et lors de la sortie du produit de la fécondation. Quelquefois la vulve est ouverte, ce qui est dû à la présence de polypes, de tumeurs carcinomateuses (2), qui peuvent considérablement gêner le part et même l'empêcher ; elle peut aussi présenter des poireaux ou verrues : ces excroissances étant généralement regardées comme rédhibitoires font rejeter les juments des haras.

---

(1) Du grec *skiros*, marbre ; transformation organique dure et indolente.

(2) De la nature du cancer ; du grec *karkinos*, crabe ou écrevisse, nom donné d'abord à une tumeur des mamelles, que l'engorgement des vaisseaux et des glandes lymphatiques qui l'avoisinent, font ressembler à un crabe qui a les pattes étendues.

Quand les fibres musculaires qui entrent dans la composition des lèvres sont paralysées, cette ouverture peut se relâcher considérablement et même se renverser ; dans ce cas, la membrane interne constamment irritée par l'air, s'engorge.

Autrefois on pratiquait, très communément, une opération qui consistait à fermer la vulve des juments que l'on mettait dans les paturages, ou dans les mêmes écuries avec les chevaux entiers. Cette opération consistait à mettre entre les deux lèvres une lame de plomb très mince et une autre plus épaisse de chaque côté ; ensuite, au moyen d'anneaux à charnière qui passaient dans la substance des lèvres et dans des ouvertures pratiquées aux plaques, on fermait cet appareil qui formait une véritable grille au devant de la vulve. Mais les inconvénients qui en étaient la suite l'ont fait rejeter par presque tout le monde. En effet, les étalons se déchiraient le pénis avec les anneaux, se fatiguaient considérablement à sauter sur les juments qu'ils parvenaient quelquefois à saillir, après avoir arraché, avec les dents, ce qui s'opposait à leur désir. On nommait cette pratique *boucler*. Elle avait été imaginée pour l'espèce humaine dans les pays où la jalousie était, pour ainsi dire, une vertu. On *infibulait* (1) les jeunes filles en rapprochant les lèvres de la vulve peu de temps après leur naissance, en ayant soin de laisser une légère ouverture pour l'écoulement des urines. Cette pratique avait le désavantage de nécessiter une seconde opération au moment du mariage ; il fallait agrandir l'ouverture au moyen d'un instrument tranchant.

Une méthode encore pratiquée, dit-on, dans quelques contrées d'Asie, consiste à fermer la vulve au moyen d'un anneau d'une seule pièce ; le jour du mariage on le coupe et il est remplacé par un autre anneau en forme de cadenas, dont le mari seul a la clef.

Les hommes n'étaient pas exempts de l'infibulation : on leur passait un anneau qui ne leur permettait d'approcher d'aucune personne du sexe féminin.

---

(1) Du latin *fibula*, boucle.

DE L'ANUS.

La belle conformation exige qu'il soit constamment fermé, excepté durant le temps de la sortie des excréments, et qu'il présente une surface arrondie et légèrement exubérante, au-dessus des parties environnantes, mais non au niveau de la fesse comme cela se remarque dans les chevaux trop gras.

Les chevaux maigres, fatigués, et ceux qui laissent souvent échapper des excréments et que pour cette raison on nomme *vidarts*, ont l'anus enfoncé.

L'anus est quelquefois constamment ouvert. Ce défaut, dû au peu d'énergie ou à la paralysie du sphincter, laisse à chaque instant échapper des excréments, indépendamment de la volonté de l'animal. D'autres fois l'air sort et entre en sens inverse de celui qui sert à la respiration, et c'est ce que le vulgaire appelle respirer par l'anus. Il arrive quelquefois que cette entrée et cette sortie alternatives occasionnent des inflammations très graves.

Des tumeurs noires, dures, lisses, grappées, nommées *mélanoses* (1), entourent quelquefois cette partie et se propagent jusqu'au tronçon de la queue et jusqu'aux fesses : elles annoncent un vice hémorroïdal ou scrofuleux dans les animaux qui en sont affectés. On a remarqué qu'elles étaient héréditaires.

Un trou fistuleux, irrégulier, placé à la partie supérieure et latérale du *fondement*, pénétrant dans l'intestin rectum, et auquel on a donné le nom de *sifflet* ou *rossignol*, était autrefois pratiqué par des maréchaux ignorants, ou des maquignons, dans l'intention de soulager les chevaux *poussifs*, comme si le poumon avait quelques communications avec l'intestin rectum. Il est inutile de faire sentir l'absurdité de l'emploi d'un pareil moyen dans cette affection, les vents que le cheval laisse échapper avec plus ou moins de violence en toussant, n'étant expulsés des intestins que par la contraction subite des muscles du bas-ventre et ne venant pas de la poitrine, comme la multitude le croit.

On trouve encore autour de l'anus et même à l'entrée de l'in-

---

(1) Du grec *melas*, noir, et *nosos*, maladie.

testin rectum, dans plusieurs chevaux, et y adhérant très fortement, la chrysalide d'une mouche appelée *œstrus hémorroïdalis*,
que l'on a regardée jusqu'à présent, quoique très improprement,
comme un ver. La présence de cette chrysalide est ordinairement l'indice que l'animal en a une plus grande quantité dans
l'estomac.

DU PÉRINÉE.

Le périnée est le cordon ou cette surface arrondie d'un côté
à l'autre qui se trouve entre l'anus et les organes de la génération tant du mâle que de la femelle. La peau en est fine, souple,
couverte d'un léger duvet, et dans toute sa longueur on remarque une espèce de couture qu'on appelle , comme nous l'avons
déjà dit, *raphé*. Il y a quelquefois, sur cette partie, des tumeurs
ou grappes comme autour de l'anus (*hémorroïdes*). Si on y remarque une seule exubérance , résistante au doigt , on doit
croire que c'est un calcul arrêté dans le canal de l'uréthre , ce
qui n'a jamais lieu que dans les mâles où le périnée est beaucoup plus long et a pour base la partie fixe du pénis , tandis
que dans les femelles il est très court et n'a pour base que des
muscles et le tissu graisseux.

On extirpe le calcul après avoir fait une incision au raphé
auquel on fait ensuite une suture.

DES FLANCS.

Les flancs doivent former avec le tronc un cylindre parfait.
On dit que le flanc est *creux* lorsque la partie supérieure en est
concave. Lorsque cette concavité se fait remarquer à la partie
inférieure, on dit que le flanc est *retroussé*. L'existence du flanc
creux et du flanc retroussé constitue une ligne nommée *corde du
flanc*.

Dans les animaux sains et au repos , les mouvements sont
réguliers et s'exécutent lentement. Dans le cas de maladie au
contraire, les mouvements sont précipités et irréguliers. Mais
la plupart des maladies ont d'autres symptômes caractéristiques.
La pousse seule ne peut être reconnue que par les mouvements
des flancs. C'est un dérangement morbide , particulier aux

monodactyles et très commun parmi les chevaux, dont on a fait une maladie particulière, ou du moins que l'on a considéré comme une maladie essentielle, tandis que tout porte à croire qu'elle n'est que symptòmatique et le résultat soit d'affections, des organes de la respiration, ou des organes principaux de la circulation, soit de lésions des nerfs pneumo-gastriques.

Le caractère distinctif de la pousse est une irrégularité déterminée des mouvements de la respiration. L'inspiration est naturelle, au moins dans les commencements ; ce n'est que par la suite qu'elle devient brusque, qu'une certaine gêne, une irrégularité se font remarquer entre la fin de l'inspiration et le commencement de l'expiration. Dans les temps de l'inspiration, les còtes s'élèvent graduellement et régulièrement, mais avant que ce mouvement soit entièrement terminé, l'expiration commence brusquement par un mouvement d'abaissement qui, à peine commencé, est arrêté subitement par un temps d'arrêt nommé *contre-temps*, *soubresaut*, *coup de fouet* de la pousse, et continue ensuite de se faire plus tranquillement. Ainsi ces deux temps, séparés par un intervalle, sont inégaux, le premier est plus court et suivi du deuxième qui s'exécute avec plus de lenteur. C'est surtout aux courbes osseuses des dernières còtes, le long des hypocondres, qu'on aperçoit le mieux ce phénomène. A ces symptòmes on doit ajouter, lorsque la pousse est avancée, une toux particulière, sèche, quinteuse et sans rappel. Dans les temps humides la respiration est plus laborieuse. Dans les temps secs la pousse est plus forte et l'animal parait plus gêné. Les symptòmes de la pousse diminuent et peuvent même disparaître, lorsque les chevaux sont au vert en liberté et en plein air.

Il y a une méthode à suivre dans l'examen d'un cheval poussif, lorsque le symptòme caractéristique de cet état n'est pas très prononcé, et que la question peut-être douteuse. La première précaution à prendre est de s'assurer si l'animal est d'ailleurs ou n'est pas en bonne santé. Si, à la pousse près, il est bien portant et si le soubresaut existe, c'est bien une preuve qu'il est réellement poussif. Au lieu de faire trotter et galopper pendant un certain temps le cheval soupçonné de pousse, de lui présenter immédiatement après une ration d'avoine, afin

de l'observer pendant qu'il mange après la course , et de tirer
ensuite des inductions du mode de mouvement des flancs, ainsi
que le plus grand nombre en a la coutume, il faut au contraire
s'assurer d'abord , avant de procéder à l'examen , que l'animal
n'est pas présenté au moment de la digestion , ou à la suite
d'une course véhémente , et que son régime ordinaire n'a pas
été changé : car ces circonstances activent la circulation et accélèrent la respiration ; on ne juge jamais mieux que lorsque
les mouvements sont lents , tranquilles , dans leur rithme ha -
bituel. Le matin , le cheval étant à jeun et reposé , est le moment le plus favorable pour mieux observer le balancement
qui existe entre l'élévation et l'abaissement des côtes, et saisir,
en fixant l'hypocondre , un léger contre-temps , un faible
soubresaut, s'il existe. Si l'on ne peut observer le cheval le
matin, à jeun, on doit le placer dans un repos complet durant
deux heures au moins , sans lui donner à manger pendant ce
temps, et on l'examine ensuite. Si l'on remarque une respiration un peu ailée ou sublime (1), si les espaces intercostaux sont
sensibles à la pression , si les ailes du nez sont contractées et
plissées , si les muscles inspirateurs se contractent avec une
certaine violence dans l'instant que l'expiration commence ; si
à la fin de l'inspiration ou au commencement de l'expiration le
soubresaut est apercevable, on peut être assuré que le cheval est
poussif. Nous devons bien faire observer que, dans les premiers
développements de la pousse , le soubresaut est si peu prononcé
qu'il faut être bien attentif pour le reconnaitre. Ce double
battement n'est pas toujours sensible à chaque temps de la respiration , et souvent il ne se reproduit qu'après quatre à cinq
inspirations. Si au lieu de commencer d'une manière brusque ,
l'expiration commence sans effort et s'exécute complétement en
un seul temps, c'est un indice certain que la pousse n'existe
pas. Au reste , lorsqu'on a cru remarquer le double temps en
examinant ainsi, pour être plus sûr de ne pas se tromper , on
peut surabondamment, on doit même se confirmer dans son

---

(1) On nomme respiration ailée ou sublime , celle qui est grande, accompagnée de mouvements des ailes du nez et d'élévation du thorax pendant
l'inspiration.

10.

jugement, en soumettant le cheval aux deux autres épreuves dont il vient d'être parlé ci-dessus. Alors on sera sûr de n'avoir négligé aucun moyen d'investigation. Après une bonne course, d'une demi-heure au moins, succédant tout-à-coup à l'état de repos, un grand trouble dans la circulation et la respiration se manifeste; l'animal s'arrête brusquement après cette course, et au moment du plus grand désordre de ses fonctions, laisse apercevoir les symptômes de la pousse, si réellement elle existe. La dernière épreuve consiste à donner de l'avoine au cheval dans les premières minutes qui suivent l'épreuve précédente ; alors l'action de manger porte au dernier degré le trouble de la respiration et de la circulation, et si le cheval est poussif, n'importe à quel degré, le soubresaut se laisse apercevoir d'une manière plus ou moins sensible, suivant l'état de ce dérangement morbide. Pour bien saisir ce mouvement particulier du flanc, on se place dans la direction de la lumière et en arrière de la croupe ; en prenant une autre position on voit avec moins de facilité.

DE LA CROUPE.

Il faut que la croupe soit un peu plus basse que le garrot et un peu plus élevée que le dos ; elle doit être légèrement arrondie, parfaitement horizontale jusqu'à l'origine de la queue et aussi longue que large, c'est-à-dire qu'elle doit présenter un carré régulier. Elle doit être divisée par un léger canal existant dans son milieu, et qui est une suite de celui dont nous avons fait mention en parlant des reins et du dos.

La croupe horizontale ne donne pas seulement un aspect gracieux au cheval, elle est encore une garantie de plus grande force des extrémités postérieures. Dans la croupe avalée, les muscles ischiaux-tibiaux se trouvent raccourcis, en raison de l'abaissement de leur point d'origine; leur degré de contraction est peu étendu. Par la même raison, lorsque la croupe est longue, sans être étroite, elle doit être considérée plutôt comme une qualité que comme un défaut. C'est quelquefois un caractère de race.

La croupe trop courte est dite *tronquée;* elle n'a ni liant ni souplesse, c'est le caractère des races communes. Quand l'inclinaison est trop grande, la croupe est dite *avalée*. La queue est basse, les animaux sont mous , les jarrets sont ordinairement faibles ; les chevaux ne sont pas propres aux allures précipitées, ils sautent sur place sans avancer. C'est un défaut très préjudiciable pour tous les services. Les chevaux hongrois ont cette conformation , aussi ne sont-ils , en général , propres qu'à des exercices légers.

La croupe est dite *droite*, lorsqu'elle est horizontale ; cette conformation est propre aux chevaux de course et se remarque dans les chevaux anglais et les chevaux normands. Les chevaux ainsi conformés portent bien la queue.

Elle peut être trop *fournie;* alors il y a un sillon médian plus profond que celui que l'on remarque à la croupe bien conformée; dans ce cas elle est appellée croupe *double*. Cela se remarque dans les chevaux de brasseurs; ils sont très forts , mais les reins ont peu de souplesse ainsi que les jarrets , ils sont moins bons limoniers que d'autres, à cause de leur peu de liberté dans les jarrets.

Quand la coupe est *tranchante,* elle est dite croupe de *mulet*. Les chevaux alors ont les cuisses aplaties. Elle est assez commune dans les chevaux d'Espagne. Cette imperfection au surplus ne déplait qu'à la vue ; elle est très souvent réparée dans ceux-ci par leur vigueur, la force de leurs reins et la beauté de l'action et du jeu de l'arrière-main.

Dans la marche , la croupe ne doit exécuter que de très légers mouvements d'élévation et d'abaissement ; quand ils sont très marqués , la croupe est dite *vacillante*, ce qui survient ordinairement à la suite d'efforts de jarrets ou de la faiblesse naturelle de l'individu.

DE LA QUEUE.

Le tronçon doit être fort, gros , raide, conoïde , difficile à mouvoir. S'il est grêle, flasque et facile à lever , cela annonce la mollesse , et en effet, si les muscles , très petits, destinés à mouvoir cette partie, ont assez de force pour présenter une grande résistance, les autres muscles du corps devront aussi être très énergiques et l'animal sera fort; car il est rare de trouver des parties faibles unies à d'autres parties fortes dans le corps des animaux. C'est donc une pratique bien fondée que de soulever la queue des chevaux pour juger de leur degré d'énergie. Ce dynamomètre (1) donne presque toujours des renseignements certains.

Les crins doivent être fins et luisants, nombreux et implantés sur toutes les parties du tronçon. Quelquefois une partie de ce même tronçon ne présente pas de crins à son extrémité supérieure; cette nudité, due aux dartres qui décomposent les bulbes des poils et occasionnent leur chute, est appelée *queue de rat*; elle se rencontre ordinairement dans les bons chevaux : aussi un vieux proverbe dit : *queue de rat n'a jamais laissé son maître dans l'embarras.*

On croyait autrefois, quelques personnes croient peut-être encore aujourd'hui, qu'il existe dans le bout de la queue des animaux un ver qui, en se portant vers le canal rachidien, les fait considérablement maigrir et finit par les faire mourir en leur rongeant le cerveau ; c'est pourquoi on enlevait plusieurs nœuds de la queue aux jeunes animaux. C'est là une idée absurde qui ne peut avoir été émise que par des personnes d'une ignorance complète en anatomie, qui auront pris, probablement, les tendons des muscles coccygiens pour des vers.

Si, après avoir coupé une certaine longueur du tronçon, on laisse les crins pousser naturellement, la queue est dite en *balai*. On appelle *courte queue*, celle de laquelle on a, non seulement amputé quelques-unes des dernières vertèbres qui la composent, mais encore dont les crins ont été coupés en brosse au niveau de l'amputation. On dit que la queue est en *catogan* ou *cadogan* (2), lorsqu'elle a été coupée très court et plus prés du fondement.

Lorsque les muscles abaisseurs de la queue ont été enlevés, ou seulement coupés en travers pour annuler leur effet, on dit le cheval *niqueté;* si à cette opération on ajoute l'ablation d'une partie des vertèbres coccygiennes, on nomme le cheval

---

(1) Du grec *dynamis*, force, et *metron*, mesure ; instrument propre à mesurer la force musculaire d'un homme ou d'un animal et à la comparer à celle d'un autre homme ou d'un autre animal.

(2) Cette amputation, qui n'est pas sans dangers, est ainsi appelée du nom de celui qui l'a mise à la mode, *lord Cadogan.*

anglaisé. Cette opération, inventée par les maquignons anglais, a pour but de donner aux chevaux de peu d'énergie, l'apparence de chevaux de race. Ce maquignonnage est aisé à reconnaitre, en ce que les chevaux dont la queue a été ainsi coupée, la portent plus haut et plus relevée que les chevaux de race et que l'on aperçoit sur cette partie des cicatrices transversales ou longitudinales. Les chevaux de race portent le tronçon de la queue horizontalement, au niveau de leur croupe, et les dernières vertèbres coccygiennes s'incurvant, laissent flotter les crins, ce qui donne une position hardie.

Certains chevaux présentent beaucoup de graisse autour de l'attache de la queue, à l'endroit où se termine la croupe, comme cela arrive dans les gallinacées. On désigne cette particularité par le nom bizarre de *cul de poule.*

DES MEMBRES ANTÉRIEURS.

DE L'ÉPAULE ET DU BRAS.

A l'extérieur, l'épaule et le bras sont confondus ensemble, et il est nécessaire de connaître la forme et la direction des os qui leur servent de base, pour pouvoir établir une distinction entre ces deux parties qui, enveloppées de muscles, semblent n'en former qu'une. Les formes en doivent être légérement arrondies, les muscles saillants et bien dessinés, sans excés de volume. Si la maigreur de ces parties les faisait paraître décharnées, ce serait un indice assuré de faiblesse. Cette conformation se remarque principalement dans les chevaux qui sont étroits de poitrine, et semble être une conséquence de cet état. En effet, les chevaux à poitrine étroite ne pouvant fournir de longues et rapides courses, puisque leurs poumons ne trouvent pas à se développer suffisamment, sont inaptes à fournir une respiration convenable à la vitesse des allures. Il devenait dès lors inutile de doter ces chevaux d'épaules à actions énergiques et déliées pour la course.

Lorsque ces régions sont rondes, grosses et trop chargées de chair, l'animal est pesant, il se lasse facilement, il bronche, et le poids énorme supporté par les jambes de devant en occasionne bientôt la ruine. Les mouvements de l'épaule et du bras doivent être parfaitement libres et bien apparents , car ce sont eux qui , en partie, mettent le membre à même de franchir les obstacles qui entraveraient son transport en avant.

Plus l'épaule sera longue et inclinée de haut en bas et de derrière en avant, et plus le cheval sera propre aux allures rapides , par la raison que la longueur et l'obliquité de l'épaule, donnant aux muscles fléchisseurs du bras une direction plus perpendiculaire et une longueur plus grande, augmentent leur étendue de contraction , et donnent au membre la faculté, dans chaque mouvement , d'embrasser une plus grande étendue de terrain que si l'épaule était plus droite.

La qualité d'obliquité et de longueur de l'épaule présente encore l'avantage de faciliter le déplacement du cheval , de prévenir la ruine du membre et de rendre les réactions moins dures et l'allure plus douce. Privées de jeu ces parties ont l'air d'être comme plaquées et fixées par une cheville à la poitrine ; cela diminue infiniment le prix du cheval de selle. Si cet embarras n'est que l'effet du défaut d'exercice, on dit les épaules *engourdies* et *froides*. Les épaules froides diffèrent donc des épaules *chevillées* , en ce que la difficulté des mouvements des premières n'est plus apercevable lorsque les épaules sont échauffées et que l'animal marche alors très librement, tandis que les secondes n'exécutent pas plus de mouvements à la fin qu'au commencement de l'action. La plupart des chevaux anglais ont les épaules froides. L'articulation qui unit le scapulum qui sert de base à l'épaule, à l'humérus qui sert de base au bras , peut être considérée comme le centre des mouvements des membres antérieurs. Cette articulation répond à ce qu'on nommé en extérieur la pointe de l'épaule.

L'effort , *l'écart* et *l'entr'ouverture* sont trois expressions anciennes qui indiquent la même altération. Quand le cheval ne boitait pas beaucoup on disait *effort;* quand il boitait davantage on disait *écart*, et lorsque le cheval avait de la peine à ramener le membre et qu'il décrivait un demi cercle , on disait *entr'ouverture*. Ces trois expressions sont aujourd'hui remplacées par le mot *entorse scapulo-humérale* qui donne une idée plus juste de cet accident, qui n'est autre chose que la distension plus ou moins forte des ligaments qui assujettissent l'articulation résultant de l'union de l'os de l'épaule avec l'os du bras.

DE L'AVANT-BRAS.

L'avant-bras est le premier rayon des membres antérieurs détachés du corps, et que beaucoup de personnes prennent pour le bras. Il doit être distinct du bras par une ligne horizontale qui résulte de la disposition des muscles de ces deux parties. Les muscles de l'avant-bras doivent être bien développés et surtout bien dessinés, c'est-à-dire séparés entre eux par de légers interstices. Ils doivent, en outre, venir en diminuant progressivement, de haut en bas, jusque près du genou où ils se terminent par des productions tendineuses, de manière à former une pyramide renversée.

L'avant-bras doit être proportionné, soit à l'épaisseur du corps, soit à la hauteur de l'animal, soit enfin aux justes dimensions des autres parties qui terminent les extrémités antérieures. Quand l'avant-bras est trop long, les parties inférieures n'ont pas la longueur suffisante ; alors les animaux troussent peu, rasent le tapis et progressent très vite. Au contraire, quand l'avant-bras est court, les réactions sont dures ; les animaux troussent beaucoup, les mouvements sont cadencés ; ils parcourent moins de chemin dans un temps donné, mais c'est une qualité pour les chevaux de manège, en ce que les mouvements en paraissent plus beaux.

DU COUDE.

C'est principalement sous le rapport de sa position qu'il importe d'examiner cette partie. Le coude doit être parallèle à l'axe du corps, conséquemment n'être porté ni en dedans ni en dehors.

La peau doit en être fine, souple, unie à l'os par un tissu cellulaire lâche et abondant.

Il survient quelquefois dans le tissu lamineux du coude, une tumeur plus ou moins considérable que l'on nomme *éponge ;* elle est le résultat des compressions et des meurtrissures faites par l'éponge du fer, lorsque l'animal se couche en *vache,* c'est-à-dire, quand l'éponge du fer frappe le coude : c'est sans doute de là que lui vient son nom. Lorsqu'on reconnaît aux callosités que présente la peau qui recouvre le coude, que le cheval se couche en vache, on en prévient les fâcheux effets en faisant appliquer sous le pied un fer à éponge tronquée et laissant la corne des talons au niveau du fer, de manière que celui-ci paraisse comme incrusté dans la corne.

DU GENOU.

Le genou doit être large et épais, avoir ses faces sèches, bien prononcées, être recouvert d'une peau fine immédiatement appliquée sur les tendons qu'elle recouvre, et présenter la même direction que l'avant-bras et le canon. Lorsque le genou est étroit, arrondi, sans saillies osseuses, on lui donne le nom de genou de *veau*. Cette conformation accuse de la faiblesse.

Le genou peut présenter de petits gonflements osseux nommés *suros*; quelquefois la peau est emportée ou excoriée, c'est ce qu'on appelle genoux *couronnés*.

On appelle improprement *malandres* (1) ou *rapes*, de petites plaies, de petites fentes ou crevasses ulcéreuses, qui se forment dans les téguments du cheval et qui surviennent à la face postérieure du genou. Ces plaies dépendent quelquefois de la malpropreté, qui irrite la surface de la peau et y détermine une démangeaison qui, elle-même, engage l'animal à y porter la dent. D'autres fois, cependant, ces solutions de continuité résultent d'un mode particulier de l'action vitale dans la partie.

La fatigue fait quelquefois développer à la partie supérieure et externe du genou une tumeur synoviale qui peut devenir considérable, et qui résiste presque toujours aux moyens de guérison les plus énergiques.

DU CANON (tendon et ligament suspenseur).

La beauté du canon réside dans sa largeur et dans ses justes proportions avec les autres parties du corps ; il présente trois parties bien distinctes dans les chevaux du midi et les chevaux du nord provenant de race méridionale ou anglaise. Ces trois

---

(1) Du latin *malandria*, espèce de lèpre.

parties sont : le canon proprement dit, le tendon, et le ligament suspenseur du boulet situé entre les deux premiers, et séparé par deux gouttières plus ou moins profondes et très apercevables.

Plus le tendon est gros et distinct du canon et du ligament suspenseur, pourvu toutefois qu'il soit sain, plus il est fort, ainsi que le muscle dont il doit transmettre l'action ; son volume doit être le même dans toute son étendue. Dans les chevaux de race, la peau qui recouvre cette partie est fine et les poils en sont ras. Dans les chevaux communs, au contraire, le bord postérieur des tendons présente des poils de plusieurs pouces de longueur et semblables aux crins.

Si le grand développement du tissu cellulaire empêche qu'on ne puisse distinguer le tendon, de l'os et du ligament suspenseur du boulet, on dit que les animaux ont les tendons de *veau*. C'est une marque de peu d'énergie et de faiblesse qui se rencontre assez souvent dans les chevaux d'un tempérament lymphatique, élevés dans les pays bas et humides.

Quand les canons sont trop longs, les jambes et les avant-bras sont courts, les genoux et les jarrets hauts ; les mouvements sont gracieux, bien relevés : les chevaux sont très bons pour le manége mais beaucoup moins pour d'autres usages. Ils dansent beaucoup, se fatiguent vite et n'avancent pas. Les canons courts, au contraire, sont toujours accompagnés de jambes et d'avant-bras longs ; les allures alors sont très rapides : on remarque cette conformation dans presque tous les chevaux coureurs.

Les maladies des canons sont : *les crevasses* et *les eaux aux jambes*, qui s'y prolongent quelquefois ; les *suros* ou osselets qui sont dits *simples*, quand ils sont peu nombreux et sur une partie latérale ; *chevillés*, quand ils se correspondent parfaitement d'un côté à l'autre ; en *chapelets*, quand ils sont sur une même ligne et de grosseur inégale ; et *tendineux*, quand ils se rencontrent dans les coulisses ou sur les bords des tendons : alors ils gênent considérablement l'animal et le font boiter. Il en est de même de ceux des articulations qui peuvent quelquefois déterminer *l'ankylose* (1) ou soudure des articulations.

---

(1) Du grec *ankylos*, courbé, dénomination provenant de ce que les membres frappés de cette difformité restent ordinairement fléchis.

Dans les chevaux de race qui ont le canon sec, on remarque de chaque côté une petite éminence qui est formée par le bouton du péroné et que l'on ne doit pas confondre avec les suros. La différence est facile à établir, en pressant un peu sur cette éminence, elle s'enfonce par la flexion du péroné.

Les animaux *arqués* ou *brassicourts* ont ordinairement le tendon déprimé et rapproché de l'os auprès du jarret ou du genou, c'est ce qu'on nomme *tendon failli;* c'est un signe de faiblesse.

Les tendons peuvent être engorgés à la suite d'une longue marche. Si leur excès de volume est dû à des coups que l'animal se donne avec les pieds postérieurs, il y a douleur considérable de la partie et boiterie très basse; c'est ce qu'on appelle *nerf-ferrure* ou *nerf-ferru.*

La fatigue ou un effort produisent souvent un engorgement de la partie supérieure du tendon, qui occasionne une boiterie plus ou moins intense. Cet engorgement que l'on nomme *ganglion*, qui nécessite toujours l'application du feu, et dont on n'obtient pas toujours la guérison, est dû à un état maladif d'une production ligamenteuse qui s'étend des articulations du genou ou du jarret, au tendon perforant.

La gaîne tendineuse présente quelquefois des tumeurs molles dues à la synovie trop abondante, absolument semblables aux vessigons, et distinguées comme eux en *simples* et *chevillées.* Ces tumeurs, nommées molettes, se rencontrent à l'extrémité inférieure du canon, au-dessus du boulet, sur les faces latérales.

DU BOULET.

Le boulet doit être bien arrondi, suffisamment développé et en rapport avec les parties environnantes. Il offre à sa face postérieure, dans les chevaux fins, comme par exemple les chevaux arabes et persans, une petite touffe de crins qu'on nomme le *fanon* (1), au milieu de laquelle on rencontre un petit tubercule nommé *ergot* (2). Dans les chevaux communs, le fanon est si considérable, qu'il empêche souvent de distinguer le boulet. Les mouvements de cette partie sont fréquents et exigent beau-

---

(1) Du grec *phanon,* évident.
(2) Du latin *erigo,* mettre debout, dresser.

coup de développement dans les extrémités articulaires. Les animaux qui ont le boulet grêle et faible sont de peu de durée et se ruinent promptement.

Les ligaments, qui assujettissent les abouts articulaires des os qui servent de base au boulet, sont quelquefois distendus, tiraillés ; ce qui constitue une entorse, accident très douloureux et qui occasionne une boiterie longue et difficile à guérir complètement : les chevaux se ressentent longtemps de ces sortes d'accidents.

Indépendamment des molettes situées à la partie postérieure et supérieure du boulet, entre l'extrémité inférieure du canon et le tendon, on remarque sur les parties latérales, et quelquefois à la partie antérieure, des tumeurs molles qui, comme les molettes, sont le résultat de la distension de la capsule synoviale et de l'épanchement de la synovie.

Les jeunes chevaux abandonnés dans les paturages présentent souvent des molettes; on les guérit facilement, mais quand elles viennent plusieurs fois, ou qu'elles sont permanentes dans les vieux chevaux, c'est toujours un signe d'usure.

Depuis plusieurs années, je pratique la ponction de ces tumeurs, et dès que la liqueur qu'elles contiennent s'est complètement écoulée, j'applique un bandage agglutinatif et contentif et les molettes disparaissent complètement.

On rencontre, à la face interne des boulets, des plaies, des callosités dues aux coups que les animaux se donnent sur cette partie avec le pied opposé, comme on le remarque dans les chevaux étroits de devant, *panards* ou *cagneux*. Dans ces deux derniers cas les extrémités dévient en dehors ou en dedans pendant la progression. Si c'est en dehors qu'elles dévient, les animaux sont dits *faucheurs* ou *billardeurs*.

DU PATURON.

Le paturon doit être en rapport avec toutes les autres parties du membre; s'il est trop long les chevaux sont dits *bas* ou *longs jointés*. Quand ce défaut est porté à l'excès, l'ergot porte quelquefois à terre, les réactions sont douces; si la force des tendons rachète ce défaut il devient une qualité; comme on le remarque dans les chevaux andalous, barbes, limousins. Si au contraire le paturon est trop court, il est dit *court jointé;* les réactions sont dures et l'animal est bientôt sur les boulets.

Les atteintes sont fréquentes à cette partie; c'est aussi le siége des eaux aux jambes, suintement d'une matière fétide au travers de la peau; *des enchevêtrures* (1), *des crevasses, des érosions* qui surviennent lorsque le cheval se prend dans sa longe; ainsi que *des exostoses*, qui sont toujours graves, puisqu'elles gênent les articulations ou les tendons qui glissent autour du premier phalangien.

DE LA COURONNE.

La couronne doit se confondre avec le paturon et le sabot, sans qu'il y ait dépression ni éminence. Les dépressions indiquent qu'il y a eu des opérations pratiquées sur cette partie; telles que celles du javart ou autres. Les éminences, au contraire, sont dues à des exostoses ou à l'ossification des cartilages; on les nomme *formes* (2). Elles sont toujours graves et donnent lieu à des claudications. Les atteintes qu'on distingue en *simples, encornées* et *sourdes*, produisent des callosités qui constituent également des éminences.

Les atteintes simples ne sont pas dangereuses, elles résultent du trébuchement des membres. L'atteinte encornée a lieu sur le biseau du sabot, et peut en déterminer la chute. L'atteinte sourde est la plus dangereuse; elle résulte de la réitération des atteintes sur le même point; elle décompose les parties profondes, et peut produire les javarts.

La fracture de l'os de la couronne est peu grave; elle se guérit seule et sans danger, cet os étant maintenu par le biseau de l'ongle.

DU SABOT.

Lorsqu'on examine le sabot sans attention, il parait être une simple boite pour la défense de l'organe; mais quand on le considère attentivement, on voit qu'il consiste en une belle

---

(1) D'un ancien mot *chevestre* ou *cabestre,* licou; dérivé du latin *capistrum;* chevaux blessés par la longe du licou.

(2) Du latin *forma,* figure extérieure d'un corps.

machine, construite autant pour le support de l'animal que pour mettre le pied à l'abri des injures des corps extérieurs.

Destinée à soutenir le poids de l'édifice entier, cette partie est d'autant plus essentielle, que la plupart des défauts qu'on y peut remarquer tendent à rendre le cheval inutile et incapable de servir.

La muraille ou paroi du pied doit être convexe d'un côté à l'autre, inclinée obliquement de haut en bas et de dedans en dehors, enfin, disposée de manière qu'elle s'évase vers son bord inférieur, mais toujours plus à sa partie antérieure que sur les côtés. Elle doit être noire ou noirâtre, unie, luisante, exempte de dépressions longitudinales et de cercles transversaux, couverte d'un épiderme qui ne doit jamais être enlevé, comme le font très souvent les maréchaux-ferrants; car il est le meilleur rempart que puisse avoir le sabot contre les injures des corps extérieurs. Lorsqu'on enlève cet enduit, la partie interne de la corne, plus abreuvée de suc, se sèche, se contracte et souvent se fend. Quand la boue et le sable entrent dans ces fentes, il se forme des *seimes* (1), il est donc important de conserver avec le plus grand soin cette couverture du sabot.

La sole qui est de nature presque friable, surtout lorsqu'elle est sèche et vieille, doit former une espèce de voûte, modérément creuse à son glacis, et être unie intimement à sa jonction à la paroi et à la fourchette.

La fourchette sera apparente sans excès ; de façon lors de l'appui sur un sol uni, à n'en être ni trop éloignée ni trop pressée. Le tissu de la corne ne présentera pas d'irrégularités, ni de principes de désorganisation.

DÉFECTUOSITÉS DU PIED.

Tout pied dans lequel les caractères retracés ci-dessus ne se trouvent pas réunis et sont sensiblement intervertis est dit défectueux; et cet état, toujours porté à différents degrés, peut être naturel ou acquis. Dans le premier cas, il dépend d'une conformation vicieuse, soit du pied lui-même ou des rayons ou

---

(1) Du latin *semi*, demi, moitié ; nom donné à ces solutions de continuité parcequ'elles divisent les pieds postérieurs en deux parties égales.

jointures supérieures, ou bien il provient de la nature même des parties constituantes, comme cela a lieu dans les pieds gras. Les défectuosités sont acquises, toutes les fois qu'elles sont le produit de causes accidentelles qui les font naître.

Parmi ces vices plus où moins préjudiciables, les uns détériorent le pied et le rendent impropre à beaucoup de services; d'autres produisent, entretiennent des douleurs vives, font boiter le cheval, et donnent lieu à des maladies quelquefois fort graves.

Pied grand. Quand il y a excès de grandeur, on dit le pied *volumineux;* assez ordinairement ces sortes de pieds sont mous, plats ou combles, et se remarquent dans les chevaux du nord; surtout dans ceux qui sont élevés dans les lieux bas et humides. Les chevaux qui ont de grands et larges pieds sont presque toujours maladroits, lourds et pesants; ils sont sujets à se déferrer et ne peuvent aller que lentement. Ils conviennent cependant pour quelques services, surtout pour aller dans des lieux boueux et peu consistants. Le grand pied est même une des qualités les plus recherchées dans les juments que l'on destine à la mulasse, parceque les mulets qui en proviennent sont peu rampins et ont de meilleurs pieds.

Pied plat. L'on nomme ainsi tout pied dans lequel la sole, au lieu de former la concavité naturelle, se trouve à peu prés au niveau du bord de la paroi et de la base de la fourchette; dans ce cas, l'appui a lieu sur toute la surface plantaire; il fait naître et entretient une irritation qui va toujours en augmentant et produit divers accidents, tels que la sole foulée, des ognons, des bleimes et le plus fréquemment les pieds combles.

Pied comble. Cette défectuosité, qui est toujours une suite de la précédente, présente une telle exubérance de la sole, que cette partie dépasse le bord de la paroi et dérobe, en quelque sorte, la fourchette.

Le pied n'est jamais comble naturellement; il ne le devient que par accident, et presque toujours parceque, l'orsqu'il est encore plat, l'on ne prend nulle précaution pour faire cesser la cause qui a donné naissance à ce premier état, et qu'on néglige de parer et ferrer convenablement.

Assez ordinairement les pieds combles ont la paroi déprimée

en écaille d'huitre; ils ne sont généralement bons qu'au labour, ne conviennent pas dans des terrains gras et humides; ils ont presque toujours une fourchette grasse avec des talons bas. Les chevaux qui ont les pieds combles sont sujets à forger, à s'atteindre et quelquefois même à s'entre-tailler.

Pied petit. Cette conformation est fréquente dans les chevaux de race et originaires des contrées méridionales, surtout dans les chevaux que l'on élève à l'écurie. Elle donne un appui peu étendu à l'animal et devient plus ou moins pernicieuse, suivant qu'elle est compliquée d'autres défauts, tels que les talons serrés, la paroi cerclée, la faiblesse de l'ongle, etc.

Pied encastelé (1). Le pied dit encastelé est celui dans lequel le serrement du sabot a lieu vers la partie supérieure des deux quartiers, et s'étend quelquefois jusqu'aux talons. Cette défectuosité, caractérisée non seulement par le resserrement, mais encore par la hauteur des quartiers, a de graves inconvénients et préjudicie considérablement au service que pourrait rendre l'animal. L'ongle compact et trop pressé comprime le vif, fait boiter le cheval et cause des douleurs plus ou moins vives. L'encastelure, qui ne se rencontre guère que dans les chevaux fins, de selle, et qui ont les pieds petits, peut être naturelle et dépendre de la constitution même du sabot; ou accidentelle et être produite par différentes causes.

Pieds à talons serrés. Dans ces pieds le resserrement du sabot se borne aux talons, qui sont généralement petits, contournés en dedans et très rapprochés l'un de l'autre.

Cette altération, moins grave que l'encastelure à laquelle elle donne souvent lieu, s'observe comme elle dans les chevaux fins, et rend le pied peu propre à résister longtemps sur des terrains durs et raboteux. Ainsi que les pieds encastelés, les pieds à talons serrés sont très sujets à devenir rampins, ont souvent la fourchette maigre et sont exposés à être facilement serrés ou piqués.

Pied étroit. On nomme ainsi tout pied qui est déprimé sur les côtés de la muraille et qui se prolonge en devant. Quand cette

---

(1) Du latin *castellum*, château fort, prison, c'est-à-dire pied contraint, resserré et comme emprisonné.

défectuosité est portée à un certain degré, le pied est dit *pro-longé*, et ses faces latérales portent presque toujours des dépressions longitudinales plus ou moins grandes et profondes. Assez souvent le pied étroit a les talons serrés; il est sujet aux seimes, à devenir rampin et même à donner lieu à de faux quartiers.

Pied cerclé. Défectuosité particulière de l'ongle, qui se manifeste à la surface de la paroi et qui consiste dans des cercles transversaux plus ou moins nombreux, rapprochés et placés les uns au-dessus des autres. Ces anneaux, d'autant plus pernicieux qu'ils sont plus profonds, émanent constamment du biseau, forment autant d'avalures qui descendent peu à peu et disparaissent au bord inférieur de la paroi. Ils font quelquefois boiter le cheval, surtout lorsqu'ils sont nombreux, très rapprochés, et que le pied est ensuite étroit et long.

Quelquefois les cercles sont la suite de la fourbure; ils accompagnent le croissant, résident dans le milieu de la paroi qui est déprimée en écaille d'huître et sont alors très préjudiciables. Quand ils sont petits, peu nombreux et qu'ils descendent sans se reproduire, on doit favoriser cette direction de l'ongle par tous les moyens qui peuvent en entretenir la souplesse. Lorsque les cercles proviennent d'une altération intérieure et persistante, ils se reproduisent continuellement et deviennent incurables.

Pieds creux et à talons hauts. Cette difformité, assez ordinaire dans l'encastelure, réside dans le dessous du pied, dont la sole trop enfoncée forme une concavité profonde, et dont les talons sont beaucoup plus hauts qu'ils ne doivent l'être. Le pied creux n'est pernicieux qu'autant que les talons sont serrés, compriment le vif et font boiter le cheval. Les anciens hippiatres tels que Solleysel, regardaient cette défectuosité comme une qualité précieuse pour les chevaux de carrosse.

L'animal qui porte des pieds ainsi conformés est sujet à devenir rampin, à avoir la fourchette maigre et échauffée, et à être atteint de crapaud, etc.

Pieds à talons bas. Cette conformation rend le cheval sujet à forger et à s'atteindre; elle est d'autant plus préjudiciable qu'elle est portée à un degré plus élevé et qu'elle est accompagnée d'une fourchette maigre. Dans ce dernier cas, les talons étant faibles, appuyent trop sur le sol et sont sujets à être foulés,

Pieds à talons faibles. État naturel qui est autorisé par des talons trop flexibles, trop petits, et qui se remarque le plus fréquemment dans les pieds à fourchette grasse. Avec une telle défectuosité le cheval peut avoir les talons foulés et quelquefois même il peut être atteint de fourbure.

Pied à fourchette grasse. On désigne sous ce titre, tous les chevaux qui ont une fourchette plus grosse, plus molle et plus flexible que dans l'état naturel. Cette difformité, ordinaire dans les pieds mous, évasés, plats, combles, et même dans quelques talons bas, peut faire craindre quelques affections, surtout si l'animal travaille et habite des endroits humides; elle peut donner lieu à la fourchette échauffée, pourrie, et même au crapaud.

Pied à fourchette maigre. État opposé au précédent, assez fréquent dans l'encastelure, le pied serré, etc., et dans lequel la fourchette n'a pas la grandeur requise. Une telle défectuosité donne lieu à plusieurs accidents dangereux, et est d'autant plus grave qu'elle indique un pied appauvri.

Pied faible. Le peu d'épaisseur et de dureté, un état de mollesse de la corne de la paroi, constituent ces sortes de pieds qui sont toujours sensibles, très exposés à être piqués, encloués, et ne peuvent pas résister longtemps sur des terrains durs et pierreux.

Pied dérobé. Éclats accidentels qui se font au bord supérieur de la paroi, déterminent une plus ou moins grande perte de corne, sont le produit de causes diverses et ont lieu plus particulièrement dans la corne qui n'a pas le liant requis, et est naturellement cassante.

Pied rampin. Suivant le sens même de l'expression, l'on désigne sous ce titre tout pied dirigé, disposé de manière à traîner, à ramper sur terre lorsque l'animal chemine. Cette difformité, qui peut être naturelle ou accidentelle, consiste dans une direction vicieuse du sabot, se manifeste à la pince qui, au lieu de se porter obliquement en avant comme dans l'état naturel, se trouve relevée, plus ou moins perpendiculaire, quelquefois même inclinée en arrière; car il est des chevaux tellement rampins, qu'ils marchent totalement sur la partie antérieure de la muraille. Le cheval est dit *pinçard*, toutes les fois qu'il n'appuie que sur la pince, que les talons restent en l'air et ne portent point sur le sol.

Le défaut dont il s'agit, qui est très ordinaire et même naturel dans les mulets, suppose des talons hauts qui rejettent l'appui en pince, à laquelle on remarque toujours beaucoup d'épaisseur. Il peut aussi exister avec des talons bas, surtout lorsqu'il est occasionné par la ruine ou par toute autre cause accidentelle. Les chevaux qui, comme les mulets, ne sont rampins que par un état particulier des parties, marchent avec assurance et ont même plus de force à tirer et à franchir les montagnes. S'ils sont peu propres à la selle, c'est parce qu'ils ont les réactions très dures et qu'ils fatiguent beaucoup les cavaliers. Il n'en est pas de même des animaux rampins par usure; ils buttent continuellement, ils sont sujets à se bouleter, à se couronner, à se couper, à s'entre-tailler et même à s'abattre.

Pied de travers. Une hauteur inégale, ou une inclinaison trop forte dans l'un des quartiers, constitue ces sortes de pieds. Cette défectuosité qui, suivant ses degrés, préjudicie plus ou moins à la valeur du cheval, se remarque fréquemment dans les poulains exercés trop tôt, et est le plus souvent l'effet du défaut de ferrure. Elle peut aussi être déterminée par la nature du sol sur lequel le cheval chemine, ainsi que par les mauvaises ferrures. Cet état vicieux, très préjudiciable dans les chevaux d'un certain âge, peut se corriger ou diminuer considérablement au moyen d'une bonne ferrure.

Pied bot. Défectuosité dépendant, tant de la direction vicieuse des rayons supérieurs, que de l'altération même du sabot. État très remarquable dans lequel le pied ayant peu d'étendue, peu d'inclinaison, mais plus ou moins de hauteur, suit avec le paturon et la couronne une direction presque droite, ne dépasse point du tout ou très peu ces régions, et forme avec elle un corps cylindrique. Ce pied est déformé presque toujours par suite de fourbure; il a la pince relevée tout court, est inévitablement rampin, porte des talons hauts, et offre souvent à la face antérieure de la muraille quelques dépressions transversales. Avec de tels pieds un cheval présente peu de ressources, est considéré comme complètement ruiné et ne peut rendre que de très faibles services.

D'autres déviations sont particulières à certaines parties de l'ongle. Il y en a qui surviennent aux quartiers et aux talons; la corne alors se déjette en dedans ou en dehors. ce qui empêche tout appui égal et certain. Ordinairement, quand l'ongle rentre d'un côté, il se dévie en dehors de l'autre; le refoulement intérieur tend à augmenter de plus en plus ces dérangements. On conçoit quels effets désastreux il en résulte pour les aplombs, surtout dans les jeunes chevaux dont les os cèdent facilement à cet appui et prennent alors des directions plus ou moins vicieuses.

Mais ce qui survient aux aplombs. par suite des défectuosités du pied, arrive aussi aux pieds par les défectuosités des aplombs, qui altèrent presque toujours la conformation du sabot; de sorte que ce sont comme deux causes qui se produisent et s'aggravent souvent l'une par l'autre. Les chevaux *panards* et *cagneux* offrent surtout ces deux cas.

DES MEMBRES POSTÉRIEURS.

DES HANCHES.

Les hanches, qui ont pour base les os ilions, sont tantôt plus hautes, et tantôt plus basses que la croupe, suivant la direction qu'affectent les os coxaux. Si elles sont trop courtes, la croupe l'est également; si au contraire elles sont longues, la croupe l'est aussi; dans ce cas, lorsque les muscles qui recouvrent cette partie sont bien développés, les chevaux sont bons coureurs.

Les hanches doivent être au niveau des parties environnantes; si elles sont trop saillantes, les chevaux sont dits *cornus;* cette conformation ne blesse que la vue. Certains chevaux de race, tels que les anglais, les barbes et les espagnols présentent fréquemment cette conformation qui ne nuit en aucune façon aux services qu'on exige d'eux. Lorsque les hanches sont déprimées. c'est une preuve du peu de développement des os; alors les muscles ayant des attaches resserrées ne peuvent agir avec assez d'énergie, et les chevaux sont faibles.

Les os qui servent de base aux hanches peuvent être fracturés ou seulement déviés; ces accidents se guérissent assez facilement, mais les hanches restent toujours basses : on dit alors que les chevaux sont *éhanchés* ou *épointés*.

On désigne très improprement sous le nom d'*effort des hanches*, la distention des ligaments qui maintiennent l'articulation coxo-fémorale.

DES FESSES.

Les muscles des fesses doivent être bien dessinés et développés de manière à ne laisser, à la face interne, aucun intervalle entre eux, tandis que la face externe doit présenter un léger interstice qui, dans les vieux chevaux, et surtout dans les chevaux maigres où il est très prononcé, constitue une gouttière nommée *raie de misère*.

On distingue aux fesses deux parties : l'une supérieure ou *la pointe*, qui a pour base la tubérosité de l'ischium, et l'autre inférieure ou *le pli*, qui l'unit à la jambe.

Les fesses doivent être en rapport avec les parties environnantes et exemptes de cicatrices qui sont des traces de sétons. Les chevaux qui ont des traces de ces sortes de cicatrices doivent exciter notre méfiance.

DE LA CUISSE.

La cuisse doit avoir les muscles qui l'entourent très distincts les uns des autres, à l'extérieur, ce qui ne se remarque pas dans les races communes, ni dans les chevaux très gras. Elle doit se confondre insensiblement avec les parties environnantes; alors les chevaux sont dits *bien gigotés*. Quand elle est exubérante, cela est dû aux muscles qui ont acquis beaucoup de volume, ce qui ne peut avoir lieu dans les muscles de la jambe, renfermés dans une gaîne tendineuse très résistante, qui ne leur permet que très peu de développement. Si les muscles de la face externe de la cuisse ne sont pas suffisamment volumineux, la cuisse est dite *plate*.

Quoique les ligaments et les muscles qui maintiennent l'articulation coxo-fémorale soient très forts, très résistants, il n'est pas rare cependant, qu'ils soient tiraillés, et quelquefois même que la tête du fémur soit, en quelque sorte, expulsée de la cavité cotiloïde. Alors il y a distention des ligaments, douleurs très vives, raccourcissement du membre, boiterie considérable. Mais, à mesure que cet accident devient plus ancien, les douleurs se calment et la claudication devient moindre. Quelquefois, par les frottements réitérés, la tête du fémur pratique une cavité dans la partie du canal contre laquelle elle s'appuie. C'est toujours un grand inconvénient. Les animaux qui en sont affectés ne sont jamais propres à de grands services; ils peuvent cependant être employés au labourage.

DU GRASSET ET DE LA ROTULE.

Le grasset est très peu important dans les monodactyles, où il doit être en rapport avec les parties environnantes.

La rotule. La peau de cette partie doit être souple et sa surface arrondie. L'os de la rotule glisse dans une coulisse très profonde que lui offre le fémur. Il est court, spongieux; ces trois raisons en rendent la fracture difficile; cependant elle a lieu quelquefois par suite d'un coup de pied sur cette partie, ou d'un grand effort des muscles nombreux qui viennent s'y attacher; dans ce cas il y a boiterie très grande. La coulisse dans laquelle glisse cet os est à bords inégaux, l'interne est beaucoup plus élevé que l'externe, d'où il suit que certains mouvements forcés peuvent la faire passer par-dessus ce dernier bord, et constituer ce qu'on appelle une luxation de la rotule. Ce cas est d'autant plus grave qu'il y a tiraillement de toutes les parties qui s'attachent à cet os, et qu'il est difficile, quelquefois même impossible, de la maintenir en place à cause du peu de prise qu'elle offre, ainsi que de la force avec laquelle elle est maintenue. La luxation de la rotule occasionne une boiterie trop grande pour qu'on puisse exposer en vente l'animal qui en est affecté.

DE LA JAMBE.

La jambe doit avoir la forme d'une pyramide renversée, aplatie légèrement, de dehors en dedans, et se confondant insensiblement avec les parties auxquelles elle s'unit.

Quand les chevaux de course ont la jambe un peu plus longue que les proportions ne l'indiquent, et qu'elle est bien musclée, loin d'être un défaut, cette conformation est une qualité. Mais

il faut pour le cheval de trait que cette partie soit plus courte
et que les muscles en soient bien développés. La corde tendineuse qui se trouve à la partie postérieure et inférieure de la
jambe doit être forte.

Si la jambe est sèche et peu fournie, elle fait paraître le train
de derrière serré, elle annonce toujours la faiblesse de l'animal.

Les coups de pieds à la face interne de la jambe, ou le tibia
ne se trouve, en quelque sorte, recouvert que par la peau, sont
toujours très dangereux; ils occasionnent très souvent ou la
fêlure ou la fracture de l'os. Dans ce cas, on laissera le cheval
qui en sera atteint dans l'écurie, sur une bonne litière, jusqu'à
ce que la plaie soit complètement guérie. Il est souvent arrivé
que des chevaux, qui ne boitaient presque pas et qui avaient l'os
fêlé, se sont complètement fracturé la jambe à la promenade
ou même à l'écurie, en se relevant, quand on n'a pas eu le soin
de leur continuer une bonne litière, suffisamment portée en
arrière des extrémités postérieures.

On remarque à la face interne de la jambe, une veine nommée
saphéne (1); elle est quelquefois le siège de *varices* (2) ou de
boutons de farcin.

DU JARRET.

Le jarret, centre des mouvements progressifs, doit réunir de
grandes dimensions en largeur et en épaisseur. Il doit avoir les
éminences et les cavités naturelles bien distinctes. La fosse qui
se trouve de chaque côté, entre le tibia et la corde tendineuse,
(*tendon d'achille*), doit être bien évidée, étendue et ne présenter en quelque sorte, que la peau d'un côté accolée à celle de
l'autre.

Les jarrets étroits sont toujours faibles. Les faces doivent être
parallèles à la longueur du corps. Si les pointes sont rapprochées, les animaux sont dits *serrés des jarrets*; si, au contraire,
les jarrets sont trop éloignés l'un de l'autre, on dit le cheval
ouvert du derrière.

---

(1) Du grec *saphès*, manifeste, évident.
(2) Du latin *variare*, varier, se détourner, à cause des sinuosités des vaisseaux variqueux.

Les mouvements sont bornés à la flexion et à l'extension. Ils doivent se faire dans une direction parallèle à la longueur du corps. Pendant l'appui, les jarrets doivent être fixes, ne dévier ni en dedans ni en dehors, car alors ils caractérisent la faiblesse de l'individu et sont dits *vacillants* ou *mous*.

Quand l'angle résultant de la réunion du tibia avec le canon est ouvert, ce qui constitue les *jarrets droits*, les réactions sont dures; mais les chevaux ainsi conformés sont très propres aux allures rapides, par la raison que cette conformation permet à la puissance musculaire de pousser le corps d'arrière en avant, dans une direction aussi parallèle que possible à la surface du sol. Quand, au contraire, cet angle n'a pas le degré suffisant d'ouverture, comme cela se remarque dans les chevaux qui ont les jarrets *coudés*, les pieds sont engagés sous le corps, les chevaux sont sujets à forger, ou même à s'attraper les tendons des extrémités antérieures, surtout dans les descentes et les allures accélérées; ils ont les mouvements liants, cadencés, mais la détente, au lieu de déterminer le corps en avant, le jette en haut en lui faisant décrire une courbe, de sorte qu'au lieu d'avancer, les chevaux dansent sur place et se fatiguent beaucoup pour faire peu de chemin.

Le degré d'ouverture des jarrets tenant le milieu entre les jarrets droits et les jarrets coudés doit être recherché pour le service de la cavalerie, et pour le service ordinaire des chevaux de selle.

Les chevaux communs ont ordinairement les jarrets empâtés, c'est-à-dire que les éminences et les cavités ne sont pas apercevables, par rapport au grand développement du tissu cellulaire.

Il est une défectuosité qui se rapproche beaucoup des jarrets serrés; ce sont les jarrets dont les pointes se touchent, même sans que cela soit dû au resserrement des rayons supérieurs, comme dans les jarrets serrés. Les chevaux ainsi conformés sont dits *clos du derrière*; pour la selle ces jarrets offrent le même inconvénient que les jarrets serrés, mais pour le trait, c'est une grande qualité, surtout pour un limonier, parceque cette disposition donne une plus grande force de résistance aux membres postérieurs. Les jarrets se touchant se soutiennent mutuellement, et les chevaux retiennent mieux la voiture.

L'importance des fonctions du jarret doit le faire examiner avec la plus grande attention.

Les maladies qui affectent cette articulation sont nombreuses et toutes graves, par rapport à la fréquence et à l'importance des mouvements dont elle est le siège. On les distingue en celles qui appartiennent aux parties molles et en celles qui ont leur siège dans les parties osseuses.

Les premières sont des ulcérations, des crevasses au pli, des tumeurs, etc.

Le capelet (1). On donne ce nom à un engorgement particulier, à une espèce d'infiltration de la peau et du tissu cellulaire de la pointe du jarret du cheval, qui rend cette partie plus volumineuse et arrondie, au point que le jarret paraît coiffé; surtout lorsqu'on se place à côté de la croupe et à deux ou trois pas de distance. Cette tumeur est mollasse et vacillante; en la saisissant avec la main on la fait mouvoir facilement en divers sens; on la voit fréquemment aux deux jarrets à la fois. Elle est indolente et ne porte pas absolument préjudice à l'animal; elle l'oblige rarement à boiter, à moins qu'elle ne croisse en volume et en consistance; alors elle gène les mouvements des parties où elle siège, et le cheval boite. On l'a vu s'abcéder et donner lieu à une ample suppuration; les accidents qui surviennent dans ce cas sont très graves.

Quelquefois le capelet intéresse la gaine des tendons qui passent sur cette partie ou qui s'y terminent; alors c'est une tumeur synoviale. Les capelets sont dus à des frottements réitérés de la pointe du jarret contre un mur ou un autre corps dur, ainsi qu'à des contusions.

Les vessigons. Ce sont des tumeurs molles dans toute leur étendue, fluctuantes dans certains points, ordinairement indolentes, qui naissent aux parties latérales du jarret, entre la pointe du calcanéum et la partie inférieure du tibia, sur les côtés des tendons qui viennent à la pointe du calcanéum. Les vessigons sont dits *simples* quand ils ne sont apercevables que d'un côté du jarret; *chevillés* quand ils existent aux deux faces.

---

(1) De l'italien *capellino*, petit chapeau. Nom donné à cette tumeur parce-qu'elle coiffe la pointe du jarret comme un petit chapeau.

Les vessigons sont d'autant plus volumineux qu'ils sont plus anciens et que les animaux travaillent davantage. Ils ne sont guère apercevables que quand le membre appuie sur le sol, car s'il est levé, le poids situé au-dessous du jarret étend les capsules, les tiraille, et la synovie se loge entre les abouts articulaires (1).

Cette tumeur est fréquente dans les poulains, surtout dans ceux qu'on entrave dans les prairies. On remarque encore assez fréquemment, surtout chez les jeunes chevaux qui commencent à travailler, au pli du jarret, un peu du côté interne, une dilatation de la membrane synoviale de l'articulation du tibia avec l'astragale. Ce vessigon, qui gène les mouvements du jarret sans occasionner précisément la boiterie, résiste souvent aux topiques les plus énergiques, employés pour le faire disparaître : le feu en raies m'a quelquefois réussi.

Varice. A la face interne du jarret et au pli, on rencontre quelquefois une dilatation de la veine saphène qui forme une tumeur molle nommée *varice.*

Les tumeurs osseuses ont reçu différents noms suivant la position qu'elles occupent.

Eparvins (2). On en reconnaît trois : *l'éparvin osseux* ou *calleux*, *l'éparvin sec* et *l'éparvin de bœuf.*

L'éparvin calleux est une exostose qui survient à la partie latérale interne et supérieure du canon.

L'éparvin sec consiste en une flexion convulsive et précipitée de la jambe, au moment qu'elle entre en action pour se mouvoir, sans qu'on aperçoive aucune grosseur. Ce mouvement irrégulier et désagréable est exprimé par le terme de *harper.*

Lorsque l'éparvin sec existe aux deux extrémités postérieures à un degré peu développé, les mouvements en sont plus gracieux pour les exercices des chevaux de manège.

L'éparvin de bœuf est une tumeur molle dans son principe, et qui devient dure par la suite ; elle occupe la face interne du jarret.

---

(1) Les vessigons, ainsi que les mollettes et toutes les distensions des capsules tendineuses sont complètement guéries au moyen de la ponction et d'un bandage agglutinatif et contentif (*V.* pag. 155).

(2) De l'italien *spavenio*, dérive lui-même du latin *species*, apparence, ce qui paraît au dehors.

Courbe. On appelle ainsi une tumeur osseuse, dure et plus ou moins volumineuse, ainsi appelée parcequ'elle décrit une ligne plus ou moins courbe. Elle se développe à la face interne, à l'endroit qui répond précisément à la protubérance arrondie de la tubérosité interne et inférieure du tibia.

Jarde ou *jardon* (1). C'est une tumeur dure qui se développe à la face externe supérieure et un peu postérieure du canon, sur la tête du péroné externe et qui, presque toujours, lèse en même temps les ligaments qui lient les os du jarret à cet endroit.

De même que la face postérieure du genou, le pli du jarret peut être le siège de crevasses qui, quoique de même nature que les malandres, ont ici reçu le nom *de solandres.*

On appelle *jarret cerclé,* le gonflement de toutes les parties qui environnent et qui ceignent la partie dont il s'agit. Des coups, des efforts, une hydropisie de l'articulatiou peuvent y donner lieu; très souvent ce gonflement dégénère en *ankylose-vraie,* et les os étant soudés, il y a perte totale de mouvement dans le jarret.

Tous ces maux différents, connus jusqu'à présent plutôt par le siège qu'ils occupent que par leur caractère et par leurs causes, survenant à une partie qui est le siège des plus grands efforts à faire, sont toujours fort à craindre.

Voyez planche 10 de l'atlas, pour la position respective de chacune des parties extérieures du corps.

---

(1) Du latin *jacere*, être couché, étendu, gisant, parceque cette tumeur osseuse paraît comme couchée sur la face latérale externe du jarret.

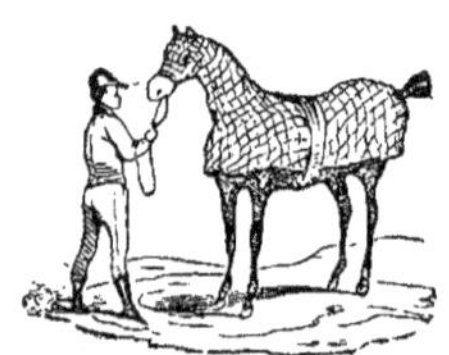

CHAPITRE III.

DES PROPORTIONS GÉOMÉTRALES DU CHEVAL BIEN CONFORMÉ.

L'étude que nous venons de faire de la dénomination, de la beauté et des défectuosités des différentes parties extérieures du cheval seraient sans but, si on ne les faisait suivre de celles ayant pour objet le rapport que ces différentes régions doivent avoir entre elles, et de l'harmonie qui doit résulter de leur ensemble; ce qui constitue *la beauté*, qui est un indice de *la bonté*, mais qui ne la constitue pas, comme nous le prouvent certains chevaux qui, quoique bien conformés sont mauvais; tandis que d'autres, beaucoup moins favorisés sous le rapport des formes, sont très bons. Cette différence est due au tempérament dont le cheval est doué et à l'action de l'influx nerveux qui préside aux actes de la vie.

Néanmoins, malgré ces exceptions, on peut être autorisé à dire que, toutes choses égales, le cheval le mieux fait pour le service auquel il est propre, sera dans des conditions de force, de santé et de durée, bien plus favorables que le cheval mal conformé : de là l'importance des principes qui établissent la beauté.

D'ailleurs ce qui pourrait paraître beau à quelques-uns, pourrait paraître défectueux à d'autres si on n'était guidé que par le caprice, le penchant, ou l'idée que l'on se fait de la beauté, lorsqu'on est séduit par les apparences trompeuses d'un cheval qui plait.

Les proportions du cheval ne sont pas le fait du caprice d'un homme, mais bien le résultat de l'étude approfondie de la belle nature; ce n'est qu'après avoir pénétré les raisons de la beauté de ce qui plaisait généralement, que l'on a établi les règles.

L'ingénieux fondateur des écoles vétérinaires, le célèbre Bourgelat, est le premier qui ait établi les règles des proportions géométrales du cheval d'une manière complète : mais avant lui Frédéric Grisone, de Naples, en a donné la première idée dans son ouvrage sur la manière de monter et de connaître les chevaux, publié à Venise en 1565.

Pour que la mesure fût toujours égale, Bourgelat l'a prise sur le cheval même. La tête lui ayant paru réunir les conditions cherchées, il en a formé son *hippomètre* (1) dont il a mesuré la longueur en établissant, en avant de la tête, une ligne perpendiculaire placée entre deux lignes horizontales, l'une tangeante au sommet de la nuque, et l'autre tangeante à l'extrémité inférieure des lèvres. Il a divisé ensuite cette ligne perpendiculaire en trois parties égales qu'il a nommées *primes*, chaque prime en trois *secondes* et chaque seconde en vingt-quatre *points*. D'après ces principes une tête de cheval quelconque aura donc toujours *trois primes*, *neuf secondes* ou *deux cent seize points*. Mais comme la tête, relativement aux parties du corps, peut elle-même être trop longue ou trop courte, on s'en assure en tirant une ligne du garrot à terre, et une autre de la pointe de l'épaule à la pointe de la fesse. Pour chacune de ces mesures la tête doit donner *deux fois et demie* sa longueur. Si la tête donne plus de deux fois et demie sa longueur pour chacune de ces distances, elle est trop longue, dans le cas contraire elle est trop courte. Dans cette supposition on prend les deux cinquièmes de la distance du garrot à terre, ou de la distance de la pointe de l'épaule à la pointe de la fesse et on la divise, comme on a divisé la tête en trois primes, neuf secondes ou deux cent seize points (*V.* planch. 5 de l'atlas).

Quoique le principe fondamental de ces proportions soit de la plus grande justesse, l'expérience, le raisonnement et les lois de la mécanique animale ne permettent pas d'adopter tous les détails de ces principes.

Les proportions suivantes peuvent suffire pour le choix des chevaux de selle. Quant au choix des chevaux de trait on devra tenir compte de ce qui a été dit, à leur sujet, dans la description que nous venons de faire des beautés et des défectuosités des différentes parties des corps.

---

(1) Du grec *hippos*, cheval et de *métron*, mesure.

PROPORTIONS GÉOMÉTRALES.

	Têtes.	primes.	second.	points
1° Du sommet de la tête à terre. . .	3	»	»	»
2° Du sommet du garrot à terre. . .	2	1	1	12
3° De la pointe du bras à la pointe de la fesse.	2	1	1	12
4° Du milieu du dos à terre. . . .	2	»	2	12
5° De la croupe à terre, ...	2	1	»	6
6° De la nuque au garrot.	1	»	»	»
7° Du garrot au grasset, ligne diagonale.	1	1	2	12
8° Du coude à la croupe, ligne diagonale.	1	1	2	12
9° Du milieu du dos, au milieu de la partie inférieure du ventre. . . .	1	»	»	»
10° D'un côté à l'autre des côtes. . .	1	»	»	»
11° Largeur du poitrail.	»	2	»	»
12° D'une hanche à l'autre	»	2	»	»
13° Du garrot, en ligne horizontale jusqu'au niveau du point le plus bas du dos	»	2	»	»
14° Longueur horizontale de ce dernier point, jusqu'au niveau du sommet de la croupe.	»	2	»	»
15° Longueur horizontale de la croupe, de son sommet à la pointe de la fesse.	»	2	»	»
16° Du grasset au jarret	»	2	1	8
17° Du jarret au sol.	»	2	1	8
18° Du sommet du garrot à la partie inférieure de la poitrine.	1	»	1	20

NÉCESSITÉS DES PROPORTIONS.

La position verticale que Bourgelat donne à la tête du cheval placé, convient parfaitement au cheval de manège et à celui qui ne doit exécuter que des allures peu rapides ; d'ailleurs elle est un terme de comparaison pour les diverses positions que la tête peut prendre. Dépassant trop en avant cette ligne, le cheval est dit *porter au vent*. Cette position fait que le mors peut glisser sur les premières dents molaires où il prend un point d'appui, et, n'exerçant alors aucune pression sur les barres, il maîtrise difficilement le cheval. La direction en avant de l'extrémité inférieure de la tête est au contraire très favorable et même indispensable au cheval de course qui, dans cette action, a besoin de fendre l'air et de procurer à ce fluide une libre entrée et sortie dans les poumons ; ce qui ne pourrait avoir lieu si la tête restait placée comme Bourgelat l'indique.

Si la tête est portée en arrière de la ligne verticale, on dit que le cheval *s'encapuchonne*. Ainsi placé il est impropre aux allures rapides et il se dérobe à l'action du mors, en lui faisant prendre un point d'appui sur les crochets.

Le cheval livré à lui même porte la tête dans la direction d'une ligne oblique ; une obliquité très légère est la position de la tête la plus favorable aux divers genres d'exercices, excepté, toutefois, celui de la course rapide.

Si la tête est trop longue elle surcharge le devant, le cheval pèse à la main et est exposé à butter et à s'abattre ; les rênes de la bride forment avec le mors un angle aigu, et cette disposition produit le même effet que si les branches du mors étaient hardies.

Une tête trop courte annule, en grande partie, l'effet du balancier qu'elle représente avec l'encolure, et, sous le rapport de l'embouchure, produisant avec la direction des rênes un angle obtus, elle occasionne le même effet que si les branches du mors étaient flasques.

Le cheval bas du devant ou élevé du derrière, ce qui revient au même, peut, dans l'état de nature, être plus agile à la course, puisque les extrémités postérieures sont fovorablement établies pour produire l'impulsion et le jet du corps en avant ; mais, dans l'état de domesticité, le cheval ainsi fait, et monté par son cavalier, a ses extrémités antérieures surchargées, puisque, par le fait même de sa conformation, tout le poids se porte en avant. Alors ces extrémités antérieures ne pouvant se dégager assez promptement sous le poids du corps , et les extrémités postérieures, se trouvant, au contraire, dans les conditions les plus avantageuses pour la rapidité des allures, ce cheval est exposé à forger, à s'atteindre, à butter et à tomber même surtout dans les descentes.

Le cheval haut du devant et bas du derrière a des allures peu rapides; par la raison que les extrémités postérieures, surchargées par le poids du corps, sont peu propres à imprimer à la masse une impulsion progressive. Si le dos est trop bas, le cheval est dit *ensellé*. Ces chevaux ont le garrot élevé, l'encolure bien sortie et belle, les allures souples et agréables, les réactions douces; mais ils sont peu forts, et d'autant moins, que cette conformation est acquise et non naturelle.

Si le dos et les reins sont voûtés *en contre-haut*, ce que l'on nomme *dos de carpe* ou *de mulet*, le cheval est fort; mais il a les réactions, les mouvements raides; il est peu maniable, et tourne difficilement.

Un excès de longueur du corps occasionne la faiblesse du dos et des reins et la brièveté des allures : d'une part, les muscles du dos et des reins sont sollicités très fortement pour fortifier la colonne vertébrale trop flexible et fatiguée par le poids du cavalier; et, de l'autre, les extrémités postérieures ne pouvant atteindre la foulée des pieds antérieurs, il en résulte une perte d'espace qui raccourcit l'allure d'autant.

Un corps trop court produit des réactions dures et peu de souplesse dans les mouvements. Les extrémités postérieures chassent le corps en avant, en imprimant une impulsion de vitesse de déplacement que les extrémités antérieures sont inhabiles à seconder, ne pouvant se dérober assez promptement sous le poids du corps pour étayer le centre de gravité, trop rapidement déplacé. Le cheval forge, s'atteint les tendons et est exposé à butter et à s'abattre.

Le poitrail plus large que les proportions géométrales ne l'indiquent, est non seulement peu gracieux, mais il occasionne un bercement dans la marche.

Le poitrail trop étroit accompagne une côte plate; la poitrine est serrée; les poumons ne pouvant se développer suffisamment dans leur cavité, le cheval est impropre aux allures vives et de longue durée. Les chevaux ainsi conformés succombent presque toujours par suite de maladies de poitrine.

La croupe trop courte et trop inclinée donne un air ignoble au cheval, et annonce la raideur et la faiblesse de l'extrémité postérieure du corps.

Chez les chevaux de tous les services, la croupe doit présenter une ligne horizontale, depuis la partie antérieure jusqu'à l'origine de la queue.

Ces observations, qu'il serait facile de multiplier, me semblent suffisantes pour démontrer l'utilité des proportions qui donnent l'idée de la belle nature, habituent à bien voir, et font en un mot l'éducation des yeux ; de telle sorte, que le connaisseur n'a nullement besoin d'hippomètre pour juger les beautés ou les défectuosités d'un cheval.

Pour qu'un cheval soit reconnu beau, il n'est pas nécessaire qu'il réunisse cette perfectibilité de proportions que Bourgelat assigne. Le cheval ainsi fait n'existe pas dans la nature, ce n'est qu'un être de raison. Mais celui qui se rapprochera le plus de ce modèle, sera sans contredit, le plus beau cheval de manège, mais non pas le plus beau de tous les chevaux, puisqu'il existe une différence fort grande entre la beauté du cheval de trait et celle du cheval de selle, et même parmi ceux-ci, entre le cheval de course et le cheval de guerre ; comme on pourra s'en convaincre en étudiant les caractères physiques des chevaux propres et destinés à des services différents.

DE L'APLOMB.

On entend par aplomb une ligne perpendiculaire à l'horizon. Mais en extérieur il n'en peut pas être ainsi à cause des différentes directions des os des membres et de leurs articulations. L'aplomb en extérieur est une répartition régulière du poids du corps sur les quatre membres, qui sont les bases de sustentation, et un appui égal sur toute la circonférence des pieds : ou mieux encore la direction que doivent suivre les membres du cheval considérés dans leur ensemble, ou leurs différentes régions en particulier, pour que le corps soit supporté de la manière la plus solide, et en même temps la plus favorable pour l'exécution des mouvements.

Bourgelat, pour établir les aplombs, a tracé des lignes verticales partant de plusieurs points des régions supérieures des membres et de quelques parties qui les environnent, et il a fait connaître l'intervention de leur direction et les inconvénients qui en résultent par la distance existant en avant, en arrière, à droite ou à gauche des membres à ces lignes.

Voyez le tableau à la fin du volume et les planches 3 et 4 de l'atlas.

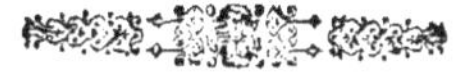

CHAPITRE IV.

DES ATTITUDES ET DES MOUVEMENTS PROGRESSIFS.

Il importe pour l'intelligence des attitudes et des mouvements progressifs, d'entrer dans quelques considérations générales.

La stabilité est le résultat de l'action de deux forces égales qui, agissant dans des directions opposées, se détruisent mutuellement et produisent l'équilibre. Deux forces inégales, dirigées en sens contraire, entraîneront le corps qu'elles sollicitent du côté de la plus grande, avec une intensité égale à la différence de la plus grande force sur la plus petite : de là le mouvement, qui est la faculté que possèdent les corps de se transporter du lieu qu'ils occupent dans un autre. Cette faculté, opérée par la puissance de la volonté, est un des principaux privilèges qui établissent une différence entre le règne animal et les deux autres règnes de la nature.

Le commencement de tout mouvement que veut exécuter un animal, provient de sa volonté; ensuite ce mouvement est continué automatiquement. Pour commencer un déplacement, le cheval porte la tête, l'encolure et le corps en avant; il incline les extrémités antérieures de haut en bas et de devant en arrière sous le centre de gravité; les articulations fléchissent, et les membres postérieurs, dont les rayons sont disposés en forme de ressort et mis en action par la contraction musculaire, sont prêts à opérer une détente ayant pour objet la projection du corps. Dans cette position l'instabilité menace le corps d'une chute à laquelle l'animal s'oppose instinctivement, en relevant une jambe antérieure et la portant en avant pour allonger la base de sustentation, et successivement chaque membre est déplacé dans tel ou tel ordre, suivant l'allure que l'animal veut exécuter.

La continuation du mouvement étant due à l'instabilité de l'équilibre, la station sera d'autant plus assurée que la base de sustentation sera plus étendue; et les allures seront d'autant plus rapides que cette base de sustentation sera plus étroite. Le degré de vitesse des allures peut donc être classé, en raison de l'étroitesse de la base de sustentation, en *pas*, *trot*, *amble* et *galop*. Ainsi, on peut dire que la stabilité est en raison directe de l'étendue de cette base, et la vitesse en raison inverse.

Le corps, lentement déplacé, possède toujours une base assez large pour que sa chute ne soit que peu menaçante; les colonnes de soutien se succèdent avec lenteur. Si, au contraire, le centre de gravité se trouve toujours vacillant, sur une base étroite, les colonnes de soutien se succèderont avec rapidité pour s'opposer à une chute imminente, soulèveront, chasseront et étaieront la machine. M. Richerand a exprimé assez ingénieusement cette succession rapide et instantanée des colonnes de soutien en disant : qu'il en est du poids du corps, relativement aux membres, comme de celui d'un char qui passe successivement sur les différents rayons de ses roues.

DE LA STATION (1).

On nomme *station* la position du cheval sur ses quatre membres. Cette attitude, qui est le point de départ du mouvement, est obtenue par l'accord qui résulte du poids du corps et de l'action des muscles fléchisseurs qui tendent sans cesse à faire fléchir les articulations, et par l'action puissante des muscles extenseurs qui s'y opposent. La station est donc un état actif d'immobilité et non un repos passif absolu, comme on pourrait le croire. L'ensemble des proportions et un aplomb parfait, c'est-à-dire la répartition régulière du poids du corps sur les colonnes de soutien, facilitent et assurent cette position qui procure le repos.

La station peut être libre ou forcée. Elle est libre, lorsque le cheval sans contrainte, abandonné à lui-même, peut prendre la position qui lui convient et la varier suivant sa volonté. A l'écurie pendant tout le temps qu'il emploie à manger ou à boire, l'animal se tient fixé et porté sur ses quatre membres, dans tout autre moment il les tient alternativement dans un état de demi-flexion. Tantôt il rapproche ou il éloigne les bipèdes antérieur ou postérieur du centre de gravité, tantôt il se tient

____

(1) Du latin *stare*, être sur ses pieds sans faire de mouvement.

en équilibre sur un bipède diagonal ; enfin chaque membre semble se reposer à son tour. Cet état de demi-flexion des membres qui, selon Bichat, est le point de repos de la partie mobile, place les muscles antagonistes dans leur état naturel, c'est-à-dire qu'ils ne sont ni trop fléchis ni trop tendus. Au-delà de cette position moyenne, les muscles se trouvent contractés et les ligaments tiraillés ; c'est ce qui explique pourquoi les chevaux ne peuvent pas garder longtemps la position qu'on leur fait prendre en les faisant ce qu'on appelle *placer*. Cette position qui est une station forcée, exige une contraction permanente qui épuise et affaiblit l'action de la fibre musculaire, et commande un changement d'attitude.

DU COUCHER (1).

De toutes les attitudes, celle qui répare le mieux et plus complétement les forces motrices épuisées par un excès trop violent et trop longtemps continué, c'est *le coucher*. Néanmoins, des fatigues trop fortes, troublant le repos dont le cheval a besoin, entretiennent un malaise et parfois des douleurs qui empêchent le délassement de s'opérer. Dans ce cas, ce n'est que deux ou trois jours après, que les forces motrices peuvent revenir à leur état normal.

Lorsque le cheval veut se coucher, il baisse la tête, vousse la colonne dorso-lombaire en *contre-haut*, porte le corps en avant et les extrémités antérieures sous le centre de gravité, plie un genou en terre, s'appuie dessus ; bientôt la flexion de l'autre genou s'opère et la chute du corps sur la litière suit de près cette préparation. Alors la tête est relevée et portée, au moyen d'une légère courbe que décrit l'encolure, du côté opposé au sol.

Certains chevaux ne se couchent que très rarement ; il en est d'autres qu'on croit ne pas se coucher ; ces animaux qui dorment debout, ne se reposent pas bien, s'usent promptement, sont peu propres à supporter des fatigues longues et souvent répétées, et, toutes choses égales, ils sont incapables de fournir un aussi long et aussi utile service que ceux qui se couchent après un travail pénible, principalement lorsqu'ils ont pris leurs repas.

---

(1) Du latin *cubitare*.

Un cheval qui se couche trop souvent et trop longtemps annonce la mollesse.

DU CABRER (1).

Le cabrer est l'attitude que prend le cheval qui se tient en équilibre sur les pieds de derrière. Cette position, qui ne peut être qu'instantanée, s'obtient par une énergique contraction des muscles du rachis et du train postérieur, dont le centre d'action est aux reins et aux jarrets, et par la position et l'action des membres. Pour se préparer au cabrer, l'animal rapproche les extrémités antérieures des postérieures en fléchissant sous lui ces dernières, rejette en arrière la tête et l'encolure, puis, par une détente subite des membres antérieurs, agissant simultanément avec la contraction musculaire et l'action des reins et des jarrets, il communique à son corps une impulsion assez forte pour l'enlever de terre et le redresser tout entier sur ses jarrets.

Quoique la durée de cette action ne puisse être ordinairement que de fort courte durée, on a cependant déjà remarqué plusieurs étalons doués d'assez d'énergie pour marcher sur leurs pieds de derrière jusqu'à la jument en chaleur qui leur est destinée, dès qu'ils l'aperçoivent.

Le cabrer fatiguant beaucoup les jarrets on devra toujours, après l'accouplement, faire avancer la jument et non pas faire reculer les étalons pour descendre, comme cela se pratique trop souvent.

DE LA RUADE (2).

La ruade est une action au moyen de laquelle le cheval détache de terre et lance, avec plus ou moins de violence, un ou les deux pieds postérieurs en arrière. Ce mouvement est son plus grand moyen d'attaque ou de défense.

Pour opérer cette oscillation, l'animal prend un point d'appui sur les extrémités antérieures, les rapproche sous le centre de

---

(1) Du latin *capra*, chèvre, se dresser sur les pieds de derrière comme les chèvres.

(2) Du latin *retrò*, en arrière ; lancer les pieds en arrière.

gravité, baisse la tête et l'encolure; puis , les muscles extenseurs de la colonne vertébrale et des membres postérieurs, par
leur contraction, élèvent de terre un ou les deux pieds de derrière, qui, par leur détente en arrière, opèrent la ruade. Ce
mouvement est très rapide, et peut être comparé, comme l'a
très judicieusement observé M. Bouley, au fléau d'une balance
à bras inégaux, qui reprend sa position dès qu'on cesse la pression exercée sur le bras le plus court, et qui avait un instant
fait pencher l'équilibre de son côté.

La ruade est déterminée par la méchanceté ou par l'instinct
de la conservation. L'animal lance souvent des coups de pied
parcequ'il redoute l'approche d'un corps qui lui inspire de l'inquiétude. Pour cette raison il ne faut jamais aborder un cheval
sans le prévenir , principalement lorsqu'il mange l'avoine.

Les chevaux vivant à l'état sauvage , à l'approche d'un ennemi qu'ils redoutent, se réunissent à la voix d'un des leurs
qu'ils reconnaissent pour chef, se forment en rond , les têtes
placées au centre, et, dans cette position , attendent avec sécurité l'agresseur qui , les voyant ainsi formés, se retire sans les
attaquer.

DES MOUVEMENTS PROGRESSIFS.

DU SAUT (1).

Le saut est un mouvement très énergique et presque con-
vulsif. Le cheval qui veut l'exécuter rejette en arrière la tête
et l'encolure , avance sous son corps les membres postérieurs
fléchis , et, déchargeant ainsi ses antérieurs , donne au tronc
une inclinaison semblable à celle qu'il prend pour l'attitude
du cabrer. Alors , par suite d'une contraction musculaire
considérable , les membres postérieurs se détendent comme un
ressort pressé entre deux corps , l'un mobile et l'autre fixe et
qui reprend sa liberté primitive. Au moyen de cette détente
des membres le corps est lancé en l'air comme un projectile.

Tous les chevaux ne sont pas également propres à exécuter

---

(1) Du latin *saltus.*

ce mouvement, qui réclame une grande force musculaire et la souplesse des reins et des jarrets. Les chevaux de course et principalement les chevaux anglais exécutent le saut avec une facilité et une adresse remarquables. Le saut est complété par une ruade lorsque, pour franchir un obstacle plus ou moins élevé, le cheval reconnait la nécessité de relever ses membres postérieurs pour qu'ils ne soient ni génés ni blessés au passage.

DU RECULER.

L'action de reculer est pour le cheval, ainsi que pour les grands quadrupèdes, un déplacement pénible que l'on ne parvient à faire exécuter à quelques chevaux qu'avec la plus grande difficulté. Cet obstacle résulte de la disposition de l'appareil locomoteur. En effet, les extrémités antérieures et postérieures, ayant leurs rayons articulaires dirigés de manière à déterminer l'impulsion du corps en avant, elles ne peuvent agir en sens contraire que lentement et au moyen d'efforts musculaires considérables.

Il est rare que le cheval recule de lui même. Celui que l'on force à exécuter ce mouvement s'y prépare en portant, comme pour le cabrer, la partie antérieure de son corps sur la partie postérieure ; il voûte ensuite fortement les reins : le bipède postérieur se trouvant alors engagé sous le corps, et, dans cette position, les jarrets surchargés, éprouvant de grands tiraillements, le cheval pour s'y soustraire détache du sol, avec beaucoup de peine, un membre postérieur qu'il replace en arrière, à peu près dans sa position naturelle ; un mouvement analogue est ensuite exécuté par le membre diagonal antérieur et le mouvement continue et se complète dans le même ordre.

Le cheval de trait, ayant à vaincre, en outre des difficultés d'organisation, la résistance que lui opposent la voiture à laquelle il est attelé, ainsi qu'une charge plus ou moins lourde, a besoin de faire les plus grands efforts pour imprimer à la voiture un léger mouvement rétrograde, quoiqu'il soit aidé dans cette manœuvre par l'appui que lui prête l'avaloire sur laquelle il s'asseoit.

Les reins et le jarret éprouvent souvent des effets funestes par suite de l'action énergique qu'ils emploient dans le recul.

Si ces parties sont malades ou trop faibles, le cheval se refuse obstinément à ce mouvement retrograde. Il en est de même pour les chevaux dits *immobiles*, ainsi que pour ceux qui ont les barres blessées', lorsqu'on se sert du mors pour leur faire exécuter ce mouvement.

DES ALLURES.

M. Lecoq ayant parfaitement expliqué le mécanisme des allures, nous avons cru ne pouvoir rien faire de mieux que de reproduire ce que ce savant professeur a dit, à ce sujet, dans l'excellent ouvrage qu'il vient de publier (1).

On désigne sous le nom *d'allures* une suite de mouvements diversement combinés et plus ou moins rapides, par lesquels les quadrupèdes se transportent d'un lieu dans un autre.

C'est surtout chez le cheval que les allures méritent une attention particulière, puisque de la force et de la liberté des mouvements de cet animal dépend la somme des services qu'il peut rendre.

Les allures peuvent être naturelles ou acquises par l'éducation. Les premières, qui doivent seules nous occuper ici, ont été divisées en *bonnes* et en *défectueuses*. Nous n'en laisserons qu'une, *l'aubin*, dans cette seconde catégorie; car si *l'amble*, *le traquenard* et *le pas relevé* sont, avec raison, rejetés des manèges, nous ne pouvons cependant regarder ces allures comme défectueuses, du moment qu'on les recherche pour certains services, et nous les ajouterons aux trois allures admises seules comme bonnes par les écuyers : *le pas*, *le trop* et *le galop*.

Nous nous attacherons, dans la description de ces allures, à procéder du simple au compliqué, sans nous inquiéter en rien, pour l'ordre à suivre, du plus ou moins de rapidité de chacune d'elles, et de l'usage plus ou moins fréquent que l'animal fait des unes ou des autres.

---

(1) *Traité de l'extérieur du cheval et des principaux animaux domestiques : par M. Lecoq, professeur de physiologie et d'extérieur à l'école royale vétérinaire de Lyon, membre de plusieurs sociétés savantes.* Paris, chez madame veuve Bouchard-Huzard, libraire, rue de l'Éperon, numéro 7 : Lyon chez Sary jeune, libraire-éditeur, quai des Célestins, numéro 48.

Il est , dans l'étude des allures, quelques points qui se rattachent à toutes indistinctement, et que nous devons étudier avant de passer à leur description particulière.

Quelle que soit en effet l'allure, chacun des membres est successivement appuyé sur le sol et soutenu en l'air. Le membre est à *l'appui* dans le premier cas; il est au *soutien* dans le second. On peut décomposer en deux temps secondaires ces deux temps primitifs. Ainsi, l'on distingue dans le premier *le poser*, moment où le membre touche le sol, et *l'appui*, moment pendant lequel il supporte réellement le poids du corps. On admet dans *le soutien* , *le lever*, instant où le membre quitte le terrain, et *le soutien* proprement dit , pendant lequel il est complétement en l'air. Cette décomposition de l'action de chaque membre peut être utile quelquefois; mais les dénominations d'*appui* et de *soutien* suffisent dans le plus grand nombre de cas.

Dans une allure, quelle qu'elle soit, on désigne sous le nom de *pas complet*, la succession des mouvements des quatre extrémités , soit que celles-ci agissent deux à deux, comme dans le trot, soit qu'elles agissent isolément, comme dans le pas.

Dans toute allure aussi, on distingue avant le déplacement des pieds un temps de préparation toujours très court, pendant lequel a lieu une légère flexion des membres et un déplacement du centre de gravité, qui varie suivant l'allure à laquelle l'animal se prépare, mais qui décharge , toujours autant que possible , le membre qui doit entamer. Aussi suffit-il , pour faire entamer l'allure à droite ou à gauche, de faire porter l'animal à gauche ou à droite au moment du départ.

Quoique Borelli (1) avance le contraire, c'est toujours un membre antérieur qui entame l'allure , lorsqu'elle est entamée par un membre seul ; mais le déplacement réel ne commence à avoir lieu que par l'impulsion du pied postérieur, dont l'action suit immédiatement le lever de celui qui a entamé.

Le transport du corps d'un lieu à un autre n'a lieu que par un déplacement du centre de gravité en avant, par conséquent

______

(1) *Incipit posteà gressus ab vno pede postero.* Borelli, *De motu Animalium,* t. I, cap. 20, p. 266.

par une rupture de l'équilibre qui existait pendant la station. Les membres se portent successivement en avant pour empêcher la chute du corps, et toujours avec d'autant plus de rapidité que cette chute est plus imminente. De là ce principe admis que *l'instabilité*, dans les allures des animaux, *est la mesure de la vitesse des mouvements*. C'est ainsi que le galop, par exemple, n'est la plus rapide des allures qu'en raison de la manière peu stable dont le corps est supporté par les extrémités pendant ce mode de progression.

On peut, jusqu'à un certain point, comparer l'appui successif des membres pour supporter le centre de gravité déplacé en avant, à la succession des rayons d'une roue qui arrivent chacun à leur tour pour soutenir le moyeu sur lequel repose un poids plus ou moins lourd.

Le centre de gravité, en se portant en avant, ne suit pas une ligne droite. Il éprouve des déplacements soit dans le sens horizontal par son support alternatif sur les membres droits et gauches, soit dans le sens vertical par les différents degrés successifs d'obliquité des colonnes de support ; et si le déplacement vertical est le plus réel, c'est que le déplacement horizontal est diminué par des efforts musculaires, qui sont en raison directe du degré d'écartement qu'aurait dû éprouver le centre de gravité à droite ou à gauche de sa position normale dans la station, par suite de l'écartement plus ou moins grand qui existe entre chaque bipède latéral.

Nous tâcherons d'apprécier, d'après le jeu des membres, ces déplacements dans chacune des allures principales, et nous les représenterons par des lignes qui seront, non pas l'expression exacte du déplacement réel, mais celle du déplacement qui aurait lieu sans les efforts musculaires qui le diminuent ; nous obtiendrons ainsi des tableaux comparatifs qui nous indiqueront pourquoi, abstraction faite de la vitesse déployée, telle allure exige plus d'efforts musculaires, et fatigue plus le cheval que telle autre.

Nous emploierons aussi quelques signes pour rendre plus intelligible et plus sensible la succession des mouvements des membres dans chaque allure. A cet effet, nous décomposerons les mouvements de chacun d'eux en plusieurs temps, que nous représenterons par des zéros vides pour le soutien, et par des zéros pleins pour l'appui. Cette méthode, très-facile à comprendre pour les allures les plus simples, telles que l'amble et le trot qui nous occuperont d'abord, nous sera d'un grand secours pour l'étude du pas et du galop, où nous trouverons beaucoup plus de complication. Nous la préférons à l'échelle *odochronométrique*(1)de Vincent et Goiffon(2),qui a l'inconvénient de déplacer les membres de leur position, pour pouvoir représenter leur appui et leur soutien par des lignes pleines et des lignes ponctuées.

DE L'AMBLE.

Dans cette allure, qui de toutes est la plus facile à comprendre, le corps de l'animal est constamment porté par deux pieds appartenant au même bipède latéral, les bipèdes latéraux se succédant alternativement sans aucune interruption. Ainsi, pendant que le bipède latéral gauche supporte le corps, le bipède latéral droit est au soutien, et l'instant du poser de ce dernier est celui du lever de l'autre.

Le mouvement de l'amble est donc parfaitement représenté par celui de deux hommes marchant au pas, l'un suivant l'autre à une certaine distance ; et en accordant à chaque pas complet de cette allure une durée de deux secondes, nous pouvons représenter l'action des membres de la manière suivante (pl. 10 *bis.* fig. 5) : en prenant le cheval au moment où il est appuyé sur le bipède latéral gauche, nous aurons, pour la première seconde, les deux pieds de ce bipède représentés par des zéros pleins, et ceux du bipède opposé par des zéros ouverts. Le contraire aura lieu de toute nécessité pour la deuxième seconde ; et ce résultat est si clair que nous n'établissons ici la figure que comme acheminement à des démonstrations plus compliquées.

L'espace parcouru par chaque bipède, lorsqu'il se porte en avant, est plus étendu d'un tiers environ que la distance qui existe naturellement entre le pied antérieur et le pied posté-

---

(1) Du grec *odos*, chemin, *chronos*, temps, et de *métron* ; mesure : c'est-à-dire manière de mesurer le temps employé à parcourir un espace donné.

(2) *Mémoire artificielle des principes relatifs à la fidèle représentation des animaux*, etc. t. 1. p. 87.

rieur; de telle sorte que le bipède revenant à l'appui, le pied postérieur vient se placer forcément en avant de la piste qu'a laissée le pied de devant du même côté.

Cette succession de mouvements qui donne au *pas complet* de l'amble une étendue égale à celle du *pas complet* du pas, s'exécute avec une rapidité beaucoup plus grande, et nous en trouverons facilement la raison dans les déplacements qu'éprouve le centre de gravité.

En effet, le corps étant supporté successivement par chacun des bipèdes latéraux, le centre de gravité doit, à chaque pas complet, se porter successivement sur la ligne qui joint les deux pieds de chacun de ces bipèdes. Ainsi, lorsque le corps est porté (pl. 10 *bis*, fig. 1) par le bipède latéral droit A. B, le centre de gravité se trouve au point E de la ligne comprise entre les pieds A et B, d'où il se portera en F, sur la ligne qui réunit les pieds C et D, lorsque le bipède latéral gauche fera son appui, pour, de là, se porter en G, sur la ligne A' B', lorsque le retour du bipède latéral droit à l'appui viendra compléter le pas.

Or, plus le centre de gravité se trouve en dehors de la partie centrale du parallélogramme dont les quatre extrémités forment les angles, plus l'équilibre est instable, et moins par conséquent le corps peut rester dans la même position. De là la nécessité d'une succession vive de l'action des deux bipèdes; rapidité qui explique aussi pourquoi l'allure est très *basse*, l'animal n'ayant pas le temps de relever les extrémités qu'il doit porter de suite en avant. Il est facile, d'ailleurs, de concevoir que s'il cherchait, en repoussant la masse du corps sur le bipède à l'appui, à donner plus de liberté au bipède opposé, il risquerait de faire dépasser au centre de gravité la ligne qui représente sa base très étroite de sustentation, et d'éprouver une chute sur le côté. Aussi est-il obligé d'empêcher par des efforts musculaires continuels le transport du centre de gravité sur cette ligne où nous le trouvons en envisageant les mouvements d'une manière physique.

Quant au déplacement vertical du centre de gravité, il sera peu considérable d'après ce que nous venons de voir. Le corps étant, dans un pas complet, supporté successivement par les deux bipèdes latéraux, le centre de gravité s'élèvera deux fois, et décrira par conséquent deux arcs dont l'élévation sera peu considérable, puisque le corps n'a pas le temps de s'enlever. Nous pouvons donc représenter ce déplacement vertical, pour un pas complet, par les deux arcs AB et BC (pl. 10 *bis*, fig. 2).

Si l'amble est, avec raison, rejeté du manège par les écuyers, si même cette allure est pour le cheval une cause fréquente de faux pas, ce qui s'explique facilement par le peu d'élévation des pieds, elle n'en est pas moins recherchée, à cause de la douceur de ses réactions, par les personnes qui préfèrent leur commodité aux allures brillantes de leur monture. Mais il faut bien distinguer ici le cheval naturellement *ambleur*, de celui chez lequel cette allure est un résultat de l'éducation ou même de la faiblesse.

Le vrai cheval ambleur est généralement fort, bien constitué, et fournit des courses très longues et très rapides, sans faire éprouver de fatigue au cavalier qui le monte. Mais il bute fré-quemment, comme nous venons de le dire, et les efforts mus-culaires qu'exige son allure le ruinent de bonne heure.

On parvient, à force de soins, à faire contracter l'allure de l'amble à des chevaux qui ne l'exécutent pas naturellement, en réunissant les membres par bipèdes latéraux, au moyen d'entraves placées au dessus des genoux et des jarrets; mais il est rare qu'ils conservent l'allure qu'ils ont acquise par ce moyen; chez eux, comme chez ceux qui deviennent ambleurs par suite d'usure, l'allure n'est jamais bien régulière, et l'on distingue un petit intervalle entre les battues des deux pieds de chaque bipède latéral.

On voit souvent de jeunes poulains aller l'amble; mais pres-que toujours ils perdent cette allure à mesure qu'ils prennent de l'âge et de la force.

L'amble est l'allure naturelle de quelques animaux sauvages, notamment de la girafe.

DU TROT.

La succession des membres dans le trot, quoiqu'un peu plus compliquée que dans l'amble, est à peu près aussi facile à saisir. Le corps de l'animal est, comme dans cette dernière allure, supporté par deux membres à la fois; mais ces extrémités sont toujours disposées en diagonale. Ainsi dans *un pas complet* du trot, le cheval est supporté successivement par le bipède diagonal droit, par exemple, et par le bipède diagonal gauche; et les deux pieds formant chacun de ces bipèdes, se meuvent avec un ensemble parfait , de manière à ne faire entendre qu'une seule battue par bipède, deux battues par conséquent pour le pas complet.

Dans le trot rapide, qu'on désigne sous le nom de *grand trot*, les extrémités droites et les extrémités gauches n'impriment sur le terrain qu'une seule piste pour chaque côté, le pied de derrière venant occuper la place que laisse le pied de devant. L'observation de ce fait suffit pour indiquer qu'il est un moment où le corps est suspendu en l'air, puisque le pied de derrière ne peut prendre la place de celui de devant qu'après que celui-ci l'a abandonnée.

Il existe d'ailleurs un autre moyen de s'assurer que le corps est un instant sans support , c'est d'examiner un cheval lancé au grand trot, en se plaçant dans un enfoncement, de manière à ce que les yeux se trouvent au niveau du plan sur lequel il chemine.

Vincent et Goiffon admettent que ce moment de suspension est égal, dans le grand trot, au temps d'appui de chaque membre, de telle sorte que pendant cette allure ceux-ci seraient au soutien trois fois autant de temps qu'ils seraient à l'appui. Cette opinion peut être vraie pour quelques trotteurs remarquables; mais, pour le plus grand nombre, cette estimation serait fortement exagérée. Quoique nous admettions le temps de suspension toutes les fois que le pied postérieur couvre l'empreinte du pied antérieur, nous croyons ce temps beaucoup moindre, et nous le négligerons même un moment pour établir plus clairement la succession figurée des membres dans l'allure qui nous occupe.

En supposant que le pas complet dure deux secondes, et en prenant le cheval sur le bipède diagonal droit, nous aurons (pl. 10 *bis,* fig. 6), pour la première seconde, les deux pieds de ce bipède représentés par des zéros pleins, et les deux autres par des zéros vides; tandis que ce sera le contraire pour la deuxième seconde; et il restera à prendre sur le temps de l'appui le léger moment de suspension que nous avons négligé dans la figure.

La succession des membres dans le trot étant établie, il nous sera facile d'étudier les déplacements du centre de gravité dans cette allure.

Pour ce qui concerne le déplacement horizontal, puisque le corps est supporté successivement par des bipèdes diagonaux, le centre de gravité devra toujours se trouver sur un point de la ligne qui réunit les deux membres, et si nous le prenons (pl. 10 *bis*, fig. 3) sur le point C de la diagonale AB, nous le retrouverons en D sur la diagonale BA', lorsque le bipède diagonal gauche sera venu à l'appui, et il retournera en E, sur la diagonale A'B', lorsque l'appui du bipède diagonal droit aura complété le pas. Nous voyons donc que, dans le pas complet du trot, la ligne parcourue par le centre de gravité, plus longue que dans l'amble, forme des angles moins aigus, se rapproche moins des bords du parallélogramme des membres, et que, par conséquent, une condition plus favorable pour l'équilibre coïncide avec des efforts musculaires moins considérables *pour une distance égale*; puisque 'a dépense de contraction est toujours d'autant plus forte que le centre de gravité tend davantage à l'écarter de la ligne médiane du corps.

Le déplacement vertical ne peut plus être, ici, représenté par les deux courbes uniformes q. ° nous avons trouvées dans l'amble. Comme le corps est e 'ev ° par l'effort des membres et retombe ensuite, le centre d gravité doit de toute nécessité décrire deux lignes paraboliqu 's, telles que AB, BC, (pl. 10 *bis*, fig. 4), le poids du corps retombant avec plus de vitesse qu'il n'a été enlevé, quoique l'impulsion en avant soit toujours uniforme.

Nous avons jusqu'ici étudié ce qu'on nomme le grand trot; mais cette allure peut être moins vive ou présenter plus de rapidité. Dans le premier cas, il arrive souvent que la piste du pied antérieur n'est pas recouverte par celle du pied postérieur qui tombe à l'appui avant de la rejoindre. Il n'y a plus alors le moment dè suspension que nous trouvions dans le grand trot, et l'on compte quatre empreintes pour le pas complet, tandis que nous n'en trouvions que deux dans l'allure plus rapide.

Lorsqu'au contraire le trot s'exécute avec une extrême vitesse les extrémités postérieures dépassent de beaucoup la trace de celles de devant, qui doivent nécessairement quitter le terrain bien avant que les pieds de derrière le rencontrent. Dans ce cas encore, on compte quatre pistes pour le pas complet; mais elles sont disposées d'une manière inverse de celles du petit trot, c'est-à-dire que la piste du pied de derrière qui, dans ce dernier, se trouvait en arrière de celle du pied de devant, dépasse celle-ci en avant dans le trot accéléré.

D'après Vincent et Goiffon, pendant l'allure du trot, l'épine dorsale est courbée en bas, et ce changement de position écarte les extrémités antérieures des postérieures, de telle sorte que leurs pistes sont plus éloignées l'une de l'autre que ne le sont les pieds pendant la station. Cette disposition n'existe que dans un trot très allongé; lorsque l'allure est ordinaire, et que les deux pistes se recouvrent, chaque pas complet ne porte l'animal en avant que de deux fois la longueur de l'espace qui, dans la station, sépare le membre antérieur de celui de derrière. Cette différence dans la courbure de la colonne pourrait peut-être expliquer pourquoi les réactions éprouvées par le cavalier sont moins dures dans le trot rapide que dans le trot ordinaire.

D'après l'ordre dans lequel se succèdent les extrémités, on ne doit entendre dans le pas complet du trot que deux foulées exécutées, chacune, par le poser simultané de deux membres appartenant à un bipède diagonal. Quelques chevaux faibles n'exécutent pas cette allure d'une manière bien régulière, et font entendre dans chaque foulée combinée, celles des deux pieds qui y contribuent, séparées l'une de l'autre par un espace de temps presque imperceptible. On dit alors que le trot est *décousu.*

Le trot est l'allure dans laquelle les réactions sont les plus dures et les mouvements les plus réguliers. Aussi est-ce celle à laquelle on soumet les animaux pour reconnaître les défauts et les qualités qu'ils peuvent posséder dans leurs actions locomotrices.

DU PAS.

Le pas, la moins rapide des allures du cheval, paraît aussi au premier abord être la plus simple; et cependant nous sommes loin d'y trouver la simplicité que nous offrent l'amble et le

trot, que nous venons d'étudier. Il faut un examen très attentif
pour reconnaitre dans cette allure la succession des mouvements
des membres que Bourgelat a si bien décrite, et l'on s'étonne
de ne pas voir sa théorie reproduite dans les ouvrages imprimés
depuis.

Borelli a établi en principe que dans le pas un seul pied
quitte le sol, tandis que les trois autres sont pendant ce temps
à l'appui (1), et cette erreur de ce physicien célèbre se trouve
répétée dans tous les ouvrages, malgré l'explication si précise et
si complète donnée par le fondateur des écoles vétérinaires (2).

Dugès, en reprochant, avec raison, à Borelli d'attribuer
l'impulsion en avant au membre qui quitte le sol, et non à ceux
qui y restent appuyés, partage son erreur sur le nombre des
pieds qui posent à la fois sur le terrain dans le pas. Il est
dans le vrai lorsqu'il dit que « les quatre jambes du cheval
« peuvent être représentées à l'esprit par deux paires latérales
« agissant l'une après l'autre, et dans chacune desquelles le
« mouvement du membre antérieur est toujours immédiate-
« ment précédé de celui du membre postérieur (3). »

C'est bien ce que l'on remarque dans le cheval déjà en action.
Mais c'est à tort qu'il reproche à Barthez de prendre le point
de départ dans le membre antérieur; car l'observation prouve
la justesse de ce qu'a avancé Barthez.

Dans le pas, en supposant que l'animal entame à gauche,
l'action des membres s'exercera successivement dans l'ordre
suivant : 1° membre antérieur gauche ; 2° membre postérieur
droit; 3° membre antérieur droit ; 4° membre postérieur gauche, pour revenir au membre antérieur gauche, et ainsi de
suite. L'action des membres a donc lieu en diagonale, mais
séparément, de telle sorte que chaque extrémité fait entendre
sa battue. Mais chaque membre n'attend pas pour se lever que
celui qui le précède ait effectué son poser, ainsi que le dit
Borelli. C'est quand un membre est à la moitié de son soutien

---

(1) *Semper unicus pes à terrd elevatur tribus reliquis firmis manentibus...*
Borelli, *De motu animalium*, cap. 20 p. 265.

(2) *Traité de la conformation extérieure du cheval*, 8ᵉ édition, pages 209
et suiv.

(3) *Traité de physiologie comparée*, t. II. p. 170.

13.

que celui qui doit le suivre commence le sien, et ainsi des autres ; ce qui fait que l'animal, excepté au départ et à l'arrêt, a constamment deux pieds posés et deux pieds levés, quoiqu'il y ait dans un pas complet quatre levers et quatre posers bien distincts.

Pour bien comprendre cette succession des membres dans l'allure du pas, considérons d'abord isolément chacun des deux bipèdes antérieur et postérieur. Il est de toute évidence que dans une allure où il n'y a point de saut, le moment du lever d'un membre est celui du poser du membre qui lui correspond, et réciproquement. Ainsi, tant que le membre antérieur ou postérieur gauche est à l'appui, le membre antérieur ou postérieur droit est nécessairement au soutien ; et comme, ici, les membres se succèdent régulièrement, nous trouvons dans l'appui et le soutien de l'un d'eux la durée totale d'un pas complet.

Ceci posé, essayons de démontrer par une figure le mode d'après lequel les extrémités se succèdent.

Nous supposons que le pas complet dure quatre secondes et nous représentons, par conséquent, chaque membre par quatre zéros que nous numérotons 1, 2, 3, 4 (pl. 10 *bis*, fig. 5).

En prenant d'abord le bipède antérieur, et en commençant par le membre gauche, nous trouverons nécessairement que pendant les quatre secondes que nous avons accordées au pas complet ce membre est deux secondes à l'appui, et deux secondes au soutien. Nous remplissons donc les deux premiers zéros, et laissons les deux autres ouverts. D'après ce que nous avons vu précédemment, le membre antérieur droit doit présenter absolument le contraire ; c'est-à-dire être au soutien quand le gauche est à l'appui, et à l'appui quand ce dernier est au soutien. Nous laissons donc ouverts au membre antérieur droit les zéros 1 et 2, et nous remplissons les deux autres.

Passant maintenant à l'extrémité postérieure gauche, nous savons qu'elle doit commencer son soutien quand l'antérieure droite a fait la moitié du sien. Or, ce n'est qu'à la fin de la première seconde que cette dernière en est à ce point. C'est donc à la deuxième seconde que l'extrémité postérieure gauche commencera son soutien, qu'elle devra nécessairement prolonger pendant la troisième, puisqu'elle doit être en l'air deux

secondes, et un temps égal sur le terrain. Nous laissons donc
ouverts le 2ᵉ et le 3ᵉ zéros, et nous remplissons les deux autres.

Quant au membre postérieur droit, comme il est au soutien
quand le gauche est à l'appui, et réciproquement, il nous reste
à remplir le 2ᵉ et le 3ᵉ zéros, et à laisser ouverts le 1ᵉʳ et le 4ᵉ.

Si, maintenant, nous reprenons l'ensemble des quatre membres dans chacune des quatre secondes que nous avons accordées à la durée du complet, nous trouverons le résultat suivant :

Dans la 1ʳᵉ seconde, le corps reposera
sur les pieds antérieur gauche et posté-
rieur gauche. . . . . 1ᵉʳ bipède lat. gauche.

Dans la 2ᵉ seconde, il portera sur les
pieds antérieur gauche et postérieur
droit. 2ᵉ bipède diag. gauc.

Dans la 3ᵉ seconde, il sera supporté
par les pieds antérieur droit et posté-
rieur droit. . . . . 3ᵉ bipède lat. droit.

Enfin, dans la 4ᵉ seconde, le point
d'appui sera fourni par les pieds antér.
droit et postér. gauche. . . . . 4ᵉ bipède diag. droit.

Le centre de gravité est donc supporté alternativement dans
le pas par un bipède latéral et par un bipède diagonal. Le support sur un bipède latéral se forme par l'appui d'un pied antérieur qui s'éloigne du postérieur, et celui sur un bipède diagonal, par l'appui d'un pied postérieur qui se rapproche de
l'antérieur ; de sorte que la ligne de sustentation latérale est la
plus longue, et celle diagonale la plus courte.

Le plus grand espace qu'embrasse un pas complet à cette
allure est, d'après Goiffon et Vincent, égal à la hauteur du cheval mesuré du garrot à terre. On trouve cet espace dans la distance qui sépare le point que quitte un pied, n'importe lequel,
de celui où il fait de nouveau son appui. On conçoit, d'après
cela, que toujours le pied postérieur viendra, comme dans le
trot, prendre la place du pied antérieur du même côté ; mais,
ici, le saut ne sera pas nécessaire, puisqu'en supposant que le
pas complet dure quatre secondes, il devra s'en écouler une
entre le lever du pied antérieur et le poser du pied postérieur
correspondant.

Dans tout ce que nous venons d'exposer, nous avons admis, comme tous les auteurs, que les quatre foulées d'un pas complet étaient régulièrement distantes l'une de l'autre, et séparaient par conséquent la durée d'un pas en quatre temps égaux. Cette manière d'envisager le pas nous a rendu plus facile l'explication de cette allure, et cependant elle n'est pas rigoureusement exacte. Si l'on écoute avec soin un cheval marchant au pas, on se convaincra bientôt que les quatre foulées qu'il fait entendre sont associées deux à deux, c'est-à-dire que les temps qui les séparent sont alternativement plus longs et plus courts; et si l'on examine l'animal, on s'apercevra bientôt que le temps le plus court s'écoule entre la battue d'un pied postérieur et celle du pied antérieur qui forme avec lui un bipède latéral, et le temps le plus long entre la foulée de ce dernier et celle du pied postérieur qui lui est opposé en diagonale. Il résulte de cette inégalité dans les temps d'intervalle, que le corps est plus long-temps supporté par le bipède latéral que par le bipède diagonal; mais cette différence est si petite que nous pouvons la négliger pour la plupart de nos explications.

Jusqu'à présent, dans l'étude que nous avons faite du pas, nous avons supposé le cheval libre ou chargé d'un cavalier, mais non attelé, et cheminant sur un plan horizontal. Si, maintenant, nous examinons l'animal remontant un plan incliné, le pas se trouvera nécessairement d'autant plus raccourci que la montée sera plus rapide, puisque le centre de gravité, reporté en arrière par la position du corps, ne pourra plus être porté aussi en avant par la même dépense de force musculaire. Le pied postérieur n'atteindra plus la place laissée par l'antérieur, et nous aurons, comme dans le trot raccourci, quatre pistes au lieu de deux pour un pas complet. De même, si le cheval est attelé à une voiture pesante, le fardeau à traîner retiendra le centre de gravité, le pas sera raccourci comme si l'animal remontait une pente; et si le fardeau est très lourd, le temps de l'appui l'emportant en longueur sur celui du soutien, le corps sera presque constamment alors supporté par trois pieds à la fois, chaque extrémité retardant son lever jusqu'au poser de celle qui l'a précédée dans l'action. Nous aurons donc ici, par exception, ce que tous les auteurs, excepté Bourgelat, ont considéré comme l'état normal de l'allure.

Si au contraire le cheval descend le plan incliné, le centre de gravité, se portant plus en avant, se déplacera plus facilement, le pas s'allongera, et la piste du pied antérieur sera dépassée plus ou moins par celle du pied postérieur; mais ce résultat n'arrivera que si l'animal est libre, ou peu chargé; car, s'il a à retenir un fardeau un peu lourd, ou si la pente est très-rapide, il aura soin de raccourcir son allure pour éviter d'être entraîné par l'accélération du mouvement.

On voit, du reste, des chevaux dont le pied postérieur dépasse ou n'atteint pas la piste de l'antérieur, même sur un plan horizontal. Dans le premier cas, l'allure est plus allongée; mais on doit s'assurer avec soin s'ils ne forgent pas, s'ils ne s'atteignent pas, et surtout s'ils sont fermes à l'arrêt; car souvent c'est à la faiblesse des reins qu'il faut attribuer cet excès d'ouverture de l'enjambée.

Quant à ceux qui, sur un terrain horizontal et sans être attelés, ne couvrent pas avec le pied postérieur la piste du pied antérieur, l'allure est toujours, chez eux, d'autant plus raccourcie qu'il reste plus d'écartement entre les deux pistes.

La succession des membres dans le pas étant connue, cherchons maintenant quels devront être les déplacements du centre de gravité dans cette allure.

Nous avons vu que le corps était supporté alternativement sur un bipède latéral et sur un bipède diagonal. Or, dans les quatre combinaisons des extrémités qui composent un pas complet, le centre de gravité se trouvera deux fois sur la ligne du bipède latéral, et par conséquent à droite et à gauche sur le bord du parallélogramme circonscrit par les quatre membres, comme cela arrive dans les deux temps qui composent le pas de l'amble (1). Le déplacement doit, par conséquent, pour une égale longueur de chemin parcouru, être le même que pour cette dernière allure (2), avec cette différence cependant qu'à chaque changement de direction il repasse sur la ligne formée par le

---

(1) Du grec *amblunein*, rompre, allure défectueuse, rompue; ou d'*amblus* faible, parce que l'amble est la cause ou l'effet de la ruine et de la faiblesse des chevaux.

(2) L'amble ne serait donc pas plus fatiguant que le pas, s'il pouvait être exécuté avec la même lenteur.

bipède diagonal; ce qui diminue l'imminence de la chute, et rend parconséquent l'allure bien moins précipitée.

Ainsi le corps étant supporté par le bipède latéral droit AB (pl. 10 *bis*, fig. 1), ensuite sur le diagonal CB, puis sur le latéral gauche CD, puis enfin sur le diagonal gauche BD, pour revenir au latéral droit BA', le centre de gravité que nous prenons en E sur la ligne AB, se portera, pendant la moitié de la durée du pas, en F sur la ligne CD, puis pendant la seconde moitié, en G sur la ligne BA', en traversant dans ces deux déplacements complets les lignes CB et BD qui représentent l'appui du corps sur les bipèdes diagonaux.

Quant au déplacement vertical, son appréciation exacte est rendue assez difficile par les diverses combinaisons des extrémités. Il peut cependant, à peu de chose près, se résumer pour un pas complet dans les deux courbes décrites par le centre d'action des membres antérieurs.

Pour l'apprécier d'une manière plus rigoureuse, nous pouvons comparer chaque membre à une colonne droite dont le point supérieur parcourra, lors de l'appui de chacun d'eux, un arc de cercle que nous supposerons régulier pour faciliter la démonstration. Pour rendre également plus apparent le trajet parcouru par le centre de gravité, nous diminuerons la longueur proportionnelle des droites représentant les membres.

Si nous prenons le cheval au moment où il vient de tomber sur un bipède latéral, comme cet appui se forme par le poser d'un membre antérieur, celui-ci CD (pl. 10 *bis*, fig. 2) sera, par suite de son extension en avant, à son point le plus bas ; le postérieur AB, au contraire, étant au milieu de son appui, se trouvera à sa plus grande élévation, et le centre de gravité se trouvera au point H, sur la ligne AC, tirée du sommet de l'un des membres à celui de l'autre, et représentant le tronc,

Pendant que l'appui se fera sur le bipède latéral, les membres qui le forment changeront de position ; et lorsque se formera l'appui sur le bipède diagonal, le membre postérieur AB se sera porté en EB et l'antérieur CD en C'D. Le centre de gravité se sera donc porté de H en I sur la ligne EC'.

Pour que le corps arrive de nouveau sur un bipède latéral, le second membre postérieur venu à l'appui en EF se portera en E'F, et le membre antérieur déjà parvenu en C'D arrivera à la fin de son arc en GD. Donc le centre de gravité aura dû se porter de I en K, sur la ligne E'G, et aura par conséquent, pendant le demi-pas, parcouru les deux arcs HI, IK, pour recommencer le même parcours dans la seconde partie du pas, par un jeu semblable des extrémités qui le supportent. La succession des courbes H, I, K, L, M (pl. 10 *bis*, fig. 3), nous donne donc, avec une exagération qui le fait mieux comprendre, le déplacement vertical du centre de gravité pendant un pas complet.

Le pas est l'allure la plus lente du cheval et la moins fatigante tant qu'on ne cherche pas à l'accélérer ; mais si l'on veut forcer le pas, l'animal se fatigue bientôt de ce mode de progression, et passe à un petit trot qui lui fait faire plus de chemin avec moins d'efforts, le déplacement horizontal du centre de gravité étant, comme nous l'avons vu, beaucoup moindre dans le trot que dans le pas.

DU GALOP (1).

Cette allure, la plus rapide pour le cheval, est aussi la plus fatigante, non seulement à cause de sa rapidité, mais aussi à cause du mode de succession des extrémités.

On distingue plusieurs espèces de galop.

1° Le galop ordinaire, encore appelé galop à *trois temps* ou galop de *chasse*.

2° Le galop de *manége* ou à *quatre temps*.

3° Enfin le galop de *course* qui constitue une allure particulière, différente du véritable galop.

DU GALOP A TROIS TEMPS.

Dans le galop ordinaire, qui doit surtout nous occuper, le corps est, pendant un pas complet, 1° supporté par un pied postérieur ; 2° par un bipéde diagonal ; 3° par un pied antérieur ; 4° complétement en l'air ; et cette succession des extré-

---

(1) Du grec *kalpé*. Les grecs nommaient *agon kalpés* une sorte de course à cheval dans les jeux olympiques.

mités a lieu de telle sorte que, toujours, la piste d'un bipède latéral dépasse sur le terrain la piste du bipède latéral opposé. On dit que l'animal galope à *droite* ou à *gauche*, suivant que c'est le bipède latéral droit ou le gauche qui marque sa piste plus en avant.

Ainsi donc, dans un cheval galopant à droite, et pris dans le moment où le corps se trouve en l'air sans support, le pied postérieur gauche regagnera le sol le premier, et sera bientôt remplacé dans l'appui par le bipède diagonal gauche, qui quittera lui-même le terrain au moment où le membre antérieur droit opérera sa percussion ; et ce dernier se relevant immédiatement laissera de nouveau le corps sans appui. Aussi entend-on, dans le pas complet du galop, trois battues bien distinctes, paraissant être à égale distance l'une de l'autre, et séparées des trois du pas suivant, par un intervalle égal à peu près à celui qu'aurait exigé une quatrième battue.

Pour figurer la succession de l'appui et du soutien des membres pendant le galop, comme nous l'avons fait pour les autres allures, nous devrons diviser en quatre parties le temps d'action de chaque membre. Si nous prenons le galop à droite, au moment où le corps regagne le sol (pl. 10 *bis*, fig. 6), nous aurons, pendant ce premier quart de temps, à remplir seulement le premier zéro du membre postérieur gauche. Dans le second temps, nous remplirons les zéros des membres antérieur gauche et postérieur droit. Dans le troisième, il ne restera à noircir que le zéro du membre antérieur droit. Enfin, dans le quatrième, le corps étant en l'air, tous les zéros resteront ouverts. En examinant maintenant la figure ainsi formée, nous verrons que pendant un pas complet du galop chaque membre n'est qu'un quart de temps à l'appui, et trois quarts au soutien, ce qui doit donner au corps une grande instabilité, et par conséquent une grande vitesse.

Le galop ne présentant pas, comme les autres allures, une succession symétrique des mouvements des membres, la fatigue qu'éprouve chacun d'eux ne doit pas être la même. Ainsi, par exemple, en supposant toujours le galop à droite, le bipède diagonal gauche sera moins fatigué que les deux autres membres qui, chacun à leur tour, sont les seuls supports du corps ; et, de ces deux, le postérieur éprouvera une fatigue bien plus grande que l'antérieur, parce qu'il reçoit le premier l'effort du corps qui retombe, et doit, avant de quitter le sol, lui imprimer une nouvelle impulsion qui sera complétée par l'action du membre antérieur, ce dernier soulevant l'avant-main, et remettant le corps dans une position telle qu'il puisse retomber, au pas suivant, sur le membre postérieur. On conçoit facilement que dans cette espèce de mouvement de bascule, le bipède diagonal, servant de point d'appui intermédiaire, éprouve moins de fatigue, ayant d'ailleurs la force combinée de deux membres pour résister à celle qu'il doit supporter.

Ce que nous indique la théorie, la pratique nous le démontre de la manière la plus évidente, surtout en ce qui concerne le membre postérieur. Un cheval que l'on fait constamment galoper du même côté se ruine bientôt de l'extrémité postérieure opposée. Aussi les écuyers ont-ils le soin de changer de main leurs chevaux pour éviter cette usure inégale, lorsqu'ils leur font souvent prendre cette allure. Si l'on voit des chevaux galoper d'eux-mêmes sur un membre postérieur plus ruiné que son congénère, cela tient à ce qu'ils ont conservé l'habitude qui a causé la ruine du premier.

Si nous recherchons maintenant quel sera le déplacement horizontal du centre de gravité dans le galop, nous verrons que de même qu'il n'y a pas de symétrie dans la succession des extrémités, de même aussi la symétrie manque dans ce déplacement. Aussi, le centre de gravité, supporté d'abord par le membre postérieur gauche A (pl. 10 *bis.* fig. 4.), se porte en E, sur la ligne comprise entre les deux extrémités B C formant le bipède diagonal gauche, et de là en D, sur l'extrémité antérieure droite. Entre la foulée de ce membre et celle du pied postérieur gauche qui la suit, et par conséquent pendant le temps de suspension du corps, il se porte en A' pour recommencer la même succession de déplacements.

Quant au mouvement vertical du centre de gravité, il décrit, comme dans le trot, une parabole plus grande, à la vérité, et plus courbée que dans cette allure, mais il faut observer que le pas complet du galop n'en exige qu'une seule, tandis qu'il en faut deux pour compléter le pas du trot.

Le galop présente, parfois, dans son exécution quelques défectuosités. Il peut être *faux* ou *désuni*.

Le galop est faux, lorsque le cheval galopant en cercle, à
droite ou à gauche, la piste du bipède latéral situé en dedans
du cercle se trouve plus en arrière que celle du bipède opposé.
En d'autres termes, le galop est faux, lorsque le cheval tournant
à droite galope à gauche, ou galope à droite en tournant du
côté opposé. Le galop peut donc être faux à droite et à gauche,
et dans l'un comme dans l'autre cas, il fait perdre au cheval
une grande partie de sa solidité. En effet, l'animal galopant en
cercle est forcé, pour résister à la force centrifuge, de se pencher en dedans, et surtout d'incliner dans ce sens l'avant-main
pour conserver la direction circulaire. Il sera donc toujours plus
solide lorsque le pied antérieur placé de ce côté se portera le
plus en avant, pour soutenir la partie que son poids et sa position exposent à une chute plus imminente.

Le galop est désuni lorsque la piste d'un pied antérieur étant
la plus avancée, celle du pied postérieur du même côté reste
en arrière de la piste du pied postérieur opposé. L'allure peut
être désunie à droite ou à gauche. Ce défaut est beaucoup plus
grave que le précédent ; il ôte à l'animal toute sa solidité, et
l'expose à des chutes d'autant plus fréquentes qu'il n'y a plus
la moindre régularité dans l'action des deux bipèdes latéraux,
dont l'un trace ses pistes rapprochées, tandis que l'autre leur
laisse un grand écartement.

DU GALOP A QUATRE TEMPS.

Le galop à quatre temps ou de *manège*, est une allure presque toujours artificielle, beaucoup plus relevée que le galop de
chasse, et dans laquelle le bipède diagonal, au lieu d'une battue
unique, laisse entendre d'abord celle du pied postérieur, puis
celle du pied de devant. Cette séparation des deux battues du
bipède est due à ce que l'élévation plus grande de l'avant-main
ne permet pas au pied antérieur de retomber aussi vite que le
postérieur.

On trouve, dans cette allure, plus de symétrie dans le déplacement horizontal du centre de gravité, mais aussi un allongement de la ligne parcourue par ce point, qui établit une large compensation. D'ailleurs, le galop à quatre temps fatigue toujours plus le cheval, par le rejet du poids de l'avant-main sur les jarrets; et le corps, toujours plus enlevé dans cette allure, perd en vitesse ce que l'animal gagne en élégance.

DU GALOP DE COURSE.

Le galop de course est une allure particulière, la plus rapide de toutes, dans laquelle le corps est transporté par une succession de sauts exécutés dans une direction aussi horizontale que possible, par l'action successive des bipèdes antérieur et postérieur. Cette allure exige de très-grands efforts, et ne peut être exécutée que par quelques chevaux.

Dans la course, le déplacement horizontal du centre de gravité a lieu dans le sens le plus favorable, c'est-à-dire en ligne droite, parce que les deux pieds de chaque bipède, antérieur ou postérieur, posent ensemble sur le sol. Le déplacement vertical consiste, pour chaque pas, dans une courbe parabolique d'autant plus légère que le cheval court plus près de terre, condition essentielle pour la rapidité, parce que la force employée à soulever le corps est perdue pour son impulsion en avant.

Le cheval lancé à la course ne peut soutenir pendant longtemps cette allure avec toute sa rapidité. Lorsqu'il ne s'y livre que pendant quelques minutes, il peut arriver à parcourir un peu plus de quatorze mètres par seconde. M. de Montendre a constaté (1) que de 1823 à 1828 « les chevaux qui ont mis le « moins de temps à parcourir les deux tours de l'hippodrome « du Champ-de-Mars, sont *Félix*, qui les a faits en 4 minutes « 50 secondes 2/5 ; *Frank*, en 4 m. 50 s. 2/5, et *Alibaba*, en 4 « m. 50 s. 1/5. » Parmi les chevaux nés en Angleterre *Morotto* a parcouru la même distance en 4 m. 41 s. 2/5.

De 1825 à 1838, dans les courses à un seul tour (200 mètres), la course la plus rapide a été fournie par *Frétillon* qui a parcouru l'hippodrome en 2 m. 17 s. 1/5, vitesse proportionnelle

---

(1) Relevé des vitesses les plus grandes observées sur l'hippodrome de Paris (*Journal des haras*, t. XXII. p. 55.—Octobre 1838).

plus grande que celle des coureurs que nous venons de citer ; mais qui n'eût pu, probablement, se soutenir dans une course à deux tours.

DU PAS RELEVÉ.

On désigne sous le nom de *pas relevé* une allure dans laquelle le cheval fait entendre, comme dans le pas, quatre battues qui ont lieu dans le même ordre, mais qui sont plus précipitées, et ne présentent pas la même régularité dans les espaces qui les séparent.

Nous devons à M. Mazure (1) un mémoire assez étendu sur les chevaux de pas relevé qui forment, en Normandie, une race peu répandue quoique recherchée pour certains services. Nous empruntons à ce travail la plupart des détails qui suivent.

En général, les chevaux de pas relevé, qu'on appelle encore chevaux de *haut-pas*, *bidets d'allure*, présentent une conformation qui se fait surtout remarquer par le développement des muscles. Ils ont la tête assez grosse, l'encolure forte et plutôt horizontale que relevée, les reins courts et forts, la croupe bien développée, et surtout la fesse épaisse, longue et descendant bas sur la jambe.

Le nom de *pas relevé*, de *haut-pas*, donné à l'allure qui caractérise ces chevaux, porterait à croire que, chez eux, le corps s'élève fortement pendant l'action. Au contraire, la rapidité avec laquelle s'exécute le pas relevé, qui chez eux, remplace le trot, ne permet pas un grand déplacement vertical du centre de gravité ; il n'y a pas de saut dans cette allure, et les membres obligés d'arriver promptement à l'appui ne peuvent que très-peu s'élever de terre. Tout l'effort est donc utilement employé à chasser le corps en avant, et le pas relevé, très doux pour le cavalier, est surtout recherché par les marchands de chevaux et de bestiaux, qui sont presque constamment à cheval. Ces avantages, il est vrai, sont atténués par l'inconvénient que doivent naturellement présenter les bidets d'allure, de *raser le tapis*, et par conséquent de buter souvent sur les chemins peu unis, comme les routes de traverse.

---

(1) *Mémoires de la Société Vétérinaire du Calvados et de la Manche,* 8ᵉ année, p. 134.—1837.

D'après M. Mazure, l'allure la plus lente, le pas ordinaire du cheval de pas relevé, se fait remarquer par l'exagération de l'intervalle existant entre les foulées d'un bipède latéral et celles du bipède latéral opposé, de telle sorte qu'une personne exercée distingue facilement, à cette marche, le cheval de pas relevé, du cheval trotteur.

Dans le pas relevé, au contraire, véritable allure de ce cheval, ce sont les foulées des bipèdes diagonaux qui se succèdent immédiatement, et l'intervalle le plus grand, au lieu d'être comme dans le pas, entre les deux battues du bipède diagonal, se trouve entre celles du bipède latéral.

Le pas relevé n'est donc à proprement parler qu'un trot décousu au dernier degré, c'est-à-dire dans lequel le pied antérieur a déjà effectué son poser quand son opposé en diagonale opère le sien, mais un trot dans lequel il n'y a pas de saut, et dans lequel, aussi, jamais la piste du pied postérieur n'arrive à couvrir celle de l'antérieur.

Tous les chevaux n'exécutent pas de même le pas relevé. Il en est que l'on appelle *patineurs* en Normandie, chez lesquels les battues sont espacées par des temps à peu près égaux, et ne diffèrent de celles du pas ordinaire que par la rapidité avec laquelle elles se succèdent, et par la moindre élévation des membres. Cette allure fatigue beaucoup plus le cavalier que le pas relevé ordinaire, par le bercement qu'elle occasionne, bercement qui est toujours d'autant plus grand qu'une allure quelconque s'éloigne davantage du trot.

Le pas relevé nécessite un déplacement horizontal du centre de gravité analogue à celui qui a lieu dans le pas, et toujours d'autant plus grand, que les foulées sont plus régulièrement espacées. Ce déplacement a lieu, en outre, avec une vitesse à peu près égale à celle du trot. Aussi le haut pas doit être très-fatigant pour l'animal; et si les bidets d'allure y résistent longtemps, on ne doit l'attribuer qu'à la grande force musculaire que possèdent ces chevaux. Quelques uns même ne peuvent supporter cette allure, lorsqu'on les pousse vivement, et prennent le trot, qui, à vitesse égale, est bien moins fatigant.

On peut faire prendre artificiellement le pas relevé à de jeunes chevaux en réunissant leurs membres en diagonale au moyen de cordes, et en les poussant, ainsi entravés, sans leur permettre de prendre le véritable trot; mais jamais cette allure acquise ne vaut le pas relevé naturel.

Les véritables bidets d'allure exécutent le galop à la manière ordinaire, mais la pesanteur de leur corps s'oppose à ce que cette allure, qu'ils prennent d'ailleurs rarement, soit chez eux aussi accélérée et aussi légère que chez les autres chevaux.

DU TRAQUENARD (1).

Le *traquenard* ou *amble rompu* est assez rare et regardé comme défectueux par les écuyers.

Dans cette allure, les battues des quatre extrémités sont distinctes, mais séparées par des intervalles inégaux comme dans le pas relevé; mais ce qui établit la différence entre ces deux allures, c'est que dans le pas relevé les battues sont rapprochées par bipèdes diagonaux, tandis qu'elles le sont par bipèdes latéraux dans le traquenard.

En effet, dans cette allure, les membres agissent par paires latérales comme dans l'amble; mais au lieu de se lever et de se poser simultanément, les deux membres du même côté laissent entre leurs battues un intervalle assez court, dont la brièveté est rendue plus sensible par la longueur de celui qui sépare les deux battues de chaque bipède latéral des deux battues du bipède latéral opposé.

Le traquenard présente, comme le pas relevé, une grande rapidité dans les mouvements des membres et peu d'élévation de la masse du corps, en même temps qu'un déplacement horizontal assez analogue à celui du pas, et d'autant plus fatigant pour l'animal qu'il ne peut l'exécuter que très vite, le traquenard remplaçant pour lui l'allure du trot.

---

(1) Par corruption, du latin *tricenarius*, qui s'est dit de ceux qui, en marchant, formaient des pas prompts et mal réglés. Une danse fort gaie qu'on ne connaît plus guère, se nomme le *traquenard*. Ce nom pourrait bien avoir pour origine l'*onomatopée* : traque, traque, traque; du grec *onoma* nom, et de *poieo* je fais, c'est-à-dire formation d'un mot dont le son est imitatif de ce qu'il désigne.

On peut regarder le traquenard comme un pas très accéléré, se rapprochant de l'amble ; tandis que le pas relevé se rapproche du trot par la succession des membres seulement, mais non par l'impulsion en hauteur. En d'autres termes, le traquenard est à l'amble, ce que le pas relevé est au trot.

Si l'allure du traquenard est avec raison rejetée des manèges, elle n'en est pas moins convenable, comme le pas relevé, aux personnes qui sont souvent et longtemps à cheval. Mais l'animal doué de cette allure se ruine promptement; car il n'a pas ordinairement, comme le bidet d'allure, une force musculaire en rapport avec la fatigue qu'il éprouve dans l'exercice.

DE L'AUBIN (1).

L'aubin est la seule allure réellement et complétement défectueuse. Il consiste dans un mélange confus des mouvements du trot et du galop.

On voit souvent de vieux chevaux, arrivés au dernier degré d'usure, qui, pressés par le fouet de leur conducteur, et ne pouvant soutenir un trot accéléré, cherchent à se soulager momentanément en prenant le galop. Leur force n'étant pas en rapport avec leur volonté, ils élèvent bien l'avant-main comme s'ils allaient galoper, mais leurs membres postérieurs n'ont plus assez d'énergie pour qu'un seul des deux puisse à la fois supporter la masse du corps et la projeter rapidement en haut et en avant; et, malgré l'enlèvement de l'avant-main, le train postérieur continue le trot, ne pouvant faire davantage.

L'aubin ne peut donc être exécuté que pendant quelques pas, et toujours il indique une ruine complète de l'animal auquel, il donne d'ailleurs une démarche très disgracieuse.

---

(1) Du latin *albinum* dit pour *albumen*, et dérivé d'*albus*, blanc ; c'est-à-dire allure qui ne représente rien de déterminé. Comme on dit donner carte blanche à quelqu'un, lorsque, ne lui précisant rien, on lui donne la liberté de faire tout ce qu'il jugera à propos.

On pourrait, il me semble, faire dériver aubin. de *advena*, étranger, à cause de l'irrégularité de cette allure, ou bien encore de *obire*, tourner autour. En effet, l'aubin qui n'est ni le trot ni le galop, participe de ces deux allures. On dit tourner autour de la question, lorsqu'on ne va point nettement au fait.

DEGRÉ DE VITESSE DES DIFFÉRENTES ALLURES.

Il résulte de calculs faits sur la vitesse des différentes allures qu'un cheval d'une grande célérité peut parcourir au galop quinze mètres par seconde, mais seulement pendant un temps de peu de durée. Le galop ordinaire a été évalué à dix mètres, le trot (1) à quatre ou cinq mètres, le grand pas à trois mètres et le petit pas à un mètre par chaque seconde.

---

(1) Du grec *trechô*, aller vite ; parce que le trot est l'*allure* naturelle que le cheval peut fournir le plus longtemps, à un degré satisfaisant de vitesse sans se fatiguer.

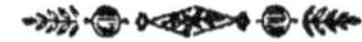

CHAPITRE V.

DE L'AGE DU CHEVAL.

On entend par âge, les diverses époques de la durée de la vie, dans les différentes espèces d'animaux. Il est divisé en trois périodes qui sont *la jeunesse*, *l'adulte* et *la vieillesse*. La jeunesse s'étend, chez le cheval, depuis la naissance jusqu'à l'éruption complète des dents de remplacement ; l'âge adulte depuis cette époque jusqu'à quatorze ans ; et la veillesse depuis quatorze ans jusqu'au terme de la vie. Mais, dans le commerce, on entend par âge le temps qui s'est écoulé depuis la naissance du cheval jusqu'au moment où on l'examine.

On a reconnu depuis très longtemps l'importance de l'âge du cheval; en effet, cet animal servant à l'homme pour la guerre, l'industrie et les plaisirs, on a dû sentir le besoin de posséder des connaissances qui missent à même d'apprécier sa valeur *commerciale*, ainsi que la durée de son service.

Les Grecs et les Romains connaissaient l'âge jusqu'à huit ans, à l'inspection des dents; passé cette époque, qu'ils appelaient *agnômonie* (1), ils ne possédaient plus que des signes de vieillesse tirés de la forme et de l'usure des crochets.

Depuis ce temps reculé, tous les auteurs qui ont écrit sur ce sujet n'ont fait, pour ainsi dire, que commenter ou plus ou moins étendre ce que les anciens avaient observé.

Le professeur Pessina, de Vienne, a distingué : *l'ovalite, la rotondité, la triangularité* et *la biangularité* des dents à mesure qu'elles s'usent; mais il n'a pas fait attention aux marques qui subsistent après le rasement, ce qui aurait présenté plus d'exactitude et donné une plus grande importance à son travail.

Girard fils, jeune professeur, donnant les plus belles espérances, et qu'une mort prématurée a ravi beaucoup trop tôt à

---

(1) Du grec *a* privatif, et de *gnômôn*, prendre connaissance. Manque de signes propres à faire reconnaître l'âge des chevaux. D'*agnômôn* cheval qui ne marque plus.

la science vétérinaire qu'il était appelé à enrichir de ses travaux intelligents , observateur d'un tact et d'une précision
rares, a donné pour la première fois, en 1824, son traité *d'hippélikiologie* (1). Cet ouvrage , très intéressant, qui a été
augmenté par Girard père, ancien directeur à l'école royale
vétérinaire d'Alfort, nous donne les moyens de reconnaître
l'âge du cheval pendant presque toute la durée de la vie ; c'est
dans cet excellent ouvrage que nous puiserons ce qui sera dit
sur cet objet.

Les dents étant, de toutes les parties du corps, celles qui
peuvent présenter les indices les plus sûrs pour connaître l'âge
des animaux pendant presque toute la durée de la vie, et cette
connaissance étant prise des différents aspects produits par
l'usure sur la table de la dent, ainsi que de la forme et de la
direction du corps de cette même partie, poussée hors de l'alvéole, à mesure que le cheval avance en âge, il devient indispensable de connaître l'anatomie de la dent pour ce qui est
relatif aux divisions de la vie, et comme *chronomètre* seulement (2).

Les autres signes extérieurs, tels que l'empâtement et la disproportion des diverses parties du poulain , la dépression des
parties molles, la saillie de l'épine sus-maxillaire, de l'arcade
orbitaire et de la protubérance occipitale, la dépression des
parties latérales du chanfrein, par suite de la pousse au-
dehors des dents molaires, l'amincissement des branches du
maxillaire, la direction droite que prend la partie inférieure,
la lèvre pendante et ses bords renversés, les poils du tour des
yeux et de la tête grisonnés, etc., peuvent, tout au plus, indiquer les principales époques de la vie.

DESCRIPTION DES DENTS.

Les dents sont de petits corps compactes et très durs, de la
nature de l'ivoire, implantés dans les alvéoles des deux mâchoires qu'ils remplissent exactement. Elles servent à déchirer
ou à broyer les aliments.

---

(1) De trois mots grecs : *hippos*, cheval, *elichia* , âge, et *logos*, discours.
(2) Du grec *chronos*, temps, et de *metron*, mesure.

Par leur position les unes à côté des autres, elles forment une ligne courbe nommée arcade dentaire, qui se déforme au fur et à mesure que le sujet vieillit.

Le genre cheval a de trente-six à quarante-quatre dents, en comptant quatre dents molaires supplémentaires qui existent quelquefois, mais qui sont très rares. Le plus ordinairement on n'en rencontre que trente-six pour la jument, qui est privée de crochets (1) et quarante pour le cheval. On distingue les dents en *molaires*, (2) *crochets* et *incisives* (3).

Les dents molaires, au nombre de douze à chaque mâchoire, six de chaque côté, sont beaucoup plus volumineuses que les autres (planch. 6. fig. 15).

Les crochets sont situés sur l'espace interdentaire, beaucoup plus près des coins de la mâchoire inférieure que de ceux de la mâchoire supérieure, de sorte que, ne pouvant frotter l'un contre l'autre, ils s'entrecroisent lorsque les mâchoires se rapprochent. Ils présentent une forme conoïde, pointue, sont convexes et striés à la face externe, et sillonnés à la face interne, vers les bords qui sont tranchants (pl. 6, fig. 15 ,C, et fig. 12 , 13 et 14).

Les trois premières molaires (fig. 15, A) et les incisives du poulain qui, à une époque que nous ferons connaître, sont remplacées par d'autres, sont appelées *dents de lait* ou *caduques* et celles qui les remplacent *dents d'adulte* ou de *remplacement*. Les autres molaires B, et les crochets C dont la sortie est plus tardive, sont nommées *persistantes*.

DENTS INCISIVES.

Les dents incisives pouvant seules, et spécialement, servir à donner des notions exactes, nous ne nous occuperons que d'elles. Les molaires, situées trop profondément dans la bouche, ne peuvent être explorées. D'ailleurs, l'irrégularité de leur table s'oppose à ce que l'on puisse obtenir quelques résultats de l'ins-

---

(1) Lorsque les juments ont des crochets, qui ne sont jamais que des rudiments, elles sont appelées *bréhaignes;* d'un ancien mot breton, *bréhan,* qui signifie ménage, infécondité. On croyait autrefois ces juments stériles.

(2) Du latin *mola*, meule, parce que ces dents broient les aliments comme une meule.

(3) Du latin *incidere*, couper, parce que ces dents coupent les aliments.

pection de ces dents. Les crochets, qui n'existent pas dans les juments, ne peuvent être regardés que comme des moyens très accessoires.

Les dents incisives sont au nombre de douze, six à chaque mâchoire, et situées à sa partie antérieure. Placées très près les unes des autres, elles forment un demi-cercle qui s'use au fur et à mesure que l'animal vieillit. Elles se distinguent en *pinces*, *mitoyennes* et *coins.*

Les pinces sont celles qui sont placées à la partie antérieure; les mitoyennes celles qui, à droite et à gauche, suivent immédiatement; et les coins celles qui se trouvent placées également à droite et à gauche, à la suite des mitoyennes (fig. 16, A, B, C),

Les dents incisives de remplacement ou d'adulte, avant que l'usure n'ait commencé, offrent deux parties, l'une libre et l'autre enchâssée. La partie libre, qui fait saillie à 12 ou 14 millimètres au-dessus du bord de la gencive, est aplatie d'avant en arrière et représente un cône dont la base est à l'extrémité libre de la dent, et la pointe vers le bord alvéolaire (pl. 6, fig. 3, B, B). Cette disposition est telle que, dans le principe, les incisives ne se touchent que par leur extrémité libre ; tandis que, du côté de la racine, elles laissent entre elles un intervalle dans lequel se prolongent les gencives et les cloisons alvéolaires.

La face antérieure ou externe est légèrement convexe, creusée dans le sens longitudinal par un ou deux sillons profonds, plus marqués ordinairement à la mâchoire supérieure qu'à l'inférieure. La face postérieure ou interne, un peu concave et déprimée au côté externe, offre beaucoup moins d'étendue que l'antérieure. Lorsque la dent semble déjà tout à fait sortie, cette face fait à peine exubérance au-dessus de la gencive, tandis que dans les vieux chevaux elle est quelquefois presque aussi longue que la face antérieure. Dans la plupart des dents elle est partagée en deux moitiés par une suture très remarquable, surtout aux coins, et qui s'étend depuis l'alvéole jusqu'au bord postérieur de la dent.

L'extrémité libre, par laquelle les dents correspondantes des deux mâchoires se mettent en rapport et frottent les unes sur les autres, offre une surface aplatie d'avant en arrière et que l'on désigne sous le nom de *table dentaire* (fig. 3, T).

Dans les dents vierges cette dent présente: 1° une cavité profonde, allongée d'un côté à l'autre et qui ne tarde pas à se remplir d'une matière jaunâtre ou noire, à laquelle les anciens vétérinaires ont donné le nom de *germe de fève*; 2° deux bords tranchants qui circonscrivent la cavité, ont une hauteur inégale, et se joignent de chaque côté à angle aigu. Le bord antérieur C est plus élevé et plus étendu que le postérieur D, et celui-ci offre dans son milieu une échancrure assez profonde, produite par la continuité du sillon de la face postérieure.

Lorsque les bords sont usés, la cavité ne forme plus qu'une partie de la surface de frottement, au milieu de laquelle on la voit enveloppée dans une espèce de cornet qui, à mesure que l'animal vieillit, se rétrécit, se rapproche du bord postérieur, et finit par disparaître entièrement.

Quant aux bords latéraux de la partie libre des incisives, l'interne, celui qui regarde le plan médian, est arrondi et beaucoup plus épais que l'externe, généralement mince, même tranchant dans les coins. Chez les jeunes sujets, ces bords dentaires se chevauchent; l'externe se prolonge en devant et se trouve appliqué sur l'interne. Ce genre de croisement semblerait dépendre du mode d'éruption des incisives qui sortent toujours par paires et de travers, et qui ne se mettent en ligne qu'insensiblement, au bout d'un certain temps. Ce croisement ne cesse d'avoir lieu que vers l'âge de huit ans. La partie *enchâssée*, plus communément la racine de la dent, fortement implantée dans l'alvéole maxillaire, est courbée en arrière, forme une convexité extérieure très marquée et se termine par une pointe mousse qui, avec l'âge, finit par devenir pointue.

Les dents incisives, aplaties d'avant en arrière vers la surface de frottement, se rétrécissent du côté du bout alvéolaire et deviennent successivement ovales, puis arrondies; vers la base de la racine elles sont triangulaires; enfin leur extrémité est aplatie d'un côté à l'autre. Cette différence est très facile à constater en faisant plusieurs coupes transversales à une dent incisive de deux lignes en deux lignes (pl. 6, fig. 3).

Une dent qui n'a point encore éprouvé de frottement, sciée suivant sa longueur, présente une duplicature de l'émail qui forme les parois de la cavité dentaire (fig. 2), se prolonge en se rétrécissant graduellement, occupe le tiers supérieur de la dent et forme ce qu'on a nommé le *cornet dentaire* B. Depuis le milieu de la partie antérieure de ce cornet dentaire, jusqu'à la racine de la dent, on remarque une cavité qui s'oblitère à mesure que l'animal avance en âge. C'est cette cavité oblitérée qui, lorsque le cornet dentaire est sur le point de disparaître, présente vers le bord antérieur de la table de la dent une marque étoilée, et qui, lorsque le cornet a complètement disparu, présente un point arrondi, dont il sera parlé quand il sera question des signes au moyen desquels on peut connaître l'âge.

Le cornet dentaire représente, lorsque les incisives ont fait toute leur éruption, une longueur de 12 à 14 millimètres à peu près dans les inférieures, et de près du double dans les supérieures. Les incisives supérieures sont, en outre, plus larges, plus fortes et plus développées que celles de la mâchoire inférieure (pl. 6, fig. 7 à 14). Il en résulte que le bord externe des coins inférieurs repose sur le milieu de la surface des coins supérieurs, et les use de manière à y produire, dans quelques mâchoires, une échancrure triangulaire (pl. 6, fig. 5), au moyen de laquelle on peut se guider jusqu'à un certain point dans la connaissance de l'âge. Cette échancrure, qui n'existe jamais avant sept ans, disparaît avec le temps, et d'autant plus tôt que la mâchoire prend une direction horizontale (fig. 13).

Les incisives caduques sont, dans les premiers temps, d'un blanc grisâtre ; leur face extérieure est recouverte d'une multitude de petites stries peu profondes. Dans un âge plus avancé et à l'approche de leur chute, la surface extérieure devient luisante, polie, les stries font place à de légers sillons. Ces dents présentent à leur base un étranglement, un véritable collet, qu'on ne rencontre jamais dans les remplaçantes (fig. 1, 7 et 11).

DE L'ORGANISATION DES DENTS.

Les dents sont composées de deux principales substances différentes par leur couleur, leur densité, et leurs usages. L'une extérieure nommée *émail*, et l'autre intérieure qu'on appelle *ivoire* (pl. 6, fig. 2, C).

L'ivoire existe dans toute l'étendue de la dent ; il est d'un blanc jaunâtre très consistant, et recouvert par l'émail à la partie libre de cet organe.

L'émail forme une espèce de croûte appliquée sur la substance *éburnée* (1) de la partie libre ; il est d'un blanc laiteux, plus poli dans les dents d'adultes que dans celles des jeunes et des vieux sujets; sa dureté est telle qu'il fait feu avec le briquet.

L'émail, après avoir recouvert toute la surface extérieure, se replie vers la surface de frottement et s'enfonce dans l'intérieur de la dent, en formant une cavité conique qui se rétrécit et s'approche du bord postérieur, d'autant plus qu'elle est plus près de la racine. Ce prolongement de l'émail présente donc deux parties à considérer: 1° la cavité qu'il forme, à l'extérieur ; 2° le cornet qui enveloppe cette cavité.

Une troisième substance dentaire est celle nommée *corticale* (2) ou *cémenteuse* (3), elle est répandue sur l'émail. Cette substance, bien moins dure que les deux premières, produit sur la surface extérieure des jeunes dents incisives, un enduit ou vernis que le frottement enlève promptement. Du côté de la table de ces même dents, elle forme un dépôt noir, que l'on désigne vulgairement sous le nom de *germe de fève*. La substance corticale dont il s'agit, a beaucoup d'analogie avec la matière tartreuse dont s'incruste la base des dents de l'homme,

Une fois que leur éruption est faite, les dents continuent à croître du côté de la racine, Cet accroissement continuel étant accompagné d'une égale tendance à faire éruption au-dehors , il en résulte nécessairement que les portions usées sont constamment remplacées par d'autres, et que telle portion de la dent qui, à l'âge de six ans, faisait partie de la racine, forme la table à une époque avancée de la vie.

Les dents poussent, par année, à peu près de 2 millimètres dans les chevaux de race et de 3 millimètres dans les chevaux communs. Elles s'usent dans les mêmes proportions; mais, comme elles sont poussées hors de l'alvéole au fur et à mesure quelles s'usent, elle se trouvent toujours être de la même longueur.

---

(1) Du latin *ebur*, ivoire.
(2) Du latin *cortex*, écorce.
(3) Du latin *cœmentum*, matière qui entoure un corps.

Tout ce qui vient d'être dit s'applique généralement aux dents d'adulte, qui ont pris la place des dents de lait et qui persistent toute la vie.

SIGNES AU MOYEN DESQUELS ON PEUT RECONNAITRE L'AGE DES CHEVAUX.

L'étude de l'âge par l'inspection des dents incisives, offre trois périodes distinctes : 1° les changements particuliers aux dents caduques ; 2° l'éruption et le rasement des remplaçantes ; 3° les nuances diverses que présentent ces dernières à partir du rasement jusqu'à vingt-un ans. Passé cette époque, elles n'offrent plus de renseignements précis.

1° ERUPTION ET RASEMENT DES CADUQUES.

Les poulains, régulièrement parvenus à terme, naissent ordinairement au printemps ; et c'est aussi à cette saison que l'on compte pour les chevaux le commencement de chaque année. Il est très rare qu'à cette époque aucune des dents incisives ait fait son éruption, la première et la deuxième molaires sont les seules qui soient presque toujours sorties : lorsqu'elles ne le sont pas au moment de la naissance, elles ne tardent jamais plus de trois à quatre jours, la troisième est toujours sortie à un mois.

Les pinces sortent de . . . . 6 à 8 jours.

Les mitoyennes de. . . . . 30 à 40 id.

Les coins de. 6 à 10 mois,

L'éruption de ces dents est d'autant plus précoce, que la mère et le poulain sont mieux nourris et mieux portants.

Les pinces inférieures sont toujours rasées à. .   10 mois.

Les mitoyennes à. . . . .   1 an.

Et les coins de. . . . . 15 à 24 mois.

Déjà les pinces supérieures sont presque tout-à-fait rasées, de telle sorte qu'à deux ans, la cavité a disparu dans toutes les dents, tant à la mâchoire inférieure qu'à la machoire supérieure.

A cette époque, les pinces semblent se rapetisser, elles deviennent colletées (pl. 6, fig. 1 et 11) à leur base, se déchaussent et prennent une couleur d'un brun jaunâtre ; bientôt elles s'ébranlent, tiennent à peine dans l'alvéole et tombent pour faire place à d'autres dents. C'est alors que commence la deuxième époque de l'âge du cheval.

2° ERUPTION ET RASEMENT DES REMPLAÇANTES.

Les incisives de remplacement sont rangées en arrière des caduques et sortent successivement comme ces dernières, d'abord en montrant le bord antérieur, dont l'apparition est suivie un ou deux mois après de celle du bord postérieur. Les dents de la mâchoire supérieure paraissent en général huit à quinze jours plus tôt.

Les pinces sortent de. . . . . 2 ans et demi à 3 ans.
Les mitoyennes de . . . . 3 ans et demi à 4 ans.
Les coins de . . . , ... 4 ans et demi à 5 ans.

De sorte qu'un cheval de trois ans doit avoir quatre dents d'adulte, un cheval de quatre ans huit et un cheval de cinq ans présenter toutes les incisives de remplacement.

Il en est presque toujours ainsi si on laisse agir la nature; cependant, il est quelques cas qui peuvent intervertir cet ordre.

Tous les chevaux sont regardés comme nés au printemps; mais la naissance peut être, d'un cheval à un autre, avancée ou retardée de trois ou quatre mois; celui chez lequel elle a été retardée peut être d'une race qui se développe lentement, d'une constitution débile, avoir été mal nourri. L'autre, au contraire, se trouve dans des circonstances tout-à-fait opposées. On les examine au mois d'août; dans l'un, les coins sont visibles; dans l'autre il n'y a pas d'apparence; les mitoyennes seules sont dehors. Cependant, l'un et l'autre n'ont véritablement que quatre ans. Neuf mois plus tard, au mois de mai, le premier à douze incisives bien sorties; les coins dans le second ne font que paraître: ils ont cependant cinq ans tous les deux.

D'un autre côté les marchands, qui sont intéressés à donner aux jeunes chevaux l'apparence d'un âge qui augmente leur valeur, arrachent les coins, quelquefois les mitoyennes caduques; hâtent ainsi l'éruption des permanentes et font paraître le cheval plus âgé qu'il ne l'est réellement. Il suit de là, que tout cheval (surtout si les autres parties sont très développées), qui, au mois de mai, et à plus forte raison au mois de juin, n'a pas les coins apparents et même bien sortis, doit être regardé comme n'ayant que quatre ans.

Quand le cheval n'a pas encore cinq ans, mais qu'il ne s'en faut que de deux , trois ou quatre mois, on dit qu'il *prend cinq ans*. S'il est au contraire plus près de quatre ans que de cinq on dit qu'il a *quatre ans faits*. La différence entre prendre un âge, et avoir un âge fait, est donc relative à l'époque où l'on examine les chevaux, puisqu'ils sont tous supposés nés au printemps. Le moment de l'éruption des crochets est peu fixe ; quelquefois ils existent à trois ans, d'autrefois ils tardent jusqu'à six ; mais l'époque la plus constante est quatre ans. On ne peut donc tirer, de l'état de ces dents, que des inductions fort incertaines.

L'époque de la dentition, principalement la sortie des dents d'adulte est, pour les animaux, le signal de maladies inflammatoires, différentes selon les espèces et plus ou moins graves suivant que l'éruption se fait plus ou moins difficilement. L'écartement des parois des os maxillaires, la fluxion qui en est la suite, donnent à la tête une rondeur, un air de jeunesse qui disparaît avec les causes.

Un corps frottant, à dureté égale, s'usant plus vite qu'un corps frotté, quelques auteurs ont pensé que les dents de la mâchoire inférieure s'usaient plus tôt que celles de la mâchoire supérieure, par le seul fait de sa mobilité.

M. Girard père a observé, très judicieusement, que la différence remarquée entre l'usure des deux mâchoires devait être attribuée au plus de profondeur de la cavité, et à la plus grande dureté de l'émail des dents supérieures, ce qui explique également l'irrégularité de l'usure de ces dernières.

Le rasement de ces incisives d'adulte se fait assez régulièrement, mais non pas au point de pouvoir déterminer rigoureusement l'âge d'un cheval, comme on serait tenté de le croire en lisant tous les ouvrages vétérinaires qui ont traité de cet objet.

Ils rapportent tous que les pinces inférieures

rasent de. . . . . , ... 5 à 6 ans.

Les mitoyennes de. . . . . 6 à 7 ans.

Et les coins de . . . , ... 7 à 8 ans.

Mais, comme l'a remarqué M. Girard père, depuis l'âge de trois ans, époque de la sortie des pinces, jusqu'à cinq, elles ont le temps de frotter, et elles sont déjà rasées, presque tout-à-fait, lorsqu'on aperçoit les coins. C'est donc à l'inspection des dents

qui ont éprouvé le moins d'usure qu'il faut s'en rapporter ; par
conséquent, à cette époque, on doit constater l'état des coins et
il sera difficile, pour peu qu'on en ait l'habitude, de se méprendre sur l'âge exact de l'animal.

Les dents inférieures rasant seules régulièrement, nous ne
parlerons que d'elles. Lorsque la dentition de remplacement s'est
effectuée naturellement, à cinq ans les coins viennent de sortir;
ils ne sont point encore au niveau des mitoyennes et leur bord
antérieur est beaucoup plus élevé que le postérieur. Le bord antérieur des mitoyennes se trouve entièrement usé ; dans les pinces, il est au niveau du postérieur, et la cavité dentaire à complètement ou presque complètement disparu, L'ensemble des
incisives tant supérieures qu'inférieures représente un demi-cercle assez régulier.

A six ans, les coins étant un peu plus relevés, se trouvent presque au niveau des mitoyennes ; le bord externe est peu usé, les
mitoyennes sont dans l'état où étaient les pinces à cinq ans; les
pinces sont tout-à-fait rasées.

A sept ans, les mitoyennes sont rasées, le bord interne des
coins est au niveau de l'externe; on aperçoit quelquefois une
échancrure aux coins supérieurs.

A huit ans enfin, toute la mâchoire inférieure est rasée ; les
dents sont de niveau, leur forme n'est plus la même; elles sont
devenues ovales, et la cavité a fait place à une exubérance d'émail allongé transversalement, qui est le cul-de-sac du cornet
dentaire, la terminaison de l'émail central.

3° FORMES SUCCESSIVES QUE PRENNENT
LES DENTS, LEUR NIVELLEMENT DE LA TABLE ET LEUR ÉTOILE.

Après huit ans, le rasement des incisives supérieures était,
avant le traité d'hippélikiologie par Girard fils, le seul moyen
de connaître l'âge. Ce moyen était insuffisant et on déclarait
hors d'âge, tous les chevaux qui avaient plus de huit ans. Cette
expression impliquait une sorte d'anathème contre tous ceux
auxquels on l'appliquait. Il y a cependant une grande différence
pour le prix et pour les services qu'on peut en attendre, entre
un cheval de neuf ans et un de dix huit ; et il n'est pas indifférent de connaître les moyens de distinguer l'âge de ceux qui
ont passé cette fatale époque.

Les incisives, comme toutes les autres dents, poussant toute la vie'; chacune de leurs parties forme successivement la table. Lorsque l'usure a été régulière, que la dent a bien rasé, cette table devient, avec l'âge, *ovale, arrondie, triangulaire,* enfin *aplatie d'un côté à l'autre.*

A neuf ans, les pinces inférieures s'arrondissent, la table des mitoyennes et des coins se rétrécit, l'émail central diminue et se rapproche du bord supérieur, les pinces supérieures sont rasées.

A dix ans, les mitoyennes s'arrondissent, l'émail central est très près du bord postérieur, les coins sont ovales.

A onze ans, les mitoyennes sont arrondies, l'émail central n'est presque plus apparent dans les dents inférieures, les coins s'arrondissent.

A douze ans, rondeur des dents incisives de la mâchoire inférieure, l'émail central a tout-à-fait disparu, la table est nivelée ; l'étoile dentaire ou radicale, plus étendue, occupe, à peu près, le milieu de la surface de frottement, et le cul-de-sac du cornet persiste dans les dents de la mâchoire supérieure.

A treize ans, toutes les incisives inférieures sont arrondies, les côtés des pinces s'allongent; le cul-de-sac du cornet s'efface dans les coins de la mâchoire supérieure, il est rond et très rapproché du bord postérieur sur les pinces et les mitoyennes supérieures.

A quatorze ans, les pinces inférieures ont une apparence de triangularité, les mitoyennes s'allongent sur les côtés, l'émail central des dents supérieures diminue mais il persiste encore.

A quinze ans, les pinces sont triangulaires, les mitoyennes commencent à le devenir, l'émail central de la mâchoire supérieure n'a point encore disparu.

A seize ans, les mitoyennes sont triangulaires, les coins commencent à le devenir, l'émail central a souvent disparu dans les mitoyennes supérieures.

A dix-sept ans, triangularité complète de la mâchoire inférieure, les côtés du triangle sont tous trois de la même longueur, à cette même époque les pinces supérieures qui usent régulièrement perdent leur émail central et parviennent au nivellement.

A dix-huit ans, les parties latérales de ce triangle s'allongent successivement des pinces aux mitoyennes et aux coins, de telle sorte que :

A dix-neuf ans, les pinces inférieures sont aplaties d'un côté à l'autre ;

A vingt ans, les mitoyennes ont la même forme ;

Enfin à vingt-un ans, cette forme paraît dans les coins.

A partir de cette époque, les incisives n'offrent plus de caractère distinctifs propres à guider, même approximativement. Ces dents s'aplatissent de plus en plus et semblent converger les unes vers les autres en se touchant seulement par leur bord latéral antérieur. Elles se déchaussent, les gencives blanchissent, les mâchoires se rétrécissent; la table dentaire devient grisâtre, les dents sont jaunâtres dans tout le reste de leur étendue, enveloppées souvent à leur base d'une couche épaisse de tartre, et tout annonce dans l'individu la vieillesse et la caducité.

La pousse des dents étant continuelle, du côté de la racine, et les nouvelles productions dentaires plus étroites, il était nécessaire que l'alvéole revint sur elle-même pour fixer la dent ; de là le rétrécissement et la direction horizontale des mâchoires et des incisives dans un âge avancé. (*V.* le tableau de l'âge du cheval à la fin du vol., pl. 7, et la pl. 6, fig. 13 et 14.)

DES CHEVAUX MAL BOUCHÉS.

Les principes que nous venons d'énoncer ne sont pas complétement applicables à tous les chevaux ; quelques uns marquent irrégulièrement, soit que leurs dents aient plus de longueur, soit que les incisives des deux mâchoires ne portent pas exactement les unes sur les autres, soit que leur émail ait trop de dureté, soit enfin que les aliments dont les chevaux ont été nourris n'aient pas été de nature à user beaucoup les dents. Les incisives conservent alors la cavité de la table ou seulement l'émail central, au-delà de l'époque où l'un et l'autre devraient avoir disparu; elles constituent dans le premier cas les chevaux *bégus* (1),

---

(1) Du grec *bebaios*, stable, constant, invariable, et de *gnôma*, dent qui indique l'âge du cheval; d'où, par contraction, on a fait *bégu*, c'est-à-dire forme stable, invariable de la dent, qui ne s'use pas de manière à présenter les différents aspects de la table, qui servent à faire reconnaître l'âge du cheval.

et, dans le deuxième, les chevaux *faux bégus*, c'est-à-dire, ceux qui paraissent plus jeunes qu'ils ne le sont réellement.

Ces irrégularités, qui sont l'écueil où viennent se briser les prétentions des demi-connaisseurs et des amateurs, provoquent l'attention de l'hippologiste instruit, mais ne l'embarrassent pas. En effet, nous avons établi, en principe, que la partie libre des incisives s'élève de 12 à 14 millimètres au-dessus des gencives, et qu'elle s'use de 2 millimètres par an pour un cheval de race, de 3 millimètres pour un cheval commun, et que, poussant tous les ans d'autant, les incisives conservent toujours la même hauteur. En opérant par la pensée, dans la supposition de dents trop longues, des sections transversales de 2 ou 3 millimètres selon qu'on a affaire à un cheval de race ou à un cheval commun, jusqu'au point de réduire la dent à sa hauteur normale, et en augmentant l'âge du cheval d'un an par section supposée, on aura l'âge réel du cheval.

Pour nous faire bien comprendre, nous allons nous appuyer d'un exemple.

Un cheval de race a les pinces et les mitoyennes rasées, l'émail central des pinces triangulaire, celui des mitoyennes concave dans son milieu, le bord postérieur des coins au niveau du bord antérieur un peu touché; ce cheval marque sept ans, mais ses dents au lieu de n'avoir que 14 millimètres au-dessus de la gencive en ont 20. En pratiquant une section transversale à 6 millimètres au-dessus de la table de la dent, la surface de frottement des pinces sera arrondie, celle des mitoyennes s'arrondira, les coins seront ovales et l'émail central sera, sur toutes ces dents, très rapproché du bord postérieur; le cheval marquera dix ans. Ainsi donc, par cette section, en réduisant les incisives de la mâchoire inférieure à leur longueur ordinaire, on aura rétabli l'âge véritable du cheval bégu.

Quelques maquignons, dans le but de tromper les acheteurs qui ne possèdent que des connaissances superficielles sur l'âge des chevaux, scient les dents trop longues et pratiquent, au moyen d'un burin, une cavité factice qu'ils noircissent en la cautérisant légèrement avec un fer rougi au feu et en l'enduisant d'encre de chine : mais cette cavité ne pouvant être faite qu'entre le bord antérieur de la dent et de l'émail du cul-de-sac

du cornet dentaire, à cause de la dureté de cette dernière substance, que le burin ne peut attaquer, se trouve placée trop près
du bord antérieur, et laisse apercevoir distinctement l'émail
formant un point arrondi situé près du bord postérieur de la
dent. Par cette supercherie, le maquignon, donnant à la table
de la dent l'aspect qui indique l'âge positif du cheval, rend pal-
pable, pour le connaisseur, ce qu'il n'aurait pu établir que par
un calcul approximatif (pl. 7, *Rajeuni*).

Les chevaux qui usent leurs dents parce que ces organes sont
moins durs qu'ils ne doivent l'être, ou parce qu'ils ont longtemps fait usage d'aliments qui usent vite la surface de frottement, marquent plus d'âge qu'ils n'en ont réellement ; mais,
dans ce cas, les incisives n'ont pas 14 millimètres de longueur.
En rétablissant par la pensée la hauteur normale de la dent, et en
diminuant un an par 2 millimètres ajoutés pour un cheval de
race et par 3 millimètres pour un cheval commun, on aura l'âge
véritable.

Certains chevaux, chez lesquels le cornet dentaire est plus
long que les proportions que nous avons données (pag. 214),
conservent la cavité de la table de la dent, au-delà du terme où
elle devrait avoir disparu, de sorte qu'un examen superficiel assi-
gnera à ce cheval moins d'âge qu'il n'en a ; mais, en procédant
attentivement à l'inspection de la dent, on s'apercevra aisément
que la table ne présente pas la forme qu'elle doit avoir lorsque
le cheval marque régulièrement (pl. 7, *Bégu*).

DES CHEVAUX TIQUEURS.

Quelques chevaux ont contracté l'habitude de saisir avec les
dents les corps qui sont à leur portée, pendant l'action du pan-
sement de la main. D'autres, que l'on nomme *tiqueurs*, prennent
un point d'appui avec les incisives sur une partie quelconque de
la mangeoire, sur la barre, la longe ou le licol, le billot ou même le timon de la voiture lorsque, étant attelés, ils sont au repos. Tous ces chevaux usent les bords internes ou externes des
pinces et des mitoyennes, le plus ordinairement c'est le bord
externe, et rendent quelquefois difficile l'appréciation de l'âge.

Quoique le *tic* (1) avec usure des dents soit quelquefois le fait du désœuvrement ou de la co-imitation, comme il est souvent le résultat de digestions laborieuses et imparfaites produites par le mauvais état de santé des organes de la digestion, on devra toujours rejeter les chevaux tiqueurs ou ne les payer qu'un bas prix.

Les chevaux tiqueurs deviennent ballonnés dans certains moments, par l'introduction de l'air qu'ils aspirent, ou par le dégagement du gaz provenant de mauvaises digestions. Pour se soulager ou se guérir momentanément ils prennent, comme nous l'avons déjà dit, un point d'appui avec les incisives sur un corps dur quelconque qui se trouve à leur portée, rouent l'encolure, ouvrent la bouche et font entendre des éructations nommées *rots* (2). D'autres chevaux tiquent en l'air, c'est-à-dire produisent par la bouche, sans prendre de point d'appui, les mêmes émissions bruyantes de gaz qui proviennent de l'estomac. Cette espèce de tic ne pouvant être reconnue à l'examen des dents, la loi l'a classée parmi les vices rédhibitoires.

D'autres habitudes résultent uniquement du trop long séjour des chevaux à l'écurie ou de la co-imitation; ces habitudes, peu préjudiciables au service que le cheval est destiné à rendre, sont: pendant que le cheval est au repos, la position d'un pied postérieur sur celui du côté opposé; le balancement alternatif sur l'un et l'autre pied de devant, et le mouvement continuel, de droite à gauche, de la tête, de l'encolure et des épaules, pendant l'intervalle des repas et avant et après le pansage, imitant les oscillations du pendule ou mieux encore les mouvements de l'ours: ce qui a fait donner à cette espèce de tic, la dénomination de *tic de l'ours.*

Les mouvements de la langue dite *serpentine*, constituent une habitude non seulement désagréable à la vue, mais même fâcheuse, parce que ce tic dérange l'embouchure et expose le cheval qui s'abat à se couper la langue.

---

(1) **Mauvaise** habitude du cheval, ainsi nommée par onomatopée, du bruit que le cheval fait entendre en frappant la mangeoire avec ses dents.

(2) Nom donné par onomatopée, du bruit produit par la sortie des gaz.

CHAPITRE VI.

DES ROBES.

On donne le nom de *robe* à l'ensemble des poils qui recouvrent le corps des animaux.

Les poils, en raison de leur longueur, de leur grosseur et de leur position, ont reçu des dénominations différentes. C'est ainsi qu'on appelle *crins*, ceux de la crinière, du toupet, de la queue et ceux qu'on remarque à l'extrémité inférieure des membres dans les chevaux communs; *cils*, ceux qui bordent les paupières; *duvet*, les poils fins et soyeux qui recouvrent la peau qui environne les ouvertures naturelles; et enfin on peut appeler *barbes*, les longs et gros poils que l'on rencontre autour des yeux, des naseaux, des lèvres, et qui servent à prévenir le cheval, dans certaines circonstances, du voisinage des corps extérieurs.

Tous les autres petits corps filiformes, qui sont en très grande majorité, et plus ou moins longs, selon qu'on les examine en hiver ou en été, ont conservé le nom de poils. Ces derniers sont plus ouverts et plus brillants dans le midi que dans le nord, et en été qu'en hiver.

La nourriture, le régime, les maladies, le climat, exercent une influence très marquée sur les poils des chevaux. Les chevaux bien nourris, en grains surtout, ont le poil brillant. Ceux qui sont mal nourris ou malades, l'ont piqué, long et terne. Les chevaux qui vivent à l'état de nature ont le poil d'une couleur claire et brillante dans les pays chauds, et terne et obscure dans les pays froids. Il en devait être ainsi, puisque les corps brillants et clairs réfléchissent les rayons lumineux, tandis que les corps ternes et obscurs les absorbent. Suivant quelques auteurs, les couleurs claires indiquent peu d'énergie. C'est une erreur dont l'expérience a fait justice. La variété de la couleur des poils n'est qu'un jeu de la nature, qui ne saurait être un indice de force ou de faiblesse. De toutes les robes il est de bons chevaux; seulement on devra préférer un reflet brillant de la robe, qui témoigne toujours d'une bonne santé et d'un bon tempérament.

15.

Quoique nous soyons d'avis que les particularités de la robe, telles que les marques blanches qui s'étendent sur une grande partie de la tête, les balzanes qui remontent jusqu'au haut de la jambe, n'aient aucun rapport avec les qualités essentielles de l'animal, elles n'en sont pas moins fort désagréables à la vue.

Les différentes nuances ; la réunion de poils de deux ou de trois couleurs dissemblables ; la disposition de ces mêmes poils en zones ou plaques plus ou moins étendues, constituent des robes diverses que l'on classe en cinq divisions, savoir :

1° Robes d'une seule nuance, crins, extrémités et fond de la robe de même couleur.

2° Robes de deux nuances, fond de la robe d'une nuance plus ou moins claire, extrémités et crins noirs.

3° Robes de deux nuances, extrémités et crins semblables au fond.

4° Robes de trois nuances, extrémités, tête et crins noirs.

5° Robes qui présentent de larges zones ou plaques de couleur différente.

Chacune de ces divisions renferme des sous-divisions qui résultent de la modification de ces nuances, du foncé au clair.

D'après ce que nous venons d'exposer, il est conséquent de dire qu'un cheval est de telle robe et non de tel poil ou de telle couleur.

Les couleurs qui entrent dans la composition des robes sont : *le noir, le blanc, le rouge, le jaune et le fauve.*

1re DIVISION.

ROBES D'UNE SEULE COULEUR.

NOIR, BLANC ET ALEZAN.

Le *noir* étant une couleur suffisamment connue, nous n'en donnerons pas la définition, nous dirons seulement que cette couleur, variant du foncé au clair, comprend :

1° Le *noir proprement dit*, ressemblant au charbon en poudre et formant une nuance noire qui n'est pas très intense.

2° Le *noir mal teint*, nuance d'un noir affaibli tirant sur une teinte roussâtre. Le charbon lavé présente cette couleur.

3° Le *noir lavé*, plus pâle que la précédente ; cette robe aurait un léger rapport avec le fauve, si le fond de cette dernière n'était alezan.

4° Le *noir jais* ou *jayet*, réfléchissant une couleur brillante. Cette nuance est beaucoup plus rare que la précédente.

2° ROBE BLANCHE.

Les chevaux gris deviennent toujours blancs en vieillissant (1). Quelques auteurs assurent que le cheval peut être blanc en naissant. Des propriétaires très recommandables et dignes de foi, qui ont suivi mon cours d'hippologie, m'ont assuré avoir vu des poulains blancs. Je n'ai jamais eu l'occasion d'en voir , je crois néanmoins le fait vrai ; seulement, c'est là un jeu de la nature qui constitue une exception infiniment rare.

On reconnaît plusieurs espèces de blancs :

1° Le *blanc mat* qui est une nuance ressemblant à celle du lait.

2° Le *blanc sale* réfléchissant une teinte jaune, tirant sur la couleur du lait bouilli.

3° Le *blanc porcelaine* donnant une teinte bleuâtre qui résulte du reflet de la peau à travers les poils blancs.

3° ROBE ALEZAN (2).

La couleur *alezan* est d'un jaune légèrement rougeâtre ; les robes que l'on comprend sous cette dénomination varient du clair au foncé; il est présumable qu'il n'existe pas de chevaux alezans, zains ; tous ont plus ou moins de blanc à la tête ou aux membres, du ladre aux lèvres, au bout du nez et autour des yeux , etc.

1° L'*alezan clair* est une couleur jaunâtre peu foncée qui donne, lorsque cette teinte est très claire, une nuance nommée *alezan soupe de lait*.

2° L'*alezan café au lait* résulte d'un mélange de jaune bru-

---

(1) D'après Gibson, auteur anglais, les poulains gris clair qui deviennent le plus promptement blancs ont généralement peu ou point de poils noirs autour des articulations.

(2) De l'espagnol *alazan*, même signification et qui a été tiré de l'arabe alh-hassan, cheval courageux et de bonne race.

nâtre et de blanc, sous le même poil ; teinte qui réfléchit la même couleur que le café au lait, et qui peut être plus ou moins foncée, ou plus ou moins claire, selon que l'une ou l'autre des deux couleurs prédomine.

3° L'*alezan doré* ressemble à la couleur de l'or; les poils de cette robe sont peu foncés, mais le reflet en est brillant.

4° L'*alezan cerise* est un rouge plus ou moins intense, ressemblant à la couleur de la cerise aigre noire.

5° L'*alezan châtain* est une coloration ressemblant à celle de la châtaigne.

6° L'*alezan brûlé* est une teinte rouge noirâtre, assez semblable à celle du café torréfié.

2ᵉ DIVISION.

ROBE BAIE (1).

Cette couleur ne diffère de l'alezan que parce qu'elle est toujours accompagnée de la couleur noire des crins et des extrémités, et qu'il n'est pas rare de rencontrer des chevaux bais zains, c'est-à-dire sans aucun poil blanc sur la surface de la robe, tandis que les chevaux alezans, comme nous l'avons dit, présentent toujours plus ou moins de blanc ou de ladre. Des nuances plus ou moins foncées ou claires de cette robe dérivent :

1° Le *bai clair*, même teinte, quant au fond de la robe seulement, que celle de l'alezan clair.

2° Le *bai café au lait*, même nuance, quant au fond de la robe, que celle de l'alezan café au lait.

3° Le *bai doré*, fond de la robe comme l'alezan doré.

4° Le *bai cerise*, fond de robe comme l'alezan cerise.

5° Le *bai châtain*, fond de robe comme l'alezan châtain.

6° Le *bai marron*, reflet brillant et couleur foncée du marron, vers les parties supérieures du corps, et d'un rouge plus ou

---

(1) Du grec *baïon*, dérivé de l'égyptien *bai*, branche de palmier, laquelle est de couleur baie. On en a fait, dans la basse latinité, *baius*, que les Italiens ont changé en *bais*, et les Espagnols en *vayo* ; se dit de la couleur rouge brun.

moins roussâtre aux flancs, aux fesses, au ventre, aux ars et à la partie inférieure de la tête.

7° Le *bai brun*, teinte brunâtre ; c'est le bai le plus foncé, il se confond quelquefois avec le noir mal teint, quant au fond de la robe, mais il en diffère par la nuance beaucoup plus claire que les ars, les flancs et les fesses présentent. Les chevaux de cette robe ont aussi le nez de renard, c'est-à-dire, la couleur de cette partie d'un jaune rougeâtre plus ou moins éclatant.

ROBE ISABELLE (1).

L'*isabelle* est la même coloration que l'alezan café au lait. La seule différence consiste dans les *zébrures*, c'est-à-dire dans les raies transversales et noires que l'on remarque à l'extrémité supérieure des membres, ainsi que dans la couleur noire des extrémités. Ordinairement les chevaux isabelles ont la *raie de mulet;* on en signale l'absence quand elle n'existe pas. Cette robe, de même que l'alezan café au lait, varie dans ses nuances du clair au foncé.

ROBE SOURIS.

La robe *souris* ressemble à la couleur du poil de cet animal. Les chevaux qui sont ainsi colorés ont les extrémités et les crins noirs, la raie de mulet et souvent aussi des zébrures aux membres. Les teintes varient, comme pour la robe précédente, du clair au foncé.

5ᵉ DIVISION.

1° ROBE GRISE.

La robe grise est composée de poils blancs et noirs ; l'inéga-

---

(1) L'application du mot *isabelle* à une couleur, vient de ce que Isabelle, gouvernante des pays bas, fit vœu, au siège d'Ostende, de ne pas déposer avant la prise de la ville, le tissu de lin que produit la Flandre et qui la couvrait alors. A dater de ce vœu, bien téméraire pour une femme, jusqu'à la réddition de la place il s'écoula huit mois entiers... La piété d'Isabelle ne lui permit pas de rompre son vœu, mais le vêtement dont la blancheur le dispute ordinairement à la neige avait changé de nuance. A cette époque, on donna aux tissus de couleur jaunâtre que l'on fabriqua, le nom d'Isabelle, et par extension à tous les corps présentant cette couleur, à cause de leur ressemblance avec la nuance du vêtement qui fut l'objet du vœu de la princesse Isabelle.

lité du mélange et les diverses teintes de ces poils constituent plusieurs espèces, qui sont :

1° *Gris clair*, prédominance des poils blancs mats.

2° *Gris argenté*, nuance réfléchissant le brillant métallique de l'argent.

3° *Gris sale*, mélange de noir mal teint et de blanc terne, avec prédominance des poils noirs, ce qui constitue une nuance roussâtre ; la robe parait comme couverte de poussière.

4° *Gris foncé*, prédominance des poils noirs sur les blancs.

5° *Gris ardoisé*, gris d'une teinte ressemblant à l'ardoise.

6° *Gris de fer*, teinte brillante, de la cassure du fer ; cette nuance semble résulter du poil noir jais et du blanc argenté.

7° *Gris étourneau*, poils noirs jayet et blancs, rassemblés par paquets. Les poils noirs sont plus nombreux, et les paquets qu'ils constituent plus étendus. Cette robe est brillante, mais elle est rare.

8° *Gris-tourdille* (1). La robe gris-tourdille est comme la précédente, un mélange de paquets de poils noirs et de paquets de poils blancs ; mais les paquets de poils blancs sont d'une couleur roussâtre et plus étendue que les noirs. Le gris-tourdille est aussi peu distingué que le gris étourneau l'est beaucoup.

ROBE AUBÈRE (2).

La robe *aubère* résulte d'un mélange de poils blancs et de poils rouges, comme le gris, de poils noirs et de poils blancs. Les différentes combinaisons des poils bais et des poils blancs donnent plusieurs nuances d'aubère qui varient de la teinte claire à la teinte foncée.

Si les poils blancs sont rassemblés en paquets, on nomme la robe *mille-fleurs ;* si au contraire, ce sont les rouges qui présentent cette disposition, on dit la robe *fleur de pêcher*.

---

(1) Robe comparée au plumage de la grive nommée en latin *turdus*.

(2) Du latin *albus*, blanc, nom donné à cette robe, à cause du grand nombre de poils blancs disséminés sur un fond alezan, et qui donnent une nuance approchant de la couleur de la fleur du pêcher.

ROBE LOUVET OU POIL DE LOUP.

La robe *louvet* est quelquefois le résultat de poils qui ont une teinte foncée à leur racine, et claire à leur extrémité libre ; d'autres fois, elle est formée par un mélange de poils noirs et de poils alezans. Dans tous les cas, la coloration doit ressembler à celle du poil du loup. Cette robe peut être plus ou moins claire ou plus ou moins foncée.

4ᵉ DIVISION.

Cette division n'offre qu'une seule robe, c'est le *rouan*.

La robe *rouan* (1), composée de poils noirs, rouges et blancs, présente plusieurs nuances qui résultent de la prédominance de l'un de ces poils sur les autres :

1° *Rouan clair*, prédominance de poils blancs.

2° *Rouan vineux*, prédominance de poils rouges.

3° *Rouan foncé*, prédominance de poils noirs.

Lorsque le cheval rouan a la tête noire , on le dit *cap ou ca- vece de Maure*.

Quoique le fond de la robe ne soit composé que de blanc et d'alezan, le cheval n'en sera pas moins dit rouan , si les crins et les extrémités sont noirs : de sorte que le rouan est à l'aubère ce que le bai est à l'alezan.

5ᵉ DIVISION.

La robe *pie* établit seule cette division ; elle est formée par des mélanges sans fusion, de poils blancs avec des poils de tou- tes les autres couleurs, en formant des plaques ou des zones plus ou moins étendues.

Lorsque cette robe est composée comme celle de l'oiseau d'où elle tire son nom, c'est-à-dire de parties blanches et de parties noires, on la dit *pie-noir*, si les extrémités sont noires , et *pie-*

---

(1) Du grec *roa*, grenade et grenadier; nom donné à cette robe , à cause de la couleur du rouan vineux, où le rouge, prédominant, donne à cette couleur une ressemblance avec celle du fruit du grenadier.

blanc, si les extrémités sont blanches. Toutes les autres robes pies tirent leur nom de la couleur avec laquelle le blanc se trouve associé; c'est ainsi que l'on dit *pie-bai* , *pie-aubère* , *pie-rouan*, etc., etc., selon que l'une ou l'autre de ces teintes forme des plaques sur un fond blanc. Il est toujours utile, pour rendre le signalement d'une robe plus exact, d'indiquer la prédominance de l'une des deux couleurs, en plaçant le mot *pie* avant ou après la robe unie au blanc; ainsi, par les mots *pie-baie*, on indiquera que c'est le blanc qui domine dans la robe , tandis qu'en disant *bai-pie* on annoncera la prédominance de la robe baie.

Comme nous l'avons dit précédemment, l'été, l'hiver, l'état de santé ou de maladie, la nourriture, peuvent exercer une influence qui change la nuance des robes, quelquefois d'une manière très-remarquable. D'un autre côté, les colorations ne sont pas toujours tellement distinctes, tellement tranchées , qu'elles ne puissent être confondues. C'est ainsi que l'on voit, assez fréquemment, un cheval signalé *bai brun* être , par d'autres personnes, déclaré *noir franc;* tel autre peut être vu *alezan brûlé* ou *noir mal teint;* tel autre encore pourra être considéré comme *alezan clair* ou *café au lait*. Il est donc très-important, dans un signalement, de faire mention des marques naturelles ou artificielles que l'on peut remarquer sur différentes robes. Ces marques , étant très-peu changeantes ou ne variant pas du tout , nous fourniront, avec le fond de la robe, les moyens de distinguer un cheval d'un autre. En raison de leur nombre et de leur position, ces signes, qui ont reçu le nom de *particularités*, peuvent être rangés en quatre divisions.

La première division renferme les particularités qui peuvent se rencontrer sur toutes les parties du corps.

La deuxième division comprendra les particularités qui ne se trouvent qu'à la tête.

La troisième division indiquera les particularités du tronc.

Enfin la 4° division comprendra les particularités des membres.

1re DIVISION.

PARTICULARITÉS QUI PEUVENT SE RENCONTRER SUR TOUTES LES PARTIES DU CORPS.

1° *Pommelures* , taches rondes , d'une nuance plus claire au centre qu'à la circonférence, et plus claire aussi que le fond de la robe. Les pommelures sont remarquées principalement sur les robes grises; on dit, dans ce cas, le cheval *gris pommelé.*

2° *Miroitures.* Ce sont des taches rondes , particulières aux robes d'une seule nuance, et qui, comme les pommelures , réfléchissent une couleur plus claire au centre qu'à la circonférence. Les miroitures sont fréquentes sur les robes des différentes nuances du *bai.* Lorsque ces taches existent, on nomme le cheval *miroité.*

3° *Mouchetures*, petites taches noires semées sur une robe claire; si ces taches présentent la grosseur de celles que l'on remarque sur la peau du léopard (1), la robe est dite *tigrée ;* si elles sont longitudinales, plus ou moins étendues et comme faites au moyen d'un tison, la robe est nommée *tisonnée ;* si enfin ces taches sont petites, on dit le cheval *moucheté.* Dans tous les cas, il faut indiquer la place qu'occupent ces particularités.

4° *Neigeures.* Les chevaux de la régence d'Alger présentent souvent , disséminés sur le fond de la robe , des bouquets de poils blancs , ressemblant à des flocons de neige. J'ai déjà eu plusieurs fois, en France, occasion de signaler cette particularité, principalement à l'encolure de chevaux bais , gris foncés et alezans.

5° *Truitures*, petites taches rondes , rouges, formées par la réunion de quelques poils alezans formant de petits bouquets disséminés sur la surface des robes gris-blanc. Ces taches truitées se remarquent presque toujours à la tête , à l'encolure ou à la croupe, aux hanches et aux fesses. Les chevaux dans les-

---

(1) La peau du tigre présente des taches longitudinales, en forme de bandes. L'expression *tigré* devrait donc désigner des taches longitudinales, et non pas arrondies.

quels on les rencontre sont signalés *gris truité* (1); on a soin de désigner la place qu'occupent ces taches.

6° *Marqué de feu* s'entend de la nuance d'un rouge plus ou moins vif qu'ont les poils , qui paraissent avoir été brûlés au nez, autour des yeux , au poitrail , aux ars , au coude et au grasset. Ces signes sont particuliers aux robes bai foncé.

7° *Lavé* se dit de la coloration pâle , blafarde, comme si le poil avait été déteint par un lavage, que présentent, dans quelques robes, certaines régions du corps ; il y a des robes qui ont cette nuance dans toute leur étendue.

8° *Rubican* (2) sert à désigner la présence d'un certain nombre de poils blancs, qui ne sont pas en assez grande quantité sur une robe pour l'empêcher d'être d'une seule couleur. On indique par les mots de *fortement* ou *légèrement rubican* le nombre plus ou moins considérable de ces poils. On désigne les endroits où cette particularité se remarque.

9° *Zain* (3) se dit d'un cheval dont la robe n'offre aucun poil blanc. Cette particularité est très-rare.

10° *Epis*, signes particuliers résultant de la direction irrégulière qu'affectent les poils dans certaines régions du corps. Ces signes ne sont des caractères distinctifs et d'une indication utile, qu'autant qu'ils existent dans des régions où leur présence est rare. On les nomme *épis concentriques* ou *convergents*, lorsque les poils qui les forment se rapprochent par leurs pointes , et *excentriques* ou *divergents* si les poils s'écartent en laissant nue la peau du centre.

---

(1) La dénomination de *truité* vient de la ressemblance de ces taches à celles que l'on remarque sur le corps des truites.

(2) Du latin *rubens*, rouge ou tirant sur le rouge , et *canus* , blanc , poils blancs, en petite quantité, disséminés sur une robe bai ou alezan , et , par extension, sur une robe noire.
Le rubican n'est point une sorte de poil, mais un accident.

(3) Les Italiens nomment *zaino* le cheval zain. Les Espagnols, chez qui le mot zaino veut dire traître, fourbe, ont donné ce nom aux chevaux dont la robe ne présente aucun poil blanc, parcequ'ils les croyaient plus vicieux que d'autres. Quelques personnes, en France, partagent encore cette croyance, que rien ne justifie. D'autres croyent que les chevaux qui ont beaucoup de blanc possèdent peu d'énergie, tandis que les Arabes appellent le cheval alezan, qui offre toujours des marques en tête et des balzanes plus ou moins étendues; *alhassan*, c'est-à-dire très-courageux.

11° *Ladre* (1) indique la décoloration de la peau et sa dénudation dans certaines régions du corps, qui donne à cette particularité assez de ressemblance avec la couleur de la peau de l'homme. Cette décoloration est due à l'absence du pigmentum ou matière colorante de la peau (*V.* page 15).

Les taches de ladre se remarquent principalement entre les naseaux, au bout du nez et aux lèvres, autour des yeux et des parties de la génération. On dit, en signalant un cheval, qu'il est ladre à telle ou telle partie.

2e DIVISION.

PARTICULARITÉS DE LA TÊTE.

Cap ou *cavece de Maure* (2), couleur noire de la tête, avec une coloration différente du reste de la robe ; particularité propre au rouan, au gris, au louvet.

2° *Nez de renard*, présence de marques de feu au nez et aux lèvres.

3° *Marqué en tête*, tache blanche au milieu du front, sans forme bien déterminée. On doit signaler avec soin la configuration que ces marques présentent. Souvent, une dénomination exacte d'une tache blanche au front suffit pour établir une différence entre deux chevaux parfaitement semblables du reste. Si la réunion des poils présente une forme ronde, la tache reçoit le nom de *pelote ;* d'*étoile*, si la forme est anguleuse; de *liste* (3), si elle est longitudinale ; de *croissant*, à droite ou à gauche, selon que les cornes du demi-cercle sont tournées d'un côté ou de l'autre; de *pyramiforme*, si la tache blanche ressem-

---

(1) Du vieux mot français *lastre* ou *lazre*, dérive de Lazare, parce que le Lazare était lépreux ; couleur pâle de certaines parties de la peau des chevaux nommée ladre, parce que la lèpre, qui, chez les animaux, était nommée ladrerie, avait pour premier effet la chute des poils et la décoloration de la partie de la peau malade.

(2) *Cap*, du latin *caput*, tête. *Cavece*, de l'espagnol *cabeza*, tête. C'est sans doute par suite d'une erreur de copiste ou d'impression que l'on aura primitivement écrit cavece, et ce terme aura été ensuite reproduit sans examen.

(3) C'est encore par suite de quelque faute primitive d'imprimeur ou de copiste que l'on aura écrit le mot *lisse*, au lieu de liste, que l'on rencontre dans beaucoup d'ouvrages. Le mot liste ne signifie rien dans le sens où on l'emploie ici.

ble à une pyramide ou à une poire : enfin, si la réunion des poils blancs n'est pas en suffisante quantité pour qu'on puisse lui assigner une des dénominations qui précèdent, on dit : *quelques poils en tête.* Ces différentes marques peuvent, de plus, être *mélangées* ou *bordées*, selon qu'il y a fusion des poils du fond de la robe avec le corps de la tache blanche, ou avec ses bords seulement.

Lorsque cette tache se prolonge sur le chanfrein jusqu'au bout du nez, sans se répandre sur les faces latérales de la tête, on l'appelle *liste en tête.* Si à ce signe se joignent la marque en tête, la pelote, l'étoile, etc., on dit que le cheval est *marqué en tête avec une liste.* Si cette liste n'est pas continuée dans toute son étendue, on dit qu'elle est *interrompue.* Si la liste se prolonge des deux côtés, sur les joues, le cheval est appelé *belle-face* (1), et *demi-belle face* quand elle se prolonge d'un seul côté. Si enfin la liste se termine par du ladre, ou si elle s'étend à droite ou à gauche, sur les ailes du nez, on l'indique en faisant connaître si cette terminaison a lieu en pointe, en dentelure, etc.

4° *Boire dans son blanc.* On dit qu'un cheval boit dans son blanc lorsqu'il présente des taches de ladre qui s'étendent sur les deux lèvres. Si les taches de ladre ne se rencontrent que sur une lèvre, on le dit *buvant incomplètement dans son blanc.* Mais, dans ce dernier cas, il est préférable de désigner la lèvre qui offre du ladre, et d'en indiquer la place, la forme et l'étendue.

5° *Moustaches.* On nomme ainsi deux touffes de poils que quelques chevaux portent à la lèvre supérieure, au-dessous du bout du nez, et qui ressemblent réellement à pareille chose dans l'homme.

6° *Yeux vairons* (2). Une couleur marbrée, plus ou moins blanche, a fait donner la dénomination de *vairon* à l'œil qui la présente. Il est souvent utile de l'indiquer dans un signalement.

---

(1) L'école de Saumur dit que le cheval est *belle-face* lorsqu'il présente une marque blanche qui, à partir du front jusqu'au bout du nez, aurait à peu près la largeur du chanfrein. La couleur blanche du chanfrein et des joues, qui fait paraître la tête plus grosse qu'elle ne l'est réellement, donne au cheval un air stupide. Cette expression est donc tout-à-fait impropre et devrait être remplacée par celle de *face blanche.*

(2) Du latin *varius*, de diverses couleurs; il se dit des chevaux, d'autres animaux, et même des hommes qui ont un œil d'une couleur différente de celle de l'autre, ou dont la prunelle est entourée d'un cercle blanchâtre.

3ᵉ DIVISION.

PARTICULARITÉS DU TRONC.

1° *Raie de mulet*, raie noire ou de couleur plus foncée que la robe, s'étendant depuis le garrot jusqu'à la queue. Particularité des chevaux isabelle, café au lait, souris et louvet. On rencontre quelquefois des raies de mulet croisées sur le garrot, et s'étendant sur les côtés des épaules : on doit les désigner particuliérement.

2° *Ventre de biche*, décoloration du ventre qui paraît comme lavé, et qui ressemble à la nuance que présente celui de la femelle du cerf.

3° *Crins blancs ou mélangés*. Si la couleur des crins diffère du fond de la robe, ou s'ils se trouvent seulement mélangés de blanc dans toute autre robe que la grise, on doit en faire mention.

4ᵉ DIVISION.

PARTICULARITÉS DES MEMBRES.

2° *Balzanes* (1). On nomme ainsi des taches blanches plus ou moins étendues, situées à la partie inférieure des extrémités, immédiatement au-dessus des sabots. Les balzanes se distinguent, selon qu'elles se remarquent sur un ou plusieurs pieds, en *droite* ou *gauche, antérieure* ou *postérieure ;* en bipèdes *antérieur, postérieur, latéral droit* ou *gauche*, et en *diagonal* également *droit* ou *gauche*. Lorsqu'il y en a trois, on désigne celle qui est isolée en disant : *trois balzanes, dont une antérieure* ou *postérieure, droite* ou *gauche*. On appelle *principe de balzane* une tache blanche formant une bande qui ne circonscrit que la couronne; *trace*, le principe incomplet; *balzane incomplète*, une tache plus ou moins étendue qui n'embrasse pas en entier l'extrémité inférieure du membre ; *balzane proprement dite*, ou simplement *balzane*, quand elle ne remonte pas au‑dessus du

---

(1) Du latin *balzana*, formé, suivant Ménage, du grec *balios*, qui, originairement, signifiait *luisant*, et a signifié ensuite *blanc*.

Les Espagnols appellent un cheval qui a des balzanes *caballo calzado*, cheval chaussé, du mot *calzas*, bas.

boulet ; *grande balzane*, lorsqu'elle occupe le canon ; *balzane haut-chaussée*, lorsqu'elle s'étend au genou et au jarret ; enfin *balzane très haut-chaussée*, si elle envahit l'avant‑bras ou la jambe. Les balzanes peuvent être bordées, dentelées, irrégulières, mouchetées, truitées, herminées. Elles reçoivent cette dernière dénomination lorsqu'elles présentent des bouquets de poils terminés en pinceau, à leur extrémité, comme le sont les taches de l'hermine.

2° *Zébrures*, taches noires, allongées, disposées transversalement autour de la jambe, de l'avant-bras et sur l'épaule.

MARQUES ACCIDENTELLES.

On peut encore et l'on doit même, dans certains cas, faire mention des cicatrices résultant de blessures ou d'opérations chirurgicales ; de la manière d'être de certaines parties du corps, par suite d'opérations de convenance ou de nécessité, telles que : *courte queue, queue niquetée ;* le feu à telle ou telle partie, *en raies* ou *en pointes ;* les oreilles raccourcies, *taillées*, etc.

DES SIGNALEMENTS.

On entend par signalement l'indication de tous les caractères extérieurs d'un cheval qui peuvent le faire distinguer individuellement d'un autre, et le faire reconnaître en toutes circonstances. Les signalements sont *simples* ou de *reconnaissance, composés* ou d'*appréciation*. On appelle signalement simple l'exposé *du nom, du sexe, de l'âge, de la taille, de la robe* et *des particularités*.

Le signalement composé comprend, en outre de l'indication des caractères précédents, tous les détails relatifs à la belle ou défectueuse conformation du cheval, l'énumération des tares qu'il présente, le service auquel il est propre, sa race, des considérations sur sa constitution et sur son caractère.

Dans l'un et l'autre des deux signalements, il faut indiquer si le cheval a été mesuré à la potence ou à la chaîne, car, à la chaîne, la longueur que l'on obtient a toujours, en plus de la

---

(1) Semblables à celles que présente la robe du zèbre.

taille, ce que le contour de la chaîne sur le garrot et sur l'épaule a ajouté à la ligne droite, et la défalcation qu'on en fait n'a jamais le degré de rectitude de la mesure à la potence.

MODÈLE D'UN SIGNALEMENT SIMPLE OU DE RECONNAISSANCE.

Le *Darius*, cheval hongre, sept ans, 1 mètre 516 millimètres mesuré à la potence, bai cerise miroité, rubican en tête, prolongé par une liste interrompue, ladre au bout du nez et à la lèvre supérieure; trois balzanes, dont une antérieure droite, trace de balzane du côté opposé, courte queue.

MODÈLE D'UN SIGNALEMENT COMPOSÉ OU D'APPRÉCIATION.

Le *Melpomène*, cheval entier, dix ans, 1 mètre 575 millimètres, mesuré à la potence, bai marron miroité, en tête en croissant à gauche, marqué de feu à la partie inférieure de la tête, aux ars, au ventre et aux flancs; balzanes irrégulières bordées et mouchetées, au bipède diagonal droit; à tous crins, belle conformation, allures brillantes, de race anglaise pur sang, très propre au service de la réproduction, ayant donné déjà des productions remarquables; marqué de feu à la fesse droite des lettres SM. Quelques raies de feu longitudinales qui circonscrivent le boulet gauche postérieur.

CHAPITRE VII.

DES RACES.

Le mot race a plusieurs acceptions. En histoire naturelle il désigne une subdivision de l'espèce ou une variété. Dans le langage hippique on entend par race, dans l'état de nature ou de domesticité, une agglomération de chevaux qui, soumis aux mêmes influences de nourriture, de climat, de soins apportés à la reproduction, présentent un ensemble de caractères, de formes, de robes et de qualités de l'influx nerveux semblables. Comme ce groupe de caractères et de qualités présente des extrêmes, c'est leur moyenne qui constitue la race.

Quelques auteurs pensent qu'il n'y a eu primitivement qu'une seule race de chevaux, c'est-à-dire que, d'un point du globe qu'ils ont habité d'abord, ces animaux se sont, par diverses causes, propagés et étendus presque sur tous les autres points qu'ils peuvent habiter.

On a souvent écrit que l'Arabie était la patrie naturelle du cheval. Nous devons à M. Pariset, déjà cité, d'avoir démontré contrairement à l'opinion admise, que le cheval n'était pas originaire d'Arabie, mais que partout, excepté en Amérique, Dieu l'avait fait naître avec l'homme, et, s'appuyant sur l'histoire il dit : « Le plus ancien de tous les monuments littéraires, le livre de Job peint à la vérité le cheval de guerre ; mais Job écrivait en syro - chaldéen, en quel lieu ? dans quel siècle ? avec qui l'Arabie était-elle en guerre ? Si Job était arabe, et si tout arabe nourrit des chevaux, pourquoi n'en a-t-il pas un seul ? Moïse ne cite que les chevaux d'Egypte, c'est de l'Egypte que Salomon tirait les siens. Voyez l'étonnante statistique de Tyr par Ezéchiel. Tyr recevait d'Arabie toute autre chose que des chevaux : elle n'avait que ceux de Cappadoce ou d'Arménie. Xercès marche contre la Grèce à la tête de plus d'un million d'hommes, il a une cavalerie nombreuse, les Arabes en font partie et ne montent que des chameaux. C'est que le chameau est la propriété de l'Arabe, comme le cheval est la propriété du genre humain. Lorsque César met le pied dans la Gaule et dans la Bretagne, les chevaux gaulois si estimés des Romains, les che-

vaux infatigables des Bretons, provenaient-ils d'Arabie ? Est-ce
l'Arabie qui alimentait les haras de l'Epire, de la Thessalie, du
Péloponése et ces magnifiques haras de la Médie, où l'on
voyait à la fois 150,000 chevaux les plus beaux du monde?
Est-ce l'Arabie qui avait peuplé tout le nord de l'Europe de
ces chevaux sauvages que l'on y voyait encore du temps de
Pline ? Est-ce elle qui avait donné à toute la Scythie ces chevaux
si variés de taille et de couleur, dont parle Hérodote ? et ceux
de ces Mamelucks femelles que l'on connait sous le nom d'A-
mazones (1), et ces innombrables chevaux que la Chine avait
de si bonne heure distribués en autant de races ou castes que
les Indous, les Arabes, les Egyptiens, les Ibères, avaient partagé
leurs populations? D'un autre côté, quoi de plus explicite? Le
géographe Strabon écrivait sous Auguste, trente ans avant Jésus-Christ. En traitant de l'Arabie, il dit ces propres paroles :
On trouve en Arabie des animaux de toute espèce, excepté le
cheval. Remarque déjà faite par d'autres géographes, et dont
s'étonnait, il y a quatre-vingts ans, le voyageur danois Niébuhr.
M. Pariset ajoute que, deux siècles après Strabon, Oppien, en
énumérant les races les plus distinguées parmi les chevaux, en
cite quatorze avant de citer la dernière, celle des Erimbes, et
les Erimbes, que sont-ils? Arabes, on en doute. Il y a quelque apparence que ces Erimbes étaient des Troglodytes voisins
du Sennaar, de ce Sennaar où Bruce, il y a soixante-dix ans,
admirait des chevaux supérieurs en taille, en force, en beauté,
aux chevaux même d'Arabie. Du temps d'Arrien, les Arabes
n'étaient encore que des pasteurs de brebis et de chameaux.
Enfin, ce qui serait sans réplique, c'est que, dans les premières
guerres allumées en Arabie par l'islamisme, on ne voyait de cavalerie ni dans l'armée du prophète, ni dans l'armée de ses ennemis ; et que, dans les riches dépouilles qu'il recueillit après
la victoire, il n'y avait pas un seul cheval.

D'où viennent donc à l'Arabie ces chevaux que le monde en-

(1) Du grec *a* privatif, et de *mazos*, mamelles, nom donné à ces femmes
guerrières parce que, dit-on, elles se coupaient une mamelle pour manier
plus facilement l'arc dont elles se servaient à la guerre.

tier lui envie de nos jours (1)? **Du** temps d'Arrien , et sans
doute depuis des siècles, au nombre des objets qu'on exportait
d'Egypte en Arabie pour le commerce , se trouvaient des chevaux que l'on offrait aux princes arabes avec des vases d'or et
d'argent, et des métaux monnayés. Ces tributs étaient acquit-
tés sur différents points de la Péninsule. Plus tard , pour se
concilier l'amitié de ces mêmes princes, les empereurs grecs fi-
rent passer en Arabie quelques centaines de chevaux de Cappadoce ; lesquels, avec les chevaux nyséens , ont été les plus célèbres de l'antiquité. C'est à ces faibles commencements que l'A-
rabie doit ces chevaux superbes qui sont aujourd'hui pour elle
un titre d'orgueil et une source de richesses plus fécondes que
ses aromates. Au 8ᵉ siècle , elle n'en avait encore qu'un petit
nombre, et de peu de valeur; mais, en 1272, le vénitien Marco-
Polo, étant à Aden, voyait embarquer une infinité de chevaux
arabes que l'on transportait dans toutes les parties de l'Inde, où
l'on en donnait des prix très élevés. Or, Aden touche au Nedjed, patrie du vrai cheval arabe , et qui comprend cette
pointe méridionale d'Arabie où les Anglais, et peut-être les Anglais seuls, puisent aujourd'hui des étalons pour leurs haras de
l'Inde, et sans doute aussi pour ceux d'Europe.

La propagation rapide des chevaux, en Arabie, n'a rien qui
puisse étonner ; on sait avec quelle vitesse va la multiplication
des animaux. Ces chevaux devenus sauvages , qui courent par
millions dans les vastes plaines de l'Amérique , entre la rivière
de La Plata et la Patagonie, d'où nous viennent-ils? d'un petit
nombre de juments et de chevaux abandonnés il y a trois siècles dans ces déserts, par quelques aventuriers espagnols.

Ainsi, loin d'avoir été le berceau primitif du cheval, l'Arabie
serait, au contraire, la dernière partie de l'Ancien-Monde où
le cheval s'est naturalisé. Voilà pourquoi ces fastueuses généa-
logies que l'on ferait remonter jusqu'à Salomon et même jusqu'à Ismaël, n'ont quelque authenticité que depuis une époque
très rapprochée. L'Arabie n'a donc pas donné le cheval, elle l'a

____

(1) Les personnes qui ont été à même d'apprécier les chevaux *turkomans* les
préfèrent aujourd'hui aux chevaux arabes , à cause de leur taille plus élevée
et du plus grand développement des formes, jointes à une vigueur et à une
intelligence pareilles à celles des chevaux arabes.

reçu ; mais elle l'a perfectionné ; elle a rempli , sans y songer peut-être, le plus noble rôle que l'homme puisse jouer sur la terre, qui serait, à commencer par lui-même, de rendre accomplies les œuvres du créateur.

Si le cheval n'est pas né dans l'Arabie , se demande M. Pariset, où donc est-il né ? Partout , le Nouveau-Monde excepté. Serviteur de l'homme, dit-il, il est , comme lui, cosmopolite ; il l'accompagne, il le suit partout. Dans l'Ancien-Monde, où l'Arabie n'est qu'un point , on le rencontre à toutes les époques, chez tous les peuples, sous toutes les latitudes, avec des variétés infinies de forme , de taille, de couleur , de force et de talents naturels. Il a même précédé le monde que nous habitons, puisqu'on trouve ses débris mêlés avec ceux des animaux perdus. Assurément, ces chevaux fossiles n'étaient point venus d'Arabie. Le nord-est de l'Asie a eu des chevaux avant nous. Il en a probablement peuplé tout le nord de l'Europe, et si, malgré cette sorte de priorité, dit M. Pariset, nous voulions donner au cheval un autre point de départ, nous le ferions naître , non dans les environs du Caucase , mais dans l'intérieur de l'Afrique. Au nombre des animaux singuliers qu'elle nourrit, l'Afrique compte, en effet, dans le genre cheval , plus d'espèces que n'en peut compter l'Asie ; et s'il est vrai que le meilleur fut toujours le premier, *ce qui n'est pas,* nous dirons que le cheval africain est la souche , l'origine et le type de tous les autres. Né presque dans le centre de ce grand continent, avec toutes les belles qualités de l'arabe et du barbe, sans avoir un de leurs défauts, ce cheval si parfait se serait, avec le temps, répandu vers l'est , en Egypte, en Syrie , dans la Mésopotamie, dans la Perse et même en Grèce , à travers la Méditerranée, comme le prouverait la fable de Neptune ; puis vers l'ouest, dans toute la Barbarie, et de là en Espagne , en Sicile, en Italie et sur le littoral de la Gaule, montant ainsi du midi vers le nord ; tandis que les races du nord descendent vers le midi ; ces deux grandes races se sont enfin rencontrées, selon les conjectures de Fréret, aux deux revers de l'Appennin , se modifiant de part et d'autre dans ces migrations , et recevant des climats , des localités, de la nourriture et de leurs propres mélanges, tous les changements que de semblables causes impriment toujours à la matière animale. »

Les différentes races et les nombreuses variétés que nous connaissons aujourd'hui sont dues à l'action des influences que nous venons de décrire. Cela est si vrai, que l'homme, par suite d'une volonté soutenue, peut, à son gré, produire les races qui conviennent au genre d'exercice auquel il veut les utiliser ; il s'agit seulement de connaître les règles à suivre pour arriver à ce but. On trouve un exemple remarquable, de ce que nous venons de dire, dans les résultats que les Anglais ont obtenus.

La température et le sol humide et froid de l'Angleterre , ainsi que les herbes pourvues de beaucoup d'eau de végétation, se refusaient à une nature énergique des monodactyles. Aussi, la race indigène des chevaux anglais présentait-elle un tempéramment lymphatique, des formes molles, une taille peu élevée, une robe à longs poils ternes, nulle rigidité dans la fibre musculaire, et une prédominance très marquée à l'obésité. Les Anglais, ne pouvant pas tirer grand avantage de leurs chevaux indigènes, les ont abandonnés pour composer une race nouvelle avec d'autres éléments: ils ont introduit dans leur île d'abord des juments et des étalons arabes, turcs et barbes, et plus tard des étalons arabes de Bagdad. Pendant deux siècles, ils ont suivi, avec une constance qu'aucun obstacle n'a pu ni ébranler ni fléchir, un système, non pas de régénération, mais de création de races; et ce sont les descendants de ces chevaux du Levant , toujours alliés entre eux, qui ont donné ce que l'on nomme les chevaux pur-sang. Ils ont formé les chevaux demi-sang au moyen d'alliances bien entendues et sagement dirigées d'étalons arabes avec les plus belles juments indigènes.

Mais, pour obtenir les chevaux qu'ils possèdent aujourd'hui, et qui sont généralement estimés pour leur vitesse , ils n'ont reculé devant aucune peine, ni devant aucun sacrifice , ils ont combattu l'influence débilitante de leur climat sur les chevaux, au moyen d'une nourriture sèche, nutritive, stimulante. Ils ont, dès la naissance des poulains, donné beaucoup d'avoine ; ils en ont continué l'usage , en élevant la ration à mesure que l'animal grandissait. C'est ce qui a fait dire que tout le secret de faire de grands chevaux, existe, pour les Anglais, *dans le sac à avoine.* Ils poussent l'attention jusqu'à mêler à l'avoine des poudres toniques, stimulantes, excitantes même; de la bière, du rhum ; ils ont été plus loin ; ils ont changé la nature de leurs prairies, à fond humide, en y étendant une couche de sable afin d'obtenir des herbes plus fines, moins aqueuses, plus savoureuses et se rapprochant le plus possible de celles que les chevaux arabes et persans trouvent dans leur pays.

De ce qui précède on conclut facilement qu'il existe un très grand nombre de races différentes. et un bien plus grand nombres de sous-races. Notre intention n'est pas de les décrire toutes : 1° parce que nous-même, nous ne les connaissons pas suffisamment ; 2° parce qu'un grand nombre se rapproche par des points de contact faciles à saisir ; 3° enfin parce que ce serait là un historique qui nous semble présenter peu d'utilité.

Nous diviserons les races dont nous allons parler en étrangères et indigènes. Les races étrangères comprendront : 1° l'*Arabe*, 2° la *Turkomane*, 3° l'*Anglaise*, 4° l'*Andalouse*.

Les races indigènes formeront deux grandes classes, la 1re comprendra les chevaux de trait, la 2e les chevaux de selle. Chacune de ces classes renfermera trois races ; de sorte que tous les chevaux disséminés sur le sol de la France, établiront six races basées sur la moyenne de leurs caractères extérieurs, sur leurs allures et les services auxquels chacune de ces races est spécialement propre.

1re DIVISION.

RACES ÉTRANGÈRES.

1° RACE ARABE.

Les caractères des chevaux arabes sont : taille, 1 mètre 490 à 580 millimètres ; robe ordinairement de couleur claire, poils ras et lustrés , crins fins, soyeux , peau fine, muscles bien dessinés , forts; vaisseaux sous-cutanés bien apparents, tête carrée supérieurement, ganache très développée, ce qui fait paraître les joues trop larges surtout parce que leur tête est comparativement trop mince, depuis la terminaison des joues jusqu'aux lèvres ; encolure un peu rouée, présentant le coup de hache à la partie antérieure du garrot qui est élevé et sec; épaule peu chargée de muscles, croupe haute, queue bien attachée ; canon

grêle, mais très dur; tendons volumineux, secs, bien détachés
de la base osseuse; petit pied, ongle très dur et appui solide.

Leur sang exposé à la décomposition naturelle fournit moins
de sérosité que celui des chevaux de race commune; la partie
solide et coagulée est plus considérable; les substances salines
s'y trouvent dans une proportion plus abondante, et avec une
qualité différente. Exposé à l'air, il conserve plus longtemps sa
fluidité, et ne répand pas une odeur fétide comme celui des chevaux des races communes.

Or, comme chaque partie du corps puise dans le sang les principes constituants de son développement, puisque l'analyse et
la comparaison nous forcent de reconnaître les qualités supérieures de ce fluide, dans le cheval oriental, nous devons considérer sa race comme le type réel et essentiellement régénéra-
teur de l'espèce.

2ᵉ RACE. — CHEVAL TURKOMAN.

Au rapport de M. de Besse et de plusieurs voyageurs modernes, c'est dans cette partie de la Perse et de l'Asie que l'on
nomme le Turkestan ou Tartarie indépendante, que se trouvent
les chevaux les plus sains, les plus robustes, le plus en état de
supporter la faim, la soif et de plus longues fatigues que tout
autre cheval du monde.

Cette race s'est conservée si pure depuis des siècles et jouit
d'une telle réputation parmi les orientaux, que l'on dit d'elle
que les chevaux ont la chair de marbre et l'os d'ivoire, qu'ils
meurent mais qu'ils ne vieillissent pas.

L'histoire dit que le roi de *Tawan*, qui est le Khôkand de nos
jours, dont l'ancien Turkestan est une province, possédait les
plus beaux chevaux de la terre. Un envoyé chinois, qui avait
visité ce royaume, vanta tellement ces chevaux à l'empereur
Wouti (de 141 à 87 avant Jésus-Christ), que l'empereur fit offrir au roi de Tawan mille pièces d'or et un cheval fait du
même métal, pour obtenir un de ses plus beaux coursiers. Le
roi refusa, et fit tuer l'ambassadeur chinois pour avoir eu l'au-
dace de lui adresser une semblable proposition. Wouti, irrité,
déclara la guerre au roi de Tawan, ravagea ses états, et, après

la mort de celui-ci, n'accorda la paix qu'après l'offre d'un cheval dont la peau était si fine *qu'il suait le sang* (1).

La beauté et la bonté des chevaux dont il est question ne s'é-
tant jamais démentie, a donné lieu à une tradition populaire
qui leur attribue une origine céleste. Le savant orientaliste
Abel Remusat dit qu'on raconte que le cheval céleste habite sur
une haute montagne dont il est impossible de se rendre maître ;
on prend donc des cavales de différentes couleurs et on les établit dans les paturages qui s'étendent au pied de la montagne ,
pour faire produire des poulains et c'est pour cette raison qu'on
les appelle chevaux du cheval céleste (2).

On avouera que c'est là du pur sang ou jamais.

Ce n'est là qu'une superstition populaire, mais elle nous donne
la mesure de la célébrité que ces chevaux se sont acquise et qui
se trouve corroborée par les récits des voyageurs modernes les
plus remarquables.

L'interprète russe Nazarow rapporte qu'on traverse le *Syr-
Daria*, fleuve d'une largeur d'environ 300 mètres, dans de grands
bateaux qui contiennent jusqu'à soixante-dix chameaux. Les
Khòkandiens attachent à chaque embarcation cinq chevaux par
la crinière et par les hanches, deux à l'avant et deux à l'arrière,
le cinquième servant de gouvernail. Ces animaux ainsi arran-
gés remplacent les rames et trainent les bateaux. Malgré la rapidité du courant et le poids de la charge, ils ne paraissent point
fatigués quand ils atteignent la terre (3).

Le capitaine russe Mouravieww dit que les chevaux de Khiva
supportent la fatigue d'une manière inconcevable. Les Khiviens
et les Turkomans qui vont en Perse pour piller, font ordinairement de 160 à 180 kilomètres par jour dans les steppes dépourvues d'eau, marchant ainsi huit jours de suite avec cinq à six
poignées de *djogan* (4) seule nourriture de leurs chevaux, qui
passent quelquefois quatre jours sans boire. On ne saurait se
faire une idée des fatigues qu'ils supportent. Aussi, la meilleure

---

(1) Notice sur le Khòkand , traduit par **M.** Klaproth, page 81 du premier
volume du *Magasin asiatique* (1823).

(2) *Mélanges asiatiques*, tome 1ᵉʳ, pages 201 et 245 (1829).

(3) *Voyage à Khòkand*, en 1813 et 1814; traduction de **M.** de Klaproth.

(4) Espèce d'orge.

défense des Khiviens, en temps de guerre, consiste dans ces animaux qui sont recherchés dans toute l'Asie, à cause de leur vivacité, de leur force et de leur beauté.

M. Burnes assure, d'après des renseignements authentiques, que ces animaux parcourent une distance de deux cents lieues, en sept et même en six jours, mais on les prépare d'avance pour ces formidables excursions ainsi que pour les courses considérées comme fêtes publiques. Ces dernières sont presque aussi communes qu'en Angleterre, mais l'épreuve est de 36 à 44 kilomètres, au lieu des 4 kilomètres de nos hippodromes.

M. Gaspard Drouville, dans son *Voyage en Perse*, signale les chevaux turkomans qu'il y a vus, comme excessivement forts et d'une grande vitesse : ils peuvent galoper pendant cinq heures sans ralentir sensiblement leur allure : ils sont bons à tout. M. Drouville leur trouve une telle ressemblance avec la race anglaise qu'il est porté à croire que *les Anglais ont formé leur race privilégiée avec le cheval turkoman.*

Le cheval persan Wellesley, de la taille de 5 pieds, était cité en Angleterre, en 1829, comme le plus beau cheval oriental qu'on eût vu jusque là.

On mentionne encore en Angleterre, parmi les étalons qui ont donné de beaux et nobles produits, le persan Mathev's (du nom de son propriétaire anglais).

Nimrod dans son voyage en Allemagne, en visitant les haras de Neuwstads que dirigeait alors M. Steubberg, et qui renfermaient de magnifiques chevaux, remarqua comme le plus distingué un étalon d'origine turkomane.

La belle race turkomane, qui porte le nom d'Argamack, a la robe tigrée ou bai brun, la taille de 1 mètre 55 à 70 centimètres, la tête légère, les membres bien musclés supérieurement, les articulations bien prononcées, les canons larges et présentant les tendons distants et larges ; l'œil large, ardent, fier et doux ; la crinière longue et soyeuse ; et, quoique forts et robustes, ils réunissent à l'élégance des formes la souplesse du cheval arabe et une grande force de résistance à toutes les fatigues.

Les chevaux turkomans, dit M. de Lamartine, sont d'une race infiniment plus grande et plus forte que les chevaux Arabes ; ils ressemblent à de grands chevaux normands, avec les membres plus fins et plus musclés, la tête plus légère.

Le prix de ces chevaux est, à Khiva, de 1,500 à 3,000 francs.

Les Persans, de l'aveu des voyageurs modernes, s'appliquent à conserver la pureté de la race avec le même soin que les Arabes ; en rendant leurs chevaux l objet d'une sorte de culte. Dans une habitation le cheval occupe la première chambre, tandis que la femme n'a que la seconde ; ils tiennent plus proprement leurs écuries que les lieux qu'ils habitent eux-mêmes (1). Enfin l'écurie du roi est le plus sacré de toutes les asiles, au point qu'un assassin peut s'y réfugier, comme au moyen-âge dans les églises, avec la certitude de n'y être pas poursuivi (2).

On sait, au reste, que tous les peuples de l'Orient ont attaché un grand prix aux chevaux. Chacun avait son nom, sa généalogie, et le *Stud-Boock* anglais, imité en France, n'est que la continuation de cet antique usage. Mais les anciens faisaient plus encore. Leurs chevaux venaient-ils à mourir, on leur dressait un tombeau et on leur consacrait une épitaphe. Dans un ouvrage publié sur Constantine en 1837, M. Dureau de la Maille donne la traduction suivante d'un de ces curieux monuments :

AUX MANES.

Fille de la gétule *Hamóra,*
Fille du gétule *Equinus,*
Rapide à la course comme les vents,
Ayant toujours vécu vierge,
Spendura ! tu habites les rives du Léthé.

M. Baeskes, officier de hussards prussiens, chargé d'une remonte, fit un voyage dans les provinces turkomanes ; il revint si émerveillé, qu'il dit hautement, à son retour, qu'on aurait avantage à aller y chercher les chevaux de remonte, parce qu'ils y étaient plus beaux que partout ailleurs.

Le cheval turkoman peut être proclamé le plus beau et le meilleur cheval du monde, et si nous avons conservé le premier rang au cheval arabe, ce n'est que par respect pour l'ancienneté de sa noblesse et pour sa célébrité (3).

---

(1) *Voyage en Turkomanie,* page 365.

(2) Tome II, page 386.

(3) Voyez un petit ouvrage, très remarquable, ayant pour titre : *Considérations sur l'amélioration et la propagation des chevaux,* etc., par M. Robineau de Bougon ; suivi d'un rapport à ce sujet à la société académique de Nantes, par M. Camille Mellinet.

3ᵉ RACE. — CHEVAL ANGLAIS.

Les chevaux anglais, très recherchés et de mode aujourd'hui, à cause de l'élévation de leur taille et de la vitesse de leurs allures, n'ont ni grâce ni souplesse dans leurs mouvements; mais ils ont beaucoup d'énergie, de courage et d'haleine. La position de la tète et de l'encolure de ces chevaux leur permet une course en droite ligne, d'une grande véhémence, en raison de la facilité que l'air trouve à s'introduire dans les poumons. Leur conformation et leur énergie musculaire favorisent la rapidité du trot et du galop.

Les caractères de cette race sont les suivants :

Tète un peu longue, très sèche, carrée, présentant une position oblique, le chanfrein droit, les yeux grands, les oreilles longues, bien placées; la peau fine, laissant les vaisseaux sous-cutanés s'y dessiner très bien; leur corps est à peu près d'un dixième plus long que haut : cette différence dépend de la longueur de la croupe, de l'étendue et de l'obliquité de l'épaule, qui sont telles, que, dans la race anglaise, l'épaule se rapproche plus de la ligne horizontale que dans toute autre race ; ce qui prolonge le garrot en arrière, raccourcit le dos et fait paraître l'encolure plus longue. Les crins et les poils qui recouvrent la peau sont doux, soyeux, courts et lustrés, comme ceux des races d'Orient. Leurs membres ou extrémités sont très secs, presque sans tissu cellulaire sous-cutané, sans longs poils ; en sorte que les tendons, les éminences osseuses, ainsi que les vaisseaux, s'y dessinent parfaitement. Dans les plus nobles, la peau est , sur ces parties, aussi fine que sur le reste du corps. Les éminences osseuses de toutes les parties du corps sont bien prononcées; il en est souvent de même des masses musculaires. La poitrine est généralement très haute, la croupe est presque horizontale; les cuisses, les jambes, les avant-bras, sont très forts et plus longs, généralement, que dans la plupart des races. Les articulations des genoux et des jarrets sont remarquables par leur ampleur et leur netteté ; les boulets sont ronds, très bien faits, distincts des parties environnantes; enfin, la queue est attachée haut, peu garnie de crins, et les sabots sont d'une corne de bonne nature.

4ᵉ RACE. — CHEVAL ANDALOU.

Cette race diffère essentiellement de la précédente par l'agilité, la souplesse, le brillant, le tride de ses mouvements. Les chevaux andalous ont de la noblesse, du feu, de la franchise, et sont très faciles à manier. Les principaux caractères extérieurs de cette race sont les suivants : leur tête est un peu grosse et souvent trop longue, les oreilles longues, mais bien placées, l'encolure est forte, relevée et rouée à sa partie supérieure ; le poitrail un peu large; les épaules, moins longues que celles des chevaux anglais, sont aussi plus fournies de muscles; la croupe est également moins longue que celle des chevaux anglais , et les muscles y sont peu développés, ce qui la fait ressembler à celle du mulet. Les fesses et les cuisses sont peu fournies de chairs; les paturons sont longs, les talons et les quartiers élevés , ce qui prédispose les pieds à l'encartelure ; les jarrets sont coudés, les extrémités postérieures un peu engagées sous le centre de gravité.

2ᵉ DIVISION.

RACES INDIGÈNES.

1ʳᵉ CLASSE. — CHEVAUX DE TRAIT.

1ʳᵉ RACE. — CHEVAUX DE GROS TRAIT.—DU CHEVAL BOULONNAIS.

Le cheval boulonnais se rencontre dans toute la Picardie et la haute Normandie. Il a la tête grosse, chargée de ganache de chairs et de crins, les yeux petits; sa taille est d'un mètre 55 à 70 centimètres, la couleur de sa robe, bai, rouan vineux ou gris pommelé. La masse musculaire est très prononcée, surtout à la croupe, où elle forme, dans le milieu, une gouttière qui se prolonge sur les reins et qui fait donner à ces parties le nom de croupe et de reins doubles. L'encolure est si forte, qu'elle paraît courte. La crinière est double, le tissu cellulaire abondant, les formes empâtées; la peau est lâche , souvent épaisse , les crins fort épais, les extrémités sont fortes et chargées de crins.

La plupart des poulains, qui plus tard forment des races ,

naissent sur cette partie du nord de la France qui renferme les départements de la Somme, du Pas-de-Calais et du Nord. Le commerce vient les y chercher pour les conduire dans cette autre partie environnant Paris, et renfermant les villes de *Laon, Beauvais, les Andelys, Rouen, Meaux, Melun, Versailles*, etc.

Les départements qui reçoivent ces poulains possèdent aussi des juments poulinières et élèvent des poulains qui naissent sur leur sol, concurremment avec ceux qu'ils achètent.

Les poulains venant du Nord et du Pas-de-Calais sont plus forts que ceux venant de la Somme. Parvenus dans les départements qui doivent les élever, ils y reçoivent une nourriture différente, selon qu'ils se trouvent répartis dans la Seine-Inférieure ou dans la Picardie. Les poulains de la Seine-Inférieure mangent suffisamment d'avoine pour que leurs formes s'en ressentent. Les poulains de la Picardie sont exclusivement nourris au moyen de foin ou de sainfoin seulement; aussi ont-ils la peau plus épaisse et sont-ils plus lourds et plus massifs; ils ont également leurs éminences osseuses et musculaires plus empâtées, moins distinctes; les extrémités plus chargées de poils que les poulains élevés dans la Seine-Inférieure; ceux-ci présentent des extrémités plus nettes, des éminences osseuses mieux senties, et la tête particulièrement moins forte.

La différence de nourriture exerce aussi son influence sur les qualités; et, tandis que les chevaux picards sont mous et lymphatiques, ceux du pays de Caux ont de l'énergie et de la vigueur. Les marchands indiquent assez cette différence en désignant sous la dénomination de chevaux du *mauvais pays* les chevaux picards, et ceux de la Seine-Inférieure par la dénomination de chevaux du *bon pays*.

CHEVAUX COMTOIS.

Les chevaux comtois moins forts, moins étoffés et plus longs de corps que les boulonnais, ont, en général, la tête forte, les oreilles longues et pendantes, l'encolure grêle et droite, le garrot bas, le ventre volumineux, la croupe haute et très inclinée, la queue mal attachée, les membres grêles et chargés de poils, le pied bon, mais volumineux.

La couleur dominante est le bai et le rouan. La taille varie de 1 mètre 516 à 1 mètre 550 mm.

Quelques contrées produisent des chevaux moins communs.

CHEVAUX POITEVINS.

Les juments poitevines sont presque exclusivement employées à la propagation des mulets; elles ont, ainsi que les chevaux de cette race, la tête carrée, mais beaucoup mieux faite que celle de la race boulonnaise ; les extrémités fortes, chargées de crins, le corps extrèmement ample, le poitrail et la croupe larges, la charpente osseuse, grande, garnie de masses musculaires distinctes, très-saillantes; ces chevaux, qui ont les yeux petits et mauvais, sont d'un tempéramment lympathique. La couleur baie domine.

2ᵉ RACE. — CHEVAUX DE DILIGENCE , DE POSTE ET D'ARTILLERIE. — CHEVAUX BRETONS ET PERCHERONS.

La robe de ces chevaux est communément grise , foncée , claire, tachetée et truitée. La taille est d'un mètre 450 à 500 mm. La tête est carrée , sèche , le chanfrein droit, les éminences osseuses peu fortes , les joues charnues , mais point chargées de tissu cellulaire. Les yeux assez grands, l'encolure un peu forte, un peu chargée de crins, souvent à crinière double. Les épaules plus sèches à la partie supérieure que vers les avant-bras. Le corps moyen en grosseur. La croupe est musculeuse, souvent double; la queue est double, attachée bas, ayant des crins grossiers. Les extrémités sont fortes, mais sèches. Les articulations du genou et du jarret sont nettes, point empâtées comme dans la race boulonnaise. La partie inférieure de l'extrémité, à partir du canon , est commune, chargée de poils ; moins cependant que dans les chevaux de la première race de trait. Le tempéramment sanguin domine. La race bretonne est une des plus anciennes races françaises.

M. Paquer a déjà considéré la race bretonne comme provenant de la race primitive, et cette opinion n'est pas sans fondement. En effet, dit M. Camille Mellinet, il se pourrait faire que la race bretonne, à une époque si éloignée qu'on ne peut en fixer le terme, eût été formée par l'introduction des chevaux de la Paphlagonie, dont Homère a vanté les haras, de ces chevaux des Vénètes de l'Asie, avec lesquels les Vénètes gaulois eurent de si fréquents rapports, que nos antiquaires discutent uniquement sur la question de savoir si les Vénètes de la Paphlagonie descendaient, comme les Vénètes de l'Adriatique, des anciens Armoriques, ou si ceux-ci sont d'une origine asiatique (1).

3ᵉ RACE. — CHEVAUX DE CARROSSE.

Il n'y a plus que la Normandie qui possède cette race ; on la rencontre principalement chez les éleveurs des départements de l'Orne, de l'Eure, du Calvados et de la Manche. Ceux de cette partie du département de l'Orne, connue sous le nom de Merlerault, ont une taille moins haute que ceux qui ont été élevés sur les autres points de la Basse-Normandie. Les uns et les autres sont assez difficiles à dresser ; ils ont un caractère rustique qui ne permet pas de les employer avec sécurité immédiatement après leur acquisition; ce qui a donné lieu à une entreprise dirigée par M. le vicomte d'Aure, qui a pour objet d'acheter ces chevaux pour les livrer aux amateurs, après qu'ils sont parfaitement dressés.

Les signes extérieurs qui caractérisent ces chevaux sont les suivants : tête trop forte et mal conformée; elle est étroite, le chanfrein un peu busqué, les yeux petits, les ganaches étroites, les lèvres grosses, la peau épaisse et chargée de poils peu fins ; la tête est en un mot commune. La taille est de 1 mètre 500 à 620 mm. Le garrot est bien sorti, les jambes et avant-bras sont longs et larges ; le jarret est fort, un peu coudé, les canons sont courts, la peau des extrémités est épaisse, le tissu cellulaire y est abondant ainsi que les crins à la partie inférieure des membres ; de sorte que ces parties du cheval ne sont pas aussi sèches, aussi nettes qu'il serait à désirer ; le sabot est rond

---

(1) Les Bretons, avant la conquête de César, étaient surtout cités pour leur excellente cavalerie. A la mort d'un guerrier breton, son cheval était enterré avec lui. Cet usage, qui remontait, en Bretagne, aux époques les plus reculées, a été imité dans le cérémonial, qui veut qu'aux obsèques d'un général son cheval de bataille suive immédiatement son cercueil.

et bien proportionné, la croupe est horizontale, la queue bien attachée, les formes du corps sont arrondies, gracieuses, et, à l'exception de la tête, qui est un peu trop forte et commune, on remarque un tel ensemble dans toutes les parties, que l'on ne peut pas dire que telle soit trop petite et telle autre trop grande. La couleur est baie, ils sont en tête et balzanés.

La plupart de ces chevaux sont propres à remonter notre grosse cavalerie ; mais ils doivent-être longtemps attendus, bien nourris et dressés avec intelligence. Ce n'est qu'à sept ans qu'ils sont en état de rendre de bons services.

2ᵉ CLASSE. — CHEVAUX DE SELLE.

Les chevaux de selle ont été depuis longtemps l'objet de tant d'alliances différentes, les métis qui en sont parvenus ont présenté des formes et des nuances de forme tellement variées, que l'on est arrivé au point de se demander s'il existe encore dans telle ou telle contrée des chevaux qui, par leurs caractères extérieurs, présentent cet air de famille qui les fait classer par races. Evidemment ces signes n'existent plus, et c'est cette raison qui nous a fait grouper tous les chevaux de selle de la France en trois catégories basées sur les caractères extérieurs, sur le mode d'allure et sur leur agilité.

1ʳᵉ RACE. — CHEVAUX DE SELLE A TAILLE ELEVÉE, A ALLURES VITES, MAIS A MOUVEMENTS PEU SOUPLES ET PEU GRACIEUX.

Tous les chevaux qui forment cette race proviennent de croisements anglais. Ce sont des métis parvenus à des degrés différents, que l'on rencontre en plus grand nombre que partout ailleurs dans les plaines d'Alençon et de Caen. Ces animaux qui, comme leurs pères, possèdent une peau fine et souple, des poils courts et lustrés, des crins soyeux, des articulations bien nettes et bien développées, des membres larges à peau fine et dépourvue de crins, des jambes et des avant-bras longs, une croupe longue et horizontale, des allures vites et rasant la terre, se vendent à Paris pour de véritables chevaux anglais, tellement ils leur ressemblent. Cependant on a remarqué que le thorax, pris du sommet du garrot au sternum, a moins d'étendue que dans les chevaux anglais et que la dernière côte est moins longue. Comme les chevaux de carrosse et de tilbury, ces chevaux sont peu faciles à dresser en raison de leur rusticité.

Ces chevaux, très convenables pour une allure en droite ligne, sont peu propres au service de la cavalerie, en raison de leur peu de souplesse, de la dureté de leur bouche et de leur immaniabilité.

2° RACE. — CHEVAUX DE TAILLE PEU ÉLEVÉE, A ALLURES GRACIEUSES ET TRIDES, MAIS PEU VITES.

Je comprends dans cette section tous les chevaux connus sous le nom d'auvergnats, de limousins, de navarrins, ainsi que tous ceux qui leur ressemblent.

Ces chevaux qui sont très maniables et très sobres, qui ont de l'énergie et du courage sont, conséquemment, meilleurs que tous les autres pour le service de la cavalerie légère, et même pour les dragons et les lanciers, en n'exigeant pas tout-à-fait la taille règlementaire. Ils présentent les caractères suivants :

Allures raccourcies, comparativement à celles des chevaux anglais ou anglo-normands ; mais ils ont, sur ces derniers, l'avantage de la souplesse, du tride et de la grâce de leurs mouvements. Ils sont très maniables; ils ont de l'ardeur, de la résistance. Quelques-unes des formes de leur corps laissent, en général, à désirer sous le rapport d'un ensemble harmonieux. La tête est un peu longue, ainsi que les oreilles, mais sèche et recouverte d'une peau fine et souple ; les crins sont fins et soyeux. Les muscles des fesses et de la croupe sont peu développés, les articulations sont larges et bien nettes, les extrémités un peu grêles, mais les tendons et les ligaments suspenseurs du boulet sont forts et bien dessinés; les jarrets crochus et un peu clos. La peau est fine, souple, les poils en sont courts et brillants. Quoique le regard annonce le courage et l'ardeur, l'œil est souvent atteint de fluxion périodique. Le sabot est bon, quelquefois un peu étroit. Les reins sont longs et cylindriques, les paturons sont longs. Les chevaux ne sont formés qu'à l'âge de sept à huit ans; jusque-là ils doivent être ménagés, et c'est pour ne pas avoir bien observé ces ménagements que les hussards de la garde royale, qui se remontaient avec ces chevaux, en ont perdu beaucoup, par suite de maladies. Mais aussi, par compensation, lorsque ces animaux ont été entourés des soins que leur organisation et leur tempéramment réclament jusqu'à l'âge de huit ans, ils fournissent encore un très bon service à l'âge de vingt-cinq ans.

3e RACE. — CHEVAUX DEMI-SAUVAGES.

Nous composerons cette race de tous les chevaux qui vivent à l'état demi-sauvage, sur les landes de Bordeaux à Bayonne, sur celles de la Bretagne, aux îles de Corse, de Noirmoutier et de la Camargue. Tous ces chevaux ressemblent aux arabes et aux barbes de petite taille. Il est infiniment regrettable que leur taille ne soit que d'un mètre 350 à un mètre 370 millimètres. Leurs principaux signes caractéristiques sont les suivants : tête carrée et large supérieurement; chez quelques-uns, le chanfrein est camus, l'encolure est droite et grêle, le garrot saillant et sec, le corps arrondi, le poil fin et lustré, la croupe un peu horizontale, peu fournie de chairs ; les épaules sont sèches, le poitrail est suffisamment large, les hanches longues, les jambes très sèches ; leur peau est fine, souple et dépourvue de poils longs aux boulets; les paturons sont courts, la corne est dure, le pied bien fait. Ces petits chevaux ont l'influx nerveux très-développé ; ils sont d'une longue haleine, d'une sobriété remarquable, vifs et très courageux. Leurs allures sont précipitées : l'œil, plein de feu, annonce l'intelligence. Beaucoup de ces petits animaux sont indociles, difficiles à dompter. Je n'en ai jamais recontré de méchants.

J'ai exercé la médecine vétérinaire pendant sept ans, de 1816 à 1823, dans le département des Landes ; je n'ai jamais voulu monter d'autres chevaux; comme ils ne se vendaient alors que de 60 à 150 francs, je tenais peu à les ménager; aussi ai-je fait avec ces animaux des courses considérables sans les avoir reconnus fatigués, c'est-à-dire qu'après une route de 60, 80 et même 100 kilomètres, quelques heures de repos leur suffisaient pour qu'ils fussent en état de recommencer.

Tous les paysans des grandes Landes viennent aux marchés de Dax, de Mont-de-Marsan, aux foires de la Bouheyre, etc., de 30 à 40 kilomètres de distance ; ils partent le matin de chez eux, et beaucoup y retournent le soir, sans que leurs petits chevaux en éprouvent sensiblement de la fatigue; et c'est là un fait si étonnant, quand on envisage l'extrême petite taille de certains chevaux, qu'il vient quelquefois à la pensée de proposer au cavalier d'alterner avec son cheval, pour être portés chacun à son tour.

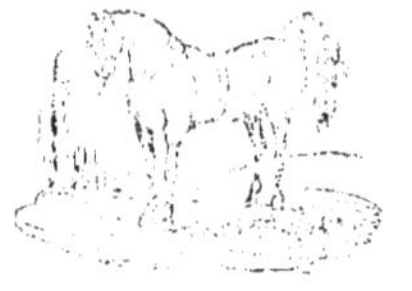

CHAPITRE VIII.

Manière de procéder à l'examen du cheval que l'on veut acheter, et connaissance des ruses employées dans le commerce des chevaux.

1re SECTION.

RUSES DES MAQUIGNONS.

Avant de faire connaître la marche à suivre pour procéder avec avantage à l'examen du cheval que l'on veut acheter, je crois qu'il est bon de nous entretenir, d'abord, des moyens et des ruses employées dans le commerce de ces animaux par les éleveurs, par les marchands, et surtout par cette classe de trafiquants nommés *maquignons* (1).

Les éleveurs, en Normandie surtout, engraissent les chevaux quelque temps avant les foires, en les tenant renfermés dans des écuries obscures, où ils sont nourris avec de bons aliments, et surtout avec des aliments farineux ; ils les tiennent chaudement, et, dans quelques cas, ils les saignent. Ces chevaux sont présentés à la foire, gras, le poil brillant, gais et entiers. Ils ne sont châtrés qu'après la vente. Aussi, combien de mécomptes résultent de cette habitude : depuis quelques années, néanmoins, les éleveurs normands, s'apercevant que les marchands désertaient leurs foires pour aller acheter en Allemagne, ont compris qu'ils devaient châtrer leurs chevaux bien plus tôt qu'ils ne le faisaient, et beaucoup d'entre eux font pratiquer aujourd'hui cette opération à l'âge de deux ans et demi. Par ce moyen, ils pourront parvenir à donner plus de légèreté au train antérieur de leurs chevaux de luxe, et les marchands, n'appréhendant plus les suites de la castration qui était toujours à leurs risques, et qui souvent leur occasionnaient de grandes pertes, reprendront la route de Normandie.

Nous établirons une ligne de démarcation bien tranchée en-

---

(1) Du vieux mot *maque*, vente. Suivant d'autres, du latin *mango*, marchand d'esclaves, etc. Dérivé du grec *magganon*, ruse, fard, artifice, tromperie.

tre le marchand de chevaux, qui les achète jeunes dans le pays où ils sont élevés, qui exploite cette branche d'industrie sur une grande échelle, qui y emploie des capitaux considérables, et qui, conséquemment, a besoin d'inspirer la confiance, et le maquignon. Chez les marchands, comme nous les comprenons, le commerce des chevaux se fait loyalement et généreusement. Comme tous les autres négociants, ils cherchent à opérer le plus de bénéfices possibles; ils pourront même vendre un cheval qui ne tournera pas bien ; c'est-à-dire, qui ne réalisera pas les espérances qu'il aura fait concevoir ; mais le marchand de chevaux, dont il est question, est pour peu de chose dans tout cela. Cependant, il ne négligera pas les moyens qui peuvent contribuer à donner bonne opinion de la marchandise qu'il a à vendre. La toilette des chevaux sera toujours bien faite ; l'écurie sera disposée, dans tous ses détails, de manière à faire ressortir le plus avantageusement possible les chevaux qu'elle renferme. Un cheval ne sera jamais présenté dehors sans que préalablement un palefrenier intelligent n'ait introduit, même en votre présence et avec une dextérité remarquable, un morceau de racine de gingembre dans l'anus. Le gingembre a pour effet d'exciter ces animaux, de leur faire bien porter la queue, et de leur donner momentanément une énergie qui pourrait tromper, si on ne tenait pas compte de l'action produite par l'emploi de ce moyen.

Ils présentent le cheval *placé* et sur un terrain disposé en dos d'âne pour le faire paraître élevé du devant. Pendant qu'ils exercent le cheval, en le faisant conduire en main, ils font, avec leur canne, un roulement dans un chapeau, pour réveiller son action au moyen de ce bruit. Enfin, ils le feront monter par un écuyer qui saura tirer parti de toutes les facultés du cheval, et vous donner bonne opinion de ses mouvements et de ses moyens.

Ils pratiqueront l'opération de la queue à l'anglaise aux chevaux qui ne la porteront pas naturellement bien, mais c'est là tout ce qu'ils se permettront, je crois, de faire.

Il n'en est pas de même des maquignons, de ces hommes qui achètent et vendent des chevaux de toutes sortes, vieux ou jeunes, maigres ou gras, tarés, malades ou mal conformés : de

ceux-là, il est juste de dire que , pour être bon maquignon , il faut savoir tromper son père. Ils ne sont arrêtés par aucune considération. Ils ne négligent ni les protestations, ni les serments, ni les propos tous plus faux les uns que les autres. Ils appliqueront une fausse queue à un cheval qui l'aura courte , pour peu que leur intérêt trouve son compte à cette fraude. S'ils ont à vendre un cheval qui ait les épaules froides , ils auront eu le soin de l'exercer avant de le présenter. Le cheval paresseux recevra des coups de fouet dans l'écurie plusieurs fois par jour. La vue du fouet et la parole bien connue du maquignon lui rappelleront qu'il ne doit pas négliger ses allures en présence des acquéreurs. Les mollettes sont diminuées par des bains froids et par des compressions exercées au moyen de bandes de flanelle. Le même moyen est employé pour diminuer ou faire disparaître momentanément certains engorgements froids de l'extrémité inférieure des membres. Si les chevaux jettent par une narine , ils introduisent une éponge dans la cavité nasale, assez profondément pour qu'elle ne puisse être aperçue.
Les fissures des sabots, les petites excavations produites par des éclats de corne dans les pieds dérobés, sont masquées au moyen d'une composition de poudre, de limaille de fer , de cire et de térébenthine. Les talons bas sont dissimulés par des fers à éponges fortes : les pieds plats par des fers étroits et épais , dont le bord inférieur externe est arrondi. La fourmillière par un fer couvert en pince. Les oreilles tombantes sont redressées et rapprochées pendant quelque temps, moyennant une opération qui consiste à enlever une portion elliptique de la peau entre ces deux cornets, à rapprocher les bords de la plaie résultant de cette perte de substance du derme, et à les maintenir ainsi par des pointes de suture. Une incision à la peau et l'introduction d'air, avec un chalumeau de paille, dans les lames du tissu cellulaire des salières trop creuses, les met au niveau des parties environnantes. Si les maquignons ont intérêt à vieillir les poulains, ils leur arrachent les mitoyennes incisives et contusent les gencives avec un bâtonnet , pour faire croire que l'animal va prendre quatre ans. Ils arrachent les coins et opèrent de la même manière pour faire passer le cheval comme prenant cinq ans. Si, au contraire, ils veulent les rajeunir et si les dents sont

trop longues, ils les scient, pratiquent avec un burin une cavité sur la table de la dent, et ils noircissent cette cavité avec
de l'encre de Chine, pour lui donner l'apparence du genre de
fève. Les sourcils sont teints, pour leur donner la couleur du
fond de la robe. Ils ont soin de bien laver à l'eau de savon les
dartres que les chevaux peuvent avoir à la tète. Les cicatrices
des genoux, des chevaux qui se couronnent, sont masquées avec
une composition poisseuse, de la couleur des poils. Si le cheval
est atteint d'un rhumatisme chronique qui le fasse boiter sans
laisser de traces apparentes à l'extérieur, ils pratiquent une
blessure, et assurent que l'animal boite par suite de cet accident récent. Pour les capelets, ils scorient la peau, pour faire
croire que le cheval vient de se frotter.

Si les maquignons s'aperçoivent que vos regards se portent
sur une imperfection, sur une tare ou sur un vice de conformation, ils détournent aussitôt votre attention en vous faisant
remarquer une beauté. Enfin, pour dissiper et faire évanouir
votre juste méfiance, ils vous garantissent le cheval de *tout vice
rédhibitoire,* et vous proposent un certificat. Ici est le comble
de la mauvaise foi; la loi a prévu et réglé les vices rédhibitoires, ainsi que les droits des acheteurs et des vendeurs ; les certificats que ceux-ci délivrent ne peuvent donc que donner une
fausse sécurité qui compromet les intérêts des acheteurs, en
les empêchant de faire à temps les démarches nécessaires pour
mettre le vendeur en demeure.

Toutes ces fraudes et ces ruses ne peuvent tromper que des
personnes inattentives, ou celles qui ignorent les connaissances
que la science hippique enseigne; mais elles sont un avertissement pour les acheteurs, et principalement pour les personnes
chargées de la réception des chevaux qui doivent agir avec la
plus grande impartialité, si elles ne veulent pas que les maquignons les fassent passer pour des hommes sans connaissances,
ou peut-être pour pire que cela.

2ᵉ SECTION.

MANIÈRE DE PROCÉDER A L'EXAMEN DU CHEVAL QUE L'ON VEUT ACHETER.

Il faut toujours et dans tous les cas, procéder à l'examen d'un cheval, sans prévention , avec ordre et méthode. Un esprit prévenu analyse et juge mal. Le manque d'ordre et de méthode fait souvent passer inaperçus des défauts que l'on remarque très bien le lendemain de l'achat.

L'examen d'un cheval doit commencer à l'écurie. On s'assure, premièrement, si sa conformation le rend propre au service auquel on le destine. On voit ensuite de quelle manière il est attaché : s'il l'est au moyen d'un collier, ou si un collier est fixé au licol, c'est un indice que le cheval se délicote ou qu'il tique. S'il est séparé des autres ou barré, il est méchant ; ou, se nourrissant mal, il est l'objet de soins particuliers.

Le cheval, qui convient d'après ce premier aperçu, est amené sur le seuil de la porte où on examine les yeux. S'ils sont dans un état parfait d'intégrité on doit distinguer la transparence des membranes et des humeurs, les fongus ou grains de suie du bord interne de l'iris et apercevoir le cristallin dans le fond. Il doit être transparent et réfléchir une couleur azurée. En posant, et en laissant la main sur l'œil une minute ou deux, pour intercepter l'introduction des rayons lumineux dans cet organe, la pupille doit se dilater , et, la main étant retirée, se rétrécir à mesure qu'elle est excitée par la lumière.

L'intégrité de l'organe oculaire, si importante à l'exécution parfaite de la fonction qu'il remplit, dépend donc de la transparence des parties réfringentes qui entrent dans sa composition, de la liberté des mouvements de la pupille, et de l'absence complète de tout signe maladif.

L'opacité complète de la cornée lucide, avec épaississement de la conjonctive, est désignée sous le nom d'*albugo* (1). Si cette opacité est circonscrite, qu'elle n'occupe qu'une partie de la cornée, on l'appelle *taie* (2), et on nomme *nuage* un léger défaut dans sa diaphanéité.

L'*hypopion* (3) est une collection de matière purulente située derrière la cornée lucide.

---

(1) Du latin *albus*, blanc.

(2) Autrefois le mot *taie* était le nom vulgaire d'albugo, de l'eucome et de quelques autres affections de la cornée.

(3) Du grec *ypo*, sous, et de *puon*, pus.

La *cataracte* (1) (dragon) consiste dans l'opacité soit du cristallin, de sa capsule, ou de l'humeur limpide dite de *Morgagni*. Cette opacité qui s'oppose au passage des rayons lumineux et empêche la vision, se reconnaît à une tache blanchâtre, verdâtre, jaunâtre, bleuâtre, grisâtre ou brunâtre, plus ou moins large et qui semble plus ou moins épaisse, que l'on aperçoit derrière la pupille et au-devant du corps vitré.

Le *glaucome* (2) est l'opacité du corps vitré qui se reconnaît à la couleur verte que le corps vitré acquiert et que l'œil réfléchit ; ainsi qu'à une tache bleuâtre et verdâtre placée plus en arrière que celle par laquelle s'annonce la cataracte. Cette opacité, qui constitue l'affaiblissement et quelquefois la perte totale de la vue, n'est pas rare chez les chevaux : elle peut occuper un seul œil ou s'étendre aux deux yeux.

L'*amaurose* (3) (goutte sereine) est une affection dans laquelle la faculté de voir est diminuée ou tout-à-fait anéantie, quoique les yeux des animaux paraissent extérieurement sans altération. On l'attribue à une diminution plus ou moins considérable, ou à la perte totale de la sensibilité du nerf optique et de la rétine. On reconnaît cette maladie à l'incertitude de la marche de l'animal ; il lève les pieds très haut, soit au pas, soit au trot ; au moindre bruit il porte les oreilles, l'une en avant, l'autre en arrière alternativement ; sa manière d'être est toujours inquiète, sa marche incertaine et sans direction déterminée. La pupille est très dilatée, parfois au point de simuler l'absence de l'iris. Cet état de la pupille se nomme *mydriase* (4) ; elle offre de l'irrégularité dans sa configuration, l'iris a perdu ses mouvements.

Le *ptérygion* (5) est une petite excroissance variqueuse qui se forme dans les lames du tissu cellulaire qui unit la conjonctive au globe de l'œil. Sa figure est à peu près celle d'un triangle dont le sommet s'avance vers le centre de la cornée, et dont la

---

(1) Du grec *katarasseïn*, tomber, parce qu'on attribuait la perte de la vue à une humeur ou une membrane qui tombait sur les yeux.

(2) Du grec *glaucos*, vert de mer.

(3) Du grec *amauroô*, j'obscurcis.

(4) Du grec *amydros*, faible, obscur.

(5) Du grec *ptéron*, aile, c'est-à-dire petite aile, petite excroissance variqueuse de la conjonctive.

base répond ordinairement à l'angle interne de l'œil. Elle fatigue les paupières et occasionne la sortie involontaire des larmes.

Onglet (1). On nomme ainsi l'engorgement , l'épaississement et quelquefois l'ulcération de la paupière nasale. Ces différents états du corps clignotant sont toujours le résultat d'une inflammation.

Ulcères de la cornée (2). Les ulcères de la cornée se présentent sous la forme de solutions de continuité plus ou moins larges, profondes, à bords rouges, tuméfiés, saillants, et dont le fond est grisâtre.

L'*hydropisie* (3) de l'œil se reconnait au volume plus considérable de cet organe et au dérangement de ses fonctions. Si la surface de l'iris paraît enfoncée et concave, on donne à cet état de l'œil le nom d'*hydrophthalmie* (4); l'augmentation de volume de l'humeur vitrée a reçu le nom de *buphthalmie* (5).

Staphylôme (6). On donne ce nom à la saillie trop considérable de la cornée transparente, qui, sans que les autres parties de l'œil aient augmenté de volume, proémine en avant et écarte les paupières. Quelquefois, mais rarement, cette lésion affecte la sclérotique.

Myopie (7). La myopie est l'état d'un animal qui ne voit que confusément les objets placés à une certaine distance, mais qui les distingue fort bien de près. Cette affection dépend de la convexité du cristallin et de la cornée lucide. On reconnait aussi pour cause de myopie, le léger changement de forme que le globe de l'œil subit dans l'*exophthalmie* (8).

Presbytie (9). La presbytie est un état particulier de la vue

---

(1) Du latin *unguis*, ongle, parce que l'onglet a son siège sur la paupière nasale qui a la forme d'un ongle.

(2) Du latin *ulcus*, solution de continuité des parties molles.

(3) Du grec *ydor*, eau, et de *opsis*, aspect , apparence.

(4) Du grec *ydor*, eau, et de *ophthalmos*, œil.

(5) Du grec *bous*, bœufs, et de *ophthalmos*, œil , œil de bœuf, augmentation du volume de l'œil.

(6) Du grec *staphylé*, grain de raisin.

(7) Du grec *myein*, cligner, et *oph*, œil.

(8) Du grec *ex*, hors, et de *ophthalmos*, œil , sortie de l'œil hors de son orbite.

(9) Du grec *presbys*, vieillard , parce que cette affection est particulière aux vieillards.

dans lequel l'animal n'aperçoit distinctement les objets qu'à une distance assez éloignée. Cela peut dépendre du peu de convexité de la cornée transparente et de la face antérieure du cristallin. Ce sont presque toujours les vieux chevaux, et ceux dont la cornée devient moins bombée à la suite de l'ophthalmie périodique, que la presbytie affecte.

L'*ophthalmie* (1) est une inflammation de l'œil ou des yeux, considérée en général, et caractérisée par la rougeur de la conjonctive, la suppression de la sécrétion des larmes, puis le larmoiement, la chaleur de ces parties et la difficulté de supporter la lumière.

L'*ophthalmie périodique* est une phlegmasie particulière et périodique ou intermittente, qui affecte les yeux de certains chevaux. L'ophthalmie périodique se reconnaît au trouble de l'humeur aqueuse, déterminé lui-même par l'irritation de la membrane qui tapisse la chambre antérieure et même les deux chambres, et se termine par la cataracte et la cécité. C'est cette maladie qu'on nommait autrefois *lunatique*, parce qu'on s'était imaginé qu'elle dépendait de l'influence occulte des mouvements et des phases de la lune.

Lors de la première invasion, il est impossible de distinguer cette ophthalmie d'une autre à type non intermittent; ce n'est qu'après que les accès se sont renouvelés, que les chevaux l'ont éprouvée plusieurs fois, qu'on peut être suffisamment éclairé à son égard. En effet, on remarque alors, ordinairement, que l'un des yeux est plus petit que l'autre, parce qu'il est rentré dans le fond de l'orbite. Les paupières portent, à leur angle nasal, une excoriation plus ou moins profonde, suivant l'ancienneté de la maladie. Les parties transparentes de l'œil sont un peu obscurcies; enfin, au fond de l'organe on observe une teinte *feuille morte* que l'on connaît sous le nom de *glaucome*. Tous ces symptômes, quelquefois assez difficiles à saisir, sont les seuls qui, dans les périodes d'intermittence de la fluxion, peuvent en faire connaître l'existence. On ne saurait apporter à l'examen des yeux d'un cheval une trop scrupuleuse attention, lorsqu'on

---

(1) Du latin *ophthalmia*, inflammation de la membrane muqueuse de l'œil et des paupières.

a le moindre soupçon de l'existence de cette maladie, car elle
a pour conséquence inévitable d'entraîner la perte de l'œil
qu'elle atteint.

Lorsqu'on veut s'assurer si l'opacité ou l'obscurcissement ne
réside que dans l'humeur aqueuse, la cornée étant parfaitement
intacte, on doit se placer de côté et laisser la cornée lucide entre le jour et soi ; si les rayons lumineux pénètrent cette membrane également dans toute sa surface, et dans toute sa superfi-
ficie, le défaut sera, incontestablement, dans l'humeur aqueuse.

Après avoir examiné très attentivement les yeux, on passe à
l'inspection de la bouche, on voit l'âge. L'usure du bord externe
de la table des incisives fera reconnaître le cheval tiqueur. On
s'assure que les barres ne sont ni calleuses ni ulcérées, et que la
langue est intacte; quelquefois on peut la rencontrer coupée en
totalité, ou en grande partie. On explore l'auge et les ganaches
qui doivent être nettes, exemptes de glandes et de fistules. On
écarte les ailes du nez pour voir l'état de la membrane pituitaire, sur laquelle il ne faudra pas prendre pour un chancre,
une ouverture ronde qui semble avoir été pratiquée avec un
emporte-pièce, et qui n'est autre chose que l'orifice inférieur
du canal lacrymal.

Cette première visite terminée, on fait sortir le cheval ; on se
place à quelques pas de distance pour juger de l'ensemble. Puis
on procède à l'examen d'un membre antérieur en commençant
par le pied et dirigeant successivement le regard jusqu'au garrot. On suit la même marche pour les membres postérieurs. On
reprend à l'encolure; on s'assure si la jugulaire, du côté où on se
trouve placé, n'est pas obstruée. On comprime la trachée artère,
près de la gorge, pour connaître la nature du bruit que l'air
fait entendre en sortant des poumons et qui permet de juger
du degré de force et d'intégrité de cet organe. On continue par
l'examen du dos, des côtes, du ventre, des reins, des flancs, de
la croupe et de la queue. On fait changer le cheval de main et
on suit la même marche pour l'autre côté; ensuite, placé devant
le cheval, on examine toutes ses parties vues de face, depuis la
nuque jusqu'à la pince des sabots. Arrivé à la partie postérieure
de l'arrière-main, on soulève la queue en la prenant à la face
inférieure du tronçon, pour reconnaître son degré d'énergie ou

de mollesse. On regarde en même temps l'état dans lequel se trouvent les parties que le tronçon recouvre ; on ne négligera pas d'examiner les organes de la génération et on continuera l'inspection des jambes vues postérieurement jusqu'aux talons. Enfin, on fera lever successivement les quatre pieds, on frappera sur le fer en simulant le bruit du marteau pour connaître si le cheval est difficile à ferrer. On terminera cette seconde partie de l'examen par la sole et la fourchette.

Dans le cas où cette épreuve aura été favorable, au cheval, on le verra, conduit en main, dans les allures du pas et du trot, en commençant par le pas, qui doit être facile, franc, léger, sans trop trousser. Les genoux doivent être suffisamment pliés pour que l'animal ne rase pas le sol.

Le trot doit, comme le pas, être léger et facile ; les battues diagonales doivent être assurées et bien distinctes. Le cheval portera la tête, il ne jettera les jambes ni en dedans ni en dehors ; elles devront se mouvoir sur la même ligne, c'est-à-dire, que vues antérieurement les jambes de devant masqueront celles de derrière, *et vice versâ*. Il ne doit ni se couper, ni forger.

Les jambes de devant, qui ne doivent pas trop relever, doivent être bien chassées par celles de derrière. Nous avons dit que la tête devait être bien portée, c'est-à-dire suffisamment élevée ; mais ici il faut bien prendre garde que cette position de la tête ne soit due à l'action d'un mors à longues branches, dont les palfreniers, qui font trotter les chevaux, savent si bien se servir pour cet effet. Pour annuler cette supercherie on fait tenir le cheval loin de la bouche, ou bien on fait mettre un simple filet. Les reins doivent être droits, et la croupe ne doit présenter aucun balancement.

Après avoir vu le cheval au repos et dans l'action ; de face, postérieurement et de profil ; si on a procédé avec une grande attention, et surtout si on possède bien les principes exposés dans ce cours, on aura pu juger des proportions, des aplombs, des mouvements, des vices, des tares ou des maladies que l'animal peut présenter : en un mot, on aura pu bien l'apprécier. Cependant, il faut revoir le cheval quelques heures après ou le lendemain. Le voir à deux fois est une précaution dont on se trouve toujours bien. Alors seulement on le soumet à l'exercice auquel on le destine. On monte le cheval de selle , on attèle et on fait tirer le cheval de trait. Cette troisième partie de l'examen mettra à même d'apprécier les qualités physiques et morales dont il peut être doué.

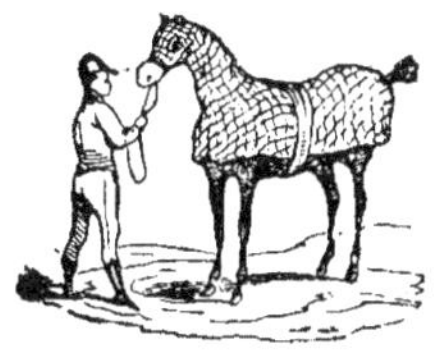

CHAPITRE IX.

CHOIX DES CHEVAUX , SELON LE SERVICE AUQUEL ON LES DESTINE.

CHEVAUX DE SELLE.

Le cheval de selle doit être courageux, c'est-à-dire avoir une volonté constante d'obéir et d'exécuter ; avoir la tête bien portée, la bouche fine. Il doit être franc et soumis, avoir de l'ardeur et surtout du fond. L'œil doit être bien ouvert, exprimant l'ardeur, l'action et en même temps la douceur et l'intelligence. Les mouvements doivent être faciles, légers, souples, gracieux, agiles, vites et adroits. Il doit bien appuyer à droite et à gauche, tourner et reculer sans la moindre hésitation. La sobriété et la douceur complèteront les qualités que l'on doit rechercher en lui.

Mais tous les chevaux de selle sont loin de ressembler à ce portrait; les uns sont lourds, les autres faibles de telle ou telle partie, ceux-ci paresseux, ceux-là méchants, d'autres manifestent une mauvaise volonté remarquable.

Les chevaux lourds ont ordinairement la tête et l'encolure chargées ; ils sont bas du devant et ont les barres arrondies.

On connaît facilement les chevaux faibles en les soumettant à un exercice de quelques lieues. S'ils le sont du devant, ils butent et pèsent à la main au retour de la course ; s'ils le sont du derrière, ils fléchissent de l'un ou de l'autre pied postérieur. Les chevaux faibles des reins ne peuvent pas reculer facilement ; ou ils portent la tête en l'air, ou ils la portent à droite ou à gauche pour se défendre, ou bien ils prennent un point d'appui sur le devant en y rejetant la masse du corps.

Des yeux couverts, petits, d'une expression particulière, ainsi que la position des oreilles portées en arrière, indiquent assez la méchanceté. Quant aux chevaux de mauvaise volonté, ce n'est qu'en s'en servant qu'on peut les apprécier. On reconnaîtra les chevaux ombrageux ou peureux aux maladies que l'œil présentera, ainsi qu'à la sphéricité de la partie antérieure de ce globe, mais mieux encore en les montant pendant une heure ou deux.

CHEVAUX PROPRES AU SERVICE DE LA CAVALERIE DE LIGNE ET LÉGÈRE.

Les chevaux propres au service de la cavalerie de ligne ou de la cavalerie légère doivent avoir l'œil gai, vif, brillant, bien ouvert et la vue dans un parfait état d'intégrité ; la tête légère, les naseaux bien ouverts , la bouche modérément fine, c'est-à-dire suffisamment impressionable ; l'encolure bien sortie, le garrot élevé. Ils doivent être d'un caractère doux et docile, forts et bien portants ; d'un facile entretien, peu délicats sur le choix des aliments et de la boisson ; ils ne doivent point manger avec voracité, mais ils doivent cependant exécuter cette action avec promptitude. Les membres doivent être secs, larges, sains et solides. On doit remarquer dans les mouvements la vigueur. l'aisance , la souplesse. La corne doit être très bonne, la sole creuse et le pied suffisamment arrondi. Si, à ces qualités, il peut réunir la beauté des formes, il sera beau et bon, mais comme le cheval de guerre est avant tout précieux par ses qualités, elles devront toujours l'emporter sur la parfaite régularité des formes.

On doit rejeter du service de la cavalerie les chevaux qui auront la tête forte et grasse, le regard languissant, l'œil éteint , le ventre volumineux et avalé ; ceux qui auront les extrémités grosses, arrondies , chargées de crins, et ceux qui seront gros mangeurs, paresseux, lents et très lourds. Tous ces animaux, complétement impropres aux manœuvres de la cavalerie , sont très souvent malades.

On devra également rejeter ceux qui sont trop haut sur jambes, qui ont une tête forte, mais décharnée, une encolure droite, longue et grèle, la poitrine étroite, les côtes plates , le ventre peu développé et qui sont délicats. Ces chevaux sont faibles , malingres, peu propres à la moindre fatigue , et ne paraissent dans les régiments, ainsi que ceux dont nous venons de parler, que pour peupler les infirmeries, y mourir ou être réformés.

CHEVAUX PROPRES AU SERVICE DE LA GROSSE CAVALERIE.

Les chevaux de la grosse cavalerie sont destinés à galoper rarement, et, dans tous les cas, pendant peu de temps. Ils manœuvrent presque toujours au pas et au trot , et , dans une action, ils agissent plutôt par la pesanteur de leur masse que par leur agilité. En conséquence de la nature de leurs services , ils doivent être d'une taille élevée, bien étoffés , légers de l'avant-main. Les jarrets seront larges et bien nets ; les jambes larges , sèches et dépourvues de poils. Les muscles seront bien développés, sans empâtement ; les reins courts et souples ; la tête bien portée, le garrot élevé, l'encolure bien sortie ; les épaules auront les mouvements libres et les muscles peu fournis ; l'avant-bras sera bien développé, ainsi que toutes les articulations des membres. La corne et la vue seront bonnes.

CHEVAUX PROPRES AU SERVICE DE L'ARTILLERIE, DE LA POSTE ET DES MESSAGERIES.

Le cheval propre à ces différents services ne doit pas avoir plus de 1 mètre 516 à 1 mètre 560 mm.; la tête sera légère, l'œil bien ouvert, annonçant la bonne volonté , l'encolure courte et bien faite, le poitrail ouvert, le garrot élevé, le corps court , trapu, près de terre. Les muscles seront bien prononcés, sans empâtement, les articulations bien développées , les jarrets larges et bien nets; les jambes présenteront les tendons bien détachés , elles seront sèches et peu pourvues de longs poils. La corne sera bonne, la sole légèrement concave, la fourchette consistante et bien développée ; les mouvements seront prompts , légers, faciles et passablement vites. On trouve ces chevaux surtout dans le Perche, en Bretagne et dans le Poitou.

CHEVAUX DE LUXE, PROPRES AU SERVICE DE LA VOITURE ET DU TILBURY.

Ces chevaux proviennent de la Normandie et d'Allemagne; ils doivent avoir de 1 mètre 570 à 1 mètre 625 mm. La tête carrée et bien portée, l'encolure rouée à sa partie supérieure, le garrot élevé, le poitrail bien ouvert, sans être trop large ; les articulations bien prononcées, les jarrets nets et larges, les flancs au niveau des parties environnantes; les côtes arrondies , les reins courts et souples ; la croupe horizontale , la queue bien attachée et bien portée; les jambes sèches, pourvues de très peu

de longs poils, les tendons bien détachés, l'ongle dur , suffisamment large, la sole creuse, la fourchette ferme et bien prononcée.

Le cheval du Cottentin est , parmi les chevaux français , le
type de l'espéce carrossière. Beaucoup de chevaux du Meklem-
bourg, du Hanovre et du Danemarck , sont importés en France
pour le même service.

CHEVAUX DE BRASSEURS ET DE HALAGE.

Ces chevaux sont d'une taille de 1 mètre 580 à 1 mètre 625 mm.;
ce sont les plus forts, les plus étoffés , et ceux chez lesquels les
systèmes musculaire, osseux et cellulaire, sont le plus développés. Ces masses ont plus de force que d'énergie , et triomphent
des résistances que la charge des voitures ou le tirage des bateaux leur opposent, autant par le poids du corps , sur la bricole ou sur le collier, que par la force musculaire. Ce sont ces
chevaux qui, comme nous l'avons dit, sont élevés dans la haute
Normandie, dans le nord de la France, dans la Picardie, et que
l'on connaît sous le nom de chevaux boulonnais.

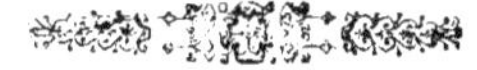

CHAPITRE X.

De la loi concernant les vices rédhibitoires dans les ventes, et échanges d'animaux domestiques.

Les dispositions générales de l'article 1641 du code civil (1), et les restrictions que semblait lui opposer l'article 1648 (2), étant diversement interprétées par les tribunaux, on sentit généralement la nécessité d'une réforme en cette matière; et c'est pour ramener la jurisprudence à l'unité, que la loi du 20 mai 1838 a précisé, et nominativement fait connaitre les vices cachés qui doivent donner lieu à la rédhibition. Elle a aussi fixé la durée de la garantie, de sorte qu'aujourd'hui les experts n'ont plus pour mission que la constatation d'un fait. Cette loi n'est rédigée ni contre les vendeurs, ni contre les acheteurs, ni contre les marchands, ni les éleveurs; elle est dans l'intérêt général de la société.

Elle a pour but de faire cesser les contradictions de la jurisprudence, d'établir une nomenclature à la place des généralités de l'article 1641, d'offrir une règle aux juges, de faire régner la bonne foi et la probité dans un commerce d'où elles semblent trop souvent bannies, où l'on se fait trop souvent un jeu de la ruse et de la supercherie.

La garantie que le vendeur doit à l'acheteur a deux objets : le premier est la possession paisible de la chose vendue ; le second, les défauts cachés de cette chose, ou les vices rédhibitoires (article 1625 du code civil).

La garantie n'a pas lieu dans les ventes faites par autorité de justice (article 1649), excepté le cas où un animal se trouverait atteint de maladie contagieuse (articles 459, 460 et 461 du code pénal).

---

(1) Art. 1641. « Le vendeur est tenu de la garantie à raison des défauts cachés de la chose vendue, qui la rendent impropre à l'usage auquel on la destine, ou qui diminuent tellement cet usage, que l'acheteur ne l'aurait pas acquise, ou n'en aurait donné qu'un moindre prix, s'il les avait connus. »

(2) Art. 1648. « L'action résultant des vices rédhibitoires doit être intentée par l'acquéreur dans un bref délai, suivant la nature des vices rédhibitoires et l'usage du lieu où la vente a été faite. »

LOI CONCERNANT LES VICES RÉDHIBITOIRES DANS LES VENTES ET ÉCHANGES D'ANIMAUX DOMESTIQUES.

ARTICLE 1ᵉʳ.

Sont réputés vices rédhibitoires et donneront seuls ouverture à l'action résultant de l'art. 1641 du code civil, dans les ventes ou échanges des animaux domestiques ci-dessous dénommés , sans distinction des localités où les ventes et échanges auront eu lieu , les maladies ou défauts ci-après , savoir :

POUR LE CHEVAL, L'ANE ET LE MULET.

La fluxion périodique des yeux.
L'épilepsie ou le mal caduc.
La morve.
Le farcin.
Les maladies anciennes de poitrine, ou vieilles courbatures.
L'immobilité.
La pousse.
Le cornage chronique.
Le tic sans usure des dents.
Les hernies inguinales intermittentes.
La boiterie intermittente pour cause de vieux mal.

POUR L'ESPÉCE BOVINE.

La phthisie pulmonaire ou pommelière.
L'épilepsie ou mal caduc.
Les suites de la non-délivrance ,   (après le part chez
Le renversement du vagin ou de l'uterus , { le vendeur.

POUR L'ESPÉCE OVINE.

La clavelée. Cette maladie, reconnue chez un seul animal, entraînera la rédhibition de tout le troupeau. La rédhibition n'aura lieu que si le troupeau porte la marque du vendeur.

Le sang de rate. Cette maladie n'entraînera la rédhibition du troupeau qu'autant que, dans le délai de la garantie, la perte constatée s'élèvera au quinzième au moins des animaux achetés.

Dans ce dernier cas, la rédhibition n'aura lieu également que si le troupeau porte la marque du vendeur.

Art. 2.

L'action en réduction du prix, autorisé par l'art. 1644 du code civil, ne pourra être exercée dans les ventes et échanges d'animaux énoncés dans l'art. 1er ci-dessus (1).

Art. 3.

Le délai pour intenter l'action rédhibitoire sera, non compris le jour fixé pour la livraison, de trente jours pour le cas de fluxion périodique des yeux et d'épilepsie ou mal caduc ; de neuf jours pour tous les autres cas.

Art. 4.

Si la livraison de l'animal a été effectuée, ou s'il a été conduit, dans les délais ci-dessus, hors du lieu du domicile du vendeur, les délais seront augmentés d'un jour par cinq myriamètres de distance du domicile du vendeur au lieu où l'animal se trouve.

Art. 5.

Dans tous les cas, l'acheteur, à peine d'être non recevable, sera tenu de provoquer, dans les délais de l'art. 3, la nomination d'experts chargés de dresser procès-verbal : la requête sera présentée au juge de paix du lieu où se trouvera l'animal.

Ce juge nommera immédiatement, suivant l'exigence des cas, un ou trois experts, qui devront opérer dans le plus bref délai.

Art. 6.

La demande sera dispensée du préliminaire de conciliation, et l'affaire instruite et jugée comme matière sommaire.

---

(1) Art. 1644. « Dans les cas des art. 1641 et 1643, l'acheteur a le choix de rendre la chose et de se faire restituer le prix, ou de garder la chose, et de se faire rendre une partie du prix, telle qu'elle sera arbitrée par experts.»

Art. 7.

Si, pendant la durée des délais fixés par l'art. 3, l'animal vient à périr, le vendeur ne sera pas tenu de la garantie, à moins que l'acheteur ne prouve que la perte provient de l'une des maladies spécifiées dans l'art. 1er.

Art. 8.

Le vendeur sera dispensé de la garantie résultant de la *morve* et du *farcin*, pour le cheval, l'âne et le mulet; et de la *clavelée*, pour l'espèce ovine, s'il prouve que l'animal, depuis la livraison, a été mis en contact avec des animaux atteints de ces maladies.

Fait au palais des Tuileries le vingtième jour du mois de mai l'an 1838.

LOUIS-PHILIPPE.

Par le roi.

Vu et scellé du grand sceau : le garde des sceaux de France, ministre secrétaire d'état au département de la justice et des cultes,

BARTHE.

Le ministre secrétaire d'état au département des travaux publics, de l'agriculture et du commerce,

N. MARTIN (du nord).

DE LA GARANTIE CONVENTIONNELLE.

La garantie conventionnelle est un accord entre le vendeur et l'acheteur qui a pour objet de restreindre, d'annuler la garantie de droit ou de lui donner plus d'extension. Cette garantie, qui est toujours l'expression de la bonne foi, peut, non seulement modifier la loi, mais même stipuler que l'animal n'a pas telle maladie ou tel vice, ou bien qu'il possède telle qualité. Elle facilite le commerce des animaux domestiques ; mais il est indispensable qu'elle soit écrite, la preuve testimoniale n'étant pas admise, quand le prix de l'objet vendu dépasse la somme de 150 francs (art. 1341 du code civil).

La garantie conventionnelle peut être stipulée de diverses manières et n'avoir de limite que la volonté des parties contractantes. Un seul cas est excepté , c'est celui d'animaux *atteints* ou *suspectés* de maladies contagieuses, qu'il est défendu d'exposer en vente (art. 7 de l'arrêt du 16 juillet 1784). On peut aussi convenir que le vendeur ne garantit pas la chose vendue, qu'il la vend telle qu'elle est, et que l'acheteur la prend ainsi à ses risques et périls. Cet accord ne peut pas s'étendre aux animaux attaqués de maladies contagieuses , cette clause ressortit des art. 459, 460 et 461 du code pénal.

Il peut exister une autre garantie conventionnelle , tacite, dans les marchés dits de confiance, c'est-à-dire dans ceux où l'acheteur n'a pas vu l'animal qui lui est vendu et qui, sur ce point , s'en rapporte entièrement à la bonne foi du vendeur. Mais, comme le dit très judicieusement M. Bernard, professeur à l'école vétérinaire de Toulouse, il faut se livrer le moins possible à ces sortes de marchés , car, si la loi a voulu être utile à l'acheteur de bonne foi, elle n'a pas entendu favoriser sa négligence et sa paresse.

S'il n'a pas été stipulé dans la garantie conventionnelle que le vendeur n'entend pas se rendre garant des vices rédhibitoires, la loi exerce son droit sur cet objet , et la garantie conventionnelle vient seulement augmenter la somme des vices garantis par la loi, de tous ceux qu'elle comprend.

Quoique l'existence d'un vice rédhibitoire ne puisse être constatée que par un ou trois experts, nommés à cet effet, il est cependant très important de faire connaître les symptomes qui décèlent la présence de ces maladies, pour que l'acheteur ne reste pas dans une fausse sécurité, et puisse profiter de la durée de la garantie pour faire les démarches nécessaires à la résiliation de son marché.

CHAPITRE XI.

DESCRIPTION DES VICES RÉDHIBITOIRES.

1ʳᵉ CATÉGORIE. — POUR LE CHEVAL, L'ANE ET LE MULET.
DE LA FLUXION PÉRIODIQUE DES YEUX.

La fluxion périodique des yeux parcourt trois périodes. La première s'annonce par la tuméfaction des paupières, l'inflammation de la conjonctive, un larmoiement abondant, la sensibilité et la chaleur du globe. Plus tard, l'humeur aqueuse devient trouble, l'intérieur de l'œil est d'un blanc jaunâtre, les paupières sont à demi fermées,

Pendant la deuxième période, on remarque que le trouble général se concentre; la matière albumineuse se condense sous forme de nuage ou de flocons blanchâtros, qui sont d'abord en suspension dans l'humeur aqueuse, et finissent par se précipiter à la partie inférieure de l'œil, qui présente alors un point opaque, plus ou moins étendu, et réfléchissant la couleur d'une feuille morte. Le reste du globe s'est éclairci, et les symptômes inflammatoires ont disparu en grande partie.

La troisième période présente une nouvelle inflammation qui opère une réaction sous l'influence de laquelle les flocons albumineux se dissipent, sont absorbés; l'œil reprend sa transparence et à peu près son état normal.

A ces symptomes, M. le professeur Bernard ajoute quelques remarques sur deux caractéres qui sont, dit-il, presque constants : c'est 1° la différence de rapport entre le trouble intérieur et les symptomes extérieurs.

Dans la fluxion simple, la cause ayant agi extérieurement, l'inflammation est presque toute en dehors; le trouble intérieur n'est que secondaire : c'est le contraire dans la maladie périodique, où l'on voit souvent un trouble très intense des parties constituantes de l'œil correspondre à une légère inflammation des parties extérieures, à une faible infiltration de la conjonctive.

Le second caractére, qui tient sans doute encore à la différence des causes, est l'*inégalité* ou le *défaut de parallélisme entre les deux axes visuels ;* le rayon central, qui passe par la pupille de l'œil malade, parait plonger vers le sol, tandis que l'axe de l'autre œil est sur une ligne horizontale.

M. Bernard dit que c'est après l'accès, au moment où l'œil, par la sensibilité particulière qu'il conserve, présente le *resserrement de la pupille* et l'abaissement de la paupière supérieure, qu'en regardant en face les deux yeux de l'animal, on aperçoit bien le défaut de parallélisme de leurs axes.

Indépendamment de l'aspect de l'œil qui parait plus petit que celui qui n'a pas été malade, par suite de l'abaissement de la paupière supérieure, la couleur diffère aussi : l'œil malade est moins clair, le fond est d'un bleu jaunâtre.

Ordinairement, un œil seul est attaqué ; rarement les deux le sont simultanément, mais il peuvent l'être successivement.

Après plusieurs attaques, et quelquefois, mais beaucoup plus rarement, après la première, le globe de l'œil reste plus petit, l'angle nasal présente, au bord de la paupière inférieure, une gouttière, un sillon, ou bien ce bord est irrégulier et comme frangé. Le cristallin présente des taches blanches, quelquefois il devient complétement opaque et réfléchit une couleur blanchâtre ou jaunâtre. L'œil s'affaisse et s'atrophie.

Les attaques n'ont rien de fixe quant à l'intervalle qui les sépare ; il peut s'écouler entre une attaque et une autre un espace de temps de trente jours à six mois.

DE L'ÉPILEPSIE.

Cette maladie, dont les accès sont intermittents et plus ou moins éloignés les uns des autres, est classée parmi les névroses. C'est une lésion du sentiment et du mouvement, qui s'annonce par un état de malaise et de souffrance. Les animaux s'arrètent, quelques uns poussent des cris, tombent comme frappés de la foudre. L'abolition des sens est subite et accompagnée de convulsions générales ; l'œil est fixe ou pirouette dans l'orbite, on dirait qu'il en veut sortir ; il éprouve une sorte de rotation ou de tournoiement. La bouche se remplit d'une bave écumeuse, la poitrine est oppressée, les membres violemment agités ; des intervalles de raideur tétanique coupent quelquefois les accès convulsifs qui durent trois à quatre minutes : ils sont d'autant plus longs et violents, qu'ils sont rapprochés et que leur nombre augmente. A mesure que les mouvements convulsifs diminuent, le calme renait peu à peu. L'accès étant terminé, le malade se relève, parait stupide, étonné, éprouve de l'accablement et de la fatigue ; il ne tarde pas à reprendre toutes ses facultés et il ne reste plus aucun indice de la maladie.

Les chevaux atteints de cette maladie ne tombent pas toujours, ils ont quelquefois l'accès dans les brancards ou appuyés contre un mur ; dans ce cas ils présentent une raideur générale des muscles, des membres et du tronc ; une agitation convulsive des mâchoires et une salivation écumeuse. Ils sont insensibles aux coups de fouets.

L'épilepsie, regardée comme incurable, est susceptible de se transmettre par hérédité ; elle peut aussi être symptomatique et être occasionnée par la présence de vers intestinaux. On en a même vu d'accidentelles. On cite le cas d'un cheval qui fut frappé d'épilepsie par la frayeur que lui occasionna la chute d'un pont qui s'écroula sous lui, et chez lequel les accès se renouvelaient chaque fois qu'il passait sur un objet qui lui rappelait la cause de sa maladie.

DE LA MORVE.

Ce fléau, contre lequel sont déjà venus se briser un grand nombre de moyens qu'on avait espéré pouvoir la combattre, a, pour des personnes inexpérimentées, des points de ressemblance nombreux avec d'autres maladies qui comptent aussi parmi leurs symptomes le jetage et le glandage ; mais, un examen attentif met à même de pouvoir la différencier des autres maladies qui semblent, au premier aspect, lui ressembler.

La morve a trois degrés qui présentent les symptomes suivants : 1er Degré. Infiltration et couleur d'un rouge pâle de la membrane nasale, écoulement d'une humeur plus ou moins épaisse, visqueuse, adhérente aux ailes du nez et d'une couleur blanchâtre, jaunàtre ou verdâtre. Ce jetage a lieu par les deux narines ou par une seule ; dans ce dernier cas, c'est presque toujours par la narine gauche.

2e Degré. Les glandes de l'auge sont engorgées du côté où le jetage a lieu. Elles sont isolées et adhérentes à la tubérosité maxillaire.

3ᵉ Degré. La membrane nasale paraît comme chagrinée, quelquefois elle est excoriée ou bien elle présente des ulcérations à bords renversés et calleux nommés chancres.

L'ordre que nous venons d'établir n'est pas toujours constant. On rencontre souvent des chevaux qui présentent des glandes dures, isolées et adhérentes à la tubérosité maxillaire longtemps avant l'apparition du jetage.

D'autres fois, le jetage a lieu sans l'existence des glandes. Enfin, on rencontre des chevaux chancrés qui ne sont ni glandés, ni jeteurs.

Le concours des symptomes énumérés dans les trois degrés de morve, n'est pas nécessaire pour que l'animal puisse être déclaré morveux ; il suffit de la présence des symptomes d'un des trois degrés pour être en droit de faire mettre l'animal en fourrière, et, mieux encore, pour invoquer le bénéfice de l'art. 7 de l'arrêté du 16 juillet 1784 (1), et déclarer l'animal *suspect de morve.*

DU FARCIN.

C'est une maladie exanthématique qui est caractérisée par des boutons durs, indolents, isolés et circonscrits, ou formant, placés à la suite les uns des autres, une espèce de corde ou de chapelet. Quelquefois, ces boutons sont situés immédiatement sous la peau, à laquelle ils adhèrent. D'autres fois, ils n'affectent que le corps même de la peau. Tantôt ces boutons sont ronds et circonscrits, et tantôt ils sont, au contraire, allongés, aplatis, et forment des espèces de tumeurs. Quelle que soit la forme qu'ils présentent, ou quel que soit leur siège, ils finissent par s'abcéder et former des ulcères à bords renversés et durs.

Le farcin le plus benin est celui situé aux lèvres ou sur les côtes ; le plus malin est celui qui a son siège sur les extrémités. (V. l'art. 8 de la loi, pag. 277.)

---

(1) « Fait sa majesté défense, sous les mêmes peines (500 livres d'amende), à tous marchands de chevaux et autres bestiaux, de détourner, sous quelque prétexte que ce soit, vendre ou exposer en vente, dans les foires et marchés et partout ailleurs, des chevaux et bestiaux *atteints ou suspectés de morve ou autres maladies contagieuses ;* et aux hôteliers, cabaretiers, laboureurs et autres, de recevoir, dans leurs écuries ou étables ordinaires, aucuns chevaux ou animaux *soupçonnés* de semblables maladies, auquel cas ils seront tenus d'en faire aussitôt la déclaration ci-dessus prescrite. »

DES MALADIES ANCIENNES DE POITRINE, OU VIEILLES COURBATURES.

On a conservé le terme de vieille courbature, quoique ce soit un mot vague qui ne précise rien, à cause de son ancienneté; mais, en le faisant précéder des mots : *maladies anciennes de poitrine*, auxquels on l'a accolé, on précise les cas de rédhibition, et on voit que l'on comprend sous ce titre toutes les maladies de poitrine passées à l'état chronique, telles que : la phthisie tuberculeuse, les inflammations anciennes des plèvres ou du parenchyme pulmonaire, l'induration ou la suppuration d'une partie des lobes de cet organe, et enfin les inflammations chroniques de la membrane muqueuse des bronches qui constituent de vieux catarrhes.

Les animaux affectés de l'une des maladies, à l'état chronique, que nous venons d'énumérer, présentent, au repos, les signes apparents de la santé ; mais, soumis au travail, ils sont d'un mauvais service; ils suent très facilement, respirent avec peine; ils n'ont ni force ni énergie, et se fatiguent promptement; ils toussent et expectorent quelquefois par la bouche, le plus souvent par les naseaux, une matière blanchâtre, consistante, sans visquosité, et qui n'adhère point aux parties du corps avec lesquelles elle peut se trouver en contact.

Lorsque les différentes maladies de poitrine sont à l'état aigu, les animaux sont tristes, abattus; ils ont de la fièvre ; enfin, les signes de maladie sont trop apparents pour que ces animaux puissent être mis en vente.

La plupart des chevaux affectés d'anciennes maladies de poitrine succombent à ces affections dans un temps plus ou moins éloigné, ou plus ou moins rapproché, suivant l'intensité du mal, ou bien ils deviennent morveux.

DE L'IMMOBILITÉ.

Le cheval immobile présente un air de stupidité, il paraît comme absorbé par une sensation interne; il reste immobile à la place où il se trouve; ses yeux sont fixes, mais la vision est peu certaine; il a une physionomie particulière qui fait dire aux marchands qu'il est imbécille.

Examiné à l'écurie, on le voit toujours dans un état de som-

nolence, il conserve longtemps la même position ; assez fréquemment, il a la tête appuyée sur la mangeoire ou sur la
longe du licol. Lorsqu'il mange, il se jette d'abord avec avidité
sur les aliments ; il prend une bouchée de foin, lui donne quelques coups de dent, puis la laisse plus ou moins de temps dans
la bouche sans la mâcher. Dans cet état, les brins de foin dépassent ordinairement en-dehors des lèvres ; c'est ce que les marchands expriment en disant que l'animal *fume la pipe*.

Dans l'exercice, l'animal est lourd, inattentif à la voix du
conducteur; il est raide et comme d'une seule pièce. S'il est excité par le fouet, il part comme un ressort et retombe un instant après dans l'état où il était avant d'avoir été stimulé. Il ne
peut tourner sur lui-même qu'avec la plus grande difficulté. Si
on veut le faire reculer, il porte la tête à droite ou à gauche, ou
en l'air ; il traîne ses jambes antérieures en labourant la terre,
au lieu de les relever pour les porter en arrière ; il s'accule sur
les jarrets, se dérobe, se défend, se renverse ou s'emporte, si
l'on continue à exiger de lui l'action du recul, qu'il ne peut pas
exécuter. On a vu des chevaux, dans cet état, s'exaspérer, se
précipiter dans les rivières, dans les ravins, les fondrières, etc.,
et briser les voitures.

On ne remarque pas, dans tous les chevaux, cette série de
symptomes; mais cette expression particulière de la physionomie
qui annonce l'hébètement, l'impossibilité du décroisement des
jambes et la difficulté du recul, se rencontrent presque chez
tous. La lenteur de la mastication est le signe le plus constant.

D'ailleurs, il suffit de l'existence de quelques-uns des symptomes énoncés ci-dessus, pour que l'acheteur doive faire les démarches nécessaires pour que son cheval soit visité par un expert.

DE LA POUSSE.

La pousse est une maladie chronique des organes de la respiration, qui, lorsqu'elle n'est pas portée à un degré bien avancé,
laisse au cheval tous les signes extérieurs d'une bonne santé.
Cette affection n'est pas une maladie spéciale, c'est un symptome
de plusieurs lésions très différentes les unes des autres, qui ont
leur siège parmi les organes respiratoires, et qui sont réputées

incurables. On croit que, parmi ces affections, l'emphysème du poumon est la plus fréquente.

Quoi qu'il en soit, on reconnait la pousse à un signe particulier, qui consiste en une altération du flanc, dans l'expiration, qui est interrompue par un temps d'arrêt nommé *soubresaut*, *contre-temps*, *coup de fouet*.

L'inspiration s'exécute librement et en un seul temps; l'expiration se fait facilement jusqu'au milieu de son étendue; là, on remarque un temps d'arrêt d'un instant, et puis elle se continue avec plus de lenteur qu'elle n'avait commencé. C'est surtout vers les hypocondres qu'on aperçoit le mieux ce phénomène. Les animaux poussifs font entendre, quand la pousse est avancée, une toux particulière, sèche, quinteuse et sans rappel. M. Berthier, vétérinaire, que j'ai remplacé au régiment, m'a fait remarquer que beaucoup de chevaux poussifs avaient le larynx plus abaissé et plus de mollesse dans les cerceaux de la trachée-artère que les autres chevaux.

Il n'est pas toujours bien facile, surtout lorsque la pousse n'est pas ancienne, de distinguer le symptome qui, seul, la constitue, c'est-à-dire, le soubresaut; tandis que, lorsque la maladie est parvenue à un haut degré de développement, il est très apercevable.

Pour s'assurer si un cheval que l'on soupçonne poussif, et qui ne présente pas l'irrégularité du flanc bien marquée, l'est réellement, on l'examine: 1° Le matin à jeun, dans l'écurie, en se plaçant un peu en arrière, du côté où le jour frappe sur le flanc. En suivant avec une très grande attention les mouvements du flanc, on apercevra le soubresaut, pour peu qu'il existe. Mais souvent la respiration s'exécutera d'une manière tout-à-fait normale, pendant cinq à six fois, pour vous laisser distinguer le soubresaut après. Ainsi, il arrive quelquefois qu'il y a intermittence dans l'irrégularité de l'expiration. Il faut, dans ce cas, porter une très grande attention dans l'examen. 2° Après cette visite, on fait exercer le cheval aux allures vives, pendant à peu près quinze minutes. Cet exercice, perturbant et accélérant la circulation et la respiration, rend les symptomes de la pousse plus apparents. 3° Après avoir soumis l'animal à l'exercice du trot ou du galop, on le fait rentrer, et on lui fait donner immédiatement de l'avoine à manger; cette action , augmentant l'accélération et la perturbation occasionnées par l'exercice, le soubresaut, symptome spécial, et qui seul caractérise cette maladie, deviendra très apparent pour tout le monde.

Le régime du vert en liberté diminue et quelquefois fait disparaître, pour un certain temps, les symptomes de la pousse.

Lorsque le soubresaut est lié à une maladie aiguë, il disparaît avec la maladie qui l'a occasionné : ce n'est point la pousse.

DU CORNAGE CHRONIQUE.

On appelle cornage un bruit que l'animal fait entendre en respirant, et qui est occasionné par la difficulté que l'air éprouve à traverser certaines parties des organes respiratoires. Cette gêne de la respiration, très remarquable pendant les allures vives, ou lorsque l'animal a à traîner un lourd fardeau, peut quelquefois être portée jusqu'à occasionner la suffocation. Ce bruit ressemble, dans certains cas, à celui que l'on produirait en soufflant dans une corne; et, dans d'autres, à un sifflement pénible. Dans le premier cas , on nomme le cheval corneur, et, dans le second, siffleur. Ces dénominations désignent un seul et même défaut, mais d'une intensité différente.

Le cornage est dû à plusieurs causes , qui ne sont pas toutes bien connues. Il peut provenir d'une inflammation temporaire des voies de la respiration, ou de la compression du larynx, du pharynx, de la trachée-artère, etc., par suite d'une maladie des parties environnant ces organes. Mais , dans tous ces différents cas, la gêne de la respiration, disparaissant avec la maladie, ce cornage n'est pas rédhibitoire.

Le cornage chronique tient à une cause permanente. La plus ordinaire est un vice de conformation , tel que l'aplatissement ou toute autre déformation de la trachée; des polypes dans les cavités nasales, etc. Le cornage n'est donc pas une maladie particulière, mais seulement l'indice d'un dérangement quelconque dans les parties qui servent à la respiration. Pour rendre le cornage sensible , il faut quelquefois exercer le cheval jusqu'à la fatigue. Pour le cheval de voiture, on fixe une roue , pour rendre le tirage plus pénible. Si l'on est à proximité d'une montagne rapide , on la lui fait gravir.

Pendant le repos, la respiration du cheval corneur, à l'état chronique, a lieu d'une manière normale. Du reste, cet animal présente les signes apparents d'une bonne santé.

Lorsqu'on veut éprouver un cheval que l'on soupçonne corneur, il faut porter le plus grand soin à l'ajustage des harnais: la pression du collier ou de la bricole sur la trachée, les rênes trop serrées, ou la gène de la respiration occasionnée par toute autre partie du harnachement, pouvant produire le cornage.

DU TIC, SANS USURE DES DENTS.

On nomme *tic* une habitude vicieuse que contracte le cheval. Le tic dont il est ici question est accompagné d'un bruit semblable au rot. Le cheval l'exécute en appuyant les dents contre le ratelier, le timon de la voiture, ou tout autre corps qui se trouve à sa portée. Il l'exerce aussi en l'air ; c'est-à-dire en rouant son encolure et sans appuyer les dents sur aucun corps.

Le cheval tiqueur, qui offre le bord externe des dents incisives usées en biseau, n'est point susceptible de rédhibition.

Le tic en l'air, qui, comme nous l'avons dit, est opéré par le cheval sans appui et en rouant l'encolure, est rédhibitoire, par la raison que, si on ne surprend pas le cheval l'exécutant, aucun signe extérieur ne peut le faire présumer. Le rot forme le caractère le plus important du tic, parce qu'il parait tenir à un mauvais état de l'estomac.

DES HERNIES INGUINALES INTERMITTENTES.

On appelle hernie inguinale le déplacement et la sortie, par l'ouverture inférieure du canal inguinal, d'une portion d'intestin plus ou moins considérable, qui descend dans la gaine du testicule. Les chevaux entiers y sont beaucoup plus exposés que les hongres.

La hernie inguinale intermittente est celle qui est susceptible de disparaître spontanément, pour reparaitre dans quelques circonstances ; c'est ainsi qu'elle apparait pendant le travail, lorsque l'animal fait des efforts de respiration, et qu'elle disparait lorsque le travail cesse, pour reparaitre encore dans la même circonstance. Elle est due à un relâchement ou à un commencement de dilatation de l'anneau inguinal.

On reconnaît la hernie inguinale à une tuméfaction oblongue, indolente, médiocrement élevée, présentant de l'empâtement ou de la fluctuation. Ces sortes de hernies, toujours incurables, sont heureusement fort rares. C'est seulement leur intermittence qui les fait placer parmi les vices rédhibitoires.

Les hernies inguinales, permanentes et apercevables en tout
temps, ne sont pas rédhibitoires.

DES BOITERIES INTERMITTENTES POUR CAUSE DE VIEUX MAL.

La boiterie est décélée par des positions ou des mouvements
auxquels l'animal est déterminé machinalement, pour s'épar-
gner la douleur, ou la réduire au moindre degré possible.

Il est souvent difficile de reconnaître que l'animal boite et
quel est le siége de la boiterie. Il faut dans ce cas, avoir l'œil
et l'oreille très exercés, pour pouvoir apprécier le degré d'irrégularité que les allures présentent.

Pour s'assurer de l'existence d'une claudication, on fait trotter le cheval sur le pavé, on le voit en partant par derrière, au
retour par devant; puis, on se place de manière à le voir latéralement. On aura soin que le conducteur, courant à pied, le
tienne au bout des rênes du bridon. Si cet exercice ne suffit
pas, on continue de faire trotter l'animal, mais en cercle, en
changeant de main et rétrécissant le cercle. Bien souvent on
détermine le siége de la boiterie par voie d'exclusion, c'est-à-
dire, que lorsque la boiterie est peu manifeste, on fait d'abord
déferrer et parer le pied, on sonde avec des tricoises, en pressant toutes les parties de la sole et de la fourchette avec un de
ses mors, tandis que l'autre fait son point d'appui sur la paroi.
Si on n'a rien découvert au pied, on explore tout le membre en
procédant de bas en haut. On le tire en avant, en arrière, à
droite et à gauche pour faire mouvoir les articulations en tous
sens; et, si par suite de cette manœuvre, on croit avoir acquis
l'assurance que le siége du mal n'est pas dans une des parties
des rayons inférieurs du membre, on est naturellement conduit,
par induction, à reconnaître que le mal est à l'épaule, à la cuisse
ou aux hanches, pour peu que l'on ait aperçu de sensibilité ou
de douleur vers ces régions. C'est donc plutôt, parce qu'on n'a
pas trouvé la cause de la boiterie sur une partie, qu'il est facile

d'explorer, que l'on se décide à la placer à l'épaule ou à la cuisse, que parce qu'elle a été véritablement découverte dans l'une ou l'autre de ces parties. Toutefois, il faut à cet égard être bien circonspect, et ne pas se hâter d'émettre une opinion qui pourrait bientôt être démentie, par la manifestation ou les progrès d'une lésion que l'on n'aurait pas aperçue d'abord, ou qui n'aurait pas paru suffisante pour occasionner la boiterie. Les claudications dont la cause est dans l'épaule, la cuisse ou la hanche, sont bien moins communes qu'on ne le croit généralement. Il est aisé de comprendre par ce qui précède, combien il est difficile, même pour un vétérinaire, lorsque les causes de la boiterie sont occultes, de décider si le siège est au pied, à l'épaule ou à la cuisse. Il n'y a qu'un homme peu instruit, ou sans expérience, qui puisse, de prime-abord, émettre une opinion à ce sujet.

Dès qu'il est évident que le cheval boite, on s'assure si c'est des extrémités de devant ou de derrière, et de quel membre. L'animal qui boite du devant lève la tête au moment où le pied malade touche le sol ; le membre du côté opposé arrive promptement à son secours, alors la tête s'abaisse. Le pied malade n'appuie qu'un très court instant et fait à peine entendre sa battue ; tandis que le pied opposé frappe le sol avec force et prolonge son appui. Si le mal est intense et la douleur forte, le cheval touche à peine le sol du pied malade, tient la jambe tendue, et saute du pied opposé. Si c'est du derrière que le cheval boite, la croupe s'élève au moment du poser du membre malade et s'abaisse lors de l'appui du membre opposé.

Lorsque la boiterie est bien manifeste, si le mal est au pied, les mouvements des articulations supérieures du membre sont libres et s'exécutent facilement. Si le mal est en pince, le cheval fait son appui sur les talons, et s'il est aux talons, il exécute son appui en pince. Si la cause de la boiterie est aux articulations supérieures, l'animal ne pouvant les mouvoir, sans éprouver de la douleur, s'en abstient et porte le membre droit et plus ou moins raide, en lui faisant décrire un demi-cercle pendant l'acte de la progression.

M. Beugnot a indiqué un moyen, qu'il a employé plusieurs fois avec avantage, pour distinguer si la boiterie est due à la souffrance du pied ou des autres régions du membre en faisant marcher l'animal boiteux sur un fumier épais. La claudication diminue ou disparaît si elle provient d'une altération du pied ; elle persiste ou elle augmente si elle est occasionnée par une toute autre cause.

Le principal caractère des boiteries, qui leur a valu la rédhibition, est leur intermittence.

A la suite de blessures, ou d'efforts articulaires ou musculaires, certains chevaux boitent en sortant de l'écurie. Cette claudication disparait dès que ces animaux sont échauffés par la marche. On dit dans ce cas que *le cheval a une boiterie à froid.*

Lorsque les articulations sont fatiguées, ou lorsque certaines affections du sabot existent, les chevaux boitent lorsqu'ils sont échauffés par la marche, tandis qu'ils ne boitent pas en sortant de l'écurie. Cette claudication a reçu le nom de *boiterie à chaud.*

On rencontre des chevaux qui boitent sous l'homme et qui ne boitent plus, ou ne paraissent pas boiter, lorsqu'ils sont soutenus par les brancards on les harnais. Des courbes, des suros, des jardons, des mollettes, des vessigons, des jarrets cerclés, des ganglions etc., occasionnent souvent des boiteries, quelquefois permanentes, d'autrefois intermittentes. Mais, il se présente des cas assez nombreux, où la présence de ces maladies n'occasionne pas la claudication. Ainsi, comme la boiterie n'est pas une conséquence invariable de l'existence de ces affections, quoique ces vices soient apercevables au moment de la vente, s'ils ne font pas boiter l'animal au moment de l'achat, et que la boiterie se déclare dans le délai de la garantie, par suite de l'existence de ces vices, l'animal doit être dans le cas de la rédhibition.

2ᵉ CATÉGORIE. — VICES RÉDHIBITOIRES DE L'ESPÈCE BOVINE (1).

DE LA PHTHISIE PULMONAIRE OU POMMELIÈRE.

Cette maladie répond absolument à celle qui est désignée dans

---

(1) Quoique les maladies des espèces bovine et ovine ne doivent pas faire partie d'un cours d'hippologie, nous avons cependant cru devoir les rapporter ici, afin de ne pas tronquer la loi concernant les vices rédhibitoires dans les ventes et échanges d'animaux domestiques.

Ces deux catégories ayant été traitées avec précision et clarté par **M. Bernard**, nous laisserons parler cet auteur.

la première catégorie, sous le nom de *vieille courbature* : ce sont, tantôt de vieilles pleurésies, des suppurations, des endurcissements (indurations, hépatisation) des poumons, mais plus souvent l'affection tuberculeuse, ou véritable pommelière, dans laquelle cet organe est rempli de petits corps durs comme de la pierre (composés de phosphate et de carbonate de chaux), ou ramollis et formant de vastes cavernes.

Ici se présentent les mêmes difficultés, et plus grandes encore, par plus de lenteur dans la maladie. Du vivant de l'animal, les signes sont obscurs, les moyens d'exploration de la poitrine, par l'auscultation et la percussion, n'étant pas d'une application aussi facile dans les animaux que dans l'homme.

Dans le principe de la maladie, à part la toux, qui n'a pas un caractère bien spécial, l'animal peut présenter tous les signes de la santé, il a même de l'embonpoint, et les experts n'osent décider que c'est la pommelière, dans la crainte que l'ouverture ne vienne infirmer leur jugement, si l'animal est sacrifié pour la boucherie.

Ces difficultés étaient si réelles, surtout dans le midi, où la maladie est connue sous le nom vague de *toux*, et si fréquentes à cause du long délai de quarante jours, que, sur plus de cent contestations qui ont été portées à l'arbitrage de l'école de Toulouse, on n'a pas trouvé matière à prononcer une seule fois la rédhibition.

Au contraire, lorsque la maladie existe réellement avec ses signes positifs, le jetage purulent par les naseaux, la toux faible et traînée, quinteuse, l'amaigrissement, la fièvre hectique, etc., alors ces signes sont tellement apparents, que le vice ne devrait plus être considéré comme rédhibitoire.

Pour trancher ces difficultés, que la loi ne pouvait éviter, nous engageons les acheteurs, et surtout les vendeurs, à faire de cette maladie, l'objet d'une garantie conventionnelle, qui fixerait un délai de quinze jours pour le cas de mort, et la confirmation de la maladie par l'ouverture. Dans le cas contraire, on porterait l'affaire devant des arbitres désignés à l'amiable et par avance, avec plein pouvoir de décider si c'est le fait d'une maladie chronique qui puisse porter un préjudice notable au service qu'on attend de l'animal.

DE L'ÉPILEPSIE.

Cette maladie présente, dans le bœuf, les mêmes signes que dans les autres animaux; seulement, la difficulté de respirer est plus grande, la langue du bœuf est gonflée et pendante hors de la bouche. (Pour les autres symptomes, voyez la première catégorie, pag. 280.)

DES SUITES DE LA NON-DÉLIVRANCE APRÈS LE PART CHEZ LE VENDEUR.

Le part (1) est un acte naturel qui, chez les animaux, s'exécute presque toujours heureusement. Quelquefois cependant le *délivre* (enveloppes du fœtus) n'est pas expulsé lorsque la bête est vendue.

Ce corps, devenu étranger, occasionne quelques accidents qui ne sont pas ordinairement graves, de l'inappétence, un peu de fièvre et un *écoulement* de matière purulente par la nature; mais dans quelques cas, le séjour trop prolongé du *délivre* développe une inflammation de la matrice qui peut faire périr l'animal.

L'acheteur pourra presque toujours prévenir cet effet, si, dès qu'il a reconnu la maladie aux signes ci-dessus indiqués, il fait donner des soins à l'animal.

L'opération qui consiste à extraire ce corps, se fait généralement sans danger pour la bête (2).

RENVERSEMENT DU VAGIN OU DE L'UTÉRURS, APRÈS LE PART CHEZ LE VENDEUR.

Le signe qui annonce cet accident constitue toute la maladie; c'est l'organe lui-même qui se présente à son ouverture naturelle, sous la forme d'une tumeur rouge, arrondie, tumeur qui disparaît et se montre de nouveau dans plusieurs circonstances, quand la bête a beaucoup mangé, lorsqu'elle est couchée, etc.

La rentrée de ce corps (le vagin ou la matrice) s'opère d'abord

---

(1) Du latin *partus*, synonime d'accouchement.

(2) Pour détacher le placenta, on a vanté, dans la médecine humaine, les injections d'eau froide par le cordon ombilical, ce moyen pourrait être essay dans les animaux.

avec facilité par une légère pression ; mais le renversement se renouvelle facilement, et il est à craindre que cet accident ne devienne habituel ou qu'il ne s'aggrave : on doit profiter du bénéfice de la loi.

3ᵉ CATÉGORIE. — VICES RÉDHIBITOIRES DE L'ESPÈCE OVINE.

LA CLAVELÉE (1).

La clavelée, ou petite vérole du mouton, est caractérisée par des boutons qui se montrent sur toutes les parties du corps, principalement là ou la peau est fine, à la face interne des membres, sous le ventre, etc.

Ces boutons, d'abord rouges, blanchissent, suppurent et se dessèchent en une croûte noire qui, après sa chute, laisse une marque sur la peau.

La maladie n'attaque pas tout le troupeau à la fois, mais en trois parties, ou trois *lunes*, d'une durée de vingt cinq à trente jours, ce qui la prolonge jusqu'à près de trois mois. C'est une des maladies les plus contagieuses; reconnue sur un seul animal, elle entraînera la rédhibition de tout le troupeau, si celui-ci porte la marque du vendeur (art. 1ᵉʳ).

LE SANG DE RATE.

Les premiers signes de cette maladie sont d'abord obscurs, mais bientôt elle frappe de mort les animaux presque subitement.

Les flancs sont très agités, la bouche brûlante et remplie d'une bave écumeuse.

Il s'écoule, par les naseaux, des mucosités qui deviennent sanguinolentes ; aux excréments se mêlent aussi des stries de sang (d'où lui est venu le nom de mal rouge, maladie de sang).

Les bêtes les plus vigoureuses périssent au milieu des convulsions; les plus faibles languissent pendant quelques jours. L'ouverture fait voir des épanchements de sérosité sanguinolente dans les grandes cavités; le foie est volumineux, mais la rate surtout est distendue par une grande quantité de sang noir.

---

(1) Du latin *clavus*, clou.

Pour obtenir la rédhibition, il faut que la maladie ait fait périr, dans le délai légal, un quinzième au moins du troupeau, et que ce dernier porte la marque du vendeur.

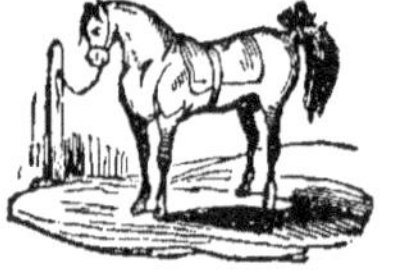

CHAPITRE XII.

MANIÈRE DE PROCÉDER POUR FAIRE USAGE DE SES DROITS, DANS LE CAS DE VICES RÉDHIBITOIRES (1).

L'acheteur qui, dans le délai légal, aura quelque soupçon du vice rédhibitoire, devra faire visiter son animal par un homme de l'art; si ce soupçon est confirmé, il se rend de suite chez le vendeur (quand cela est possible), pour l'engager à terminer leur différend à l'amiable, devant des arbitres.

PROCÉDURE DEVANT DES ARBITRES.

Cette procédure est dans les termes et l'esprit de la loi (code de procédure civile, art. 1003 et suivants); elle est tout à la fois la plus simple, la plus sûre et la moins dispendieuse ; en effet, aujourd'hui, que la loi est précise, ne sont-ce pas, en définitive, les conclusions de l'expert qui font la base du jugement des tribunaux? Du moment que l'expertise a constaté l'existence du vice, le juge n'a plus qu'à appliquer la loi et prononcer la rédhibition. Pourquoi donc passer par les formes plus lentes et plus dispendieuses des tribunaux, quand les hommes de l'art, qu'ils appellent toujours comme experts, et qui décident leurs jugements, peuvent être juges eux-mêmes (arbitres), si les parties leur confèrent ce droit?

Je suppose donc que les parties consentent à l'arbitrage, et je viens de démontrer que c'est toujours leur intérèt; elles choisissent un ou trois vétérinaires pour terminer leur différend.

L'acte, par lequel on fait choix d'un ou plusieurs arbitres, se nomme un *compromis* (code de procédure civile, art. 1006. Voyez pag. 305, la pièce n° 2).

Le compromis doit contenir : 1° les noms, prénoms, etc., des parties et des arbitres; 2° la désignation de l'objet (*signalement*

---

(1) Ce qui sera dit à ce sujet est extrait du *Guide des vendeurs et acheteurs d'animaux domestiques,* par M. Bernard, directeur-professeur à l'école vétérinaire de Toulouse. A Toulouse, chez M. Corne, imprimeur (1838).

de l'animal) ; **3°** le point litigieux (*les cas rédhibitoires*) et l'é-
tendue des pouvoirs conférés aux arbitres ; 4° le délai dans lequel la décision doit être rendue ; 5° la renonciation à l'appel
et à toute espèce de recours (1) ; 6° en cas de partage (s'il **y a**
deux arbitres), la nomination d'un tiers , ou la faculté accordée
à ceux-ci de le désigner eux-mêmes.

Le compromis doit être fait, à peine de nullité, en autant d'o-
riginaux qu'il y a de parties, ayant un intérêt distinct, et chaque original doit contenir la mention du nombre qui en a été
fait.

L'acte signé, l'arbitre ou les arbitres entendent les parties,
procèdent à l'examen de l'objet, demandent, s'il y a lieu, une
prolongation de délai qui leur est accordée, sous la forme prescrite pour le compromis lui-même, et prononcent définitivement,
s'ils sont d'accord, dans les limites de leurs pouvoirs, qu'ils ne
peuvent dépasser (code de procédure civile, art. 1012).

Dans le cas de deux arbitres, il peut y avoir divergence dans
les opinions ; le compromis a dû prévoir ce cas ; alors , les deux
arbitres exposent leurs avis motivés dans des procès-verbaux
séparés, et le tiers désigné, après avoir conféré avec ces derniers
(art. 1018), pris connaissance de leurs actes et examiné l'animal, objet de la contestation , prononce souverainement, en
adoptant l'avis de l'un d'eux. La loi lui en fait une obligation
(même article).

Quelle garantie plus grande trouverait-on devant les tribunaux? aucune ; rien, que les lenteurs d'une procédure onéreuse.

Les parties exécutent sur-le-champ ce jugement (art. 1016 du
code de procédure civile). Si l'une d'elles s'y refusait, la sen-
tence serait déposée, dans les trois jours, au greffe du tribunal
de première instance , dans le ressort duquel elle a été rendue,
et son exécution aurait lieu selon les formes ordinaires (procédure civile, art. 1020).

PROCÉDURE DEVANT UN JUGE DE PAIX.

Si les parties ne savent pas signer, elles feront bien de se

---

(1) Sans cette clause importante , les vétérinaires doivent refuser une mission qui pourrait n'avoir aucun résultat, puisque les parties seront libres de
porter l'affaire ailleurs.

présenter devant un notaire, qui rédigera le compromis, et, si la valeur de l'objet en litige ne dépasse pas le taux de la compétence du juge de paix, elles pourront comparaître volontairement devant lui, sans citation préalable, pour faire prononcer sur leur différend (art. 9, code de procédure civile). Dans ce cas, ce magistrat, investi des pouvoirs qui appartiennent aux tribunaux en général, désigne les experts, règle la marche de la procédure et rend sa décision, qui est exécutée sans que le dépôt préalable en soit effectué au greffe du tribunal de première instance.

Les experts procèdent à leur examen, dressent leurs rapports comme précédemment (1), et le juge de paix prononce le jugement, qui est exécuté ainsi qu'il vient d'être dit.

Jusque-là, nous avons supposé que les parties se présentaient volontairement pour obtenir un arrangement à l'amiable. Si l'une d'elles s'y refusait, et que l'animal eût une valeur dépassant les attributions du juge de paix (200 fr.), limite au-delà de laquelle cesse sa compétence, il faudrait alors porter de suite l'affaire au tribunal de commerce ou de première instance, comme on le verra plus bas.

Cependant, si le vendeur voulait essayer de l'épreuve de la conciliation, il faudrait que la citation fût donnée devant le juge du domicile du défendeur; s'il n'a pas de domicile, devant celui de sa résidence (art. 2, code de procédure civile).

PROCÉDURE JUDICIAIRE.

Nous avons indiqué aux parties les moyens à prendre pour éviter des contestations judiciaires, soit en nommant des arbitres elles-mêmes, soit en conférant, sans citation préalable, au juge de paix le pouvoir de les juger.

Mais, si les parties ne savent ou ne peuvent pas s'entendre, les formes de la procédure changent, et la marche à suivre est déterminée par la nouvelle loi (pag. 276, art. 5), qui dit : *Dans*

---

(1) Les parties pourront faire tels dires et réquisitions qu'elles jugeront convenables : il en sera fait mention dans le rapport; il sera rédigé sur le lieu contentieux ou dans le lieu, et aux jour et heure qui seraient indiqués par les experts. La rédaction sera écrite par un des experts, et signée par tous. (code de procédure civile, art. 317).

tous les cas, l'acheteur, à peine d'être non recevable, sera tenu de provoquer, dans les délais de l'art. 3, la nomination d'experts chargés de dresser procès-verbal. La requête sera présentée au juge de paix du lieu où se trouvera l'animal, etc.

Cette disposition est de rigueur, et l'acheteur qui veut engager sa demande en résiliation ne doit pas manquer de s'y conformer dans le délai prescrit par l'art. 3 de la même loi.

Cependant, il ne faut pas perdre de vue que la nomination des experts, par le juge de paix, est une mesure provisoire, dont l'unique but est de constater *légalement* l'état de l'animal. Cette nomination et cette expertise, tout-à-fait étrangères au vendeur qui n'y est point appelé, ne constituent pas l'*introduction* de l'instance, et ne dispensent pas l'acheteur de porter son action en justice, toujours dans le délai prescrit par l'art. 3, à peine d'être déchu de son droit de garantie.

D'après ces dispositions, il est de la plus grande importance que l'acheteur, qui peut avoir des droits à la rédhibition, s'assure, aussitôt après la vente, de l'existence du vice, et provoque (1), dans les premiers jours du délai, la nomination d'experts, pour agir ensuite ou s'abstenir avec connaissance de cause.

Dans ce cas, si le rapport de l'expert confirme l'existence d'un vice rédhibitoire, le vendeur en étant instruit avant l'expiration du délai, il est probable qu'il s'empressera de reprendre son animal, sans courir les chances d'un procès dont le succès pour lui serait fort incertain.

Que si, au contraire, l'acheteur attend les derniers jours pour obtenir cette vérification, l'expert ou les experts nommés, n'ayant pu procéder immédiatement à leur opération, ou n'ayant pu donner leur avis sur une première visite, circonstances qui se présentent fréquemment, le demandeur ne sera pas moins forcé d'agir judiciairement avant l'expiration du délai qui prescrit la déchéance de ses droits.

---

(1) Voyez pag. 00, pièce N° 1. La requête ou demande d'exercer son droit de garantie.

PROCÉDURE DEVANT LES TRIBUNAUX DE COMMERCE ET DE PREMIÈRE INSTANCE.

La compétence de ces deux tribunaux est la même ; ils prononcent sans appel, sur les matières dont la valeur n'excède pas 1,500 fr., et, à charge d'appel, pour les objets au-dessus de 1,500 francs.

Les formes de la procédure seules diffèrent : tandis qu'en matière civile le tribunal *du domicile du défendeur* est seul compétent, en matière commerciale, l'acheteur a le droit de porter sa réclamation, soit à ce *premier* tribunal, soit à *celui* dans l'arrondissement duquel la *promesse* de vente a été faite, et la marchandise livrée, soit enfin à *celui* dans l'arrondissement duquel le *payement* devait être effectué (art. 420, code de procédure).

On ne peut avoir recours au ministère des avoués qui n'ont pas le droit de postuler, en cette qualité, devant cette juridiction exceptionnelle : leur assistance est indispensable près le tribunal de première instance.

Mais, pour être justiciable du tribunal de commerce, le défendeur doit être marchand de chevaux ou de bestiaux ; toute autre personne rentre sous la juridiction du tribunal civil.

La loi du 20 mai 1838 dispense le demandeur du préliminaire de conciliation, dans le but d'éviter les frais et les lenteurs des formes ordinaires, dans une matière qui requiert tant de célérité. (Nous avons dit que la provocation d'expertise, par l'intermédiaire d'un juge de paix, n'était qu'une condition provisoire, mais impérativement commandée par la nouvelle loi.)

L'affaire en instance doit donc être portée directement devant la juridiction compétente (le tribunal de commerce ou le tribunal civil, selon les cas indiqués), où, devant être instruite et traitée comme matière sommaire, le jugement intervient sans autre procédure qu'un *acte d'ajournement* ou *citation* donnée par huissier.

Mais le délai des ajournements, surtout en matière civile, est assez important (huit jours) pour que les parties cherchent à l'abréger, s'il y a lieu, et ce sera presque toujours le cas.

Alors le demandeur, en présentant sa requête au président du tribunal, devra toujours solliciter la faveur d'une assignation à bref délai, ce qui ne change point le caractère sommaire de l'instance, et rend la procédure plus expéditive et plus économique, en diminuant les frais de fourrière, ou de traitement dans les cas de maladie.

Soit que le président accorde ou refuse la permission d'abréger les délais, la demande en justice est toujours engagée par un acte d'huissier, qu'on nomme *exploit d'ajournement*. Par cet acte, le défendeur est cité à comparaître devant le tribunal compétent, à l'effet de voir prononcer la rédhibition, et se voir condamner aux dommages et intérêts, s'il y a lieu.

L'affaire ayant été engagée ainsi qu'il vient d'être dit, par acte d'huissier, le tribunal qui en est nanti, prononce son jugement d'après le rapport fait par les experts déjà nommés, ou à l'aide de tous autres documents qui peuvent exister au procès. Dans le cas où, par ce rapport et les autres documents, le tribunal ne se croit pas suffisamment éclairé, il ordonne une nouvelle vérification, et, s'il s'agit de preuves à fournir, il ordonne la comparution personnelle des parties, ou une enquête sommaire, et l'un et l'autre tout à la fois, selon les besoins de la cause.

Dans ces circonstances, les tribunaux de commerce renvoient quelquefois les parties devant un commissaire pris dans leur sein, ou devant tout autre personne, à l'effet d'entendre leurs dires et renseignements, les concilier, si faire se peut, si non faire un rapport au tribunal.

Le plus ordinairement ce commissaire, nommé en dehors des membres du tribunal, est pris parmi les gens de l'art qui offrent le plus de garantie par leur capacité, leur expérience et leur probité.

Ce commissaire prend le nom d'*arbitre rapporteur;* si c'est un vétérinaire, sa mission est plus importante qu'une simple expertise : son rapport doit contenir une discussion claire et précise de l'affaire, avec toutes les circonstances qui peuvent éclairer les juges, et motiver son avis, qu'il soumet à la délibération du tribunal (pièce 4, pag. 307).

RÉSUMÉ.

Aussitôt qu'un acheteur se croit dans le cas prévu par la loi, s'il n'a pas l'espoir ou la possibilité d'un arrangement à l'amiable devant des arbitres nommés par la voie du compromis, ou d'une décision rendue sur comparution volontaire par le juge de paix, il doit demander la vérification du fait par requête au juge de paix du lieu où se trouve l'animal (pièce N° 1, p. 305).

Le procès - verbal de l'expert (pièce N° 3, pag. 306) nommé d'office étant connu, il s'abstient, si les conclusions lui sont défavorables ; dans le cas contraire, si la chose est possible avant l'expiration du délai, il en donne avis au vendeur, pour connaître ses intentions, et arriver à la résiliation de la vente, sans autres frais.

En cas de refus de ce dernier, il se hâte, avant l'expiration du délai légal, d'intenter son action par l'acte *introductif d'instance* (la citation par huissier au vendeur), à se présenter à l'audience du tribunal compétent, pour entendre prononcer le jugement (1).

En même temps qu'il forme sa demande, l'acheteur doit mettre l'animal en fourrière, de préférence chez un vétérinaire, afin qu'on ne lui impute pas les circonstances aggravantes du mal, s'il en arrive.

De quelques points de jurisprudence concernant la vente en général, et celle des animaux en particulier.

§ 1er. La vente est parfaite, entre les parties, dès qu'on est convenu de la chose et du prix, quoique la chose n'ait pas été livrée, ni le prix payé, car, ces points convenus, la promesse de vente vaut vente (code civil, art. 1583 et 1589).

§ 2. Si la promesse de vente a été faite avec des arrhes, chacun est libre de s'en départir ; celui qui les a données en les perdant, l'autre en restituant le double (art. 1590).

Les arrhes tiennent donc moins les parties que la simple promesse de vente. C'est une erreur, commune à quelques acheteurs, de croire le contraire et de ne considérer la vente comme parfaite, qu'autant que le prix en a été payé. Le vendeur peut toujours exiger le paiement, dans le cas même où l'animal

---

(1) On n'a pas oublié qu'il faut demander au tribunal l'ajournement à *bref délai* dans le but de diminuer les frais.

vendu est affecté d'un vice rédhibitoire, sauf à l'acquéreur son recours en garantie.

§ 3. Lorsque les choses ont été vendues en bloc, la vente est parfaite, quoique ces choses n'aient pas été comptées (art. 1586). Ceci est applicable à la vente d'un troupeau.

§ 4. L'essai, dans les ventes d'animaux, suspend la vente jusqu'à ce que cette condition soit remplie (code civil, art. 1588.) Alors, la vente est parfaite; elle ne peut être résolue que par l'effet de la garantie légale.

§ 5. La délivrance ou le transport de la chose en la possession de l'acheteur, doit se faire dans le lieu où était la chose au moment de la vente, s'il n'y a stipulation contraire. Si le vendeur manque à le faire au temps convenu, l'acheteur peut, à son gré, demander sa mise en possession ou la résolution de la vente. Dans tous les cas, le vendeur doit être condamné aux dommages et intérêts, s'il résulte un préjudice pour l'acquéreur du défaut de délivrance au terme convenu (code civil art. 1609 et suivants).

§ 6. La chose doit être délivrée avec ses accessoires et tout ce qui est à son usage perpétuel dans l'état où elle se trouvait au moment de la vente (art. 1614 et 1615).

§ 7. L'acheteur n'a qu'une obligation : celle de payer le prix de la chose au temps et au lieu réglés pour la vente. Celles du vendeur sont plus étendues.

Il doit à l'acheteur : 1° la garantie des vices cachés, tels qu'ils sont réglés par la loi ; 2° la paisible possession de la chose, ou la garantie en cas d'*éviction*. L'éviction, en fait d'animaux, ne porte que sur ceux qui ont été perdus ou volés.

En fait de meubles, la possession vaut titre ; néanmoins celui à qui on a volé un animal ou qui l'a perdu, peut le *revendiquer* pendant trois ans, sauf le recours de l'acheteur contre le vendeur. Cependant si l'animal a été vendu publiquement dans les foires ou marchés, la revendication n'a pas lieu, et le propriétaire ne peut le reprendre qu'en restituant à l'acquéreur le prix qu'il a coûté (art. 2279 et 2280 du code civil).

§ 8. Le vendeur a encore une obligation : il doit expliquer clairement à quoi il s'oblige. Tout pacte obscur ou ambigu s'interprète contre lui.

Les marchands se servent souvent de ces expressions, en parlant de leurs animaux, je les vends *sains* et *nets* ou *francs* et *liquides*, que les acheteurs peu habitués traduisent par celles-ci : *exempts de tout défaut caché et apparent.* Il faut qu'ils sachent que ces mots, passés en usage dans ce genre de commerce, ne signifient pas autre chose, sinon que le marchand garantit l'animal exempt des vices rédhibitoires reconnus par la loi, garantie tout-à-fait inutile et qui donne à l'acheteur une fausse sécurité. Quelques marchands ne craignent pas de donner par écrit une semblable garantie, qu'ils supposent complétement inefficace. C'est une erreur. Assimilée à un pacte obscur et ambigu, elle devrait s'interpréter contre eux et les assujettir non seulement à la garantie des vices rédhibitoires, qui est de droit, mais encore à celles des autres vices cachés que la loi n'a pas supposés assez graves pour les ranger dans cette catégorie.

§ 9. Si le vendeur connaissait les vices de la chose, il est tenu, outre la restitution du prix qu'il en a reçu, de tous les dommages et intérêts envers l'acheteur (art. 1645 du code civil). Un cheval épileptique tombe et casse la jambe de son cavalier, un autre immobile s'emporte et brise une voiture, un animal affecté d'une maladie contagieuse la communique à d'autres : ce sont autant de cas où il y a lieu à des dommages et intérêts.

Si le vendeur ignorait les vices de la chose, il n'est tenu qu'à la restitution du prix et au remboursement des frais de la vente (art. 1646 du code civil).

Le vendeur, disent les jurisconsultes, est toujours censé connaitre les vices de la chose, quand même il ne l'aurait eue que peu de temps en sa possession, parce que, dans ce cas, il conserve son recours contre le premier vendeur.

§ 10. Quand le vendeur ne veut pas se soumettre à la garantie légale pour tous les vices ou pour quelques uns, qu'il connait ou qu'il ignore, il doit exiger de l'acheteur un billet de non garantie bien spécifié, si non la première aurait son effet (voyez la pièce n° 7, pag. 312).

§ 11. En général, il faut distinguer si, par les termes du traité qui varient à l'infini, ou par l'intention des parties, les choses ont été vendues comme *divisibles* ou non, et cela indépendamment de leur estimation collective ou individuelle. Ainsi, ordinairement les chevaux d'un attelage, une paire de bœufs de travail sont considérés comme choses *indivisibles*, quand même ils auraient été estimés séparément, parce que leur réunion augmente leur valeur intrinsèque. Dans ce cas, s'il existe un vice rédhibitoire, la rédhibition d'un animal entraîne celle de l'autre, qui, séparé, n'aurait plus le même prix.

La garantie a lieu non seulement pour les choses principales de la vente, mais encore pour les choses accessoires, pourvu qu'elles y soient *spécialement* comprises.

§ 12. A dater de la demande en garantie, la propriété de l'animal étant en litige, il doit être mis en fourrière, et les frais de nourriture ne comptent que depuis cette époque ; avant la mise en fourrière, le service de l'animal est censé avoir indemnisé de son entretien.

Si, après avoir formé sa demande, l'acheteur continuait à faire travailler l'animal comme s'il n'était pas malade, cet acte de propriété porterait préjudice à ses droits.

Cependant le travail peut n'être pas nuisible à l'animal, et les parties feront bien de s'entendre à cet égard, pour ne plus ajouter aux frais du procès ceux de la fourrière.

§ 13. La garantie n'a pas lieu dans les ventes faites par autorité de justice (les tribunaux), art. 1649 du code civil.

Les autorités civiles et militaires vendent aussi sans garantie des animaux provenus des réformes dans les régiments, les haras etc, mais on a soin d'en prévenir le public par la voix du commissaire-priseur, sans cela, la garantie légale aurait son cours.

§ 14. Dans aucun cas, les maladies contagieuses ne peuvent être exceptées de la garantie, ni par convention, ni même dans les ventes par autorité de justice (voyez l'art. 7 de l'arrêt du 16 juillet 1784 pag. 282).

§ 15. L'usage, à Paris, est de n'admettre la demande en résiliation, que pour les animaux dont la valeur s'élève au-delà de cinquante francs ; au-dessous, ils sont censés être vendus pour l'écarrissage.

Selon la jurisprudence de quelques tribunaux de commerce, *couper les oreilles ou la queue d'un animal* que l'on vient d'acheter, constitue un acte de propriété annulant le recours en garantie.

Si l'on a raccourci *un peu la queue*, on doit une indemnité ; on ne doit rien si l'on a seulement *fait les crins*. Suivant cet adage : *ce qui améliore ne vicie pas.*

Il faut prendre garde que le vice rédhibitoire doit être constaté *légalement* dans le délai voulu, c'est-à-dire, par des experts *chargés de dresser procès verbal et nommés officiellement.* Les acheteurs ne devront donc pas perdre leur temps à demander, comme cela se fait quelquefois, de simples certificats, pièces sans valeur, et que les vétérinaires doivent toujours refuser, ne devant agir que lorsqu'ils en seront légalement requis.

PIÈCES JUDICIAIRES (1).

N° 1ᵉʳ. REQUETE OU DEMANDE D'EXERCER SON DROIT DE GARANTIE.

A M. le juge de paix du . . . . . *ou à M. le président du tribunal de.* . . . .

Le sieur . . . . . (*nom, prénoms, qualité et demeure*) a l'honneur d'exposer que . . . . . (*date de la vente*), il a acheté du sieur (*nom, etc., du vendeur*), au prix de . . . . . un animal (*désignation et signalement*).

Cet animal paraissant atteint d'un vice rédhibitoire (*désignation du vice*), le requérant vous prie, M. le président, de vouloir nommer un ou plusieurs experts pour constater les vices rédhibitoires, dont il peut être affecté, et dresser procès verbal sur lequel il sera statué ce que de droit.

Fait à . . . . . le . . . . .

(*Signature du requérant*).

N° 2. COMPROMIS POUR LA NOMINATION D'UN OU PLUSIERUS ARBITRES.

Nous soussignés . . . . . vendeur, d'une part et . . . . . . acheteur, d'autre part,

---

(1) Ces actes doivent être fait sur papier timbré.

Avons fait les conventions suivantes : l'animal (*désignation,
signalement*) qui fait entre nous le sujet d'une contestation pour
cause de vices rédhibitoires, sera visité par M. N... que nous
nommons arbitre, à l'effet de prononcer, s'il y a lieu, la résiliation de la vente, ou la diminution du prix, après avoir estimé l'animal ; afin de nous concilier par tous les moyens qu'il
jugera convenables.

Renonçant à l'appel de son jugement, qui sera définitif, et
devra être rendu dans le délai de neuf jours, ou :

Nommons MM. T... et N... pour arbitres, à l'effet de terminer
notre contestation par toutes les voies qu'ils jugeront convenables, et, en cas de partage, nommer tiers arbitre M. N... ou les
autorisons à désigner un tiers arbitre, dont la décision sera sans
appel, ainsi que nous le déclarons, et devra être rendue dans le
délai de. . . .

Fait double à . . . . . le . . . . .

(*Signature du vendeur.*)

(*Signature de l'acheteur*

approuvant l'écriture ci-dessus.)

N° 3. PROCÈS-VERBAL D'EXPERTS, EN VERTU D'UNE OR-DONNANCE DU TRIBUNAL DE COMMERCE.

Les soussignés (*noms et prénoms*), experts, nommés d'office,
par ordonnance de M. le président du tribunal de commerce de
cette ville, en date du. . . . . à l'effet de visiter une paire de
chevaux vendus au prix de 1,590 fr. le. . . . par le sieur N...
marchand de chevaux, demeurant à . . . . . à M. N... demeurant à . . . . . et constater si l'un de ces animaux est atteint
d'un vice rédhibitoire, ainsi que le prétend l'acheteur, dans sa
requête présentée le. . . . . Ont visité aujourd'hui . . . . en
présence de l'acheteur et de M. N... propriétaire à. . . . . représentant le vendeur en vertu de la même ordonnance, deux
chevaux rouan foncé, de race ardennaise, en tête, à tous crins,
âgés de cinq à six ans, de la taille de 1 mètre 545 mm., celui de
gauche ayant une balsane antérieure droite.

Le cheval désigné le premier est plus maigre que celui de
droite, tout son corps est moins ample, la poitrine surtout ; il
tousse fréquemment au repos ; cette toux est faible, séche et

traînée, quelquefois quinteuse. Attelé à une voiture et soumis
à un exercice modéré pendant une demi-heure environ , la toux
du malade ne s'est fait entendre qu'une fois , mais le flanc était
très agité, et l'animal, tremblant et oppressé, suait d'une manière remarquable,

Tous ces symptomes (*le caractère de toux, joint à l'oppression
et à la fatigue après un léger travail*), annoncent une maladie
chronique de la poitrine, qui, sous les apparences de la santé,
rend l'animal impropre au travail auquel on le destinait, et
diminue considérablement sa valeur.

Fait à . . . . . le 184
Signés.

N° 4. RAPPORT D'ARBITRE , EN VERTU D'UN JUGEMENT DU TRIBUNAL DE COMMERCE.

*A Messieurs les président et juges composant le tribunal de com-
merce du département de la Seine.*

Messieurs ,

Par votre jugement du 11 novembre 1831, rendu dans la
contestation qui divise M. Charles L...., demeurant à Paris, rue
Laffitte, N° 36, demandeur, et madame veuve C... , demeurant
au haras de Madrid, bois de Boulogne, défenderesse , il vous a
paru utile de me nommer arbitre rapporteur, à l'effet d'entendre les parties, les concilier si faire se peut, et, dans le cas contraire, faire mon rapport et donner mon avis.

Au désir de ce jugement, j'ai entendu contradictoirement
M. M..., demeurant au haras de Madrid, fondé de pouvoir par
madame veuve C... et M. Charles L... ; j'ai aussi entendu
M. Félix W..., secrétaire de M. Jean-Georges S... , je n'ai pu
accorder les parties.

En point de fait, le 16 août 1831, le demandeur a acheté à la
défenderesse, moyennant la somme de 3,000 francs, une pouliche de trois ans, de pur sang anglais , garantie comme fille de
l'étalon Merlin.

Cette pouliche subissait, avant la vente , la préparation nécessaire aux chevaux qui doivent lutter dans les courses. Passée entre les mains de M. L..., elle a continué d'être soumise à
l'entrainement.

Au moment même d'engager sa pouliche dans les courses, M. L... apprit au Champ-de-Mars, d'un nommé C...., au service du lord S..., que sa pouliche n'était pas fille de Merlin.

Malgré cet avis, la pouliche a couru au Champ-de-Mars.

Les parties conviennent de ces faits.

La demande tend à ce que la défenderesse soit tenue de reprendre la pouliche, de restituer la somme de 3,000 francs, avec frais et dépens.

Le demandeur se fonde sur ce que la pouliche vendue comme fille de Merlin, et qu'il a achetée comme telle, ne provient pas de cet étalon.

A l'appui de cette assertion, M. Félix W... exhibe le registre du haras de M. S..., où il se trouve constaté que la pouliche vendue à M. L... est fille d'un cheval appelé Morisco.

M. M... convient que les saillies de ce dernier étalon, quoiqu'ayant été payées parfois au prix de celles de Merlin, ont été quelquefois payées un moindre prix, ce qui explique la supériorité reconnue de Merlin.

La défense tend cependant à ce que la demande soit déclarée non recevable, attendu : 1° que la déclaration de naissance délivrée au moment de la vente, et certifiée par le sieur W..., autrefois chef du haras de M. S..., n'est pas mentionnée dans le reçu de madame C...; 2° que ladite déclaration avait seulement pour objet de certifier que la pouliche était de pur sang, et devait être admise comme telle aux courses du Champ-de-Mars, ce qui est vrai, puisque Morisco est, comme Merlin, étalon de pur-sang; 2° que le sieur L..., en faisant courir la pouliche, a fait acte de propriété;

Considérant : 1° que la déclaration de naissance délivrée au sieur L... est fausse: 2° qu'il n'est pas indifférent que la pouliche vendue soit fille de Morisco ou de Merlin, puisque ce dernier étalon passe pour préférable au premier; 3° que, dans la vente d'un cheval ou d'une jument de pur sang destinés aux courses ou à la reproduction, il est d'usage de délivrer un certificat de généalogie, lequel donne à l'animal vendu une valeur plus ou moins élevée, et que si, dans cet usage, on n'était pas tenu de dire la vérité, le commerce des chevaux de grand prix donnerait lieu à beaucoup de fraudes; 4° que si M. L... n'avait

pas été abusé par le certificat, il n'aurait pas acheté la pouliche,
ou n'en aurait donné qu'un moindre prix ; 5° qu'au moment de
faire courir la pouliche, le sieur L... n'avait pas la preuve complète de la fausseté du certificat délivré ; 6° que l'occasion de
présenter aux courses la pouliche déjà préparée en partie par
les soins de la dame C..., devant être saisie, le sieur L... a été,
malgré l'avertissement à lui donné par le nommé C..., dans l'o-
bligation de faire acte de propriété ;

Considérant, en outre, qu'en pareille matière la seule question qui peut être résolue différemment , celle qui concerne
l'acte de propriété , doit être plutòt expliquée en faveur de l'a-
cheteur que du vendeur ;

J'estime que la demande est fondée ; que la défenderesse doit
être tenue à la restitution de la somme de 3,000 francs , plus
les frais et dépens, sauf à elle à faire valoir son recours contre
son garant, s'il y a lieu.

Telles sont, messieurs , les conclusions que j'ai l'honneur de
soumettre à la sagesse de vos délibérations ultérieures.

Fait à l'école d'Alfort, le 25 novembre 1831.

Signé YVART.

N° 5. JUGEMENT ARBITRAL RENDU SUR COMPROMIS , SANS RÉSERVE D'APPEL.

Je soussigné , tiers arbitre désigné par compromis du (*date*),
passé entre M. N... et M. N..., vendeur et acheteur , et par lequel sont nommés arbitres MM. N... et N..., à l'effet de prononcer définitivement, et sans appel, sur l'âge contesté d'un cheval de six à sept ans , vendu sous garantie conventionnelle , la
somme de...

Ai procédé aujourd'hui..., en présence des parties que j'ai
entendues, et des arbitres, après avoir conféré avec eux et pris
connaissance de leurs rapports , à la visite d'un cheval (*signalement, âge contesté*).

Voici le fait ; les dents de ce cheval présentent les particularités suivantes :

1° Les incisives ont plus de 14 millim. de longueur , et leur *direction* tient à peu près le milieu entre la perpendiculaire et l'horizontale.

2° Les pinces et les mitoyennes de la mâchoire postérieure sont entièrement *rasées*, et leur émail central se rapproche déjà du bord postérieur. Les coins ont conservé leur cavité dentaire La forme générale de ces dents est l'*ovale*, se rapprochant de la forme *arrondie*.

3° A la mâchoire antérieure, les pinces sont *rasées*, les mitoyennes en partie; la cavité des coins existe presque entière.

Les conclusions du premier arbitre sont que le cheval a de six à sept ans; il se fonde sur ce que les coins de la mâchoire postérieure conservent leur cavité, et que la fraîcheur de ces dents accuse peu de frottement.

Le second arbitre, dans son rapport, donne des conclusions différentes, basées sur les motifs suivants : l'éruption et le rasement des dents se font régulièrement dans le jeune sujet, mais les signes qui dénotent l'âge dans l'adulte n'offrent pas la même certitude.

Ce sont : 1° l'*usure* des dents, qui détruit à mesure la cavité dentaire, et fait apparaître celle de la racine.

2° Le *changement* de la dent, qui, de plate qu'elle était, passe successivement à la forme ovale, arrondie, triangulaire, etc.

3° Enfin, la sortie successive de l'alvéole, d'une partie de la dent, qui, en rapport avec le degré d'usure, amène un changement dans sa *direction*.

De tous ces signes, qui semblent tenir à une même cause, l'usure (puisque la dent, ne s'usant pas par défaut de frottement avec la correspondante, elle ne change plus de forme ni de direction), je préfère, quand ils sont contradictoires, celui fourni par la direction comme le moins équivoque, et je l'adopte comme base de mes opinions, quand il n'est pas trop fortement contredit par les autres.

Or, dans l'espèce, ces signes de la direction et de la forme de la dent, avec son émail, qui n'est plus central, sont d'accord ; il n'y a de contradictoire que la persistance de la cavité du coin, irrégularité très fréquente, qui constitue le cheval bégu, et qu'on peut négliger.

D'où je conclus que ce cheval a au moins de huit à neuf
ans (1).

Vu le fait particulier qui est le sujet de la contestation ci-
dessus, et les conclusions motivées des deux arbitres : considérant que les notions sur l'âge des animaux, données par les auteurs qui font autorité sur cette matière, ont été établies sur
des généralités difficilement applicables à des faits particuliers;
que, dans les exceptions, ces notions ne peuvent être approxi-
matives qu'autant que les différents signes sur lesquels elles
sont fondées sont d'accord, ou que, dans le cas contraire, on a
pesé leur valeur, j'adopte l'opinion exprimée dans le second
rapport, et prononce qu'aux termes de la garantie conventionnelle, dont les conditions ne sont point remplies, il y a lieu à
la résiliation de la vente.

Fait à   le   1838.

Le tiers arbitre désigné par le compromis ,

Signé BERNARD.

N° 6. BILLET DE GARANTIE CONVENTIONNELLE.

Je soussigné... , déclare avoir vendu le... , moyennant la
somme de..., une paire de bœufs que je garantis , sans préjudice des autres cas rédhibitoires, spécialement de la phthisie
pulmonaire ou vieilles courbatures. La toux dont l'un est affecté, étant due à une cause légère, devra avoir disparu dans le
délai de quinze jours, et, à cet effet, nous confions l'animal ,
d'un commun accord, aux soins de M. N... , vétérinaire. Si, à
l'époque prescrite, ce signe de maladie persiste , la vente sera
résiliée de droit, sans autre forme que la déclaration de l'expert
désigné.

Fait à   le

(Signature du vendeur.)

---

(1) J'ai développé à dessein les conclusions de ce rapport, dit M. Bernard,
parce que les acheteurs croient généralement qu'il est facile de déterminer
rigoureusement l'âge d'un animal à quelques mois près. Cela est vrai, d'une
manière générale, quand la dentition est régulière ; mais il y a de nombreuses
exceptions. On peut consulter à ce sujet l'excellent traité de l'âge par M.
Girard ex-directeur à l'école d'Alfort.

N° **7**. AUTRE DE NON-GARANTIE.

Je soussigné..., déclare avoir acheté le..., du sieur N...,
moyennant la somme de..., un cheval dont le signalement
suit...

Lequel cheval est accepté à mes risques et périls, sans garantie pour les vices rédhibitoires reconnus par la loi, et pour tout
défaut quelconque.

    Fait à   le

       (*Signature de l'acheteur.*)

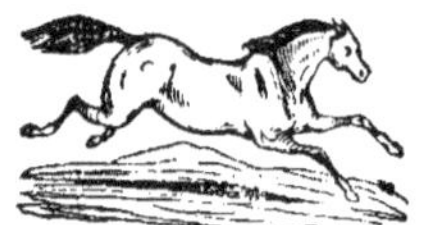

TROISIÈME PARTIE.

DE L'HYGIENE.

L'hygiène (1) est une science qui a pour but de faire connaître les conditions de la santé et les moyens qui sont à notre disposition pour la conserver. Elle embrasse, par conséquent, tout ce qui peut contribuer à l'entretenir.

Quoique toutes les parties de la médecine soient précieuses, qu'elles se lient entre elles, se prêtent un mutuel appui et forment un tout propre à donner des résultats favorables, je dirai cependant, avec le professeur Grognier, sous lequel j'ai eu l'avantage de faire mes études médicales, qu'en médecine vétérinaire l'importance de l'hygiène est plus grande que celle de la thérapeuthique (2). En effet, il est bien préférable de conserver le cheval en santé que d'avoir à le guérir, lorsque, par l'inobservance des règles hygiéniques, sa santé s'est dérangée. Il est de toute évidence, comme l'a déjà observé Daubenton, qu'en général un animal guéri n'a plus la même valeur et ne peut plus rendre les mêmes services que celui qui, toutes choses égales d'ailleurs, n'a jamais été malade. L'hygiène vient en aide à la thérapeutique dans le cours d'une maladie, et princi-

---

(1) Du grec *ygieia*, santé. L'art de conserver la santé.
(2) Du grec *terapeuein*, soigner, guérir.

palement dans la période de convalescence, toujours voisine d'une rechute ; puisque , comme le dit Chomel , la convalescence est un état intermédiaire entre la maladie qui n'existe plus, et la santé qui n'existe pas encore.

Cette partie de notre cours comprendra : l'étude 1o des milieux dans lesquels le cheval vit ; 2o des aliments dont on le nourrit, et des soins de propreté qui lui sont nécessaires ; 3o des objets appliqués sur la surface de son corps ; 4o du travail que l'on peut exiger de lui, et du repos qui lui est nécessaire ; 5o de sa propagation et de l'amélioration de son espèce.

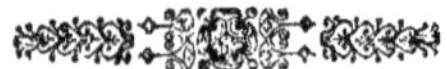

CHAPITRE 1er.

DES MILIEUX DANS LESQUELS LE CHEVAL VIT.

1re SECTION.

DE L'AIR ATMOSPHÉRIQUE ET DE SES DIVERS ÉTATS.

L'air atmosphérique (1) constitue principalement cette masse vaporeuse qui environne le globe, et que l'on nomme atmosphère. Il est composé de vingt-une parties d'oxigène (2), de soixante-dix-neuf d'azote (3), et d'une partie inappréciable de gaz acide carbonique. Il tient en dissolution ou en suspension du fluide électrique, du calorique, de l'eau et des émanations de tous les corps susceptibles d'être dissous par lui, pour être transportés ensuite au loin par l'action des vents, qui ne sont autre chose qu'un déplacement plus ou moins violent de ses molécules. C'est surtout dans les parties inférieures de l'atmosphère que les vapeurs minérales, 'animales et végétales, s'amoncellent. On les nomme miasmes, lorsqu'elles peuvent nuire aux animaux, et odeurs, lorsqu'elles affectent les nerfs préposés aux perceptions de l'odorat.

L'air est transparent et incolore pour les petites masses, mais, sous un grand volume, il nous paraît bleu. Cette couleur, à laquelle nous donnons le nom de ciel, est probablement due à l'eau que ce fluide tient en dissolution. Son épaisseur est d'environ 80 kilom.; il est huit cents fois plus léger que l'eau distillée; sa pesanteur moyenne équivaut à une colonne d'eau, de même base, de 10 mètres 40 centim. de hauteur, ou à une colonne de mercure de 756 mm. La pression atmosphérique a été évaluée à environ 140 à 160,000 kilogrammes. Il deviendrait incompréhensible d'imaginer comment tous les corps ne se trouvent pas écrasés par un poids aussi énorme, si on ne savait

---

(1) Du grec *atmos*, vapeur, et de *sphaira*, sphère, globe.

(2) *Oxis*, acide, et de *geinomaï*, j'engendre. Principe générateur des acides.

(3) Du grec *a* privatif, et de *zoé*, vie, qui prive de la vie.

que l'air pèse dans tous les sens. La pression supérieure est compensée par celle qui agit de bas en haut, les pressions latérales s'entredétruisent, et toutes ensemble sont contrebalancées par l'air intérieur disséminé dans toutes les parties du corps. C'est à cette admirable combinaison que nous devons la faculté de nous mouvoir librement et en tous sens, malgré la pression continuelle que l'air exerce sur nos corps.

La raréfaction de l'air est causée par l'élévation, le calorique et l'eau; sa densité la plus favorable à la vie est de 28 pouces barométriques. L'air des montagnes est plus pur que celui des plaines, qui est lui-même plus pur que celui des marais ou des villes populeuses. On s'est servi, dans le principe, d'un instrument nommé *eudiomètre* (1), pour s'assurer du degré de pureté de l'air que l'on respire, soit en rase campagne, soit dans une chambre, une écurie ou tout autre lieu. Mais il est aujourd'hui démontré que l'air pris dans un lieu insalubre contient soixante-dix-neuf parties de gaz azote et vingt-une d'oxigène, comme l'air le plus pur. L'insalubrité de l'air atmosphérique résulte donc de la nature des matières animales, végétales ou minérales, qu'il tient en suspension ou en dissolution.

Les effets de la raréfaction de l'air, par l'élévation, sont : l'accélération de la respiration, la circulation rapide, la fièvre, la dyspnée, l'hémorragie, le gonflement et la mort. C'est ce qui arrive à l'animal plongé dans le vide. Les animaux, vivant à une élévation de 2,340 à 2,925 mètres, sont plus fréquemment atteints de phlegmasies thorachiques, de phthisie pulmonaire, d'anévrisme du cœur et d'hémorragie que de toute autre maladie. Ceux qui vivent dans les profondeurs des mines ont peu de force et vivent peu de temps. Aucun mammifère ne pourrait vivre à une hauteur de 6,000 mètres.

Dans les lieux où s'exerce la combustion ou la respiration, l'oxigène aérien diminue par l'absorption, l'azote se maintient, et l'acide carbonique augmente. La proportion du mélange peut changer, jusqu'au point d'altérer la santé ou de causer la mort.

L'oxigène sert, surtout, à entretenir la respiration des ani-

---

(1) Du grec *eudia*, pureté de l'air, et de *metron*, mesure.

maux, et l'acide carbonique la végétation des plantes. Les végétaux purifient l'air au milieu duquel ils vivent ; c'est pour
cela qu'il faut toujours faire des plantations autour des marais
que l'on ne peut pas dessécher. Les galés communs et cérifères,
arbres d'Amérique, sont principalement reconnus très propres
à cet usage. Il serait important de les introduire en France.

Les différents degrés d'attitude ou d'élévation au-dessus du
niveau de la mer, les saisons, l'état de l'atmosphère, la position
du soleil, relativement à tel ou tel point du globe terrestre ,
etc., sont autant de causes qui font varier la chaleur de l'air ;
mais il n'est jamais complétement privé de calorique ; si cette
soustraction totale était possible , il acquerrait une forme solide. Ainsi donc, l'air le plus froid contient encore une masse
de calorique considérable, et il n'est reconnu froid que parce
que sa température ne se trouve plus en rapport avec celle des
corps terrestres.

DE L'AIR CHAUD ET SEC, ET DE SON INFLUENCE.

La chaleur moyenne, qui est de dix à dix-huit degrés réaumuriens, est celle qui paraît la plus convenable à l'entretien de
la santé. Les plus fortes chaleurs sont de trente à trente-deux
degrés, pour le Sénégal comme pour le Groënland; la seule différence est dans la durée. Quoique cette température de trente
à trente-deux degrés soit naturelle aux mammifères et aux
oiseaux , ces animaux n'en sentent pas moins une chaleur
au-dessus de vingt degrés.

L'air chaud et sec est dilaté, ses molécules sont écartées les
unes des autres; sous un volume donné, il est moins pesant que
l'air froid et sec dont les molécules sont plus rapprochées. Cet
air est très avide d'humidité ou de vapeurs aqueuses qui peuvent se poser dans les espaces inter-moléculaires de ce fluide.
Il prédispose les animaux à contracter des maladies aiguës, telles que des inflammations du poumon, du cerveau, de la moelle
épinière, du foie, etc., ainsi que des maladies nerveuses, telles
que les affections vertigineuses et le tétanos.

Les animaux soumis à son influence éprouvent le besoin de
boire, leur appétit est diminué, leurs digestions sont paresseuses, les vaisseaux se relâchent , et les humeurs sont dilatées. Il

existe en eux un mouvement excentrique très prononcé , qui provoque des excrétions cutanées en abondance , lesquelles se transforment en sueurs copieuses, par suite de mouvements musculaires un peu actifs. La transpiration pulmonaire est augmentée, les urines sont plus rares , les muscles ont perdu de leur énergie, mais la sensibilité est plus développée.

Les chevaux nés et élevés sous une atmosphère chaude et sèche, comme les chevaux arabes, par exemple , quoique éprouvant les mêmes phénomènes que ceux que nous venons de faire connaître, ne sont point débilités; ils conservent, au contraire, leur agilité et leur énergie. Cette différence est due à la qualité des plantes dont ils se nourrissent, qui, renfermant sous un petit volume peu de principes aqueux et beaucoup de principes excitants , font prédominer les systèmes nerveux et sanguin. Par la même raison, ces chevaux sont plus exposés que d'autres aux pléthores et aux maladies nerveuses.

Il faut, pour prévenir les effets de cette température , tenir les écuries propres, bien aérées et fraîches; donner aux chevaux peu de foin et peu d'avoine ; leur faire prendre souvent des bains froids; tenir leur peau très propre ; autant que possible , ne pas les faire travailler pendant le milieu du jour ; leur donner des boissons rafraîchissantes , c'est-à-dire de l'eau dans laquelle on aura fait dissoudre du sel de nitre, ou dans laquelle on aura versé un peu de vinaigre. Il serait bon , également, de faire, au moins une fois par jour, des fomentations d'eau froide au sommet de la tête, aux tempes, aux yeux , aux naseaux et aux parties de la génération.

Il est important d'observer que , dans la plupart des inflammations que nous venons de faire connaître , c'est moins la surabondance du sang qui les occasionne que sa raréfaction. Conséquemment, les émissions sanguines sont rarement utiles , souvent même elles sont très nuisibles et occasionnent la mort, principalement pour les chevaux qu'on dit *pris de chaleur*. Dans ce cas, il faut placer le cheval au milieu d'un air frais et libre, employer les lavements émollients et nitrés , les douches d'eau froide sur la tête, les fomentations d'eau vinaigrée aux tempes, autour des yeux, aux naseaux et aux lèvres, donner à boire de l'eau légèrement vinaigrée , ou dans laquelle on aura versé quelques gouttes d'acide sulfurique pour la rendre tempérante.

DE L'AIR FROID ET SEC ET DE SON INFLUENCE.

L'air froid et sec est beaucoup plus dense que le précédent ;
ses parties moléculaires étant plus rapprochées, une plus grande
quantité sous un volume donné, est introduite dans les poumons
et active la combustion physiologique (1) : aussi cette température est elle nuisible aux animaux qui ont la poitrine délicate.

On considère l'air comme froid à deux degrés au-dessus du
thermomètre de Réaumur; et, comme sec, au-dessous de trente-
degrés de l'hygromètre (2) de Saussure. C'est de trente à quarante degrés hygrométriques que l'état de l'air sec et froid est
le plus favorable à la santé. Les animaux adultes et bien portants supportent très bien une température réaumurienne de
huit degrés au-dessous de zéro. La nature les a vêtus chaudement pour la supporter. Plus la saison est froide et rigoureuse
et plus les poils du cheval deviennent longs et épais, tellement
qu'au Groënland, où l'on voit les animaux naître et courir sur
les glaces éternelles de cette contrée, la nature, toujours atten-
tive à la conservation de tous les êtres, a dissimulé les formes
des chevaux sous une sorte de fourrure qui les protège contre
les rigueurs du climat de cette partie disgraciée de la terre.
D'ailleurs, les poils des animaux sont un mauvais conducteur
du calorique. On rencontre en Angleterre, et dans d'autres contrées plus septentrionales encore, des chevaux qui vivent dehors toute l'année.

La température froide et sèche est pure, excitante; elle resserre la peau, opère un effet concentrique qui augmente l'activité des organes digestifs, ainsi que l'énergie musculaire, et
facilite la nutrition. Les animaux durant ce temps mangent davantage, boivent moins, digèrent vite et facilement. Il faut, sous
cette influence, les nourrir plus substantiellement, si on en exige
un travail soutenu. Il est à remarquer qu'ils ont plus de force
que d'ardeur. Les transpirations cutanées et pulmonaires sont

---

(1) Du grec *physis*, nature, et *logos*, discours. Connaissance des phénomènes
dont l'ensemble constitue la vie.

(2) Du grec *ygros*, humide, et de *metron*, mesure. Instrument de physique
qui sert à mesurer le degré d'humidité atmosphérique.

diminuées, mais les sécrétions sont plus actives. Refoulant, de la circonférence au centre, l'air sec et froid est nuisible aux animaux malades et à ceux qui, étant trop jeunes ou trop vieux, ont besoin de chaleur et ne possèdent pas une force de réaction suffisante.

Les plantes qui croissent dans les contrées, où cet air se fait sentir longtemps, sont généralement fines, succulentes et très nutritives. Les chevaux nés et élevés dans ces contrées tels que ceux de la Russie, de la Tartarie, etc, sont de petite taille, de formes sèches, et doués d'une énergie musculaire peu commune. Ils sont d'un tempérament sanguin, nerveux et conséquemment prédisposés aux maladies inflammatoires aiguës, des organes de la respiration, principalement. Ils sont également sujets aux affections nerveuses. Mais la morve, le farcin et toutes les maladies lymphatiques sont extrêmement rares dans ces contrées.

DE L'AIR HUMIDE ET CHAUD ET DE SON INFLUENCE.

L'air chaud, marquant à l'hygromètre de Saussure quarante à quarante-cinq degrés, est dit *humide et chaud*. Quoique cet air nous paraisse lourd, en raison de l'humidité absorbée par les pores bronchiques, ce qui occasionne, par suite d'un mécanisme physiologique, une respiration plus fréquente et dont les effets sont faibles, il est néanmoins léger. Ses molécules sont dilatées, écartées les unes des autres, et l'espace qu'elles laissent entre elles est rempli par une vapeur aqueuse. Cette constitution atmosphérique est relâchante et prédispose à l'engrais. Sous l'influence de cette atmosphère, les plantes acquièrent un développement remarquable ; mais, contenant beaucoup d'eau de végétation, elles sont peu excitantes, peu nutritives ; et ce n'est que sous un grand volume qu'elles peuvent fournir les principes assimilatifs nécessaires à la réparation des pertes et à l'entretien de la machine animale. La température chaude et humide dilate les tissus, les débilite, ralentit la circulation, soutire l'électricité, énerve les grands animaux, qui ont alors peu d'énergie.

Les chevaux surtout suent facilement ; leur sueur reste longtemps sur leur corps, ne pouvant être évaporée par un air surchargé lui-même d'humidité ; aussi les fonctions de la peau s'o-

pèrent-elles incomplètement et les transpirations pulmonaires
sont diminuées.

Les animaux qui vivent habituellement au milieu d'un air humide et chaud, ainsi que ceux qui, pendant l'été, paissent dans
les marais, au voisinage des étangs ou de tous les autres lieux
où se trouvent des eaux stagnantes, évaporées par l'ardeur
du soleil, présentent beaucoup de tissu cellulaire et des muscles
mous, sans énergie. Tous ces animaux sont prédisposés aux affections catarrhales, à la fluxion périodique, à la cachexie, à
la morve, au farcin et à toutes les maladies typhoïdes (1) et
charbonneuses; comme, malheureusement, les bêtes bovines de
la Hongrie, de la Dalmatie, de l'Italie ; celles élevées dans les
marais, au voisinage de Rome, de Véronne et de Mantoue nous
en ont donné de trop funestes exemples. Ces maladies sont déterminées par l'impureté de l'air que ces animaux respirent, par
l'eau dont ils s'abreuvent ainsi que par les aliments dont ils se
nourrissent. L'air tient en suspension, au milieu de la vapeur
aqueuse qu'il renferme, des émanations volatiles, provenant de
la décomposition de matières végétales et animales en putréfaction; des gaz délétères qui, outre leur action nuisible aux organes de la respiration, recèlent encore des matières animales
septiques putréfiantes. Ces principes désorganisateurs se rencontrent également dans l'eau stagnante et sur les plantes qui
croissent dans les lieux marécageux. De sorte que, l'organisation des animaux se modifiant sous cette triple influence, le
liquide circulatoire s'altère et les maladies septiques se manifestent.

L'air humide et chaud des écuries, des étables et des bergeries,
que l'on ne tient pas dans un état de propreté convenable, et
qui renferment un trop grand nombre d'animaux, amènent les
mêmes prédispositions et peuvent produire les mêmes effets.

On prévient les effets d'une température chaude et humide au
moyen d'aliments toniques ; en aspergeant le foin d'eau salée,
en mélangeant du sel à l'avoine dans la proportion de 60 gram-

---

(1) Du grec *typhos*, stupeur, et de *eidos*, ressemblance. Maladies qui présentent un trouble du système nerveux, un état morbide des membranes muqueuses et de la peau, des inflammations, des congestions vers quelque organe etc.

21.

mes par jour et par cheval; ainsi qu'en acidulant légèrement l'eau destinée à abreuver les animaux avec du vinaigre ou quelques gouttes d'acide sulfurique. Il faut en outre nettoyer les habitations, les aérer, exciter la peau par des frictions sèches et par le pansage; faire prendre des bains froids; surtout éloigner les animaux des lieux aquatiques et de tout ce qui peut amener une fermentation putride.

DE L'AIR FROID ET HUMIDE ET DE SON INFLUENCE.

On dit que l'air froid est humide, lorsqu'il marque de quatre à huit degrés réaumuriens au-dessus de zéro, et de quarante à quarante-cinq degrés de l'hygromètre de Saussure. L'atmosphère ambiante, alors, forme un bain de vapeur sur la surface des animaux. Elle arrête ou diminue considérablement la transpiration cutanée et pulmonaire sensible. La sueur, ne pouvant être séchée, se condense et abaisse la température normale. Les exhalaisons internes et les sécrétions urinaires sont plus abondantes, mais incapables, néanmoins, de remplacer les excrétions dépuratoires. Sous l'influence d'un air froid et humide, les animaux sont mous, suent très facilement et ont une prédisposition très prononcée à contracter des maladies lymphatiques telles que la morve, le farcin, et la cachexie, dont ils peuvent être et sont même très souvent atteints, si on ne les entoure des soins que leur état réclame.

Les plantes qui croissent sous l'action d'une atmosphère humide et froide sont grosses, développées; mais elles contiennent beaucoup d'eau de végétation et ne peuvent fournir aux animaux des principes nutritifs suffisants que sous un gros volume; aussi, les animaux nés et élevés sur un sol où cette température exerce longtemps sa puissance, sont-ils d'un tempérament lymphatique. Ils ont les os gros, le corps ample, beaucoup de tissu graisseux ou infiltré de sérosité; leur peau est épaisse, les poils en sont gros et longs, principalement à la partie inférieure des extrémités. Ils sont peu énergiques, leurs mouvements sont lents, ils suent facilement. Tels sont les chevaux belges, hollandais, suisses et allemands des bords du Rhin. Tous ces chevaux ont généralement les pieds larges, plats, et la corne peu consistante.

Si les chevaux anglais pur sang, quoique exposés à l'influence
d'une atmosphère froide et humide, ne ressemblent pas à ceux
que nous venons de désigner, c'est qu'ils doivent leurs formes
et leur tempérament asiatique aux soins minutieux dont ils
sont l'objet, et à une nourriture excitante qui leur est donnée
avec abondance.

On annule les effets débilitants d'un air froid et humide en
donnant de l'avoine aux animaux, dans laquelle on peut même
incorporer, de temps à autre, un peu de sel ou de la petite soude;
en aspergeant leur foin d'eau salée, en tenant les écuries dans
le plus grand état de propreté ; en maintenant sur le corps des
chevaux une couverture de laine épaisse, lorsqu'ils sont à l'é-
curie, en facilitant les fonctions de la peau au moyen d'un pansage bien fait, et en ayant soin, lorsqu'ils rentrent en sueur
d'une course, de les bien sécher, avant de leur placer la couverte
de laine sur le corps, en les frottant, au moyen d'une poignée
de paille que l'on tient de chaque main, de manière à prendre
alternativement les poils en sens inverse et selon leur direction.

2e SECTION.

DES SAISONS ET DE LEUR INFLUENCE.

On nomme saisons la division du temps en quatre parties,
déterminée par le mouvement de la terre autour du soleil. Connues sous les noms de *printemps, été, automne, hiver*, ces saisons
exercent une influence tellement marquée sur les animaux,
qu'elles déterminent des maladies nommées *vernales, estivales,
automnales, hyémales*, suivant la partie de l'année qui les oc-
cas onne.

DU PRINTEMPS.

Le printemps commence le 20 mars ; c'est l'époque où la nature sort de l'engourdissement où elle était plongée depuis l'automne, aussi le printemps exerce-t-il une influence plus marquée que toute autre saison de l'année.

L'économie animale est vivement excitée sous l'influence de
la lumière, du calorique et du fluide électrique qui, alors, existent avec énergie ; le sang est riche en principes nutritifs ; le

besoin de la reproduction se fait sentir ; la croissance des poulains a lieu d'une manière satisfaisante ; la mue et le travail
de la dentition s'opèrent. La végétation est vigoureuse, les herbes jeunes et tendres au commencement du mois de mai, légèrement acides et contenant beaucoup d'eau de végétation, sont
très propres à corriger les prédispositions aux maladies inflammatoires, très fréquentes au printemps. C'est aussi le moment
de soumettre les chevaux au régime du vert qui, lorsqu'il est
bien indiqué, produit en eux les effets les plus salutaires.

Cette saison est la plus convenable pour guérir les maladies
chroniques que la nature et l'art peuvent guérir. Les chevaux
à poitrine étroite, et ceux qui ont peu travaillé et reçu une bonne
nourriture pendant l'hiver, sont très exposés aux maladies de
poitrine, ainsi qu'à d'autres maladies inflammatoires. Les chevaux qui travaillent peu pendant l'hiver doivent être ménagés
au printemps et n'être soumis au travail que graduellement

DE L'ÉTÉ.

L'été, qui commence le 21 juin, est la saison la plus chaude
de l'année. Cette grande chaleur résulte du long séjour du
soleil sur l'horizon et du rayonnement de la terre qui élève
la température des couches inférieures de l'air atmosphérique. Pendant la durée des chaleurs de cette saison, les
chevaux ont peu d'appétit, peu d'énergie ; ils sont tourmentés
par les insectes ailés; leur soif est plus ou moins grande ; leurs
digestions s'effectuent avec peu d'activité ; une action musculaire, même modérée, provoque des sueurs abondantes. Lorsque
la température chaude et sèche règne longtemps, les marais se
dessèchent ; la vase exhale des effluves (1) insalubres ; des épi-

---

(1) Du latin *effluere*, s'écouler. On appelle *effluves*, tous les fluides impon-
dérables qui se dégagent des différents corps animaux, végétaux ou minéraux.
Si le dégagement a lieu par l'action simultanée de l'air et de l'eau, sans décomposition apparente du corps qui le produit, l'effluve prend le nom d'é-
manation ; si l'émanation est sensible à la vue par une sorte de vapeur, elle
constitue l'exhalaison; si l'effluve exerce une action dangereuse sur l'économie
animale, il prend le nom de miasme.

zooties (1), des enzooties (2), des maladies sporadiques (3), se manifestent et se propagent.

Il est bon, pendant les chaleurs de l'été, d'abreuver les chevaux trois fois par jour ; il faut aussi leur donner de temps à autre des barbotages clairs, légèrement salés ou acidulés ; asperger leur foin d'eau salée, tenir les écuries dans le plus grand état de propreté; les arroser, les aérer; tenir les ouvertures exposées au midi, fermées au moyen d'une toile; ouvrir celles exposées au nord, ainsi que celles exposées à l'est et à l'ouest, dans les moments où le soleil est sur un point opposé. Les pléthores, qui très souvent sont fausses, réclament plutôt l'usage des tempérants que de la saignée.

On n'abreuvera les chevaux, dans aucun cas, avec de l'eau de puits ou de source sans l'avoir préalablement exposée pendant une heure ou deux au soleil ; ou, au moins, qu'après l'avoir mise en contact avec l'air atmosphérique, en l'agitant avec une poignée de paille ou de foin que l'on introduit et retire alternativement du fond du seau au-dessus de sa surface. Surtout, on évitera de faire boire froid les chevaux en sueur venant de faire une course, de les passer à l'eau au moment de rentrer à l'écurie, et de les laisser exposés à un courant d'air froid. On évitera également de voyager à cheval ou de faire travailler les animaux pendant le milieu du jour, durant la grande intensité de la chaleur; on les laissera alors à l'écurie, le travail et les voyages étant beaucoup mieux supportés par les chevaux le matin et le soir.

DE L'AUTOMNE.

L'automne commence le 23 septembre. Pendant cette saison, la rosée, les brouillards, sont fréquents, plus ou moins épais, souvent froids; les variations de température, brusques. Ces divers états atmosphériques exercent une action d'autant plus dé-

---

(1) Du grec *epi*, sur, et *zôon*, animal; maladie épidémique générale ou contagieuse qui attaque un grand nombre d'animaux à la fois.

(2) Du grec *en*, dans, et de *zôon*, animal; maladie qui attaque en même temps divers animaux de la même contrée.

(3) Du grec *speïro*, je sème; maladie qui attaque quelques animaux çà et là, en petit nombre.

bilitante sur les chevaux, qu'ils ont été davantage fatigués **par** la chaleur de la saison précédente. Ces animaux ont peu d'énergie, suent au moindre exercice, et les travaux de la campagne étant nombreux, ainsi que les manœuvres, à l'occasion des camps, les chevaux en souffrent d'autant plus, qu'ils sont moins aptes à les supporter. Les épizooties, les maladies catarrhales et lymphatiques, sont fréquentes pendant cette saison.

On devra nourrir les chevaux avec des aliments toniques, substantiels (bon foin, avoine, paille, point d'aliments aqueux, ni de ceux contenant peu de principes nutritifs, encore moins des aliments de mauvaise qualité).

En rentrant à l'écurie, si les chevaux suent, ils seront bien séchés par le bouchon de paille, avant de leur placer la couverte sur le dos.

DE L'HIVER.

L'hiver commence le 21 décembre. S'il est humide, il exerce une action très nuisible sur les chevaux. S'il est froid et sec, il active la digestion, la respiration, donne au sang une qualité fortement régénératrice très favorable aux animaux d'une constitution robuste. Les chevaux très jeunes, les vieux, les malades ou convalescents, devront être tenus chaudement, pour entretenir les fonctions de la peau, et prévenir en eux des maladies inflammatoires des organes de la respiration, que la qualité excitante de l'air qu'ils aspirent dans cette saison provoquerait, ces animaux étant trop faibles pour qu'une réaction de dedans en dehors puisse s'opérer et amener un équilibre salutaire.

Pendant la durée des glaces, les chevaux sont très exposés aux entorses et aux fractures, non seulement à cause des nombreuses glissades et des chutes qu'ils peuvent faire, mais aussi en raison du moins de souplesse dans les articulations, et de plus de fragilité des os.

Les poils des animaux, étant un mauvais conducteur du calorique, les chevaux résistent mieux au froid qu'on ne le croit généralement. Un hiver sec et froid est toujours favorable à ceux qui ont atteint l'âge adulte, et qui ont bonne santé. Les chevaux ont, sous l'influence de cette température, plus de force que d'ardeur ; ils mangent davantage, digèrent facilement ; ce qui fait qu'en les nourrissant bien, on peut en exiger plus de travail qu'en été et en automne. Pendant cette saison, l'ingestion d'eau très froide, le cheval ayant chaud ; le passage subit d'un milieu où la température est très-élevée dans un autre où elle est très basse, si le cheval y reste quelque temps exposé dans l'inaction, lui sont très funestes.

5ᵉ SECTION.

DE LA LUMIÈRE ET DE QUELQUES MÉTÉORES (1).

DE LA LUMIÈRE.

Nous avons parlé, pages 90 et suivantes, de la lumière sous le rapport de son origine, et des phénomènes de la vision. Il nous reste à dire l'influence que ce fluide exerce sur l'organisme animal et végétal. La lumière étant excitante , modifie favorablement le mouvement vital ; plus , par conséquent, elle abonde dans les écuries, mieux les chevaux qui les habitent se portent. Ceux qui vivent, au contraire , dans des lieux peu éclairés possèdent peu d'énergie, et sont, plus que d'autres, exposés à la morve, au farcin, à la gale, aux dartres, etc. On a plusieurs exemples de guérison de chevaux morveux abandonnés dans des pâturages durant l'été. La propriété stimulante de la lumière exige que l'on place toujours les ouvertures (fenêtres) au-dessus de la tête des chevaux, de manière que ce fluide ne puisse frapper directement les yeux ; ce qui, en raison de la délicatesse de ces organes, occasionnerait des ophthalmies ou d'autres maladies inflammatoires de l'œil.

Les insectes ailés, étant inoffensifs dans l'obscurité , on laissera pénétrer le moins de lumière possible dans les écuries habitées par des chevaux que les piqûres de mouches tourmentent beaucoup.

Les herbes qui croissent dans des lieux ombragés, principalement dans les bois, ou même dans les vergers, contenant beau-

---

(1) Du grec *meta*, au-dessus, et de *aireô*, j'élève. On appelle météores tous les phénomènes qui se passent dans les régions supérieures de l'atmosphère.

coup d'arbres, donnent un foin peu substantiel et peu propre à la nourriture du cheval.

Les chevaux atteints de maladies inflammatoires , et même ceux d'un caractère irritable, seront logés dans des écuries obscures ; le contraire aura lieu pour les chevaux d'un tempérament lymphatique, et pour ceux atteints de morve, farcin, eaux aux jambes, engorgements ou ulcères scrofuleux.

La lumière est si utile aux animaux et aux végétaux , que , quand ils en sont privés, les uns la recherchent par instinct, et les autres par un mouvement automatique remarquable.

Si les juments poulinières ont plus de lait, tenues dans l'inaction et dans des écuries sombres , leurs poulains s'y développent difficilement , tandis que , logés dans des écuries bien éclairées et exercées convenablement, les uns et les autres ont plus de force, meilleure santé et plus d'énergie.

DES MÉTÉORES.

Quelques-uns des phénomènes physiques qui se passent dans l'atmosphère, exerçant une influence plus ou moins directe sur les animaux domestiques, nous avons cru, à l'exemple du professeur Grognier, devoir en dire quelques mots ici. Ces phénomènes, nommés *météores*, sont distingués en *aériens* (les vents), *aqueux* (rosée, pluie, gelée, etc.), *électriques* , *ignés* (la foudre).

DES VENTS.

Les vents , comme nous avons eu occasion de le dire , résultent du déplacement d'une partie des molécules de l'air. Cette cause de déplacement, souvent inconnue , principalement pour les vents extraordinaires (1), peut imprimer aux molécules atmosphériques, une force et une vitesse qui varie de la distance comprise entre la différence qui s'étend depuis un léger vent, qui agite à peine les feuilles des végétaux , jusqu'à celui des

---

(1) Les vents ordinaires ou réguliers sont produits par la dilatation de l'air sous l'équateur, en raison de la chaleur qui s'y fait plus particulièrement sentir. L'air dilaté de cette zone s'élève sans cesse dans les régions plus élevées, et il est remplacé par de l'air plus froid venant des pôles. C'est ce mouvement, entretenu par des causes dont l'effet est continuel, qui produit ces vents si favorables aux navigateurs, et qu'on a nommés *vents alisés*.

tempêtes qui déracine et brise les arbres les plus forts et les plus robustes, enlève les toits des maisons et arrache les eaux de la mer à leurs plus profonds abimes.

La vitesse des vents est insensible au-dessous de 1,950 mètres; elle est modérée à environ 8,000. Celle de la tempête passe 78,000 et peut atteindre 160,000 mètres par heure.

Il est précieux, pour le règne animal , que l'atmosphère soit sans cesse agitée, afin que l'air soit toujours propre à l'entretien de la vie ; et , quoique tous les vents ne soient pas également salutaires, ils sont tous utiles à l'existence en agitant l'air, déplaçant et dispersant les effluves telluriennes (1) , les miasmes (2) qui s'élèvent des marais, et en tourmentant les eaux stagnantes.

Certains vents n'exercent leur action que sur une petite étendue de pays, tandis que d'autres, au contraire , parcourent une notable partie du globe.

Nous avons dit que tous les vents n'étaient pas également salutaires; en effet, les vents froids survenant tout-à-coup, pendant une journée très chaude , crispent la peau , refoulent à l'intérieur, diminuent considérablement les fonctions cutanées; arrêtent la transpiration et peuvent occasionner des maladies inflammatoires. Les vents , quoique chauds , s'ils sont saturés d'humidité , peuvent produire les mêmes effets, parce qu'ils sont impuissants à absorber la sueur des animaux. On reconnait plusieurs espèces de vents, mais pour l'objet qui nous occupe, nous n'avons à parler que de ceux provenant des quatre points cardinaux : *Nord*, *Sud*, *Est*, *Ouest*.

La nature des vents est souvent différente suivant leur point de départ et les lieux qu'ils traversent. Le vent du nord, arrivant d'une contrée froide et parcourant un long espace de terre, est froid et presque toujours sec. Le vent du sud, provenant d'une contrée où la température est élevée, mais traversant les mers pour arriver jusqu'à nous , est humide et chaud. Le vent de l'est , traversant un vaste espace de terre et parcourant une contrée tempérée, est sec et modérément froid. Le

---

(1) Du latin *tellus*, terre.
(2) Du grec *miasma*, souillure (V. la note de la page 324).

vent d'ouest, se chargeant de beaucoup de vapeurs aqueuses en franchissant l'Océan, est toujours humide.

Les vents poussant dans la direction qu'ils parcourent les miasmes et toutes les émanations qui s'élèvent des substances terrestres, on comprend qu'il ne faudra jamais exposer les ouvertures des écuries du côté des marais ou d'autres lieux qui répandraient des odeurs malsaines ou des miasmes nuisibles.

DE LA ROSÉE.

On nomme rosée ces gouttelettes que l'on remarque le matin, après une ou plusieurs nuits sereines. sur les feuilles des végétaux. On croit que ces gouttelettes sont produites par le rayonnement de la terre qui fait perdre aux plantes une grande quantité de leur calorique, et qui, n'en recevant point, deviennent plus froides que l'air qui les entoure, et condensent par leur contact les vapeurs aqueuses que l'air renferme. La rosée, qui semble être de la même nature que le serein, n'a rien de commun avec la pluie ou les brouillards; ceux-ci résultent du refroidissement de l'atmosphère elle-même, tandis que celle-là est attribuée à la froideur des corps avec lesquels l'atmosphère est en contact.

Les foyers, d'où se dégagent des vapeurs délétères, rendent les lieux qui les entourent beaucoup plus insalubres pendant l'existence de la rosée qu'en tout autre moment. On a aussi remarqué que ce météore se formait plus souvent dans le voisinage des localités insalubres qu'ailleurs. L'herbe mouillée par la rosée est plus malsaine que celle qui est mouillée par les brouillards ou par la pluie; elle occasionne plus sûrement des météorisations et des indigestions. Le trèfle et la luzerne offrent principalement cette particularité. Les animaux, guidés par un instinct de conservation, ne mangent l'herbe mouillée par la rosée, que lorsqu'ils sont pressés par la faim; dans tout autre cas ils attendent que l'humidité soit dissipée par le soleil. Il ne faudra donc jamais conduire aux pâturages les animaux auxquels on n'aurait donné que peu d'aliments pendant une nuit passée à l'écurie. Il en sera de même pour la gelée blanche, due à une intensité plus grande des mêmes causes, mais qui exerce une action aussi fâcheuse sur les animaux que la rosée.

DES BROUILLARDS.

Les brouillards sont ces amas plus ou moins épais de vapeurs condensées, que l'on remarque dans les couches inférieures de l'atmosphère, pendant la durée d'une température froide. C'est principalement dans les moments de calme, en hiver, au commencement du printemps ou à la fin de l'automne, que les brouillards sont les plus fréquents. Leur persistance est due au peu de chaleur de l'air pour les élever, à son degré insuffisant de froid pour les réduire en une pluie nommée *bruine* (1), et au manque de vent pour les dissiper.

Emanant des marais, des eaux stagnantes, des terrains humides, des rivières paresseuses, au-dessus desquelles ils se forment, tenant en suspension des miasmes délétères, ils exercent une influence d'autant plus funeste sur les animaux qui y sont long-temps exposés, qu'ils agissent en raison de leur humidité et des effluves miasmatiques dont ils sont le véhicule : ce qui explique le développement des épizooties et leur facile propagation sous l'influence des brouillards.

Quelques uns de ces météores sont tellement chargés de molécules miasmatiques qu'ils répandent une très mauvaise odeur. Ce qui vient d'être dit, fait je crois, suffisamment comprendre l'importance de ne laisser les animaux domestiques exposés à l'action des brouillards, que le moins de temps possible.

Les brouillards diffèrent de la rosée parce qu'ils mouillent tous les corps avec lesquels ils se trouvent en contact et qu'ils pénètrent même dans les habitations ; la rosée mouille beaucoup certains corps et n'en mouille pas d'autres, tels que les métaux.

Le givre n'étant autre chose que la vapeur des brouillards, réduite à l'état solide par un degré de froid plus intense, on observera pour les animaux, les mèmes précautions que celles

---

(1) Au moment où la *bruine* se forme, la température devient plus douce; ce qui a fait penser à quelques physiciens que ce n'était point le froid qui condensait les brouillards, et leur a fait dire que l'augmentation de température, dilatant l'air qui se trouve alors moins interposé entre les particules aqueuses, permettait leur réunion.

indiquées pour prévenir les effets des brouillards. Le givre détruit les insectes, et sous ce rapport il a son utilité agronomique.

DE LA PLUIE.

Un courant d'air froid qui abaisse la température d'une partie de l'atmosphère, et condense les vapeurs qui forment les nuages; la compression des nuages, l'action de l'électricité, la rencontre de deux couches d'air atmosphériques, poussées par les vents ou par d'autres causes, qui viendront se confondre à l'instant quelles sont à une température différente, produisent la pluie. Mais, si au moment où une cause donnée condense les vapeurs d'eau, un vent froid, en même temps qu'il déterminerait un abaissement de la température, produisait une condensation, une compression de l'air, alors l'atmosphère présentant une résistance aux nuages, la pluie n'aurait pas lieu. Ce météore est donc plus ou moins fort et abondant, selon le degré de résistance que l'eau rencontre dans l'air, ou selon la violence avec laquelle elle est poussée par le vent.

Les premiéres pluies qui ont lieu après une longue sécheresse sont toujours salutaires et fertilisantes, en balayant l'atmosphère des effluves telluriennes qu'elle contient, et en les précipitant sur la terre. C'est cette cause qui fait que les animaux sont lourds, tristes, fatigués, sans énergie pendant les premiers moments qui accompagnent ces pluies et ceux qui les précèdent; tandis qu'après la pluie ils sont agiles, gais, et manifestent du bien-être. C'est principalement sur les animaux faibles et convalescents que ces effets se font le plus sentir.

Par les raisons que nous venons de faire connaitre, il ne faut recueillir l'eau de ces pluies pour la conserver dans les citernes, que cinq à six heures après que ce météore a commencé.

Les pluies chaudes sont favorables aux animaux et aux plantes; les pluies froides possèdent une propriété contraire.

DE LA GLACE, DE LA NEIGE ET DE LA GRÊLE.

Ces divers météores sont produits par la soustraction d'une grande partie du calorique de l'eau, à l'état liquide ou à l'état de vapeur. Le premier de ces météores a lieu sur la terre, les deux autres dans l'air.

La *glace* est nuisible aux chevaux qui voyagent lorsque les routes sont couvertes de verglas. Les nombreuses glissades qu'ils font, sollicitent considérablement leurs forces musculaires, les fatiguent, provoquent la sueur, accélèrent la respiration; ce qui expose ces animaux aux maladies inflammatoires de poitrine, par la facilité qu'ils rencontrent à se refroidir soit dans les écuries, soit en restant dans l'inaction exposés au vent, soit enfin par l'ingestion d'eau froide, avant que la respiration et les fonctions de la peau ne soient rentrées dans leur état normal.

Le *dégel* est nuisible aux animaux qui restent dans les écuries; les murs, les meubles, le sol, enfin toutes les parties de ces habitations sont recouvertes de gouttelettes d'eau qui sont non-seulement humides, mais qui renferment des miasmes excrémentitiels, résultant des excrétions animales et des matières végétales putréfiées. Il faudra pendant ce temps aérer le plus possible les écuries, lorsque les chevaux en seront sortis, les nettoyer, en tenir la litière propre et fraîche, et bien couvrir les animaux lorsqu'ils rentrent, pour entretenir les fonctions de la peau.

La *neige* se forme au moment où le nuage est sur le point de se convertir en pluie, elle est toujours l'effet du refroidissement de l'atmosphère. Mauvais conducteur du calorique, elle peut permettre aux animaux, surpris par un froid intense, de dormir dessus sans en éprouver de fâcheux résultats. C'est en raison d'une action vitale provoquée par une application de neige, et non en soutirant la chaleur de ce corps qu'un membre gelé reprend son état normal.

Lorsque la neige recouvre le sol avant qu'il n'ait été gelé trop profondément, si elle séjourne long-temps elle produit de bons effets : elle conserve la chaleur de la terre, empêche l'évaporation de ses gaz, protège les plantes et les semences qu'elle recouvre contre les injures de l'air, conserve leurs racines, fait périr, en les affamant, les insectes que la terre renferme et principalement ceux qui se trouvent à sa surface.

La *grêle* est mieux connue par ses effets que par son origine. Les explications de sa formation, données jusqu'à ce jour, n'ont pas paru complètement satisfaisantes. L'opinion la plus accréditée est que la pluie se congèle en traversant un milieu fortement refroidi par un courant électrique.

La grêle offre ceci de remarquable, c'est qu'elle tombe presque exclusivement au printemps et en été, principalement aux heures les plus chaudes de la journée, très rarement la nuit. Sa présence dans l'air est annoncée par des nuages paraissant avoir beaucoup de profondeur, de couleur cendrée, hérissés de protubérances et dont les bords sont déchirés. La chaleur est étouffante, l'air lourd, les animaux dans les pâturages sont inquiets, ils s'agitent, et par leur anxiété ils nous indiquent la nécessité de les faire rentrer pour les préserver des ravages de ce météore.

Quelquefois la chute de la grêle est précédée d'un bruit semblable à celui d'un sac de noix que l'on vide. Elle précède ou accompagne les pluies d'orage, mais ne les suit presque jamais.

DU FLUIDE ÉLECTRIQUE ET DE LA FOUDRE.

Le fluide électrique, extrêmement subtil et répandu sur tous les points de l'espace, se propage avec une vitesse que l'on n'a pas encore pu apprécier. Généralement, mais inégalement répandu dans tous les corps, il exerce une action puissante sur la végétation et sur les animaux, et il est la matière, l'aliment de la foudre.

On reconnaît deux sortes d'électricités, l'une nommée *vitrée* et l'autre *résineuse*. Tel nuage peut être chargé de l'une et tel autre de l'autre. La rencontre et le mélange de ces deux espèces d'électricités produit une étincelle nommée *éclair*, qui, enflammant des gaz accumulés dans les hautes régions de l'atmosphère, donne lieu à une forte détonation qui se répète plusieurs fois dans l'air, et occasionne ce roulement connu sous le nom de *tonnerre.*

Certains corps sont fortement traversés par le fluide électrique qui agit sur eux avec beaucoup de force, on les nomme *bons conducteurs;* ceux sur lesquels le fluide électrique agit avec moins d'intensité sont nommés *mauvais conducteurs.*

Les animaux, les végétaux, les métaux, etc., sont bons conducteurs de l'électricité. Les pointes, les édifices élevés, les arbres, les courants d'air, le son des cloches en agitant l'air,

attirent la foudre : ce qui indique la nécessité pendant l'orage ,
de fermer les ouvertures des habitations, de manière à ne laisser subsister aucun courant d'air ; de ne pas se réfugier sous
des arbres élevés ; de ne point galoper sur les routes et de ne
pas sonner les cloches, comme on le fait quelquefois, dans l'es-
pérance de conjurer le tonnerre , puisque l'expérience a démontré, qu'en agitant l'air, elles établissaient dans le clocher
un courant qui peut amener un résultat diamétralement contraire à celui que l'on se proposait d'obtenir; ce qui, avec
la forme des clochers et le fer dont ils sont ordinairement
surmontés, explique la mort de tant de sonneurs foudroyés
dans l'exercice de leurs fonctions. Avant et pendant l'orage,
les animaux faibles , malades , convalescents , éprouvent
un malaise évident, de l'anxiété ; les chevaux qui se trouvent
dans les pâturages trépignent , frappent du pied , témoignent
de l'inquiétude, de l'agitation, ils cherchent à rentrer à l'écurie.

4ᵉ SECTION.

DES CLIMATS.

On entend par climat, en hygiène , une région , une étendue
de pays, où une certaine température règne habituellement ;
ce qui fait que l'on reconnaît des climats *secs*, *humides* , *froids*,
chauds, *tempérés et rigoureux*, et d'autres encore qui résultent
de diverses combinaisons atmosphériques et de l'état du sol.
L'hygiène vétérinaire étudie les climats sous le rapport de
l'influence qu'ils exercent sur les animaux ; aussi ce que nous
avons dit de l'air et des saisons nous dispensera de décrire les
différents climats, pour nous permettre de ne nous occuper que
de leur influence.

Le *climat sec* peut être en même temps chaud ou froid. Sous
l'influence de l'un comme de l'autre, les chevaux sont de
moyenne taille, en général plutôt petits que grands ; ils ont
les formes sèches, bien dessinées, peu de crins aux extrémités,
la tête carrée, l'œil vif ; ils sont sobres, légers, énergiques.
La corne de leurs pieds est dure et la sole incurvée. Les plantes
qui croissent dans ces climats sont stimulantes, contiennent
beaucoup de principes nutritifs et peu d'eau de végétation.

Le *climat humide* peut s'allier au froid et au chaud. Sous son influence les plantes contiennent beaucoup d'eau de végétation et peu de principes nutritifs relativement à leur volume. Les chevaux sont grands, gros, lourds, ont les formes empâtées, la tête grosse et lourde, les parties inférieures des extrémités couvertes de poils longs et gros, la vue faible, les yeux petits, plats, et la corne molle. Ces chevaux sont gros mangeurs et possèdent peu d'énergie.

Les *climats froids et les climats chauds*, quand ils ne sont pas humides, produisent les mêmes effets que ceux qui sont secs et chauds ou secs et froids.

Le *climat tempéré* résulte d'une heureuse combinaison des divers états de l'atmosphère et du sol. Sous son influence, les chevaux propres à tous les services vivent, croissent, se développent avec avantage et sont susceptibles d'acquérir, par des croisements bien entendus, toute espèce d'amélioration.

Le *climat rigoureux* est celui ou une température très froide dure presque toute l'année (Groënland). Dans ces contrées, les chevaux sont petits, chétifs, et leurs poils tellement longs que leurs formes en sont dissimulées.

Les climats exercent leur influence non-seulement sur les chevaux qui naissent, vivent et croissent dans le même pays, mais encore sur les jeunes poulains que l'on fait passer de la contrée où ils sont nés, dans une autre d'un climat différent. Ces poulains, dans ce cas, perdent les caractères qui distinguent les chevaux parmi lesquels ils sont nés, pour prendre ceux qui appartiennent aux chevaux du pays où ils prennent leur complet développement. Mais si le climat a le pouvoir de changer la manière d'être du cheval, la nourriture, les soins et les croisements bien entendus, n'exercent pas une moins grande puissance sur lui. En effet, la nourriture, les soins, les croisements dont les chevaux peuvent être l'objet, la nature du terrain et son exposition, sont autant de causes qui peuvent modifier et même annuler l'influence du climat. L'Angleterre est une preuve de cette assertion : dans cette contrée humide et froide, on est parvenu, en introduisant des chevaux d'Orient, en donnant une nourriture abondante et stimulante, en changeant pour ainsi dire la nature du sol des prairies, et en faisant

usage de soins hygiéniques bien entendus, à obtenir une race
de chevaux remarquable, et aussi différente de la race qui l'a
précédée dans cette ile, que le cheval le plus ignoble diffère
du superbe cheval arabe.

5e SECTION.

DE L'HABITATION DU CHEVAL.

L'habitation du cheval se nomme écurie (1). L'orientation,
les dimensions de hauteur et de largeur, le degré d'inclinaison
du sol, le mode de pavage, le nombre et la disposition des mangeoires et des rateliers, la nature des matériaux qui les composent, l'espacement et le barrage sont autant de points qu'il
importe essentiellement de connaitre pour pouvoir placer les
chevaux dans les conditions les plus favorables au maintien de
la santé.

Orientation. Autant qu'on le peut, on doit exposer les ouvertures des écuries à l'est ; après l'est, c'est le nord et ensuite le
sud qu'il faut choisir, et n'orienter à l'ouest qu'autant qu'on serait dans l'impossibilité de mieux faire. Ces principes, posés pour
des écuries à établir dans un climat tempéré, sont susceptibles
de nombreuses modifications nécessitées : 1° par différentes régions, 2° par les lieux environnant les localités où l'on veut
établir une écurie. 3° par la direction habituelle des vents.

1° Dans le nord on devra choisir, de préférence à toute autre,
l'exposition sud, et dans le midi l'exposition nord.

2° De grandes rivières, des lacs, des marais, la mer, des usi-
nes ou d'autres lieux d'où émanent des gaz malfaisants, des
courants d'air habituels qui résultent de la disposition de certaines rues, de certains bâtiments, de quelques montagnes ou
vallées, sont autant de causes qui doivent intervertir l'ordre des
points cardinaux que nous avons indiqués comme préférables.

Autant qu'on le peut, il faut disposer les ouvertures de manière à pouvoir établir un courant d'air dans l'écurie, lorsque
les chevaux en ont été retirés pour leur service ou la promenade; surtout il ne faudra jamais appuyer les murs des écuries

---

(1) Du latin *equus*, cheval.

contre des montagnes, des remparts, de la terre ; ni faire servir pour loger les chevaux, de vieilles églises, des casemates
ou d'autres vieux bâtiments dont les murs seraient très épais
et salpêtrés, à cause de l'humidité continuelle qui règne dans
ces lieux, et qui, jointe à la chaleur développée par les animaux,
est un des agents les plus actifs de putréfaction.

Des murs. Ils doivent être construits en briques ou en pierres
qui aient peu d'affinité pour l'humidité. On les recrépira avec
du mortier ou du plâtre.

Dimensions. On ne comprend pas généralement l'indispen-
sabilité de loger les chevaux de manière à leur donner une quantité d'air suffisante pour qu'un acte de la respiration, l'*hématose*, puisse s'effectuer convenablement.

Tous les animaux usent et décomposent par la respiration
l'air renfermé, au milieu duquel ils vivent. De là l'importance
de le renouveler ou de leur en donner une quantité assez considérable pour qu'ils n'en souffrent pas.

L'air, comme nous l'avons fait connaître page 315, est composé d'oxigène, d'azote, et d'une partie presque inappréciable
de gaz acide carbonique. Les animaux usent ce fluide au moyen
d'une opération (1) qui a lieu dans les poumons pendant l'acte
de la respiration, et qui a pour objet de transformer le sang
veineux qui n'est plus propre à l'entretien de la vie en sang artériel, seul apte à fournir aux divers organes de la machine
animale, les matériaux nécessaires pour remplir les fonctions
qui leur sont dévolues, pour se développer et pour conserver
leur état d'intégrité.

L'air, introduit dans les poumons, perd une partie de son oxigène qui sert à l'acte de sanguification qui a lieu dans ce viscère,
et les animaux donnent en échange, par l'expiration, du gaz
acide carbonique et des vapeurs aqueuses. Le gaz azote qui par
lui-même est irrespirable, n'étant plus accompagné d'une partie
suffisante d'oxigène, uni au contraire à une plus ou moins grande
partie d'acide carbonique, impropre comme lui à la respiration,
et les animaux se trouvant, de plus, au milieu d'une atmos-

---

(1) L'hématose dont nous venons de parler.

phère chargée d'effluves qui émanent de leurs excrétions et des matières végétales et animales en putréfaction, on comprend que le sang doive s'altérer, charrier et déposer des principes désorganisateurs sur tel ou tel organe. C'est aussi ce qui arrive et ce qui donne lieu à la morve, au farcin, à la phthisie tuberculeuse et à d'autres maladies non moins redoutables.

Le mal signalé, il devient facile de trouver le remède; il s'agit de donner aux chevaux un espace suffisant et de ménager dans les écuries des moyens d'aération tels, que ces animaux puissent se trouver placés dans les conditions les plus favorables au maintien de la santé. On réunira ces conditions en donnant aux écuries les dimensions que nous allons indiquer.

DIMENSIONS GÉNÉRALES.

Hauteur, 5 mètres.

Largeur, 6 mètres dans œuvre pour une écurie à un seul rang de chevaux, dite *écurie simple*. Celle des écuries à deux rangs, dites *écuries doubles*, sera de 12 mètres quand les chevaux seront placés tête à tête, c'est-à-dire que les mangeoires et les rateliers seront appuyés sur un mur de refend, situé au milieu de l'écurie; et de 10 mètres 40 centimètres, quand, par l'exigence des localités et faute d'une largeur convenable des bâtiments, on sera forcé de mettre les chevaux croupe à croupe.

Longueur. Elle sera subordonnée au nombre de chevaux que l'on voudra y loger; mais, dans tous les cas, calculée sur l'espacement indiqué page 341 (1).

AÉRATION.

Portes. Elles auront 2 mètres de largeur environ. Leur hauteur sera de 2 mètres 60 centimètres, au moins; leurs carnes seront arrondis.

Fenêtres. Les fenêtres seront nombreuses; on devra chercher à en établir une de trois en trois chevaux. Le bas des fenêtres sera placé à trois mètres du sol, pour ne pas fatiguer la vue

---

(1) On devra toujours ménager, pour chaque cheval, une capacité cubique de 20 mètres, au moins.

des chevaux. Elles s'ouvriront autour de leur arête inférieure et sur une surface de 1 mètre carré et demi, au moyen du mécanisme le plus simple possible. Elles seront, de plus, garnies de volets en bois du côté du sud, lorsque cette disposition sera reconnue nécessaire, en raison du climat et des localités.

Cheminées d'appel. Des ventouses supérieures, ou cheminées d'appel, seront établies dans les écuries, lorsque les habitations se trouveront placées de telle sorte qu'il ne serait pas possible d'y pratiquer le nombre de fenêtres nécessaires pour renouveler l'air. Ces ventouses devront être placées au-dessus et dans l'axe des passages, en arrière des chevaux, et se fermer à volonté. On peut augmenter l'activité des cheminées d'appel en plaçant à leur bouche, située au niveau intérieur du plancher, un moulinet en bois dont les ailes soient très légères et la remplissent presque entièrement. Le plus léger courant d'air imprimera le mouvement à ce moulinet et l'air extérieur, attiré par ce moyen, renouvellera celui de l'écurie et le rafraîchira jusqu'à ce qu'il soit au même degré que celui de l'atmosphère.

Barbacanes. On pourra faire usage de ces ventouses inférieures situées sous les mangeoires, lorsque les chevaux seront dehors, et on les tiendra fermées pendant tout le temps que les chevaux seront à l'écurie.

OBJETS PARTICULIERS DES ÉCURIES.

Du sol. Il devra toujours être au-dessus du niveau du terrain environnant l'écurie et présenter une pente calculée sur 2 à 3 centimètres par mètre. Le pavage sera formé en grès, cailloux ou autres pierres dures, les meilleures dans chaque localité ; il sera posé sur une forme résistante et garni, dans tous les joints, d'une matière imperméable et adhérente, telle que le mortier hydraulique, le ciment de Pouilly ou l'asphalte, suivant leur adhésion relative aux pavés mis en usage.

Les essais qui ont été faits de l'emploi du bitume, posé sur une aire résistante en maçonnerie ou en béton, pour former le sol des écuries, n'ont pas donné, en général, des résultats assez satisfaisants pour conseiller ce système. Le sol ainsi établi est habituellement trop glissant et trop facilement détérioré par les fers des chevaux, les urines y adhèrent et la durée n'est pas en rapport avec le prix.

Mangeoires. Les mangeoires seront en bois, en pierre dure ou en fonte, suivant la qualité et le prix de ces matières dans chaque localité. Elles seront posées sur un massif en maçonnerie, dont le parement aura, comme la face antérieure des mangeoires, une inclinaison en surplomb, du cinquième par rapport à la verticale. L'arête supérieure de cette face sera à 1 mètre 10 centimètres de hauteur au-dessus du sol.

Les mangeoires auront 20 centimètres de profondeur, leur largeur sera de 30 centimètres en haut et de 24 au fond. Celles en bois seront divisées par cheval, au moyen de séparations en planches; celles en pierre ou en fonte pourront n'être creusées que sur 60 centimètres de longueur, mais le massif sur lequel elles reposeront n'en sera pas moins continu et s'élèvera, entre les portions creusées, à la hauteur totale de 1 mètre 10 centimètres.

Rateliers. Les rateliers, placés à 50 centimètres de hauteur au-dessus du plan supérieur des mangeoires, seront en bois, en fer creux ou en fonte.

Les rateliers en bois, espèces d'échelles posées transversalement, doivent avoir leurs barreaux arrondis, espacés de 85 à 110 millimètres et portant sur pivot, afin qu'en tournant au moindre effort, le cheval tire sans peine le foin. Le ratelier devra être fortement fixé au mur inférieurement et supérieurement, où il sera maintenu par des bandes de fer; il devra en être distant de 41 centimètres; sa hauteur totale sera de 76 centimètres.

Les rateliers en fonte ou en fer creux, préférables à ceux en bois, ont reçu le nom de *corbeilles;* ils sont placés à la même hauteur que les rateliers en bois et ont la forme d'une hotte.

Espacement. Il sera de 1 mètre 45 à 50 centimètres, lorsque les chevaux seront séparés par des barres, et 1 mètre 70 centimètres lorsqu'ils seront séparés par des stalles fixes.

Barrage. Il sera pratiqué au moyen de forts poteaux placés en arrière des chevaux, de trois en trois. Ces poteaux seront reliés par des traverses pour soutenir les cordes de suspension des barres. Les traverses, fixées aux poteaux par des mortaises ou des crochets en fer, seront distantes du sol de 2 mètres 30 centimètres, auront 12 centimètres de largeur sur 8 d'épaisseur, et présenteront à leur face interne de petits crochets en fer servant à fixer les cordes qui suspendent les barres.

Les barres auront une longueur de 2 mètres 45 centimètres et 10 centimètres de diamètre. Elles seront garnies d'une virole en fer à chaque extrémité, et recouvertes antérieurement sur une étendue de 50 centimètres par une plaque en tôle, et postérieurement sur une étendue de 70 centimètres par de la paille roulée autour, et dont on laisse pendre les extrémités pour servir de cloison, afin de prévenir les coups de pieds, et mieux encore pour prévenir les contusions occasionnées par les barres, par suite de coups de pieds lancés sur cette séparation.

Les barres seront distantes du sol de 76 centimètres, maintenues antérieurement par une S en fer fixée à deux anneaux mobiles, l'un placé à la partie antérieure de la mangeoire, et l'autre à l'extrémité antérieure de la barre; et postérieurement par une corde divisée en deux parties; la première, partant de l'extrémité postérieure de la barre qu'elle traverse, est garnie d'un rouleau en bois de 57 centimètres de hauteur sur 8 centimètres de diamètre et pourvue d'une bascule en bois, nommée *sauterelle*, qui, passant dans une gance que lui présente la seconde partie de la corde, sert de point d'union entre les deux divisions, au moyen d'un anneau mobile qui la fixe. Quand les chevaux s'embarrassent, on relève l'anneau pour dégager la sauterelle, aussitôt cette petite machine fait la bascule, et l'extrémité postérieure de la barre tombe sur le sol.

Stalles. On nomme ainsi de petites loges formées de cloisons fixes ou mobiles, ouvertes par derrière et présentant les dimensions suivantes : *hauteur*, 1 mètre 33 centimètres ; *longueur*, 2 mètres, 50 centimètres; *largeur*, ou espace d'une cloison à l'autre, 1 mètre 60 à 70 centimètres. Les cloisons doivent se terminer à la mangeoire et ne pas s'avancer jusqu'au mur, pour ne pas empêcher les chevaux d'être en société entre eux.

Système d'attache. Ce système se compose : 1° d'une barre de fer rond, courbée à ses deux extrémités, posée de haut en bas parallèlement à la face antérieure de la mangeoire , fixée au sommet de celle-ci et scellée en bas dans le massif en maçonnerie ; 2° d'une chaine en fer de 65 centimètres de longueur, y compris, à l'une de ses extrémités , un anneau qui embrasse la barre d'attache le long de laquelle il glisse, et à l'autre extrémité un T pour prendre l'anneau du licol.

Ce système , tout en laissant aux chevaux la liberté nécessaire pour se coucher et pour atteindre le fourrage placé dans le ratelier , suffit pour empêcher qu'ils ne mangent la ration de leurs voisins.

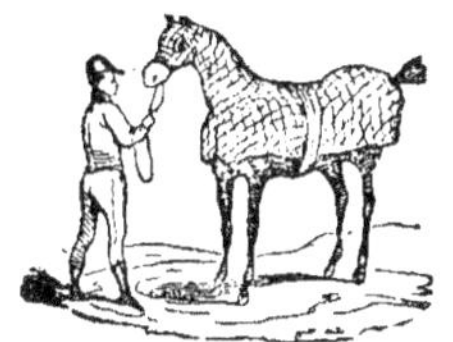

CHAPITRE II.

DES ALIMENTS.

On nomme aliment (1) toute substance qui , introduite dans les organes digestifs peut, après y avoir subi des changements divers , fournir les matériaux nécessaires pour l'accroissement et la réparation des organes.

L'alimentation est nécessaire tant que la vie dure, par la raison que les organes s'usant tous les jours, les parties usées et éliminées par les actes de la vie, doivent être sans cesse renouvelées sous peine de dépérissement et de mort.

Toutes les parties constituantes des aliments ne servent pas à la nutrition. Ce ne sont que celles que la digestion , l'hématose et l'assimilation peuvent élaborer ; on nomme ces parties *alibiles* (2) ou nutritives. Les autres ne sont qu'un *excipient* (3) servant d'abord de lest , et ensuite expulsées; elles reçoivent alors le nom d'*excrémentitielles* (4).

Les aliments dont les animaux font usage sont fournis par les trois règnes de la nature. Les aliments solides par les règnes végétal et animal, et les aliments liquides et les condiments par le règne minéral. Les végétaux et l'eau pure sont les aliments dont les chevaux se nourrissent habituellement. Cependant , ils boivent avec plaisir le lait , les bouillons gras et les eaux de vaisselle tièdes qui tiennent en suspension du son et de la farine, et ils ne sont pas aussi éloignés de se nourrir de viande cuite ou crue qu'on pourrait le croire (5).

---

(1) Du latin *alere*, nourrir.

(2) Même étymologie.

(3) Du latin *excipere*, recevoir.

(4) Du latin *excernere*, séparer , nettoyer ; tout ce qui est évacué du corps de l'animal par les émonctoires naturels.

(5) J'ai connu plusieurs chevaux auxquels on donnait habituellement à boire l'eau de vaisselle tiède de la maison , principalement le soir , au retour d'un voyage de plusieurs heures. Ces chevaux , qui buvaient ces eaux grasses avec avidité, se portaient très bien.

M. Huilier–Maugis, vétérinaire, dit avoir vu à Loches, en Suisse, un cheval de boucher entrer dans l'étal où il dévora en peu d'instans vingt livres de viande.

Il n'est pas rare de voir en Islande les chevaux manger du poisson. Les

La différence qui existe entre un aliment , un médicament et un poison, résulte de ce que l'aliment, subissant l'action des organes digestifs, sa partie alibile s'identifie avec les différentes parties du corps, s'animalise en un mot, tandis que les médicaments résistent, en général, aux forces de l'estomac , donnent lieu à un trouble momentané , d'où résulte la médication , et que les poisons ingérés, quoique à petites doses , rendent très malades et occasionnent la mort , à moins qu'ils ne soient maniés avec discernement par d'habiles médecins; dans ce cas , ils peuvent fournir d'utiles ressources.

Les aliments végétaux sont plus ou moins nutritifs et stimulants, selon qu'ils croissent sur des terrains secs ou humides et sous l'influence de tel ou tel climat. Il existe une très grande différence entre les aliments des régions méridionales et ceux des régions septentrionales; les premiers, sous un petit volume, renferment beaucoup de principes nutritifs et ont, de plus, de l'arome, de la saveur, et possèdent une propriété tonique et stimulante. Les aliments du nord sont peu savoureux , contiennent beaucoup d'eau de végétation, peu de principes alibiles, perdent beaucoup de leur volume par la dessiccation , donnent peu d'énergie et doivent être pris par les herbivores en plus grand volume que les aliments du midi, pour nourrir également. Ce qui fait que tous les chevaux du nord étant gros mangeurs , leurs organes digestifs renferment une quantité considérable d'aliments, dont une partie sert uniquement de lest. Sous l'influence du même climat, les herbes qui croissent sur des terrains habituellement humides, dans des lieux ombragés ou sur des terrains exposés au nord et que le soleil ne peut réchauffer, donnent beaucoup moins d'énergie aux animaux qui s'en nourrissent , et contiennent moins de principes nutritifs que celles qui recouvrent des terrains secs et exposés au soleil.

Les chevaux provenant des pâturages humides de certaines contrées du nord, assujétis à la ration militaire, dépérissent; leur ventre se rétrécit, ils sont longtemps sans pouvoir se faire

---

Arabes donnent souvent du lait de chamelle et de la chair cuite à leurs chevaux. Un régime analogue est suivi dans les Indes; il l'était depuis longtemps dans les villes barbaresques que visitait du temps de Léon X son protégé Léon l'Africain.

à leur nouvelle nourriture, plus stimulante, plus substantielle, mais occupant moins de place dans l'estomac et les intestins que les aliments dont ils se nourrissent dans leur pays. Quelques-uns deviennent malades, ont une convalescence longue et pénible, et d'autres meurent. C'est ce que nous avons été à même de remarquer durant l'hiver de 1841 , sur les chevaux provenant des remontes éventuelles de Valenciennes et de Dunkerque, dont un grand nombre a été acheté en Hollande.

Il faudra donc agir avec beaucoup de discernement pour habituer les chevaux du nord à la ration règlementaire : surtout, il ne faudra pas prolonger l'usage du barbotage et de la paille, en supprimant le foin et l'avoine, comme on le fait quelquefois. Le barbotage est un bon régime pour ces chevaux , mais donné à midi, en même temps que la botte, et à titre de supplément. On se trouvera également très bien , pour les chevaux maigres, ceux qui recherchent peu les aliments, qui digèrent mal et qui dépérissent, de l'usage de la paille hachée saupoudrée de farine d'orge et de son et préalablement humectée d'eau salée (1). Dans tous les cas, soit que l'on ait à nourrir dans le nord des chevaux provenant du midi , ou dans le midi des chevaux tirés du nord , on ne doit jamais oublier qu'il faut respecter les habitudes contractées par les organes de la digestion , et que des aliments inusités se digèrent moins facilement que ceux auxquels l'estomac est habitué.

Les chevaux, ainsi que tous les herbivores destinés par la nature à passer toute leur vie dans les pâturages, mangent continuellement et digèrent en mangeant. Dans l'état de domesticité, on rationne les chevaux et on peut éloigner les repas, plus ou moins , selon la quantité de principes nutritifs que renferment les aliments qui leur sont donnés ; mais on ne peut, sans danger, les astreindre longtemps à une diète rigoureuse : ils maigrissent alors , tombent dans le marasme, et la plupart ne peuvent plus se rétablir. La privation absolue d'aliments, pendant cinq à six jours, entraînerait la mort. Il n'en est pas de

---

(1) On rétablira aussi l'embonpoint des chevaux devenus maigres en leur donnant à boire l'eau de vaisselle des cuisines, dans laquelle on incorporera deux poignées d'un mélange de farine d'orge et de son par seau d'eau grasse tiède.

même des carnivores, qui peuvent vivre de leur graisse. On a
vu des chiens et des chats renfermés un mois dans des chambres, où ils n'ont pu rien manger, en sortir encore vigoureux.
Les herbivores contraints à l'abstinence deviennent soumis,
doux, abattus et faibles. Les carnivores sont, au contraire, in-
soumis, furieux, et deviennent quelquefois féroces. Il serait
très dangereux de chercher à corriger un chien ou tout autre
animal carnivore par la faim; mais on obtiendra les résultats
les plus complets de l'application de ce moyen aux chevaux
fougueux, indociles, méchants, difficiles à dompter.

La variété des substances alimentaires contribue puissamment au maintien de la santé. Des expériences faites par
M. Magendie ont prouvé à ce célèbre médecin que l'usage longtemps continué d'aliments de même nature était perfide à toute
l'économie, qui s'en trouvait altérée dans sa composition intime;
et c'est là un fait que l'observation confirme tellement, qu'un auteur d'un grand mérite, M. Delafond(1), s'est demandé si l'unifor-
mité de la nourriture des chevaux des régiments de cavalerie ne
serait pas une des principales causes de la morve dans l'armée.

On croit généralement que l'insalubrité des écuries militaires
amène la débilité de l'organisme, et par suite la morve. Je suis
de cet avis; mais je crois aussi qu'après que l'on aura opéré
dans ces habitations, les améliorations dont on s'occupe, le
nombre des victimes de cette terrible affection, quoique diminué, n'en restera pas moins à un chiffre beaucoup trop élevé
encore, tant que l'on n'aura pas assis les substitutions des aliments du cheval sur une base plus large, et tant qu'il ne sera
pas permis à l'hygiène vétérinaire de diriger la nourriture de
ces animaux dans des circonstances données. Voyons ce qui se
passe dans les fermes : là, les chevaux sont plus mal logés que
ne le sont les chevaux de cavalerie; souvent, ils sont nourris
avec plus de parcimonie; cependant, la morve y est très rare,
presque inconnue dans certains cantons. On a dit : mais les
chevaux des fermiers passent les trois-quarts de leur vie à l'air
libre, tandis que les chevaux de troupe restent à l'écurie à peu

____

(1) Professeur de pathologie, de thérapeutique et de police sanitaire à l'é-
cole royale vétérinaire d'Alfort.

près vingt-deux heures sur vingt-quatre ; cette comparaison est plus spécieuse qu'exacte, puisque les chevaux des fermiers sont quelquefois pendant quatre, cinq ou six mois, durant la mauvaise saison, renfermés dans l'écurie. Mais leur nourriture est variée ; ils mangent du foin, du trèfle, du sainfoin, de la luzerne, différentes espèces de pailles et de grains, et la quantité d'aliments qui leur est donnée est proportionnée aux déperditions occasionnées par le travail.

Le cheval étant une force animée et principalement un instrument de travail, sa nourriture ne doit pas seulement être une condition d'existence, mais bien encore une condition d'aptitude à rendre le plus de services possibles. Pour pouvoir apprécier quel est le mode d'alimentation qu'il convient d'adopter, selon le but que l'on a en vue, il est nécessaire de posséder la connaissance des principes constituants des végétaux, et la quantité relative des parties nutritives que chacun renferme ; c'est ce qui va faire l'objet de l'article suivant.

1re SECTION.

DES PRINCIPES DES ALIMENTS VÉGÉTAUX ET DE LEURS FACULTÉS NUTRITIVES.

Les principes constitutifs des végétaux qui fournissent les matériaux nécessaires à l'alimentation sont : 1° la *fécule* ; 2° le *gluten* ; 3° le *muqueux* ; 4° le *sucre*.

On rencontre encore dans les plantes, mais en petite quantité, de l'albumine et des huiles fixes : la première, unie à la fécule et au muqueux dans les graines mûres des légumineuses ; et les huiles fixes, unies au mucilage et à la fécule.

Indépendamment des principes alimentaires, quelques végétaux possèdent des parties qui leur impriment une saveur et une propriété particulières qui servent d'assaisonnement. Tels sont les acides, les huiles des plantes aromatiques, les principes amers, toniques, astringents, la résine, etc.

DE LA FÉCULE.

La fécule, synonime d'amidon, est une substance grenue, cristalloïde, composée de paillettes brillantes, blanche, insipide, inodore, douce au toucher, inaltérable à l'air et soluble dans l'eau chaude. Ce principe immédiat des végétaux, essentiellement nutritif, très abondamment répandu dans toutes les parties des plantes des familles graminées et légumineuses et celui qui fournit le plus de principes alibiles, ne peut être comparé à aucun des principes constituants des animaux. Dans son état de pureté, la fécule est identique dans tous les végétaux ; elle possède à un haut degré la faculté de fermenter ; c'est à cette propriété qu'elle est redevable de pouvoir être transformée en pain. Les grains qui ne contiennent pas de fécule, tels que le riz, ne sont pas susceptibles de panification. Fournissant beaucoup de chyle et peu de principes excrémentitiels, la fécule peut occasionner la pléthore aux chevaux qui font usage d'une quantité de grains plus considérable que les déperditions occasionnées par le travail n'en exigent.

DU GLUTEN.

Le gluten est un principe immédiat des aliments végétaux qui présente à l'analyse chimique une nature végéto-animale. Il est mou, d'un blanc grisâtre, d'une consistance visqueuse, d'une odeur spermatique, très élastique, et a de l'analogie avec la fibrine qui constitue les muscles. Les farines dans lesquelles il se trouve sont celles que l'on emploie de préférence dans la préparation du pain, à cause de la propriété qu'il a de faire lever la pâte. Par lui-même, le gluten est un mauvais aliment ; mais, uni à la fécule, il forme un composé éminemment alibile : et c'est parce qu'il se trouve dans le froment en bien plus grande proportion que dans tout autre grain, que cette céréale fournit de si beau pain et d'une qualité si substantielle.

DU MUQUEUX.

Le mucilage est un fluide légèrement visqueux et filant qui, pur et concentré, forme la gomme. Ce principe alimentaire fournit peu de principes alibiles, et les plantes qui le renferment en abondance, telles que les malvacées et les végétaux printaniers qui n'ont encore acquis que peu de développement, sont un aliment qui rend les animaux qui s'en nourrissent mous et faibles. C'est seulement quand les herbes des prairies sont plus âgées, que le muqueux, s'unissant en elles à de la fécule verte, ces plantes deviennent un aliment substantiel. Il en est de même pour les graines des légumineuses. Le muqueux s'unissant à du sucre dans les racines de carottes, de betteraves, de panais, de navets et dans les tubercules des topinambours, rend ces diverses racines un précieux aliment.

Les plantes vénéneuses sont, en général, très peu actives dans leur jeune âge, et quelques-unes même complètement inoffensives, en raison de l'abondance du mucilage qu'elles contiennent.

DU SUCRE.

Le sucre, que tout le monde connaît à l'état pur et cristallisé, se trouve uni, dans un grand nombre de plantes et de racines, tantôt avec du mucilage, tantôt avec de la fécule, et le plus fréquemment avec l'un et l'autre de ces deux principes d'une manière tellement intime, qu'il est quelquefois impossible de l'en séparer. Plus les végétaux sont sucrés, plus ils renferment de substances alibiles, de sorte que la saveur sucrée des aliments devient une indication précieuse pour juger du degré des propriétés nutritives des plantes et des graines en usage pour l'alimentation des chevaux.

DES DIVERS FOURRAGES COMPARÉS AU FOIN PAR LEURS FACULTÉS NUTRITIVES.

50 kilog. de foin de bonne qualité, provenant d'une prairie permanente, équivalent à :

Foin de trèfle, luzerne, sainfoin. . .	47 kilog.	500 gram.
Paille de légumineuses, dont les graines ont mûri, telles que pois et gesses	65	» »
Paille d'orge.	75	» »
Paille d'avoine	95	» »
Paille de froment.	250	» »
Paille de seigle	330	» »
Pommes de terre crues	100	» »
Pommes de terre cuites.	85	» »
Carottes.	130	» »

Navets, rutabaga, tourneps	225 kilog. »»	gram.
Betteraves	230	»»»
Choux. . . . . , ...	300	»»»
Raves communes	262	»»»

LA COMPARAISON DE LA FORCE NUTRITIVE DES GRAINS ET DES GRAINES AU FROMENT DONNE LES PROPORTIONS SUIVANTES.

500 grammes de froment équivalent à :

Orge	»» kilog.	950 gram.
Avoine	»»»	900
Seigle.	»»»	825
Haricots	1	»»»
Pois	1	250

D'après une évaluation faite en Allemagne,

100 livres de trèfle , de vesce, de luzerne, de sainfoin , de spergule contiennent, en matière nu-

tritive. . . . . , ...	27 kilog.	750 gram.
100 livres de foin de bonne qualité .	25	»»»
id. de paille d'avoine.	19	500
id. de paille (fanes) de pois et de lentilles	17	500
100 livres de paille d'orge (1). . . .	16	»»»
id. de pommes de terre . . .	12	500
id. de carottes	9	750
id. de paille de froment . . .	5	»»»
id. de betteraves.	5	»»»
id. de navets.	4	500
id. de paille de seigle	4	»»»
id. de choux.	3	»»»

2ᵉ SECTION.

DU FOIN.

On nomme *foin* l'herbe des prairies permanentes ou tempo-

---

(1) Quoique les pailles d'orge et d'avoine fournissent à l'analyse chimique plus de principes nutritifs que la paille de froment, on ne les donne pas aux chevaux de la cavalerie , parce que les principes alibiles de ces pailles sont d'une très difficile extraction, et résistent en grande partie à l'action digestive.

raires (1), fauchée, desséchée, et que l'on conserve pour la nourriture des chevaux et de tous les autres herbivores domestiques.

La bonne ou mauvaise qualité de cet aliment résulte : 1° de la position du sol sur lequel il croît; 2° des plantes qui le composent; 3° du moment de la fauchaison; 4° de la fenaison dont il est l'objet; 5° de sa conservation et de son âge.

DE LA POSITION DU SOL.

Un sol bas et humide produit des plantes qui contiennent beaucoup d'eau de végétation, peu de fécule, de gluten et de sucre. Ces plantes sont, par cette raison, peu substantielles, et ce n'est que sous un volume, relativement considérable, qu'elles peuvent nourrir convenablement les chevaux qui en font usage. Plusieurs espèces de plantes âcres, qui poussent sur ces prairies, perdent par la dessiccation leurs qualités irritantes, et deviennent un bon condiment; mais à l'état d'herbe et surtout à l'époque de la floraison, si elles sont en grand nombre, elles rendent le vert impropre à être donné à l'écurie. Les chevaux livrés à eux-mêmes dans les pâturages repoussent ces plantes, et ce n'est que pressés par la faim qu'ils se décident à les manger. Un sol ombragé produit des plantes étiolées, peu savoureuses et peu substantielles.

Les prairies qui produisent les meilleurs pâturages et les meilleurs foins sont celles qui sont situées à mi-coteau et exposées au midi, ainsi que celles qui sont élevées et à fonds modérément gras. Les plantes qui croissent sur ces prairies, sous l'influence d'une bonne nourriture et de l'action du soleil, se développent complétement, acquièrent une odeur aromatique, un goût sucré et une abondance de fécule et de gluten que l'on ne rencontre jamais aux mêmes proportions, dans les foins pro-

---

(1) Les prairies permanentes sont celles qui, sans avoir besoin d'être ensemencées, peuvent durer plusieurs siècles. Elles se distinguent des prés par leur plus grande étendue, ce qui fait que l'on pourrait dire que l'on possède un pré dans une prairie.

Les prairies temporaires sont des terrains arables sur lesquels on a établi, sinon une seule, du moins très peu d'espèces de plantes fourragères pouvant se faucher, et qui, au bout de cinq à six années au plus tard, doivent céder la place à d'autres cultures.

venant des prairies trop humides ou beaucoup trop ombragées.

DES PLANTES QUI ENTRENT DANS LA COMPOSITION
DES DIFFÉRENTS FOINS.

Parmi les plantes qui croissent dans les prairies, les unes sont nutritives à des degrés différents selon qu'elles sont mangées en vert ou en foin; quelques-unes seulement assaisonnantes et d'autres malfaisantes. Il est bon de remarquer que les plantes renfermant des principes irritants ou toxiques (1) sont, à l'état d'herbage, repoussées par les chevaux, et à l'état de dessiccation la plupart perdent en presque totalité leur vertu malfaisante, pour ne conserver que des qualités assaisonnantes. Les plantes âcres, peu nombreuses dans les bons terrains, très rares dans les prairies élevées et sèches, se rencontrent au contraire en grand nombre sur les sols bas, toujours humides et plus encore dans les prairies marécageuses.

Des observations faites avec soin, établissent que dans les prairies à mi-coteaux sur quarante-deux espèces de plantes, il n'y en a que dix-sept utiles.

Dans les prairies élevées, sur trente-huit espèces de plantes il n'y en a que huit utiles.

Et dans les prairies basses, sur trente-neuf espèces de plantes il n'y en a que quatre utiles.

Ce qui fait que partout se trouvent en majorité les espèces qui par leur petite taille échappent à la faux, celles qui mûrissent trop vite et qui se dessèchent avant l'époque de la fauchaison, et enfin celles qui sont ou âcres, ou amères, ou trop aromatiques, ou trop mucilagineuses, et celles qui renferment trop peu de principes nutritifs; mais, par une admirable prévoyance de la nature, ces diverses espèces renferment peu d'individus, tandis qu'au contraire, les plantes qui appartiennent à la famille des graminées (2) qui sont très nutritives, sont plus riches en individus que toutes celles qui croissent sur la surface du globe.

---

(1) Du grec *toxikon*, poison; synonime de poison ou venin.

(2) Du latin *gramen*, plantes herbacées qui ont les feuilles alternes en gatnes, un chaume entrecoupé par des nœuds et une graine nue au fond de chaque fleur.

23.

Les légumineuses (1) , également très nutritives. se rencontrent aussi en plus grande abondance que plusieurs autres espèces.

Ce qui suit fera connaître les propriétés de toutes les plantes qui entrent dans la composition des diverses sortes de foins. Les planches de l'atlas, qui représentent ces plantes, ont pour but de les faire connaître dans la prairie ainsi que dans la botte de foin.

DES PLANTES NUTRITIVES A UN DEGRÉ SATISFAISANT, APPARTENANT A LA FAMILLE DES GRAMINÉES.

DACTYLE pelotonné, *dactylis glomerata* (pl. 11 et 14).

De toutes les graminées. le dactyle est la plus répandue dans l'univers; elle est précoce et productive. Les chiens mangent cette plante pour se faire vomir (2).

PATURIN fertile, *poa fertilis.*
— des prés, *poa pratensis* (pl. 11).
— des bois, *poa nemoralis.*
— aquatique, *poa aquatica.*
— canche, *poa airoides.*
— comprimé, *poa compressa.*
— à crête, *poa cristata.*

Les paturins sont des plantes qui forment la base d'un grand nombre de prairies et qui fournissent un excellent fourrage. Les uns, tels que les *paturin fertile, paturin des prés , paturin aquatique* et *paturin canche* , se plaisent et prospèrent sur des *terrains humides*: les autres, c'est-à-dire les *paturin des bois, paturin comprimé* et *paturin à crête*, préfèrent les *terres élevées* et les *moins fertiles*, donnent un fourrage rare, mais que tous les bestiaux mangent avec plaisir.

FLÉOLE de GÉRARD, *phleum Gerardi* (pl. 11).
— des prés, *phleum pratense.*

Ces deux graminées produisent un fourrage fort du goût des

---

(1) Du latin *legere*, ramasser, cueillir; plantes qui ont pour fruit un légume ou une gousse, c'est-à-dire une enveloppe allongée et membraneuse, dans laquelle les graines sont renfermées et attachées. Pois, haricots, etc.

(2) Nous avons donné deux figures du dactyle pelotonné. pour faire connaître son aspect habituel (pl. 14) et le développement qu'il acquiert quelquefois (pl. 11).

chevaux. La *fléole de Gérard*, qui croît sur les *prairies élevées*, donne un foin délicat, mais peu abondant. La *fléole des prés*, qui croît spontanément dans les *prairies humides*, donne un fourrage très abondant, mais grossier et tardif.

Le nom de *fléole* a été donné à ces plantes à cause de la ressemblance que présentent leurs épis avec un fléau; en cela les fléoles ressemblent un peu aux vulpins.

AVOINE toujours verte, *avena semper virens* (pl. 11).
    — des prés, *avena pratensis.*
    — jaunâtre, *avena flavescens.*
    — élevée, *avena elatior.*
    — pubescente, *avena pubescens.*

Ce genre de plantes constitue un excellent fourrage, que les bestiaux recherchent et mangent avec plaisir. L'*avoine élevée*, nommée encore *fromentale*, *fenasse*, que l'on trouve partout en Europe, est un des meilleurs fourrages des prairies naturelles, dont elle est la base principale et la plus durable. Les chevaux la recherchent avec prédilection. Cette plante, que l'on a souvent confondue avec le *raygrass* des Anglais, se plait sur les *terrains* qui ne sont ni *trop humides*, ni *trop secs*. L'*avoine jaunâtre* ou *avoine dorée* peut rivaliser avec la fromentale pour l'excellence du fourrage quelle fournit. Cette avoine, que l'on trouve dans les *prés secs* et les *collines*, forme la base de ce qu'on nomme, dans les environs de Paris, le *foin fin*, si estimé. Les herbivores la recherchent à toutes les époques de sa croissance. L'*avoine des prés* se rencontre dans toutes les *prairies* qui ne sont *pas trop humides;* elle résiste très bien à la sècheresse; l'*avoine toujours verte*, ainsi que l'*avoine pubescente* sur les *pentes* exposées au soleil.

FÉTUQUE des prés, *festuca pratensis* (pl. 11).
    — élevée, *festuca elatior.*
    — flottante, *festuca fluitans.*
    — élégante, *festuca loliacea.*
    — ovine, *festuca ovina.*
    — à feuilles fines, *festuca tenuifolia.*
    — durette, *festuca duriuscula.*

Les fétuques sont des plantes qui ressemblent beaucoup aux paturins. Elles forment un genre de *graminées* qui fournit à nos prés de toute nature le plus grand nombre de plantes recherchées par nos bestiaux. Le nom de fétuque, qui a la même étymologie que le mot français *fétu*, du latin *festuca*, leur a été donné à cause du peu d'élévation de la plupart des plantes qui composent ce genre. La *fétuque des prés*, qui acquiert un développement satisfaisant sur un *sol modérément humide*, se rencontre cependant sur des *terrains secs et élevés*, où elle donne un bon fourrage, mais moins abondant. La *fétuque élevée*, qui se plait sur des *terrains humides*, où elle devient grosse et touffue, fournit un bon fourrage très abondant; mais un peu gros. La *fétuque flottante* doit son nom à ces feuilles qui paraissent souvent étalées et flottantes au-dessus des eaux stagnantes. Cette plante se trouve toujours dans les *étangs peu profonds*, au bord des *ruisseaux* et des *fosses aquatiques*, où elle s'élève souvent à la hauteur d'un mètre. Quoique sa tige soit grosse, cette graminée n'en est pas moins recherchée par les vaches et les chevaux qui l'aiment beaucoup. Les poissons, les oies, les canards sont très friands de sa graine, qui est fort délicate et que les habitants du nord de l'Allemagne emploient en bouillie et en patisseries très estimées: ce qui a valu à la fétuque flottante le nom de *manne de Pologne*, *de Prusse*, *de Hongrie*. La *fétuque élégante*, qui croît également sur des *terrains humides*, doit son nom à la couleur rougeâtre du panicule qui la termine : elle fournit un fourrage doux et abondant. Les fétuques *ovine*, *à feuilles fines* et *durette* se rencontrent sur des *terrains élevés*, *arides* ou *sablonneux*. Elles constituent un très bon fourrage, mais peu abondant, puisque ces plantes ne s'élèvent pas au-dessus de 15 à 18 centimètres.

PHALARIDE alpiste, *phalaris canariensis* (pl. 12).
— roseau, *phalaris arundinacea*.
— fléole, *phalaris phleoïdes*.

Les phalarides constituent un bon fourrage. La *phalaride alpiste*, nommée encore *graine de Canarie*, à cause du lieu de son origine (Iles Canaries), servait autrefois à alimenter les habitants de ces contrées, qui s'en servent encore aujourd'hui, ainsi que quelques cantons de l'Espagne, de l'Italie et du midi de la France, pour en faire de la bouillie.

La colle faite avec la farine des graines de phalaride alpiste conserve son humidité plus longtemps que celle faite avec la farine de froment. Cette propriété rend la colle de phalaride préférable à toute autre, pour affermir la chaine des tissus fins. Cette plante, que l'on cultive pour en donner la graine aux oiseaux et que l'on rencontre dans beaucoup de nos prairies , se plait sur un *terrain léger et chaud*, sans cependant être maigre. La *phalaride roseau* , essentiellement propre aux *prairies humides*, est un fourrage abondant et bon. La *phalaride fléole* se plait, au contraire , sur des *prairies élevées et sèches*, où elle donne un fourrage excellent.

BROME élancé, *bromus giganteus* (pl. 12).

— des champs, *bromus arvensis.*

— doux, *bromus mollis.*

— des prés, *bromus pratensis.*

Les bromes constituent une alimentation beaucoup meilleure en vert qu'en foin. Après la floraison et lorsqu'elles sont converties en foin, ces plantes incommodent quelquefois très fortement les chevaux par la rudesse de leurs barbes qui s'arrêtent et se fixent entre les dents mâchelières, aux gencives, au palais ou sous la langue. Cet inconvénient fait envisager les bromes comme nuisibles plutôt qu'utiles, lorsqu'ils se trouvent en trop grande abondance dans les prairies. Le *brome élancé* se rencontre dans les *prés couverts* et dans les *bois*, où il s'élève quelquefois à une hauteur de deux mètres. Fauchée de bonne heure , cette graminée produirait un fourrage abondant et très nutritif. Les *bromes des champs, brome doux* et *brome des prés* qui se plaisent sur des *terres légères , calcaires et peu fertiles*, peuvent convenir et devenir très utiles sur un sol trop pauvre pour produire d'autres graminées ou du sainfoin. D'ailleurs, comme nous l'avons déjà dit, coupés avant la floraison, les bromes fournissent une bonne nourriture verte.

CRETELLE hérissée, *cynosurus echinatus* (pl. 12).

— des prés, *cynosurus cristatus.*

Les cretelles sont de petites plantes que l'on rencontre dans les *prairies élevées*, et que les chevaux, et les moutons principalement, mangent avec plaisir.

FLOUVE odorante , *anthoxanthum odoratum* (pl. 12).

La flouve odorante est une petite plante, précoce, assez abondante dans les différentes prairies, et qui croît indifféremment sur des *terrains élevés et secs*, *bas et humides*, ou *de plaine*. L'odeur aromatique que cette plante possède la fait rechercher par tous les animaux herbivores, et la rend précieuse dans les foins, qu'elle bonifie en leur communiquant une bonne odeur.

VULPIN bulbeux, *alopecurus bulbosus* (pl. 12).

— des prés, *alopecurus pratensis*.

— genouillé, *alopecurus geniculatus*.

Les vulpins ont reçu des Latins le nom d'*alopecurus*, qui vient du grec *alopex*, renard, et *oura*, queue, à cause de la ressemblance qu'on a cru remarquer entre la forme de leurs épis allongés, velus et cylindriques, avec la queue de cet animal. Par la même raison, nous nommons aussi ces graminées *queue de renard*. Ces plantes, que l'on rencontre dans les *prairies basses* et *légèrement humides*, donnent un fourrage précoce, abondant et très agréable aux chevaux, quoique un peu grossier.

ORGE des prés, *hordeum secalinum* (pl. 12).

— des murailles, *hordeum murinum*.

L'orge des prés et l'orge des murs que, dans le département des Landes, on nomme *orgeot*, se trouvent : la première dans les *prairies humides*, et la seconde dans les *prairies élevées*. Ces deux plantes, coupées de bonne heure, donnent un fourrage fin et agréable aux chevaux; mais, après la floraison et surtout à l'état de foin, les nombreuses barbes des épis offrent les mêmes inconvénients que nous avons signalés en parlant des bromes.

LAGURIER cylindrique, *lagurus cylindricus* (pl. 12).

C'est une graminée des *prairies sèches* du midi de la France qui fournit un médiocre fourrage. Cette plante, que l'on nomme encore *queue de lièvre*, doit son nom à la ressemblance de son épi cylindrique, cotonneux et très velu, avec la queue du lièvre. Du grec *lagos*, lièvre, et de *oura*, queue.

BRIZE à gros épillets, *briza maxima* (pl. 12).

— tremblante, *briza media*.

Les brizes sont de fort jolies graminées que l'on rencontre un peu dans toutes les prairies, mais qui se plaisent et prospèrent particulièrement sur les *terrains secs et élevés*, où elles donnent un foin fin et du goût des herbivores, surtout des moutons.

La *brize tremblante* doit à son aspect gracieux et à la couleur

verte, blanche ou violette de ses épillets , le nom d'*amourette*,
qu'elle a reçu.

CANCHE blanchâtre , *aira canescens* (pl. 12).
— aquatique, *aira aquatica.*
— touffue, *aira cœspitosa.*
— flexueuse, *aira flexuosa.*

Les canches forment un genre que l'on rencontre dans toutes
les prairies, et qui constitue un fourrage excellent ; à l'exception, cependant, de la canche touffue, qui devient trop rude et
trop dure. La *canche aquatique* qui, comme son nom l'indique,
croît dans les *endroits bas et humides*, a une saveur douce qui
plaît aux chevaux. Cette plante plaît également beaucoup aux
bœufs et aux vaches, qui vont la chercher dans l'eau. La *canche
touffue*, qui s'élève quelquefois à la hauteur d'un mètre , croît
sur les *prairies humides;* ses feuilles rudes et la dureté de ses tiges, lorsque cette plante a acquis son complet développement, la
font dédaigner par les chevaux, qui ne la mangent que lorsqu'elle est jeune. Son panicule sert quelquefois à faire des ba-
lais. C'est un fourrage médiocre. Les *canches blanchâtre* et
flexueuse forment ordinairement la base des herbages élevés,
produisent un fourrage que les chevaux mangent avec plaisir,
et un des meilleurs pour les moutons.

HOULQUE laineuse, *holcus lanatus* (pl. 12).
— molle, *holcus mollis.*

Les houlques produisent un fourrage fort du goût des chevaux, et se rencontrent dans les prairies de toute nature ; mais
elles préfèrent les *terres humides*, où elles acquièrent un développement bien supérieur à celui qu'elles présentent sur les *terrains secs.* La *houlque laineuse*, préférable à la *houlque molle*,
forme le fonds d'un grand nombre de *prairies, légèrement humides*, du centre de la France.

IVRAIE d'Italie, *lolium italicum* (pl. 13).
— vivace, *lolium perenne.*

Ces plantes constituent l'une et l'autre un bon fourrage. L'i-
vraie en herbe possède une qualité nourrissante et engraissante
qui a été parfaitement reconnue par l'expérience.

L'ivraie d'Italie, introduite depuis peu de temps en France,
où elle est connue sous le nom de ray-grass d'Italie, fournit un

trés bon fourrage qui donne sur un *terrain frais*, qui est celui qui paraît le mieux lui convenir, jusqu'à trois fortes coupes par année.

L'ivraie vivace, ou ray-grass des Anglais, est une des graminées les plus communes dans les prairies; excepté les marais et les terrains arides, on la trouve partout.

AGROSTIS d'Amérique, *agrostis dispar* (pl. 13).
— traçante, *agrostis stolonifera.*
— commune, *agrostis vulgaris.*
— canine, *agrostis canina.*

Les agrostis forment un genre très nombreux dont quelques individus se rapprochent des paturins, tandis que d'autres ressemblent davantage aux avoines; toutes ces espèces donnent un bon fourrage. L'*agrostis d'Amérique* se plait sur des *terres fraîches*, où elle donne des masses de fourrage. L'*agrostis traçante*, attendu qu'elle a la propriété de croitre sur presque tous les mauvais terrains, de nature fort diverse, et notamment dans les *localités tourbeuses, froides, humides*, présente des ressources dont on peut tirer un parti avantageux. L'*agrostis vulgaire* est également commune dans les *prés*, les *bois* et les *champs*, où elle donne un foin fin et délicat. L'*agrostis canine* préfère les *prairies basses et humides*, fournit un foin qui a la propriété de conserver longtemps sa fraicheur.

MÉLIQUE penchée, *melica nutans* (pl. 13).
— élevée, *melica altissima.*
— ciliée, *melica ciliata.*

Quoique quelques individus de la famille des méliques fournissent des plantes qui deviennent un peu grosses, les méliques n'en constituent pas moins un bon fourrage, fort du goût des chevaux. La *mélique penchée*, que l'on rencontre dans les prairies, se plait plus spécialement dans les *bois*, dans les *endroits sombres*, où elle a l'avantage de se développer d'une manière remarquable, tandis que la plupart des graminées n'y réussissent pas, faute d'une lumière suffisante. La *mélique ciliée* croit de préférence dans les *prairies élevées, sèches*, et sur les *collines stériles*, où elle donne un bon fourrage. La *mélique élevée* se rencontre plus particuliérement dans les *prairies de plaine.*

Panic pied-de-coq, *panicum crus galli* (pl. 13).

— sanguin, *panicum sanguineum.*

— dactyle, *panicum dactylis.*

Les panics donnent un bon fourrage et se plaisent plus particulièrement sur les *terrains secs*, à l'exception du *panic dactyle*, que l'on rencontre dans les *prairies sablonneuses* , souvent inondées.

Elyme des sables, *elymus arenarius* (pl. 13).

Cette plante, quoique nutritive, n'est recherchée par les chevaux que lorsqu'elle est jeune et tendre. Elle est précieuse pour la fixation des sables, et favorise, par ce moyen, d'autres plantes plus précieuses.

Chiendent, *triticum repens* (pl. 16).

Se trouve dans les *prés de plaine* et dans les *champs ;* il doit son nom au goût que les chiens manifestent pour ses feuilles. C'est un bon fourrage , mais un vrai fléau pour l'agriculteur, dont il envahit les terres au point de devenir quelquefois d'une extirpation très difficile.

Barbon pied-de-poule, *andropogon ischemum* (pl. 17).

— double épi, *andropogon distachion.*

Ces plantes, que l'on rencontre dans les *prairies élevées*, constituent un bon fourrage.

PLANTES NUTRITIVES , DE LA FAMILLE DES LÉGUMINEUSES.

Lotier corniculé, *lotus corniculatus* (pl. 13).

Cette plante est très fréquente dans nos *prairies sèches* ou *humides*, dont elle est un des plus beaux ornements lorsqu'elle est en fleurs. Les chevaux et tous les herbivores la recherchent , mais les moutons préfèrent les feuilles et les fleurs; ces dernières, qui durent tout l'été, exhalent une odeur agréable. On regarde le lotier corniculé comme vulnéraire, apéritif et détersif.

Luzerne cultivée, *medicago sativa* (pl. 13).

— faucille , *medicago falcata* (pl. 14).

— lupulline, *medicago lupullina.*

Ce genre de plantes offre l'un des fourrages les plus nutritifs que l'on puisse offrir aux chevaux et autres herbivores domestiques. Deux espèces se trouvent dans nos *prés élevés :* ce sont la *luzerne faucille* et la *lupulline.* La *luzerne cultivée* est originaire de la Médie, mais très-anciennement cultivée en Europe. Olivier de Serres l'appelle *une des merveilles de notre ménage*. De nos jours elle est généralement employée en France, pour la formation des prairies artificielles : elle est incontestablement la meilleure de toutes les plantes fourragères, après le sainfoin, et elle ne devient jamais nuisible que par l'abus qu'on en fait. La luzerne entretient les chevaux à un degré satisfaisant d'embonpoint ; mais, donnée seule pendant longtemps, elle échauffe les chevaux qui s'en nourrissent. C'est donc une bonne pratique que de la donner stratifiée avec la paille de froment ou d'avoine et secouée ensuite à la fourche, pour opérer un mélange aussi complet que possible.

ORNYTHOPE délicat, *ornythopus perpusillus* (pl. 19, fig. 1).

Cette plante appartient à la famille des *légumineuses*, croît partout dans les *lieux sablonneux et couverts*, et est mangée avec plaisir par les herbivores.

MELILOT officinal, *melilotus officinalis* (pl. 16).

— bleu, *melilotus cærulea*.

— blanc, *melilotus alba*.

Les mélilots sont des plantes qui fournissent un bon fourrage aux herbivores. Les fleurs présentent aux abeilles une pâture abondante, qu'elles recherchent avec avidité. Le *mélilot officinal*, que l'on rencontre sur les *terres médiocres*, aromatise les foins auxquels il se trouve mêlé. Cette plante, sèche, placée dans les habits, les garantit des vers. Les *mélilots bleu*, *blanc*, possèdent les mêmes propriétés que le mélilot officinal, et comme ce dernier, se rencontrent sur des *terres sèches*.

BUGRANE des champs, *ononis arvensis* (pl. 18).

— élevé, *ononis altissima*.

Les bugranes que l'on nomme en France *arrête-bœuf*, à cause de leurs tiges traînantes qui fatiguent les bœufs dans le labourage des champs, où ces plantes se trouvent en abondance, sont un assez médiocre fourrage sec ; mais à leur état vert, les chevaux les mangent avec plaisir. Le nom d'ononis qui vient du grec *ónos*, âne, leur a été donné parce que ces plantes sont particulièrement recherchées par ces animaux.

ANTHYLLIDE vulnéraire, *anthyllis vulneraria* (pl. 13).

Cette plante, que l'on rencontre dans les *prés secs et élevés*, fournit aux chevaux, ainsi qu'aux autres herbivores, un fourrage qu'ils mangent avec plaisir.

GENÊT spiniflore, *genista spiniflora* (pl. 13).

— à balai, *genista scoparia.*

Quoique les genêts ne croissent pas dans nos prairies, puisqu'ils se plaisent sur les *terrains sablonneux et stériles*, nous avons cependant cru devoir en parler, parce qu'ils renferment des principes nutritifs à un degré qui en rend l'usage très avantageux aux habitants des campagnes, où il se trouve en abondance, et qui pourraient en nourrir les chevaux. Le *genêt spiniflore* doit, avant d'être présenté aux animaux, être écrasé avec un maillet à cause de ses épines. Le *genêt à balai* est non seulement nutritif mais ses graines, très-recherchées par les poules, peuvent, étant torréfiées, servir à la manière du café ordinaire. Les fleurs des genêts sont purgatives et même vomitives quand on les emploie à une dose un peu forte.

LUPIN blanc, *lupinus albus* (pl. 14).

Cultivée comme aliment, cette plante est bonne pour être donnée en vert avant d'avoir acquis son entier développement. A cette époque elle ne peut plus servir que pour la litière ou pour fumer la terre. Pour ce dernier usage le lupin est une plante précieuse; enfoui dans les terres maigres et sèches du midi de la France où il se plait, il produit des effets comparables à ceux obtenus par l'engrais des moutons (1).

OROBE printanier, *orobus vernus* (pl. 14).

— tubéreux, *orobus tuberosus.*

— jaune, *orobus luteus.*

Les orobes sont des plantes rustiques, peu difficiles sur le choix du terrain, et qui fournissent un fourrage agréable à tous les herbivores; les chevaux en sont très friands.

VESCE commune, *vicia sativa* (pl. 14).

— multiflore, *vicia cracca.*

— des bois, *vicia silvatica.*

Les vesces forment un genre de plus de cinquante espèces, les unes annuelles et les autres vivaces : comme toutes ont un

---

(1) Voyez, pour la manière de cultiver et d'enfouir le lupin, le *Cours complet d'agriculture*, tome XII, pag. 330 et suiv.

air de famille très marqué, les deux figures que nous donnons dans notre atlas suffisent pour les faire connaître. Les vesces qui redoutent également l'extrême humidité et les grandes sécheresses, se plaisent et prospèrent sur les *terres compactes et argileuses.* Tous les herbivores aiment et recherchent les vesces dans les bois et les prairies. Elles augmentent considérablement le produit de ces dernières. Donné en vert, ce fourrage est excellent à l'époque de la floraison ; avant, il est trop aqueux et relâchant. Il forme une excellente nourriture pour les chevaux que l'on veut mettre au vert ; il donne beaucoup et de bon lait aux vaches. La vesce qui a été récoltée après la floraison, et qui a été bien fanée et conservée, fournit un fourrage très appétissant et beaucoup plus nutritif que le foin. C'est une bonne pratique et en même temps une économie que de stratifier ce fourrage avec la paille de froment ou d'avoine. Le grain mélangé avec celle de sarrasin peut remplacer l'avoine avantageusement, à poids égal ; donnée seule la graine de vesce est échauffante.

Sainfoin commun, *hedysarum onobrychis* (pl. 14).
— à bouquets, *hedysarum coronarium.*
— alhagi, *hedysarum alhagi.*

Le sainfoin est une plante qui croit spontanément sur les *terrains élevés et arides,* où il fournit un fourrage peu abondant, mais d'une excellente qualité, et qui plait infiniment à tous nos herbivores qui le recherchent avec avidité. Parmi les cent vingt-huit espèces de ce genre, que l'on connait aujourd'hui, le *sainfoin commun* est le plus particulièrement et le plus généralement cultivé en France. Le *sainfoin à bouquets* ne réussit bien que dans les *contrées méridionales* et sur un *fonds meuble et substantiel.* L'une et l'autre de ces deux espèces constituent le meilleur de tous les fourrages. Cet aliment a, sur la luzerne et le sainfoin, l'avantage de rendre plus vigoureux les chevaux qui s'en nourrissent et de ne pas occasionner de météorisations. Etant fort du goût des herbivores, qui le mangent avec empressement, il est bon de leur en donner modérément et de le mélanger avec de la paille. Le *sainfoin alhagi,* qui croit dans la Syrie, la Perse et la Tartarie, où on en nourrit les chevaux et les chameaux, parait supporter le climat de Paris, où il s'élève à la hauteur de près de trois pieds, *dans un terrain médiocre*. Ce sainfoin réussirait dans les grandes landes de Bordeaux à Bayonne, où il y aurait avantage de l'introduire pour en nourrir en partie les chevaux morveux, dont je conseille le traitement dans ces déserts du département des Landes. Le sainfoin alhagi, dont il faut d'abord écraser les épines avant de le donner aux chevaux, doit, dans notre opinion, opérer une modification profonde dans l'organisation des chevaux morveux, en raison de cette liqueur grasse, de consistance mielleuse et modérément excitante, dont les rameaux et les feuilles de cette plante se chargent pendant les grandes chaleurs de l'été.

ASTRAGALE pois chiche, *astragalus cicer* (pl. 14).
— à boursette, *astragalus galegiformis*.
— queue de renard, *astragalus alopecuroïdes*.
— à feuilles de réglisse, *astragalus glycyphyllon*.
— sainfoin, *astragalus onobrichis*.

Le genre astragale, dont on rencontre cinq ou six espèces dans nos *prairies élevées*, fournit un fourrage sain et nourrissant, que les chevaux aiment beaucoup, à l'exception cependant de l'astragale queue de renard, qu'ils mangent sans la rechercher,

AJONC d'Europe, *ulex europeus* (pl. 15).

L'ajonc croît en France dans les terrains *sablonneux et arides* des landes de Gascogne et de la Bretagne et sur d'autres terres incultes de Normandie et de la Sologne, où il s'élève de deux à quatre pieds de haut. Ses jeunes pousses fournissent un fourrage excellent que les chevaux aiment beaucoup. Dans le département des Landes et en Bretagne on en nourrit en partie les chevaux après avoir écrasé avec un maillet les nombreuses épines que ce petit arbuste présente.

CORONILLE bigarrée, *coronilla varia* (pl. 15).

Cette plante, que l'on rencontre dans les *prairies élevées* et sur les *terres arides* est, à l'état vert, beaucoup plus du goût des moutons que des chevaux ; sèche elle est substantielle et saine et mangée avec plaisir par tous les herbivores.

GESSE des prés, *lathyrus pratensis* (pl. 15).
— des marais, *lathyrus palustris*.

Gesse des bois, *lathyrus sylvestris*.

— tubéreuse, *lathyrus tuberosus*.

Les quatre espèces que nous mentionnons ici, sont celles que l'on rencontre le plus fréquemment dans les prairies : elles fournissent un excellent fourrage, recherché par tous nos herbivores. La *gesse des prés*, qu'Arthur Young vante comme le meilleur de ceux fournis par la nombreuse famille des légumineuses, se rencontre ainsi que la gesse des bois, sur des *terrains frais*. La *gesse des marais* préfère les *prairies humides*, et la *gesse tubéreuse* croît dans les *prairies sèches* du midi de la France où les moutons la recherchent.

Lentille ervillière ou Ers, *vicia ervilia* (pl. 15).

— hérissée, *ervum hirsutum*.

Assez fréquentes dans les *champs cultivés* et dans nos *prés de plaine*, les lentilles ervillière et hérissée fournissent une excellente nourriture pour les bestiaux, principalement pour les moutons. La lentille cultivée, fauchée en fleurs, fournit seule, ou mélangée avec quelques graminées, un fourrage de première qualité.

La propriété très nourrissante et échauffante des fanes de lentilles doit les faire donner aux chevaux avec modération : un usage convenable augmente l'énergie des chevaux de travail. Ces plantes, qui ne sont jamais trop abondantes dans les prairies, contribuent à rendre le foin de bonne qualité. On a cru remarquer que l'usage des graines de l'ers-ervillier n'était pas sans danger ; cependant, on fait un fréquent usage de la farine mêlée avec du son. Elle est résolutive et nutritive.

Hippocrepis ou *fer à cheval* (pl. 15).

L'hippocrépis croît dans les *plaines sablonneuses*. Quoique un peu amère, les chevaux mangent cette plante avec plaisir, et la recherchent avec avidité. Elle passe pour vulnéraire et astringente.

Trèfle des prés, ou commun, *trifolium pratense* (pl. 15).

— blanc ou rampant, *trifolium repens*.

— incarnat ou farouch, *trifolium incarnatum*.

Les trèfles composent un genre fort important. Les espèces que l'on rencontre dans les prairies améliorent le fourrage qu'elles produisent. Soit en vert, soit en sec, le trèfle offre à tous les herbivores une nourriture abondante et fort de leur goût. A l'état vert, il est important de n'en donner qu'avec réserve ou mélangé à de l'herbe de prairie. Pris seul et en abondance, il relâche et météorise les chevaux et les autres herbivores. A l'état sec, il est échauffant. Il donne aux vaches laitières un lait abondant et de bonne qualité. Il engraisse et fortifie les chevaux. Le trèfle étant la plus aqueuse des plantes fourragères légumineuses, puisqu'il perd, par la dessiccation, environ les deux tiers de son poids, il présente une grande difficulté dans le fanage, souvent il noircit et se moisit, quelquefois il s'échauffe en tas. Lorsqu'on n'a pu le faner d'une manière désirable, il est bon de le stratifier avec de la paille ou du foin sec ordinaire; ils s'améliorent réciproquement. Le *trèfle incarnat* ou *farouch* est une très bonne plante, depuis longtemps cultivée dans le midi de la France, et qui commence à s'étendre dans nos contrées du nord.

PLANTES NUTRITIVES, APPARTENANT A DIVERSES FAMILLES.

MÉLAMPYRE des prés, *melampyrum pratense* (pl. 15).
— à crêtes, *melampyrum cristatum.*

Les mélampyres appartiennent à la famille des *pédiculaires*, elles croissent dans nos *prés de plaine*, où elles fournissent un fourrage fort du goût des chevaux, et qui donne aux vaches du beurre jaune et de bonne qualité. On rencontre également ces plantes dans les blés, auxquels elles nuisent par leur présence et plus encore par leurs graines noires, qui donnent aux blés une mauvaise apparence, et souvent aussi un mauvais goût. La dénomination de mélampyre est d'origine grecque, elle signifie blé noir: *melas*, noir, et *pyros*, froment.

PIMPRENELLE commune, *poterium sanguisorba* (pl. 15).
— grande, *sanguisorba officinalis.*

Les pimprenelles appartiennent à la famille des *rosacées*; on les rencontre dans les *prés secs*, où elles fournissent un fourrage un peu amer, mais très recherché par nos herbivores domestiques. Elles possèdent l'avantage de résister aux plus grandes chaleurs, et de conserver leurs feuilles longtemps après que les autres plantes sont desséchées. Converties en foin, elles donnent une alimentation médiocre.

VÉRONIQUE commune, *veronica officinalis* (pl. 15).
— aquatique, *veronica beccabunga.*
— mouronnée, *veronica anagalis.*

Les véroniques forment un genre dans la famille des *pédiculaires*. Ce sont des plantes nutritives et apéritives que tous les herbivores mangent avec plaisir. La véronique commune se rencontre fréquemment dans les *pâturages sablonneux ;* sa saveur est amère ; on l'utilise souvent sous le nom de *thé d'Europe*. Les véroniques aquatiques et mouronnées croissent principalement dans les *fontaines* et les *ruisseaux*. La première espèce est souvent prise pour le véritable cresson. On la mange en salade ou cuite avec l'oseille, dans quelques pays.

CAILLE-LAIT jaune, *gallium verum* (pl. 16).

—   blanc, *gallium mollugo*.

Les caille-lait appartiennent à la famille des *rubiacées*. Quoique les caille-lait soient astringents, tous les herbivores les mangent. On les rencontre dans les *bois* et les *prairies de plaine*. Leur nom est dû à la propriété qu'on leur supposait de cailler le lait. Des expériences répétées ont fait justice de cette erreur vulgaire, transmise sans examen. Mais le caille-lait jouit d'une autre propriété plus utile et mieux avérée, celle de fournir une belle matière colorante. Ses fleurs bouillies avec de la laine, dans de l'eau d'alun, rendent la laine d'une couleur orangée. Sa racine, arrachée au printemps ou en automne, nettoyée et disposée en couches avec la laine filée, ensuite bouillie avec la petite bierre, teint la laine en rouge.

CARVI ou CUMIN des prés, *carum carvi* (pl. 16).

Cette plante appartient à la famille des *ombellifères* ; on la trouve dans les *prairies froides des montagnes ;* les chevaux la mangent avec plaisir; c'est un bon fourrage aromatique. Il donne une semence très aromatique, qui a toutes les propriétés de l'anis.

CAMELINE, *myagrum sativum* (pl. 16).

Cette plante, qui est peu difficile sur le choix du terrain, et que l'on rencontre dans les *champs* et dans les *prés*, appartient à la famille des *crucifères*. Elle est plus du goût des ruminants que des chevaux. Elle est cultivée, dans le nord de la France, pour l'huile qu'on en retire.

ALCHIMILLE commune, *alchimilla vulgaris* (pl. 16).

Cette plante constitue un bon fourrage; elle appartient à la famille des *rosacées*, et se rencontre dans les *prairies élevées*.

Son nom lui vient de l'usage que les alchimistes faisaient de sa rosée pour l'accomplissement du grand œuvre. Elle est vulnéraire et astringente.

CHICORÉE sauvage, *chicorium intybus* (pl. 16).

De la famille des *semi-flosculeuses*, cette plante, que l'on rencontre un peu partout, quoique un peu amère, constitue un bon fourrage : elle est aujourd'hui cultivée pour la nourriture des chevaux. Dans le nord de la France, on cultive une variété de chicorée dont on utilise la racine comme succédanée du café.

MYOSOTE des marais, *myosotis scorpioïdes* (pl. 16).

Cette plante appartient à la famille des *borraginées* ; elle croit dans les *prairies humides* ; les chevaux la recherchent. Les Allemands l'appellent : *Ne m'oubliez pas*, et les Français : *Plus je vous vois, plus je vous aime*.

BOUCAGE à feuilles de pimprenelle, *pimpinella saxifraga* (pl. 16).

— à feuilles d'angélique, *ægopodium podagraria*.

Les boucages forment un genre de la famille des *ombellifères;* ils constituent un fourrage que tous les herbivores mangent avec plaisir. Le boucage à feuilles de pimprenelle croit sur les *prés secs et élevés*, et celui à feuilles d'angélique dans les *lieux couverts, argileux et humides*. Le *boucage à fruits odorants, pimpinella anisum*, est, dans quelques contrées du midi de la France, l'objet d'une culture assez importante, l'*anis*,

PISSENLIT officinal, *leontodon taraxacum* (pl. 16).

Cette plante, que l'on rencontre partout, excepté sur les sols trop arides ou marécageux, appartient à la famille des *chicoracées*. Elle est légérement amère et apéritive; les chevaux l'aiment beaucoup. Tous les herbivores la recherchent. Dans beaucoup de lieux, on mange ses feuilles crues en salade, ou cuites comme la chicorée. La racine de cette plante est un mets aussi agréable que sain.

ORCHIS blanc, *orchis bifolia* (pl. 17).

Les orchis forment un genre nombreux de la famille des *orchidées;* plus de quinze espéces se rencontrent dans nos *prés hauts et de plaine;* deux seulement dans nos *prés humides* : ce sont l'*orchis frangé* et l'*orchis à feuilles larges*. Toutes ces espèces donnent un bon fourrage, d'une odeur suave, et assez goûté des chevaux. 24.

Valériane dioïque, *valeriana dioïca* (pl. 17).
— rouge, *valeriana rubra.*

Les valérianes sont le type de la famille naturelle des *valéria-nées ;* les chevaux les mangent avec plaisir. La première des deux espèces, que nous mentionnons ici, se trouve dans les *prés humides*, et la seconde dans les *prés élevés.*

Crépide bisannuelle, *crepis bisannuis* (pl. 17).
— à feuille de condrille, *crepis tectorum.*
— verdâtre, *crepis virens.*

Les crépides se rencontrent dans les *prés de plaine* et dans les *prés secs ;* ces plantes, que les chevaux aiment beaucoup, appartiennent à la famille des *chicoracées.* Dans beaucoup de cantons de la France, les femmes ramassent les rosettes de la crépide bisannuelle pour les donner aux vaches, parce qu'elles ont remarqué qu'elles les engraissent et leur font donner plus de lait.

Scorzonère à feuilles étroites , *scorzonera angustifolia* (pl. 17).
— d'Espagne *scorzonera hispanica.*
— laciniée, *scorzonera laciniata.*
— nerveuse , *scorzonera nervosa.*

Ces plantes appartiennent à la famille des *chicoracées* , et croissent dans les *prés hauts et de plaine.* Les chevaux les aiment et les recherchent. C'est un bon fourrage.

Laitron des champs, *sonchus arvensis* (pl. 17).
— commun, *sonchus oleraceus.*
— des marais, *sonchus palustris.*

Les laitrons croissent dans les *prairies humides* , et appartiennent à la famille des *semi-flosculeuses.* Ils constituent une bonne nourriture pour les chevaux et les autres herbivores, qui les aiment beaucoup. Dans quelques endroits , on mange le laitron des champs, soit cru en salade, soit cuit en manière d'épinards. Ces plantes sont rafraîchissantes et apéritives.

Liondent d'automne, *leontodon autumnale* (pl. 17).
— lancéolé, *leontodon hastile.*
— hérissé, *leontodon hispidum.*

Les liondents, assez communs dans les prairies *sèches et élevées*, appartiennent à la famille des *semi-flosculeuses* , et sont peu du goût des chevaux.

Épervière à grandes fleurs, *hieracium grandiflorum* (pl. 18).
— orangère, *hieracium aurantiacum.*
— à ombelle, *hieracium ombellatum.*
— marécageuse, *hieracium paludosum.*

Les épervières constituent un genre fort nombreux de la famille des *semi-flosculeuses.* Toutes constituent un fourrage que les herbivores mangent avec plaisir, et se rencontrent dans les *prés de plaine*, à l'exception de l'*épervière marécageuse* qui, comme son nom l'indique, croît dans les *prairies humides.*

Spirée ulmaire, *spiræa ulmaria* (pl. 18).
— filipendule, *spiræa filipendula.*

Ces plantes appartiennent à la famille des *rosacées*, donnent un fourrage qui, quoiqu'un peu grossier, n'en est pas moins bon lorsqu'elles sont fauchées à temps. La *spirée ulmaire*, nommée encore *reine des prés*, doit ce nom à l'effet agréable qu'elle produit dans nos *prairies humides* par l'élévation de ses tiges, ses beaux corymbes de fleurs blanches, odorantes, ainsi que par ses feuilles ailées, revêtues en dessous d'un duvet velouté, comme blanchâtre, et non à la supériorité de ses qualités nutritives.

La reine des prés plaît beaucoup aux chèvres, au lait desquelles elle donne une saveur agréable. Ses fleurs sont cordiales, aromatiques, et passent pour donner au vin et à la bière le bouquet du vin de Malvoisie. La *spirée filipendule* croît dans les *pâturages secs et sablonneux*, et ressemble beaucoup à la reine des prés.

Spergule des champs, *spergula arvensis* (pl. 18).
— noueuse, *spergula nodosa.*
— glabre, *spergula glabra.*

Les spergules appartiennent à la famille des *caryophyllées*, et se trouvent sur les *terrains sablonneux.* Tous les herbivores mangent ces plantes avec plaisir ; elles donnent aux vaches qu'on en nourrit de bon lait et de bon beurre. La spergule cultivée est ordinairement consommée en vert, parce qu'étant très aqueuse, la dessiccation en est toujours longue et difficile.

Renouée persicaire, *polygonum persicaria* (pl. 18).
— traînasse, *polygonum aviculare.*
— bistorte, *polygona bistorta.*

Les renouées sont des plantes appartenant à la famille des

polygonées; leurs graines sont farineuses et très recherchées par les volailles et les oiseaux. Ces plantes sont mangées par tous les herbivores, mais les chevaux les recherchent peu ; leurs graines, très farineuses, pourraient être mélangées à l'avoine avec avantage.

La *renouée trainasse* croît sur les *terrains de plaine*, la *renouée bistorte* sur les *terres arides et sèches*, et la *renouée persicaire* dans les *lieux humides*.

AIGREMOINE, *agrimonia* (pl. 20).

Cette plante, de la famille des *rosacées*, n'est pas dédaignée par les chevaux, dans la prairie, mais elle déprécie les foins où elle se trouve. Elle est amère et apéritive; les tiges et les feuilles bouillies donnent une belle couleur nankin-doré.

PANAIS cultivé, *pastinaca sativa* (pl. 18).

Plante de la famille des *ombellifères*, et qui croît naturellement dans les *champs*, les *prairies*, le *long des haies* et autres *lieux incultes*. Les Anglais cultivent depuis longtemps en grand le panais, comme plante fourragère. Les fanes que les vaches aiment beaucoup, augmentent leur lait. Les chevaux, les bœufs, s'accommodent très bien de ses racines.

CAROTTE, *daucus carotta* (pl. 18).

La carotte appartient à la famille des *ombellifères*, et se rencontre dans nos *prés de plaine*. En se desséchant, cette plante devient ligneuse et offre dans les foins un médiocre aliment. La racine de la carotte cultivée offre aux chevaux un aliment agréable qu'ils mangent avec avidité. Elle est pour les bestiaux un des meilleurs éléments d'engraissement.

CUCUBALE behen, *cucubalus behen* (pl. 18).

    — à petites fleurs, *cucubalus olites*.

Ces plantes croissent dans les *prairies sèches et sablonneuses*, dans les *champs*, etc.; elles appartiennent à la famille des *caryophyllées;* les chevaux les mangent avec plaisir, les vaches et les moutons surtout l'aiment beaucoup. Dans quelques cantons, notamment dans les Pyrénées-Orientales, on mange les cucubales soit crus, en salade, soit cuits en guise d'épinards.

ANETH doux, *anethum fœniculum* (pl. 19).

    — odorant, *anethum graveolens* (pl. 18, fig. 11).

Plantes de la famille des *ombellifères*, qui croissent dans nos *prés hauts* des contrées méridionales. L'*aneth doux*, ou *fenouil commun*, est une plante que les chevaux mangent avec assez de plaisir, et qui aromatise les foins où elle se trouve. Son odeur est aromatique, et son goût agréable et doux. Ses graines servent à faire de petites dragées nommées *anis;* on en fait aussi, par leur macération dans l'eau-de-vie, une agréable liqueur de table appelée *anisette de Strasbourg*, du lieu où il s'en fabrique le plus. L'*aneth odorant* n'est pas mangé par les chevaux dans les prairies; les Anglais préparent avec ses graines et du miel des bolws, que les chevaux de sang prennent sans difficulté.

Les anciens faisaient beaucoup de cas de l'aneth odorant, et lui supposaient des vertus sans nombre, telles que celles d'augmenter considérablement les forces du corps : aussi les gladiateurs en mettaient-ils dans leurs aliments. Les Romains s'en couronnaient dans leurs festins, comme étant le symbole de la joie. Aujourd'hui, on s'en sert encore, pour manifester le même sentiment, dans le département des Landes, où l'on fait, avec le fenouil, une croix que l'on fixe au-dessus de la principale porte d'entrée de la maison, le jour de la saint Jean, et qui y reste toute l'année (1).

Polygala commun, *polygala vulgaris* (pl. 18).
— à feuilles amères, *polygala amara*.

Les polygalas sont le type d'une famille à laquelle ils donnent leur nom. Ces plantes, qui croissent dans les *prairies élevées*, et que les chevaux aiment avec passion, sont ainsi nommées, parce qu'on croit que le polygala commun et le polygala à feuilles amères, mais principalement le premier, donnent beaucoup de lait aux femelles des herbivores. Du grec *polys*, abondant, et *gala*, lait. Les Romains, qui couronnaient, avec ces plantes, les vierges, dans le temps où l'on faisait des processions dans les champs pour obtenir du ciel la fertilité des

---

(1) Nous avons cru devoir donner un peu de développement à l'ombelle de l'*aneth odorant*, et conserver au *fenouil*, ou *aneth doux*, l'aspect général qui le caractérise, pour qu'on puisse facilement distinguer ces plantes des autres *ombellifères*.

biens de la terre, les appelaient, pour cette raison, *ambiendis arvis*.

Jacée des prés, *jacea centaurea* (pl. 19).

La jacée des prés appartient au genre centaurée de la famille des *flosculeuses*. Cette plante, stomachique et légèrement astringente, est très répandue dans les *prés de plaine*, où elle offre, à l'état vert, un très bon aliment pour les chevaux ; mais, après la fauchaison, elle devient dure et ligneuse. Le *bluet*, très répandu dans les *champs*, se rencontre aussi quelquefois dans les *prairies*, ainsi que d'autres espèces de centaurées.

Ortie, *urtica* (pl. 19).

L'ortie est une plante de la famille des *urticées*, que l'on rencontre partout. Cette plante, aussi bonne qu'elle est négligée, croissant de bonne heure et pouvant être fauchée au moins un mois avant la luzerne, le plus hâtif de tous les fourrages, pourrait fournir à nos herbivores domestiques une ressource alimentaire précieuse. C'est principalement l'*ortie commune* ou *dioïque*, *urtica dioïca*, qu'il conviendrait de cultiver. Ses feuilles sont du goût de tous les bestiaux, principalement des vaches, chez qui elles augmentent la qualité et la quantité du lait, et rendent le beurre plus abondant, plus jaune et plus savoureux. Coupée et à moitié fanée, l'ortie perd sa causticité; mais, comme elle conserve toujours une propriété légèrement purgative, la meilleure manière de la donner aux animaux est de la stratifier à moitié sèche avec du foin ou de la paille, sous le rapport d'un quart au plus, et d'un sixième au moins. Deux jours de stratification dans les proportions ci-dessus suffisent pour imprégner la paille la plus insipide de son odeur et de sa saveur propres. Les chevaux, et les vaches surtout, mangent avec plaisir ce mélange, qui les entretient en bonne santé.

Scabieuse des bois, *scabiosa silvatica* (pl. 19).

    —   des champs, *scabiosa arvensis*.

    —   succise, *scabiosa succisa*.

    —   des Alpes, *scabiosa alpina*.

    —   colombaire, *scabiosa columbaris*.

Les scabieuses sont des plantes appartenant à la famille des *dipsacées*, qui, en raison de leur propriété apéritive, fournissent un très bon aliment dans les herbes que l'on donne en vert; occupant beaucoup de place dans les prairies, la dessiccation les réduit à peu de chose. Les scabieuses se rencontrent dans les sols de toute nature. Les *scabieuses des bois, des Alpes, des champs* et *colombaire,* sur des *terrains secs,* *élevés* ou *montueux,* et la *scabieuse succise* dans les *pâturages froids et humides.* Le nom de *scabieuse,* évidemment formé de *scabies,* prouve qu'on attribuait à ces plantes une vertu toute particulière contre la gale. Elles sont à peu près abandonnées aujourd'hui.

PATIENCE sauvage, *rumex acutus* (pl. 20).

— des marais, *rumex aquaticus.*

Les patiences, qui appartiennent à la famille des *polygonées,* se rencontrent : la première sur les *terrains frais,* et la seconde sur le *bord de l'eau* ou *dans l'eau* même. Fort du goût des chevaux, ces plantes, la *patience des marais* principalement, sont mangées par ces herbivores avec passion ; mais les vaches n'y touchent pas.

OSEILLE des prés, *rumex acetosa* (pl. 20).

Cette plante appartient à la famille des *polygonées,* et se rencontre communément dans les *prés,* où les herbivores la mangent avec plaisir, à cause de son goût un peu acide. Fanée, l'oseille devient ligneuse.

SALICAIRE commune, *lythrum salicaria* (pl. 21).

Cette plante, type d'une famille particulière du même nom, croît dans les *prairies humides.* Tous les bestiaux la mangent ; les moutons, en particulier, la recherchent beaucoup en vert ou à l'état sec.

SALSIFIS des prés, *tragopogon pratense* (pl. 19).

— commun, *tragopogon porrifolium.*

De la famille des *semi-flosculeuses;* ces deux espèces, que l'on rencontre dans les *prés gras,* principalement le *salsifis des prés,* possèdent un goût sucré, légèrement amer, qui les fait rechercher des chevaux. Ils augmentent le lait des brebis qui s'en nourrissent.

CERFEUIL sauvage, *chœrophyllum silvestre* (pl. 19).

— odorant, *chœrophyllum odoratum.*

Ces deux espèces de cerfeuils, qui appartiennent à la famille des *ombellifères,* se rencontrent dans les *prairies élevées,* où ils constituent un bon fourrage, particulièrement recherché par les ânes. Par leur dessiccation, les cerfeuils perdent une partie de leur odeur; mais ils en conservent encore assez pour aromatiser favorablement les foins qui les renferment.

GRANDE MAUVE, *malva sylvestris* (pl. 19).

Les mauves sont le type de la famille des *malvacées.* C'est la *grande mauve,* ou *mauve sauvage,* que l'on rencontre dans les *prés.* Les chevaux mangent la mauve au printemps; plus tard, elle reste intacte dans les pâturages, et déprécie les foins dans lesquels elle se trouve en abondance. Toute la plante est émolliente, adoucissante, et remplie d'un mucilage gluant et douceâtre d'où dépendent principalement ses vertus.

GUIMAUVE officinale, *althea officinalis* (pl. 19).

Cette plante, de la famille des *mauves,* qui croît dans quelques *prairies fraîches,* possède les mêmes propriétés que les mauves ; ses tiges peuvent fournir, en outre, une filasse analogue à celle du chanvre ; on en fait de la toile dans certains cantons de l'Espagne.

ALCÉE rose, *alcea rosea* (pl. 20).

Cette plante appartient à la famille des *malvacées,* est émolliente comme la mauve et la guimauve, et constitue un médiocre fourrage. Originaire d'Orient, elle est naturalisée dans quelques cantons de la France méridionale.

LISERON des haies, *convolvulus sepium* (pl. 22).

— des champs, *convolvulus arvensis.*

Les liserons forment un genre de plantes, type d'une famille naturelle à laquelle ils donnent leur nom; ils croissent dans les *champs,* les *bois,* les *prairies,* et le *long des haies,* les chevaux les aiment beaucoup. Ce sont de bons vulnéraires.

PLANTAIN lancéolé, *plantago lanceolata* (pl. 19).

— à grandes feuilles, *plantago latifolia.*

Ces deux espèces appartiennent à la famille des *plantaginées,* et se rencontrent communément dans les *prairies de plaine et élevées.* Quoique possédant un goût amer et une propriété astringente qui les font peu rechercher des chevaux dans la prairie, elles ne fournissent pas moins au bétail une nourriture aussi saine que substantielle. Les moutons, surtout, les mangent avec plaisir. Après la fenaison, le plantain sert de condiment au foin; les chevaux en sont friands. Les graines plaisent beaucoup aux petits oiseaux chanteurs.

Ceraiste commun , *cerastium vulgatum* (pl. 19).

De la famille des *caryophyllées*, assez fréquent dans les *prairies sèches*, le ceraiste constitue un médiocre fourrage.

Achillée mille-feuille, *achillea millefolium* (pl. 20).

    —   sternutatoire, *achillea ptarmica*.

    —   visqueuse, *achillea ageratum*.

Les achillées, plantes de la famille des *radiées*, que l'on rencontre dans nos *prés hauts et arides*, dans ceux de *plaine* ainsi que dans les *pâturages pierreux* et un *peu humides* de nos départements méridionaux, sont mangées par les chevaux au commencement du printemps ; mais, dès qu'elles montent en fleur, c'est-à-dire à la fin du printemps, ils n'y touchent plus. Médiocre fourrage à leur état de dessiccation, elles n'en fournissent pas moins un bon condiment aux foins qui les renferment, en raison de leur nature astringente et légèrement aromatique.

PLANTES PEU NUTRITIVES, APPARTENANT A DIFFÉRENTES
FAMILLES.

Eupatoire commune, *eupatorium cannabinum* (pl. 20).

Cette plante se rencontre dans les *prés humides*, appartient à la famille des *flosculeuses*, et constitue un mauvais fourrage pour les chevaux. Les chèvres sont les seuls herbivores qui en mangent les feuilles. Sa saveur amère la faisait employer autrefois en médecine, comme purgative.

Seneçon jacobée, *seneccio jacobæa* (pl. 20).

De la famille des *radiées*, habitant nos *prés de plaine*, le seneçon, quoique peu nutritif, possède un goût amer qui assaisonne les foins qui le renferment, d'une manière profitable aux chevaux.

Lin à feuilles étroites, *linum augustifolium* (pl. 20).

Assez commun dans les *prairies du midi* de la France , le lin appartient à la famille des *caryophyllées*, et constitue un médiocre fourrage.

Grande-Marguerite, *chrysanthemum lemanthemum* (pl. 20).

Cette belle plante, qui appartient à la famille des *radiées*, est très commune dans les *prés de plaine*. Elle perd beaucoup par la dessiccation, et constitue un fourrage apéritif, mais ligneux.

Globulaire commune, *globularia vulgaris* (pl. 20).

Cette plante se rencontre dans les *prairies élevées*, et appartient à la famille des *lysimachies*. Regardée comme vulnéraire et détersive, son amertume en éloigne les bestiaux.

Inule hélénion, *inula helenium* (pl. 20).

Elle appartient à la famille des *radiées*, et se rencontre dans les *prés humides*. Toutes les parties de cette plante exhalent dans la chaleur, ou quand on les froisse, une odeur forte et peu agréable. C'est un mauvais fourrage.

Orobanche vulgaire, *orobanche vulgaris* (pl. 21).

— bleuâtre, *orobanche cœrulea*.

Les orobanches appartiennent à la famille des *pédiculaires*, se rencontrent dans les *prairies élevées et sablonneuses*, où elles constituent un mauvais fourrage. Les orobanches sont des plantes parasites, fléaux des agriculteurs dans quelques cantons. Elles exercent surtout leurs ravages dans les trèfles, sur les racines desquels elles s'attachent. Les orobanches périraient si elles ne rencontraient pas d'autres plantes pour y grimper et en sucer la substance.

Buplèvre perce-feuille, *buplevrum rotondifolium* (pl. 21).

— des montagnes, *longifolium*.

Genre de plantes de la famille des *ombellifères*, les buplèvres se rencontrent dans les *prairies élevées*, où elles donnent un médiocre fourrage; elles passent pour astringentes et vulnéraires.

Panicaut commun, *eryngium vulgare* (pl. 21).

Cette plante, à laquelle les bestiaux ne touchent pas, croît dans les *prairies sèches et élevées*. Elle appartient à la famille des *ombellifères*.

Lysimaque commune, *lysimachia vulgaris* (pl. 21).

— nummulaire, *lysimachia nummularia*.

Types d'une famille naturelle du même nom, les lysimaques se rencontrent dans les *bois*, les *prairies humides* et les *marais*, où elles sont quelquefois excessivement abondantes.

Les bestiaux mangent rarement la lysimaque commune, tandis que la nummulaire, nommée encore *herbe aux écus*, plaît assez à tous les herbivores domestiques. On l'emploie, en médecine, comme astringente, détersive et vulnéraire.

Potentille rampante ou Quinte-Feuille, *potentilla repens* (pl. 21).

Potentille printanière, *potentilla verna*.

— anserine ou argentée, *potentilla argentea*.

Genre de plantes de la famille des *rosacées*, les potentilles, très communes dans les *prés secs et sablonneux*, sont mangées par les bestiaux, sans être recherchées. Celles que nous mentionnons ici sont les plus répandues.

Lychnide dioïque, *lychnis dioïca* (pl. 21).

— visqueuse, *lychnis viscaria*.

— des Alpes, *lychnis alpina*.

— laciniée, *lychnis floscuculi*.

Les lychnides appartiennent à la famille des *caryophyllées*, et se rencontrent dans les *prés hauts et secs*, où elles donnent un médiocre fourrage. La propriété que ces plantes possèdent de pouvoir être employées à faire des mèches de lampe leur a fait donner le nom de *lampettes*. Elles sont toutes cultivées dans nos jardins pour la beauté de leurs fleurs.

Cocrète ou Crète-de-Coq, *rhinantus crista galli* (pl. 21).

De la famille des *rhinantoïdes*, la cocrète vient quelquefois avec une extrême abondance dans les *prairies*, dont elle est le fléau. Les chevaux ne la repoussent pas quand elle est verte, mais ils n'en veulent plus lorsqu'elle est sèche ; elle déprécie beaucoup les foins où elle est mêlée. On détruit les cocrètes en les fauchant quand elles se montrent de bonne heure et en grande abondance, et en faisant ensuite arroser les prairies d'urine de bestiaux ; les bonnes herbes repoussent et parviennent à maitriser les cocrètes.

Cuscute d'Europe, *cuscuta europæa* (pl. 21).

— épithym, *cuscuta epithymum*.

Ces deux espèces, que les agriculteurs ne distinguent pas l'une de l'autre, appartiennent à la famille des *convolvulacées*. Les filaments presque linéaires de la cuscute sont dépourvus de feuilles et s'entrelacent comme le montre la figure à laquelle nous venons de renvoyer, autour des plantes de la sève desquelles ils vivent. Cette plante est un des fléaux les plus redoutables pour les cultivateurs ; c'est principalement dans les *prairies* qu'elle se propage. Cette plante, fréquente sur le thym et sur le lin, dont elle gêne l'accroissement, est bien plus nuisible encore à la luzerne, si précieuse par l'abondance du fourrage qu'elle procure.

On détruit la cuscute de deux manières : 1° dans la luzerne, le trèfle, le lin et autres plantes économiques, à l'aide d'un crible de mégisserie, dont les ouvertures n'ont que les dimensions nécessaires pour laisser passer la cuscute, et retenir sur l'instrument les graines de luzerne, de lin ou de trèfle et toutes celles qui sont trop grosses pour le traverser. On a soin, à cet effet, de passer fortement la main sur le crible, afin de rompre les capsules de la cuscute qui renferment encore leurs graines : cette opération achevée, il est nécessaire de jeter au feu tout le résultat du criblage, dans la crainte que le vent ou les eaux ne transportent dans les terres une semence aussi funeste ; 2° dans les prairies, soit naturelles, soit artificielles, on doit, en fauchant, avoir soin d'aiguiser souvent la faulx avec une pierre trempée dans une dissolution de sulfate de fer, parce que, d'après les expériences de M. Davy, les sels métalliques, absorbés par les vaisseaux des plantes coupées, deviennent pour elles un poison dont l'effet est proportionné à leurs forces vitales ; la cuscute meurt, tandis que les plantes fourragères conservent assez de force dans leurs racines pour produire de nouvelles tiges.

Lᴜɴᴀɪʀᴇ vivace, *lunaria rediviva* (pl. 22).

— annuelle, *lunaria annua.*

De la famille des *crucifères* et croissant dans les *bois* et les *prés montueux*, les lunaires sont peu du goût des chevaux, à cause de l'amertume très prononcée de leurs feuilles.

Aʀᴍᴏɪsᴇ commune, *artemisia vulgaris* (pl. 22).

Elle appartient à la famille des *flosculeuses*, et se rencontre dans les *prés hauts*, où elle fournit un fourrage médiocre et peu recherché des herbivores, à cause de son goût amer et du duvet dont elle est revêtue.

Nᴀʀᴄɪssᴇ des poètes, *narcissus poeticus* (pl. 22).

— des prés, *pseudo narcissus.*

Les narcisses sont de belles plantes que l'on rencontre dans les *prairies* du centre et du midi de la France, où ils déprécient les foins. Ils sont le type d'une famille naturelle à laquelle ils ont donné leur nom.

Jᴏɴᴄ aggloméré, *joncus glomeratus* (pl. 22).

— épars, *joncus diffusus.*

Jonc articulé, *joncus articulatus*.

— bulbeux, *joncus bulbosus*.

Les joncs forment le type de la famille des *joncinées* et se plaisent dans les *prairies humides*. Ces plantes sont peu nutritives et peu du goût des chevaux. Quelques espèces se rencontrent dans les *prairies élevées*, mais là elles acquièrent peu de développement.

CHARDON étoilé ou CHAUSSE-TRAPE, *centaurea calcitrapa* (pl. 22).

— penché, *carduus nutans*.

Plantes de la famille des *cynarocéphales*, mangées avec plaisir par les ânes, mais dédaignées des chevaux, plus délicats, les chardons se rencontrent dans les *champs incultes*, dans les *pâturages* et les *prairies*. La *chausse-trape*, qui fleurit depuis le milieu de l'été jusqu'à la fin de l'automne, fournit d'abondantes récoltes aux abeilles. Ses feuilles sont amères et sa racine douce. On se nourrit des unes et des autres dans quelques endroits. Les écailles du calice de ses fleurs, surtout de la fleur unique qui se montre, pendant tout l'hiver, au centre de ses feuilles radicales, sont fort recherchées par les enfants, qui les mangent en guise d'artichaut, et qui les appellent, en conséquence, le *petit artichaut sauvage*. Ces écailles sont un peu amères mais agréables au goût.

SAUGE des prés, *salvia pratensis* (pl. 22).

Abondante dans les *prairies sèches*, cette plante, qui appartient à la famille des *labiées*, est mangée par les chèvres et les moutons, mais les chevaux n'en veulent pas. Ses larges feuilles nuisent à la végétation des autres herbes. Toute la plante répand une odeur forte et presque fétide.

BRUNELLE commune, *prunella vulgaris* (pl. 22).

— à feuilles d'hyssope, *prunella hissopifolia*.

Ces plantes appartiennent à la famille des *labiées* et se rencontrent : la première dans les *prairies humides*, et la seconde dans les *prairies élevées*, où elles constituent l'une et l'autre un fourrage fort médiocre. Les herbivores la mangent, sans la rechercher. Sa saveur est amère ; elle est vulnéraire et astringente.

CARREX ou LAICHE à épi, *carex spicata* (pl. 23).

Les laiches, dont on rencontre près de cinquante espèces dans les *prairies*, appartiennent à la famille des *souchets* ou *cypéroï-des* et constituent un mauvais fourrage. Les feuilles de ces plantes sont pourvues, à leurs bords, de petites dents qui blessent la langue et les lèvres des herbivores qui s'en nourrissent. Ce sont principalement les laiches qui rendent si peu nourrissants et si peu agréables aux chevanx les foins des *prés bas*.

Stype empennée, *stypa pennata* (pl. 23).

Cette plante, la plus jolie de toutes les *graminées* que nous connaissions en France, est moins nutritive qu'élégante. La dureté de ses feuilles en fait un mauvais fourrage de nos *prés élevés*. Les bestiaux ne mangent cette plante, en vert, qu'avant la floraison.

Prèle des bois, *equisetum sylvaticum* (pl. 23).

— des champs, *equisetum arvense.*

— des fleuves, *equisetum fluviatile.*

— des marais, *equisetum palustre.*

Les prèles appartiennent à la famille des *équisétacées*, et se rencontrent dans les *prairies basses*, *humides et marécageuses*; elles fournissent un mauvais fourrage, que les herbivores dédaignent généralement. Les vaches mangent la *prèle des marais*, mais cette plante donne un mauvais goût à leur lait.

Souchet brun, *cyperus fuscus* (pl. 23).

— long, *cyperus longus.*

— jaunâtre, *cyperus flavescens.*

— joncoïde, *cyperus joncoïdes.*

Ces plantes, de la famille des *cypéracées*, fournissent un fourrage des *prés humides*, que tous nos bestiaux mangent avec plaisir. La racine du *souchet long*, qui a une odeur aromatique agréable, est employée en médecine comme restaurante et fortifiante, et entre dans la composition de plusieurs sortes de parfums.

En Espagne, dans le royaume de Valence, on cultive en grand une espèce de souchet, le *souchet comestible* ou *amande de terre*, dont les tubercules ont quelque rapport, par le goût et par la forme, avec l'amande de la noisette, et se mangent crus, ainsi que ce dernier fruit. On fait avec ces tubercules un orgeat qui ne le cède en rien à la liqueur composée avec des amandes.

Cette plante mérite, jusqu'à un certain point, l'attention des cultivateurs, surtout dans les parties de la France où les amandiers ne croissent pas.

Schoin, *schœnus* (pl. 23).

Les schoins forment un genre nombreux de la famille des *cyperoïdes*, et se rencontrent particulièrement dans nos *prés bas*, où les herbivores les mangent, à leur état vert, faute de mieux. Desséchés et mélangés au foin, les schoins constituent un mauvais fourrage, dur, pouvant blesser la bouche des herbivores.

Le *schoin maritime*, par ses racines vivaces et traçantes, qui s'étendent dans le sable, le retiennent et l'empêchent d'être emporté par les vents sur les terres voisines ; la plante elle-même devient un commencement de fertilité pour le sol le plus aride, et, par cette qualité précieuse, elle peut étendre le domaine de l'agriculture.

Linaigrette, *eriophorum* (pl. 23).

Plantes de la famille des *cypéracées*, croissant dans les *prairies basses et humides ;* les linaigrettes sont très peu nutritives et gâtent les foins des prairies où elles se trouvent en abondance.

Nard serré, *nardus stricta* (pl. 23).

Plante de la famille des *cypéracées*, qui croît dans nos *prés hauts* et constitue un fourrage médiocre. Les plantes de ce genre possèdent une odeur aromatique agréable et particulière qui leur a valu le nom qu'elles portent (du mot celtique *ar*, odeur).

Scirpe, *scirpus* (pl. 23).

Plantes des *marais* et des *prairies humides*, les scirpes forment un genre nombreux de la famille des *cypéracées*, et constituent un mauvais fourrage que les chevaux dédaignent, mais que les vaches recherchent.

Epilobe à épi ou à feuilles étroites, *epilobium angustifolium* (pl. 23).

— velu, *epilobium hirsutum.*

— des marais, *epilobium palustre.*

Plantes de la famille des *onagraires*, croissant dans les *bois* et les *prairies basses et humides*. Les épilobes sont considérés comme vulnéraires et détersifs; ils constituent un fourrage que tous les bestiaux mangent.

On fait entrer les feuilles de l'*épilobe à épi* dans la composition de la bière. Dans quelques cantons du nord de l'Europe , on mange ses racines , ses jeunes pousses et la moelle de ses tiges.

LAMIER blanc, *lamium album* (pl. 23).

Cette plante appartient à la famille des *labiées*, croît dans les *lieux ombragés*, et constitue un fourrage que les chevaux mangent sans le rechercher. Le *lamier blanc*, plus connu sous le nom d'*ortie blanche*, d'*ortie morte*, exhale une légère odeur balsamique; ses feuilles, âcres et amères, sont employées comme vulnéraires , détersives et astringentes. Les abeilles font sur les fleurs de cette plante une abondante récolte de miel.

ANGÉLIQUE sauvage, *angelica sylvestris* (pl. 23).

L'angélique appartient à la famille des *ombellifères*, croît dans les *prairies humides*, et constitue un fourrage peu du goût des chevaux , et qui , sous un gros volume, renferme peu de principes nutritifs.

Envisagée sous des rapports économiques , cette plante est très intéressante. Toutes ses parties constituantes ont un goût aromatique un peu âcre et amer, et une odeur propre fort agréable à quelques personnes. L'angélique est cordiale, stomachique, carminative et anti-vermineuse. Sa graine sert à faire des dragées fort agréables et à composer des ratafias. Avec ses tiges, on confectionne une confiture nommée *conserve d'angélique*. Sa saveur aromatique plait au goût , fortifie l'estomac et corrige la mauvaise haleine.

Les peuples de l'Islande, de la Norwége et de la Laponie se nourrissent des tiges vertes de cette plante , qu'ils mangent après en avoir enlevé la peau. Rien n'est perdu pour eux; ils en mangent la racine, les tiges et les feuilles , soit fraîches , soit bouillies dans du lait. Les feuilles , séchées avec grand soin , servent encore, aux Norwégiens, de tabac à fumer.

BUGLE rampante, *ajuga reptans* (pl. 23).

— des Alpes, *ajuga alpina.*

Les bugles appartiennent à la famille des *labiées* , et se rencontrent dans les *prés hauts* , où elles constituent un mauvais fourrage.

La *bugle rampante*, astringente, apéritive et vulnéraire, jouissait autrefois, ainsi que la *sanicle*, pour la guérison des plaies d'une réputation dont on peut se faire une idée par les deux vers suivants :

> Avec la *bugle* et la *sanique*,
> On fait au chirurgien la *nique*.

MENTHE pouillot, *mentha pulegium* (pl. 23).

— à feuilles rondes, *mentha rotundifolia*.

Ces plantes, de la famille des *labiées*, et que l'on rencontre dans les *prairies basses*, constituent un fourrage que les chevaux ne mangent pas, mais qui, en raison de leur odeur agréable et aromatique et de leur propriété excitante et tonique, doivent être envisagées comme un assaisonnement naturel précieux, lorsqu'elles se rencontrent dans le foin en petite quantité.

On distille les feuilles des menthes pour en retirer une eau balsamique.

LYCOPE, *lycopus* (pl. 22).

Plante des *prairies humides* et des *marais*, de la famille des *labiées*. Connu sous le nom de *marrube aquatique*, le lycope est un mauvais fourrage que les chèvres et les moutons seulement mangent.

GREMIL officinal, *lithospermum officinale* (pl. 24).

Plante de la famille des *borraginées*, qui se trouve dans les *prairies sèches* et le *long des chemins*. C'est un mauvais fourrage, en raison de la dureté de ses tiges et de sa saveur âcre; tous les bestiaux la dédaignent. La couleur blanche et brillante de ses graines, qui fournissent une émulsion rafraîchissante, a fait donner au gremil le nom d'*herbe aux perles*.

CYNOGLOSSE officinale, *cynoglossum officinale* (pl. 24).

Cette plante, que l'on rencontre dans nos *prés hauts et secs*, appartient à la famille des *borraginées*, et constitue un fort mauvais fourrage. Lorsqu'on la froisse, elle exhale une odeur nauséabonde, analogue à celle de la souris. On en fait un grand usage en médecine, où elle est employée comme vulnéraire, pectorale et antispasmodique.

VIPÉRINE vulgaire, *echium vulgare* (pl. 24).

Cette plante, remarquable par son bel aspect, quand elle est en fleur, appartient à la famille des *borraginées*, se trouve dans les *bois* et dans un grand nombre de *prairies* de la France, où elle constitue un mauvais fourrage auquel les herbivores ne touchent pas.

25.

La vipérine, très connue, dans quelques cantons de la France sous le nom d'*herbe aux vipères*, doit son nom à la croyance que ses semences étaient un spécifique contre la morsure des vipères.

BERCE franc-ursine, *heracleum sphondylium* (pl. 24).

Connue dans quelques endroits sous le nom de *patte-d'oie*, cette plante, qui appartient à la famille des *ombellifères*, se rencontre dans les *prairies humides*, où elle n'est mangée par les chevaux que dans sa jeunesse. Elle déprécie les fourrages secs, en raison de la dureté de sa tige.

Quelques autres espèces de berces, telles que celle *à feuilles étroites*, celle des *Alpes*, sont presque des plantes potagères, surtout la première, dont les habitants du nord mangent les tiges vertes, après en avoir enlevé l'écorce.

Les feuilles de la berce donnent une belle couleur verte à l'eau-de-vie ; leur décoction fournit une boisson qui tient lieu de bière aux habitants pauvres de la Pologne et de la Lithuanie. En Russie et dans d'autres contrées du nord, on en retire, par la fermentation, une liqueur alcoolique très enivrante. Gmelin a décrit fort au long, dans sa *Flore de Sibérie*, les procédés par lesquels on obtient cet alcool. MM. Giulio et Giobert ont suivi les mêmes procédés dans la préparation et la distillation de la berce du Piémont; ils en ont retiré de l'alcool en plus grande quantité que l'on n'en peut obtenir d'un poids égal de vin, et cette épreuve authentique doit engager à profiter de cette propriété de la berce, qui passe généralement pour une production inutile.

BÉTOINE officinale, *betonica officinalis* (pl. 24).

Très commune dans les *bois*, assez fréquente dans les *prés*, la bétoine appartient à la famille des *labiées*, et constitue un fourrage que tous les herbivores repoussent, excepté les brebis. Quand il fait chaud, cette plante exhale des émanations qui agissent fortement sur les personnes nerveuses.

Parmi le petit nombre de plantes qui ont fixé l'attention des anciens, la bétoine est une de celles dont ils ont parlé avec le plus d'éloges. Cette plante, d'une odeur incisive et pénétrante, avait bien des titres pour entrer dans la liste des plantes médicinales ; aussi l'enthousiasme a été porté si loin à son égard,

qu'elle était presque considérée comme une panacée univer-
selle. Bientôt, la bétoine devint une plante sacrée ; *res omninò
sancta est*, dit Mersa , célèbre médecin d'Auguste , qui croyait
que cette plante avait le pouvoir de garantir ceux qui voyagent
la nuit de toute espèce de charmes et de dangers , d'écarter les
visions et les fantômes des lieux saints et des tombeaux des
morts.

Quoique la bétoine ait aujourd'hui beaucoup perdu de son
antique renommée , on emploie encore sa racine comme émétique et purgative, et ses feuilles comme sternutatoires.

Buglosse officinale, *anchusa officinalis* (pl. 24).

Plante de la famille des *borraginées,* que l'on rencontre dans
les *prés secs ,* où , en raison des poils rudes et piquants , ainsi
que de la pointe aiguë de ses feuilles , elle constitue un mauvais
fourrage qui, à l'état sec, peut blesser le palais des chevaux. En
médecine , elle est employée comme diurétique et diaphoré-
tique.

Grande Consoude , *symphitum officinale* (pl. 24).

Plante de la famille des *borraginées ,* qui croit dans les *prés
humides,* où, quoique mangée par les chevaux et les autres herbivores, lorsqu'elle est jeune, n'en constitue pas moins un fort
mauvais fourrage à son état de dessiccation. On la cultive comme
plante médicinale, et on l'emploie principalement comme émolliente.

PLANTES NUISIBLES APPARTENANT A DIFFÉRENTES FAMILLES.

Coquelicot, *papaver rhœas* (pl. 22).

Cette plante, de la famille des *papaveracées ,* beaucoup plus
commune dans les *champs* que dans les *prés ,* est narcotique.
Quoique perdant une partie de ses principes somnifères par la
dessiccation , elle conserve encore cette propriété à un degré
suffisant, pour qu'on la considère comme nuisible dans le foin
quand elle s'y trouve dans certaines proportions.

Iris des prés, *iris pratensis* (pl. 23).
— faux-açore, *iris pseudo-açorus.*

Type de la famille des *iridées,* ces plantes constituent un fort
mauvais fourrage , que les herbivores ne mangent pas à l'état
vert ; desséchées et mélangées au foin, les chevaux peuvent les

manger et s'en trouver mal, surtout si elles s'y trouvent dans une trop grande proportion. On rencontre la première de ces plantes dans les *prairies élevées*, et la deuxième dans les *prairies basses et humides*.

ANÉMONE, *anemone* (pl. 24).

Plante de la famille des *renonculacées*, dont l'éclat fait l'ornement de tous nos jardins, l'anémone, que l'on trouve dans les *prairies élevées* des contrées froides ou tempérées, est un mauvais fourrage qui participe des qualités nuisibles des renoncules.

POPULAGE des marais, *caltha palustris* (pl. 24).

Cette plante, qui embellit nos *prés humides et marécageux*, appartient à la famille des *renonculacées*. Quoique âcre et caustique, les chèvres et les moutons les mangent ; les chevaux et les autres herbivores n'y touchent pas.

RENONCULE des prés, *ranonculus repens* (pl. 25).

— âcre, *ranonculus acris*.

— flamme, *ranonculus flammula*.

— grande douve, *ranonculus lingua*.

— bulbeuse, *ranonculus bulbosus.*

— des marais, *ranonculus sceleratus*.

Les renoncules, dont on compte aujourd'hui cent quarante-sept espèces, indépendamment de plusieurs centaines de variétés produites par la culture, forment un genre qui est le type de la famille des *renonculacées*. Ces plantes sont toutes plus ou moins âcres ; quelques-unes, telles que les *renoncules flamme, langue, scélérate, âcre*, ingérées à l'état vert, occasionnent l'inflammation de la bouche, l'excoriation de la langue, ainsi que des douleurs intestinales violentes.

Les renoncules, très nombreuses dans toutes les *prairies*, sont d'autant plus âcres et plus vénéneuses, que le sol est plus ou moins humide ou marécageux. Les chèvres et les moutons les mangent pourtant ; mais les chevaux, soit au pâturage ou au vert à l'écurie, ont grand soin de les rejeter. Si cependant, pressés par la faim, ils en mangent de manière à en être incommodés, on les soulagera en faisant usage de décoctions mucilagineuses données en abondance.

La dessiccation fait perdre aux renoncules leur propriété

toxique et affaiblit tellement leur âcreté , qu'elles peuvent être mangées impunément par les chevaux , et servir de condiment au foin qui les renferme. Plusieurs expériences, faites en grand , m'ont démontré ce fait de la manière la plus claire.

Des expériences positives constatent que les racines fraiches de la *renoncule bulbeuse* ou *grenouillette*, pelées et mêlées avec de la graisse, sont très propres à empoisonner les souris, rats, mulots, campagnols , etc. La facilité de se la procurer, et probablement le peu de danger de son emploi pour les hommes et les grands animaux, doivent engager à la préférer aux poisons minéraux.

COLCHIQUE d'automne, *colchicum autumnale* (pl. 25).

Cette plante, aussi belle que commune en automne , dans la plupart des prairies , est le type de la famille des *colchicées* ; elle a pris son nom de la Colchide, où elle croit abondamment.

Toutes les parties du colchique ont une odeur forte et qui cause des nausées ; cette plante est vénéneuse et même mortelle pour l'homme et pour les animaux. Ainsi que les renoncules , elle perd sa propriété vénéneuse par la dessiccation , et , mêlée au foin, elle est mangée sans inconvénient par les herbivores. Mais c'est toujours un mauvais fourrage.

EUPHORBE épurge, *euphorbia lathyris* (pl. 25).
— réveille-matin , *euphorbia helioscopia.*
— des champs, *euphorbia platiphyllos.*
— ésule, *euphorbia esula.*
— cyparisse, *euphorbia cyparissias.*
— des marais , *euphorbia palustris.*

Types de la famille des *euphorbiacées*, ces plantes, assez communes en France, servant dans la médecine, sont plus ou moins dangereuses pour l'homme et les animaux. Toutes les euphorbes, nommées encore *tythymales*, laissent fluer un suc laiteux lorsqu'on les blesse, et c'est dans ce suc , qui est âcre et corrosif , que résident leurs qualités délétères et médicales.

Les herbivores n'y touchent pas.

Les euphorbes sont émétiques, drastiques et dépilatoires. Le suc laiteux de ces plantes, appliqué sur les verrues, les ronge et les dissipe. Les fruits et les feuilles, jetés dans l'eau, enivrent les poissons, qui viennent aussitôt à la surface, comme s'ils étaient morts.

LIVÈCHE des prés, *ligusticum silaus* (pl. 25).

— commune, *ligusticum levisticum.*

— cicutaire, *ligusticum peloponense.*

Ces plantes, que l'on rencontre dans les *prairies élevées*, appartiennent à la famille des *ombellifères.* L'odeur très forte qu'elles répandent, approchant de celle du fenouil, les fait repousser par les chevaux. Les racines et les semences sont stimulantes et diurétiques, mais peu usitées.

SELIN sauvage, *selinum sylvestre* (pl. 25).

— glauque, *selinum glaucum.*

— des marais, *selinum palustre.*

De la famille des *ombellifères*, se rencontrant, les premières dans les *prairies élevées*, et la troisième dans les *prairies humides et marécageuses*, ces plantes, regardées comme un poison caustique, sont cependant mangées par les chèvres, les vaches et les chevaux; mais les moutons n'y touchent pas. Les Lapons s'en servent comme mastigadour, au lieu de gingembre.

IMPÉRATOIRE commune, *imperatoria ostrothium* (pl. 25).

Cette plante, de la famille des *ombellifères*, se rencontre principalement dans les *pâturages des Alpes.* Sa racine, qu'on appelle *benjoin français*, est aromatique et d'une saveur âcre, piquante, un peu amère. Elle passe pour stomachique, carminative, incisive, emménagogue et sudorifique. On en fait assez fréquemment usage.

CIGUE ordinaire, *cicuta major* (pl. 25).

— vireuse, *cicuta virosa.*

Ces plantes, de la famille des *ombellifères*, ne se trouvent dans les *prairies* qu'autant qu'elles sont *humides, ombragées* ou *souvent inondées.*

La mort de Socrate a seule suffi pour immortaliser les effets de la ciguë, qui est un poison; son odeur désagréable et repoussante indique seule sa fatale propriété. Appliquée en cataplasme, à l'extérieur, elle est résolutive, fondante et calmante. Ses propriétés âcres et toxiques sont beaucoup plus actives dans les contrées méridionales que dans celles du nord, et d'une activité beaucoup moins prononcée chez les herbivores que chez les carnivores.

OEnanthe fistuleuse, *œnanthe fistulosa* (pl. 25).
—   pimpinelloïde, *œnanthe pimpinelloïde*.
—   safranée, *œnanthe crocuta*.

Ces plantes appartiennent à la famille des *ombellifères*, et se rencontrent : la première dans les *prairies humides* d'une partie de la France, et la deuxième dans les *marais*.

L'*œnanthe pimpinelloïde*, que l'on connaît dans les environs d'Angers sous le nom de *jouanette*, possède une racine charnue que quelques habitants de cette contrée mangent. L'*œnanthe safranée*, dite *ciguë aquatique*, renferme un suc qui est un poison violent.

L'œnanthe fistuleuse est également un poison.

Asclépiade blanche, *asclepias vincetoxicum* (pl. 25).
—   noire, *asclepias nigra*.

Ces deux plantes, que l'on rencontre dans les *prairies sèches et élevées*, et qui appartiennent à la famille des *apocynées*, possèdent une saveur âcre et amère. Tous les bestiaux les repoussent.

Le nom de *dompte-venin*, donné à l'*asclépiade blanche*, vient de ce qu'on la croit vulgairement propre à guérir de la morsure des serpents et de l'effet des poisons; ce qui est moins incertain, c'est qu'elle même est un poison, faible à la vérité, cependant assez dangereux.

Gratiole officinale, *gratiola officinalis* (Pl. 24).

Plante de la famille des *scrofulaires*, croissant dans nos *prairies basses et humides*. La gratiole, que tous les animaux repoussent, est un purgatif violent. L'usage qu'en font les indigents, lui a fait donner le nom d'*herbe au pauvre homme*.

Pigamont mineur, *thalictrum minus* (pl. 26).
—   à feuilles d'ancholie, *thalictrum aquilegifolium*.
—   jaunâtre, *thalictrum flavum*.

Ces plantes, qui appartiennent à la famille des *renonculacées*, se rencontrent : les deux premières dans les *bois* et les *prés montueux*, et la troisième, que l'on connaît encore sous le nom de *rue des prés*, sur les *bords des étangs* et *des rivières*, et dans les *prairies humides*. Les pigamonts, que les chevaux rejettent ordinairement, quoique mangés par les ruminants, n'en constituent pas moins un mauvais fourrage, qui altère la qualité des foins. Les racines du *pigamont jaunâtre* teignent en jaune et sont légèrement purgatives.

SCROFULAIRE aquatique, *scrofularia aquatica* (pl. 26).

Connue encore sous les noms de *bétoine d'eau, herbe du siège*, cette plante est le type de la famille des *scrofulaires*, et se rencontre dans les *prairies basses et humides*, où elle constitue un très mauvais fourrage. Sa saveur amère et son odeur nauséabonde la font repousser par tous les chevaux.

VERATRE blanc, *veratrum album* (pl. 26).

Plante de la famille des *colchicées*, que l'on rencontre dans les *prairies ombragées* ou *avoisinant les bois*. Les chevaux ne la mangent pas à son état vert, et, mélangée au foin, elle peut occasionner des indigestions et des resserrements de gosier. Le verâtre blanc se distingue, dans les prairies, par ses larges feuilles ovoïdes, veinées, partant du collet de la racine et présentant une couleur d'un vert tendre particulier. J'ai rencontré cette plante dans les prairies de Douzy, près Maubeuge.

ELLÉBORE, *helleborus* (pl. 26).

Genre de plantes de la famille des *renonculacées*, qui croissent sur les *montagnes*, et dans les *prairies* et les *bois très élevés*. Ces plantes, dont on compte plusieurs espèces établies principalement sur la différence de couleur des fleurs, ont, en général, une odeur fétide, surtout quand on les froisse ; les chevaux ne les mangent pas. Les racines, autrefois employées en qualité de purgatif et d'émétique, sont, de nos jours, réservées pour l'usage externe, pour établir des exutoires au poitrail des chevaux, et surtout au fanon des bœufs et des moutons, la plupart des vétérinaires étant convaincus des propriétés vénéneuses de cette racine administrée à l'intérieur.

MERCURIALE vivace, *mercurialis perennis* (pl. 26).

Plus commune dans les *bois* que dans les *prés*, cette plante, qui appartient à la famille des *euphorbiacées*, âcre et purgative, est repoussée par tous les herbivores. On l'emploie en médecine pour une préparation laxative.

ACONIT napel, *aconitum napellus* (pl. 26).

— anthore, *aconitum anthora*.

— lycoctonum, *aconitum lycoctonum*.

Plantes de la famille des *renonculacées*, croissant dans les *prairies élevées*, où elles sont un poison pour tous les herbivores.

PÉDICULAIRE à toupet, *pedicularis comosa* (pl. 26).

—   feuillée, *pedicularis foliosa*.

—   interrompue, *pedicularis interrupta*.

—   des marais, *pedicularis palustris*.

—   rose, *pedicularis rosea*.

Ces plantes, types de la famille à laquelle elles ont donné leur nom, se rencontrent : les trois premières dans les *prairies élevées*, et les deux dernières dans les *prairies basses et humides*.

Toutes passent pour être dangereuses. Bosc affirme, cependant, avoir vu l'espèce feuillée mangée par les bestiaux, ainsi que l'espèce à épi, qui a beaucoup de ressemblance avec cette dernière.

FLUTEAU plantaginé, *alisma plantago* (pl. 26).

Plante de la famille des *alismacées*, connue sous le nom de *plantain d'eau*, et qui croît dans les prairies *très humides*, où il constitue un fourrage âcre et dangereux pour les chevaux qui en mangent.

PHELLANDRE aquatique, *phellandrium aquaticum* (pl. 26).

Cette plante, connue vulgairement sous le nom de *mille-feuille aquatique, fenouil d'eau*, appartient à la famille des *ombellifères*, et est, de toutes les ombellifères, la plus narcotique, pour le cheval du moins, chez lequel elle occasionne la paralysie du train postérieur.

DE LA FAUCHAISON.

On nomme fauchaison l'action de couper, avec la faulx, les foins et les céréales. Il n'entre pas dans le plan de notre ouvrage de faire connaître les différentes manières de procéder à cette opération. Cet article aura donc uniquement pour objet l'étude des raisons qui doivent déterminer le choix du moment qui est un des points les plus importants pour obtenir de bon foin.

Les plantes qui n'ont pas acquis leur entière croissance renferment plus de principes aqueux que de matières sucrées et féculentes ; celles qui ont fourni les sucs propres à la formation, à la maturation de la graine se sont en grande partie épuisées à l'avantage de cette dernière qui, se perdant durant le fanage ou au fenil, ne profite pas au cheval. Le moment le plus favorable est donc celui où la plante est en fleur et prête à former la graine. C'est alors, en effet, que les végétaux, ayant parcouru toutes les phases de leur développement herbacé, sont dans leur plus grande force nutritive. Mais, comme on a pu s'en convaincre en étudiant ce qui précéde, les prairies sont recouvertes d'un grand nombre de plantes diverses et de propriétés différentes.

Si les plantes nuisibles, inutiles ou peu nutritives sont en telle quantité que le foin que l'on obtient de ces prairies ne soit pas, dans sa qualité, en rapport avec la fertilité du sol, on ne devra pas hésiter à le rompre et à l'ensemencer de plantes nutritives à un degré satisfaisant, en ayant soin, toutefois, d'associer ces plantes relativement à la marche de la végétation, pour qu'elles puissent conserver un parallélisme complet qui permettra de déterminer l'époque convenable au fauchage, autant que l'état de l'atmosphére le permettra, car, avant tout, il faut, lorsque l'on veut faucher, s'assurer d'un beau temps, indispensable à la fenaison. Il est également avantageux de ne pas se mettre à l'ouvrage avant que le soleil n'ait pompé la rosée, parce qu'elle décolore l'herbe.

Les plantes des prairies étant fauchées pour elles-mêmes et non pour leurs grains, comme toutes les autres graminées, on comprend que si, au moment où l'état de la majeure partie des plantes indique la fauchaison, il pleuvait, et que l'on eût à redouter des pluies d'une longue durée, il ne faudrait pas hésiter à ajourner la fauchaison, par la raison qu'il est préférable de récolter des plantes qui ont perdu une partie de leurs sucs nutritifs, mais qui, du reste, sont saines, que de s'exposer aux désastreux effets des pluies persistantes qui non seulement appauvrissent le foin, mais qui le rendent même quelquefois d'une si mauvaise qualité, que son usage peut déterminer des maladies graves.

Voulant, autant qu'il peut dépendre de nous, propager les moyens d'obtenir de bons aliments pour le cheval et d'autres herbivores, nous avons cru devoir placer à la fin du volume le tableau indiquant les plantes les plus nutritives et qui donnera les moyens de les associer de la manière la plus productive pour le cultivateur et la plus avantageuse pour les herbivores, puisque,

lorsque le temps le permettra , on pourra faucher au moment
juste où presque toutes présenteront les conditions les plus assurées d'un bon aliment. Quoique ce ne soit pas encore là la
solution du problème de la coïncidence exacte de l'époque de
la croissance et de la floraison des plantes, du moins approche-
ra-t-on de ce but autant qu'il est permis de l'espérer.

DE LA FENAISON OU FANAGE.

On nomme ainsi le premier degré de dessiccation des plantes
qui constituent le foin et qui a lieu à la prairie. Cette opération
est d'autant plus importante , qu'elle a pour but de conserver
au foin sa couleur, son odeur et ses principes nutritifs. La manière de procéder au fanage n'est donc pas indifférente; souvent
le salut de la récolte, et toujours sa bonne qualité , dépendent
de l'intelligence avec laquelle on a travaillé. Trop desséché par
un soleil ardent, le foin perd une partie de son parfum ; la
même chose se passe lorsqu'il reste exposé à l'action de la rosée ou de la pluie pendant qu'il est encore étendu, après avoir
subi un commencement de dessiccation. Enfin, il doit être rentré au fenil suffisamment sec , c'est-à-dire , ne l'être ni trop ni
trop peu , parce que là doit s'effectuer le second degré de dessiccation, qui a pour effet la diminution des principes sucrés ou
gommés, au profit de la formation de la fécule et d'autres principes. Pendant cette seconde dessiccation, une fermentation ,
qui rend le foin irritant et indigeste , s'opère , dure de six se-
maines à deux mois, et cause une soustraction d'eau de végétation, que l'on peut évaluer de 35 à 40 pour 0/0 ; c'est ce qu'on
exprime vulgairement, en disant que le foin nouveau *ressue*.

L'herbe des prairies, fauchée par un beau temps, il faut toujours avoir au moins quatre faneuses par faucheur , afin de
pouvoir avec célérité étendre, retourner le foin pendant la durée du beau temps, ou le mettre promptement en tas à la fin du
jour ou à l'approche de la pluie , en ayant le soin de faire les
tas très petits au commencement de la dessiccation, et d'en augmenter le volume à mesure qu'elle s'avance.

L'opération du fanage exige encore, plus que bien d'autres,
l'œil du maître, non seulement pour les soins à apporter à la
dessiccation, mais aussi pour la rentrée du foin ou la formation

des meules. Tout ce travail doit être fait par de nombreux ouvriers, et avec la plus grande activité ; une dépense intelligente de main-d'œuvre devient ici une économie positive.

M. Mathieu de Dombasle dit à cette occasion : le travail des attelages et des ouvriers pour rentrer le foin sec est peut-être, de tous les travaux agricoles, celui qui exige le plus d'activité pour celui qui a une fenaison un peu considérable. L'usage des charriots attelés d'un seul cheval présente, d'après une longue expérience, le moyen d'accélérer cette besogne, mais elle exige un grand nombre de charriots. Pour quatre chevaux attelés, il faut, si l'on veut que le service ne chôme jamais, employer six ou sept charriots. Aussitôt qu'un charriot chargé est arrivé dans la cour de la ferme, on dételle le cheval et on l'attelle à un charriot vide pour retourner au pré. Depuis dix ans que j'ai adopté exclusivement cet usage, ajoute ce célèbre agronome, je suis tous les jours bien convaincu, qu'il offre pour tous les travaux d'une ferme, le moyen d'obtenir des chevaux la plus grande quantité d'ouvrage possible. En supposant une distance moyenne d'un demi-quart de lieue des champs à la maison, c'est-à-dire, que chaque voyage exige pour l'aller et le retour quinze à vingt minutes, on peut très facilement, dans une journée de travail de dix heures, rentrer avec cinq chevaux quarante milliers de foin ou cinq mille gerbes de froment, dont quatre-vingts ou cent forment une voiture. Pour faire la même quantité d'ouvrage avec des charriots attelés de quatre chevaux, il faudrait employer au moins trois attelages. Ces jours-là, et gens et chevaux doivent prendre leurs repas à la *hussarde*, il n'est pas question de dîner, il faut se hâter de rentrer le foin.

En organisant le service avec intelligence, on fait beaucoup d'ouvrage dans une journée. Ce n'est pas l'activité seule qui est nécessaire ici, il faut mettre beaucoup d'attention à distribuer les ouvriers qu'on emploie de la manière la plus convenable. Le nombre de ceux qui chargent, qui déchargent, qui retournent le foin, qui l'amassent en tas, les attelages, tout cela doit être proportionné de manière que rien ne chôme et qu'un travail ne nuise pas à l'autre. Si l'on examine la manière dont ces travaux sont exécutés dans la plupart des exploitations

rurales, on y trouvera bien rarement cet ordre qui peut seul
assurer la célérité de service et l'économie de la main-d'œuvre.

DE LA CONSERVATION DU FOIN ET DE SON AGE.

Dès que la fenaison est opérée, on s'empresse d'engranger le
foin, de l'entasser dans des lieux nommés *fenils*, ou d'en former des meules auxquelles on donne des formes pyramidales
ou carrées. Dans les deux premiers cas le foin est renfermé dans
des bâtiments, et dans le dernier il reste à l'air libre.

Quoique de la manière dont s'effectue ce mode de conservation
doive résulter des qualités différentes pour le foin de même nature, il y a néanmoins dissidence dans la pratique, et dans les
conseils donnés pour cet objet par des agronomes célèbres.

Dans plusieurs contrées, d'après un usage fort ancien et très
répandu, on a le soin, pour favoriser l'évaporation de l'humidité surabondante qui se dégage pendant les deux mois que
dure la fermentation du foin nouveau, de ménager, au moyen
de fagots placés dans les masses du foin, au fenil ou dans les
meules, des conduits d'évaporation. Quelques personnes poussent même cette attention jusqu'à remplacer les fagots par des
espèces de cheminées d'osier; dans d'autres pays, au contraire,
ayant cru reconnaître que cette opération était fondée sur un
faux principe, on tasse le foin uniformément et le plus qu'on
le peut, principalement autour de la masse, pour intercepter
autant que possible, l'introduction de l'air. A cet effet, après
avoir bien tassé les meules, on les recouvre d'un toit de paille,
immédiatement appliqué sur la masse, et on presse le mieux
qu'on le peut, contre le toit du fenil le foin qu'on y renferme
pour que, au premier moment du moins, il ne reste pas d'espace entre eux. Lorsque le foin n'est nullement en contact avec
l'air ambiant dit *thaër*, il se comporte à merveille pendant qu'il
sue et il conserve sa qualité dans toutes ses parties.

Quoique je ne possède pas une expérience personnelle qui
puisse entraîner ma conviction, je suis cependant porté à préférer le dernier mode au premier, parce que le foin, étant autre
chose que de l'herbe moins son eau de végétation, puisque, pendant la fermentation, il y a transformation de principes, il est
évident que, plus l'action fermentescible se trouvera dans les

conditions favorables à son accomplissement , plus les résultats en seront avantageux. C'est précisément ce que l'on obtient , d'une manière très satisfaisante , par le tassement du foin engrangé ou mis en meules à un degré de dessiccation convenable. Un peu d'humidité étant indispensable pour que la fermentation ait lieu , un foin desséché par l'action du soleil trop long-temps continuée, ne fermentera pas, et le foin trop humide et fortement tassé se transformera en une masse compacte qui, du reste , est très propre à l'engraissement des bestiaux. En Belgique, dans le Palatinat, le Hanovre, en Allemagne, on fait un grand usage de cette préparation , que l'on nomme *foin brun.*

Les Hollandais font usage d'un moyen très ingénieux et très simple en même temps , pour constater l'état de fermentation dans lequel les foins peuvent se trouver pendant le premier mois qui suit leur récolte. Ils placent dans chaque meule une aiguille de fer garnie d'un fil de laine blanche qui est fixé à ses extrémités; ils visitent souvent; tant que la laine reste blanche , la meule se comporte bien ; mais, aussitôt qu'elle jaunit, elle annonce un excès de fermentation. Si la chaleur devenait tellement grande que l'on eût à craindre la perte de la meule, il faudrait démonter le tas et le reconstruire.

DU FOIN NOUVEAU ET DU FOIN VIEUX.

Le foin nouveau, comme nous l'avons dit , étant irritant et indigeste, on ne doit en faire usage que deux mois, au moins, après la fenaison. Si, par des circonstances particulières, on se trouvait forcé d'en nourrir les chevaux, il faudrait le stratifier avec de la paille de froment, le mélanger au foin vieux, ou bien encore l'asperger d'eau salée pour en atténuer les fâcheux effets. L'odeur fortement aromatique et un peu nauséeuse qu'il répand, sa couleur d'un vert foncé et sa saveur légèrement âcre, font reconnaître sa présence dans le fenil , dans les magasins militaires et dans les meules.

Depuis le troisième jusqu'au quinzième mois , le foin bien conservé fournit une bonne alimentation; à dix-huit mois , il commence à vieillir, et conséquemment à perdre de ses qualités nutritives. Enfin , il devient sec, cassant, poudreux , jaunâtre, perd son odeur et sa saveur; il est impropre à une alimentation satisfaisante, et répugne aux chevaux auxquels on le donne.

DU BON FOIN.

Le meilleur foin est celui qui , ayant été bien récolté et bien conservé, est composé en très grande partie de plantes appartenant aux familles des graminées et des légumineuses. (Voyez pag. 354 à 366, et pl. 11 à 16.)

Ce foin est fin, souple, bien feuillé, d'un vert approchant de la nuance dite *feuille morte;* d'une saveur sucrée, sans arrièregoût âcre ni acerbe, et d'une odeur agréable , ressemblant à celle répandue par la flouve odorante (*anthoxanthum odoratum*)·

DU FOIN MÉDIOCRE.

Le foin médiocre est celui qui, ne contenant pas de principes nutritifs en quantité suffisante pour fournir une bonne alimentation, améne, par un long usage, la maigreur et l'épuisement des chevaux qui s'en nourrissent, et qui peut finir par occasionner l'appauvrissement du sang , de manière à déterminer des maladies graves. Tels sont les foins dans la composition desquels les plantes peu nutritives entrent en majorité. (Voyez pag. 377 à 387, et pl. 20 à 24.) Les foins trop vieux, ainsi que ceux dus aux causes suivantes :

1° Une fauchaison tardive, les tiges et les feuilles s'étant déjà appauvries de leurs sucs, qui ont servi à la formation et au développement de la graine ;

2° La prolongation de la fenaison par un soleil brûlant ;

3° Des pluies, surtout des rosées abondantes pendant la durée de la fenaison.

Sous l'influence de ces causes , un foin, quoique composé de bonnes plantes, devient pâle , sans odeur , se brise facilement, a une saveur légèrement acrimonieuse, est peu du goût des chevaux et nourrit mal.

L'altération produite par la dernière cause fait que ce foin , que l'on nomme *délavé*, participe des caractères du vieux foin avec lequel on peut le confondre.

Les caractères suivants indiquent encore un foin médiocre.

1° Pâle, grêle, effilé, provenant d'herbes étiolées, ayant végété à l'ombre ;

2° Gros, velu, ligneux, ayant été récolté dans des lieux trop humides ;

3° Répandant une forte odeur d'engrais qui dégoûte les chevaux, tels sont les foins provenant de prairies surabondamment fumées ;

4° Une altération peu connue, produite par la grêle, et qui rend peu nutritifs et quelquefois même impropres à l'alimentation les foins frappés par ce météore.

DU FOIN MAUVAIS.

Le foin mauvais est celui qui, introduit dans les organes de la digestion, peut occasionner la perturbation, des maladies, des accidents graves, et quelquefois même la mort. Tels sont : les foins rouillés, vasés, moisis, et principalement ceux qui, quoique beaux en apparence, renferment des plantes vénéneuses, telles que : vératre, ellébore, aconit, œnanthe, ciguë, phellandre aquatique, colchique, etc. (voyez pag. 387 à 393 et pl. 22 à 26.)

Tout le monde sait que le foin vasé est celui qui provient d'une herbe immergée et recouverte de vase ou de terre peu de temps avant l'époque de la fauchaison, et le foin moisi celui qui, ayant été engrangé trop humide, ou mouillé dans les lieux qui le recèlent, s'est recouvert, par suite d'une fermentation lente et peu sensible, d'une multitude de petits champignons nommés *bissus*, qui lui donnent une couleur blanchâtre une saveur âcre et une odeur *sui generis* dite de *moisi*.

La rouille qui n'est pas aussi généralement connue, et qui mérite de l'être, puisque l'usage du foin ainsi altéré peut causer des maladies graves, se reconnaît à de petites taches jaunes, brunâtres, pulvérulentes, ressemblant à la rouille de fer, d'où lui vient son nom, et qui sont dues à la présence d'un petit champignon nommé *uredo*, qui nait et se développe sous l'épiderme, pénètre dans le parenchyme de la plante et en détruit les sucs nutritifs.

DE LA FALSIFICATION DU FOIN.

La cupidité des marchands les porte souvent à renfermer dans l'intérieur des bottes de bon foin, des poignées d'une qualité inférieure et quelquefois même détériorée. La seule inspection de l'intérieur de la botte suffit pour démasquer cette ruse.

Les entrepreneurs militaires, plus habiles, mélangent des foins de qualités différentes, de manière, autant qu'ils le peuvent, à former un tout assez semblable. Mais un œil exercé reconnaît facilement cette manipulation, parce que ce mélange n'est jamais si complètement opéré, qu'une attention soutenue ne puisse découvrir plusieurs brins de foin réunis, formant çà et là de petits faisceaux de couleur et de qualité différentes. Mieux encore, en analysant la botte de foin et en comparant chacune des plantes qui la composent aux figures qui les représentent dans l'atlas de ce cours (pl. 11 à 26), ce qui permettra d'établir la prédominance des plantes, bonnes, médiocres ou mauvaises, les unes sur les autres, et conséquemment de juger irrécusablement la qualité du foin. Ainsi cesseront les résultats des expertises souvent partielles, quelquefois intéressées, et toujours contraires aux intérêts du régiment qui les provoque.

DES PAILLES.

Autrefois les pailles ne comprenaient que les tiges et les feuilles battues et desséchées des graminées céréales; aujourd'hui, cette dénomination s'étend à celles de plusieurs autres familles, mais principalement des légumineuses (1). Les unes et les autres servent à la nourriture des herbivores domestiques, à leur faire de la litière ainsi qu'à d'autres usages.

Les chevaux de l'armée, ceux des diverses administrations et ceux des personnes habitant les villes, ne font usage, avec le foin et l'avoine, que de paille de froment. Ce n'est qu'aux chevaux de la campagne et aux ruminants que l'on donne les pailles d'orge, d'avoine, de fèves, de pois, de vesces, de lentilles,

---

(1) Toutes les pailles, autres que celles de froment, de seigle, d'orge et d'avoine, étaient autrefois généralement désignées sous le nom de *fane*.

26.

de millet, de maïs, de sarrasin, de colza et de lin. Je suis d'avis
que si l'on donnait, quand on le peut, de ces dernières pailles
aux chevaux de l'armée et à d'autres qui n'en mangent jamais,
cela formerait dans leur régime une variété qui contribuerait à
l'entretien de leur santé.

Les pailles sont plus ou moins nutritives, principalement celles de froment, de seigle, d'avoine et d'orge, selon qu'elles croissent sur un terrain gras et sec, sur un côteau, sur un terrain
pierreux et sur un sol humide ou marécageux. La différence des
climats exerce également sur cet aliment une influence très remarquable. C'est ainsi que, pour ne parler que de notre pays,
les pailles qui proviennent d'un sol fertile et sec, d'un côteau
ou d'un terrain pierreux, renferment bien plus de principes
alibiles que celles provenant d'un terrain humide ou marécageux. Celles qui croissent dans le midi sont plus sucrées que
celles du nord, elles renferment une moelle nutritive, tandis
que les pailles des départements septentrionaux sont creuses.
Dans la même contrée, les pailles qui végètent pendant une sécheresse qui donne peu de grains sont bien plus substantielles
que celles qui se sont développées sous l'influence des pluies
longtemps continuées. Ce sont là des vérités trop peu connues
de ceux qui achètent de la paille pour la nourriture de leurs
chevaux.

Il est toujours fort avantageux de changer la paille de place,
dans un grenier, deux fois dans le courant d'une année. Cet aliment, qui se conserve mieux en meule que renfermé dans des
bâtiments, où il finit toujours par contracter une mauvaise
odeur, peut, s'il est conservé à l'abri de l'humidité, sans être
ni froissé ni brisé, avoir une durée presque indéfinie.

Les altérations des pailles de froment, de seigle, d'orge ou
d'avoine, ont lieu bien plus fréquemment dans les champs que
dans les meules ou les bâtiments.

Dans les champs, lorsque la saison a été pluvieuse ou humide,
par suite de brouillards ou de rosées, les pailles des graminées
céréales peuvent participer de la carie ou du charbon, maladies
qui attaquent quelquefois les grains. Les pailles atteintes de ces
affections acquièrent peu de développement et sont peu nutritives.

Si, après avoir été coupées, les pailles restent exposées à la pluie, elles verdissent d'abord, brunissent ensuite, perdent leur odeur particulière, en contractent une désagréable, sont sans saveur ou acrimonieuses, et elles se brisent facilement. Mais une maladie, autrement funeste pour les chevaux qui font usage des pailles qui en sont atteintes, est celle connue sous le nom de rouille, et qui est due à la présence d'un champignon vénéneux dont nous venons de parler, pag. 400.

Dans les magasins, ou en meule, la paille peut se moisir par l'action lente et continue de l'humidité; elle peut être mangée par les rats, et contracter l'odeur de ces animaux. Si elle a été brisée ou froissée, elle peut acquérir avec le temps une couleur rougeâtre, perdre sa saveur et en grande partie ses qualités nutritives.

DE LA PAILLE DE FROMENT.

La paille de froment, qui se reconnaît à sa couleur jaune pâle ou doré, à sa saveur légèrement sucrée, qui réside principalement dans ses nœuds; au luisant de sa tige et à son odeur légère et suave, est plus généralement usitée que toute autre , pour l'alimentation du cheval , et réputée la plus nutritive. L'expérience, ou plutôt l'habitude, est ici en contradiction manifeste avec l'analyse chimique, qui place en première ligne les pailles des légumineuses, du colza, du maïs, et fait encore marcher avant la paille de froment celles d'orge et d'avoine.

La paille de froment engrangée ou mise en meules, bien sèche, est d'autant meilleure, qu'elle est plus récente, plus fourrageuse, et que sa tige est plus mince et plus flexible. Les parties qui avoisinent l'épi et les nœuds sont les plus nutritives.

La paille n'ayant pas, comme le foin, besoin de ressuer, elle peut être donnée aux chevaux immédiatement après avoir été battue.

DE LA PAILLE DE SEIGLE.

La paille de seigle plus luisante, moins colorée, plus longue, plus flexible et plus tenace que la paille de froment, n'est employée en France, comme aliment, que d'une manière exceptionnelle, en raison de sa pauvreté nutritive qu'elle doit à l'aridité du sol où elle a crû et au temps qu'elle est restée sur pied après la maturité de la graine qu'elle portait. Il n'en est pas de même en Allemagne, où elle est généralement usitée de préférence à toute autre. L'expérience et l'analyse chimique établissent qu'elle convient mieux aux ruminants qu'aux chevaux. Comme Grognier, je crois qu'elle convient encore mieux pour couvrir certains bâtiments et pour fabriquer des chapeaux et des meubles, que pour nourrir les animaux.

DE LA PAILLE D'ORGE.

La paille d'orge, d'une couleur jaune foncé, fort dure, moins longue que la paille de froment, est savoureuse, conserve ses feuilles plus facilement que les deux espèces de paille qui précèdent, et contient beaucoup de principes salins et nutritifs; mais, comme ces principes sont d'une extraction difficile, la paille d'orge entre rarement dans le commerce comme aliment, et ne fait jamais, en temps de paix, partie de la ration des chevaux de l'armée. Les cultivateurs qui la recueillent la consomment ordinairement à raison de son peu de valeur marchande.

DE LA PAILLE D'AVOINE.

Presque partout, on coupe l'avoine avant la maturité entière du grain, pour que l'action de la faulx ou de la faucille ne l'égraine pas; on la laisse ensuite exposée quelques jours sur les sillons, pour faire sécher la paille et compléter la maturité du grain. Quand, par une cupidité mal entendue et dans l'intention de faire gonfler le grain, on laisse l'avoine trop longtemps dans les champs, les brouillards, la rosée, la pluie, altèrent plus ou moins la paille et même le grain. Lorsqu'au contraire, le javelage s'est fait d'une manière rationnelle, la paille qui n'a pas été épuisée sur pied, pour l'entière maturité du grain, possède des principes nutritifs en abondance, et, engrangée bien sèche, cette paille, qui est du goût des chevaux, fournit un aliment presque aussi substantiel que le bon foin.

Moins dure et aussi colorée que la paille d'orge, la paille d'avoine conserve facilement ses feuilles. On prétend que celle de l'avoine semée en mars est meilleure que celle de l'avoine semée à toute autre époque de l'année. Plusieurs agronomes expliquent cette différence par le moins de temps que la paille d'avoine de mars reste sur pied.

La paille d'avoine donne un goût amer au lait et au beurre des vaches qui en mangent beaucoup. La paille d'orge possède également cette propriété, mais à un degré moins élevé. Comme celle-ci, la paille d'avoine cède difficilement ses principes nutritifs; hachées, trempées pendant six heures dans de l'eau légèrement salée, et saupoudrées d'un mélange de son et de farine d'orge, après avoir été bien exprimées entre les mains en les retirant de l'eau, ces pailles constituent un bon aliment pour le cheval.

DES AUTRES PAILLES.

Les pailles des légumineuses sont toutes très nutritives; lorsqu'elles sont bien récoltées et conservées, elles forment un bon aliment que l'on n'emploie pas assez pour les chevaux. Si, comme quelques agronomes le prétendent, les céréales sont trop généralement cultivées et les légumineuses trop peu, on pourrait, en établissant la culture sur de meilleures bases, obtenir des pailles de légumineuses en plus grande abondance, et conséquemment les faire entrer dans la composition de la nourriture d'un plus grand nombre de chevaux qu'on ne le fait actuellement. Ce serait, assurément, une bonne pratique, puisque la paille de froment, qui est la plus usitée, ne donne que 10 pour 0/0 de principes nutritifs, tandis que les pailles des légumineuses en fournissent 35. Les pailles de colza, maïs, millet, sont plus rares.

Dans quelques départements, on donne aux chevaux un mélange de seigle ou d'avoine, et de gesses, paille et grain, que l'on nomme *dragée*, et dans le département du nord *wara*. Cet aliment est sain et très substantiel.

On trouverait encore, dans certaines conditions de disette, une ressource précieuse dans les feuilles des arbres et des arbrisseaux suivants : Orme, érable, frêne, tilleul, saule, peuplier, bouleau, aune, charme, hêtre, coudrier, chêne (quand il est encore jeune), acacia, vigne et genêt épineux. Toutes ces feuilles sont nutritives à un degré satisfaisant, celles de l'orme

le sont même plus que le foin. Ces aliments ne sont pas nouveaux; de tous les temps, on en a fait usage pour les ruminants,
principalement en Italie.

DE LA PAILLE HACHÉE.

Quelques auteurs ont reproché à la paille hachée de pouvoir
blesser le palais et la membrane muqueuse de l'œsophage et
des intestins ; et, devant être mouillée pour que les chevaux,
par leur respiration, ne la fassent pas voler et perdre, de rendre
les chevaux mous par le fait de cette humidité; dans tous les
cas, ajoutent-ils, la division de la paille n'augmentant pas ses
propriétés nutritives, c'est au moins du temps perdu que de se
livrer à cette pratique.

D'un autre côté, l'illustre Bourgelat et le célèbre Grognier en
font un grand éloge. Grognier fait observer qu'on en rencontre
moins avec sa texture dans les crottins, ce qui est une preuve
qu'elle a fourni plus de parties alibiles. M. le professeur Rodet
assure que les propriétés nutritives de la paille sont augmentées
à un certain degré, et qu'elle devient plus nourrissante si elle
est coupée à un centimètre de long.

Pendant l'hiver de 1840, on reçut, au huitième régiment de
dragons, cinq cents chevaux de remonte provenant, en très grande
partie, des diverses contrées de la Hollande et d'Allemagne, cinquante seulement d'Angleterre, et quarante-cinq de la Normandie. Cent cinquante, à peu près, de ces chevaux, ayant peu d'appétit, se faisant difficilement au régime réglementaire, digérant
mal et maigrissant, furent soumis, indépendamment du foin et
de l'avoine que l'on continua à leur donner, à une alimentation
spéciale de paille hachée, saupoudrée de farine d'orge et préalablement trempée dans de l'eau salée à la dose de trois kilogrammes par jour, distribués : un kilog. 1/2 à midi , et un
kilog. 1/2 à sept heures du soir; ce régime , continué pendant
trois mois, a produit les meilleurs résultats. Sous son influence,
la sécrétion de la salive et du suc gastrique s'est accrue , l'action de l'estomac et des intestins s'est développée; les digestions ont été mieux élaborées, plus complètes , faciles ; toutes
les parties du corps ont acquis plus d'énergie et les chevaux plus

de gaîté; le poil est devenu plus luisant; les formes se sont, petit à petit, arrondies, et tout annonçait une santé très satisfaisante.

Cet essai m'ayant encouragé, et sachant que les pailles d'orge et d'avoine renferment plus de principes nutritifs que celles de froment, mais que ces principes alibiles sont difficilement assimilables, en raison de l'action d'autres principes constituants auxquels ils sont intimement unis, j'ai cherché à savoir s'il ne serait pas possible de rendre ces pailles plus propres à l'alimentation du cheval. J'ai, en conséquence, fait moudre plusieurs bottes de paille d'avoine et d'orge, préalablement hachées à un centimètre de long; j'ai mélangé cette paille moulue à de la farine d'orge légèrement salée, et à de la paille de froment hachée et humectée dans les proportions de moitié paille moulue, moitié paille hachée, et une suffisante quantité de farine d'orge pour saupoudrer la paille hachée. Quatre jeunes chevaux, depuis longtemps fort maigres, ont acquis, sous l'influence de cette alimentation continuée pendant trois mois, un embonpoint très satisfaisant.

DE LA LUZERNE, DU TRÉFLE, DU SAINFOIN ET D'AUTRES PLANTES ALIMENTAIRES.

La luzerne desséchée, bien récoltée et bien conservée, est un aliment riche en principes nutritifs, mais duquel on ne doit faire usage pour le cheval de selle et de voiture qui travaillent peu, qu'avec une grande réserve, ou mieux encore, en la mélangeant avec la paille ou le foin; administrée seule, elle occasionne des pléthores et des fièvres inflammatoires.

Le tréfle est moins échauffant, et pour cette raison convient mieux au cheval, mais il est bon de le donner mélangé avec le foin ou la paille.

Le sainfoin est très nutritif et fort du goût des chevaux qui peuvent en être nourris sans danger.

On aura encore un bon aliment en stratifiant avec de la paille la *chicorée sauvage*, la *pimprenelle commune*, l'*ortie*, la *spergule*.

Cette dernière communique au lait et au beurre des vaches qui en mangent une qualité très recherchée qui, en Belgique, lui a fait donner le nom de *beurre de spergule*.

DE L'AVOINE.

L'avoine, le meilleur aliment des chevaux des contrées septentrionales de l'Europe doit, pour conserver ses précieuses qualités, non seulement être emmagasinée bien sèche, mais encore être renfermée dans des lieux à l'abri de l'humidité; pelletée et changée de place plusieurs fois durant l'année et ne pas être amoncelée. Sans toutes ces précautions, l'avoine étant très avide d'humidité fermentera, se moisira, ou tout au moins contractera une mauvaise odeur qui répugne aux chevaux.

Quelle que soit la couleur de son écorce et la forme de son grain, l'avoine sera bonne si elle réunit les caractères suivants: odeur presque nulle, saveur approchant de celle de la noisette; écorce lisse, mince, luisante, grain résistant à la pression de la main, coulant et s'échappant facilement entre les doigts quand on en a pris une poignée et qu'on la presse modérément; farine blanche et serrée; pesanteur relative la plus grande possible, mais au moins de 40 kilog. à l'hectolitre; propre, bien vannée, et exempte de graines étrangères, principalement d'ivraie énivrante (*lolium temulentum*); de moutarde (*sinapis arvensis*) fortement stimulante; de coquelicot (*papaver rheas*) somnifère; de bluet (*centaurea cyanus*), de jacée (*centaurea jacea*) amère; de nielle (*agrostemma githago*) de peu d'action sur les chevaux; de perce-pierre (*aphanes arvensis*) légèrement astringente; d'herbe au puces (*plantago psyllium*) légèrement astringente. La propriété de chacune de ces graines indique assez que, si elles existaient en grand nombre parmi les grains d'avoine, elles pourraient altérer la santé des chevaux. Dans tous les cas, elles sont au moins inutiles et doivent autant que possible en être bannies.

Durant les deux premiers mois qui suivent la récolte, l'avoine est dite nouvelle; dans cet état, son usage occasionne la pléthore, le vertige, des fièvres inflammatoires ou des indigestions (1). On reconnaît que l'avoine est nouvelle à sa légè-

---

(1) Si on se trouvait dans la nécessité de faire usage d'avoine nouvelle on en atténuerait les mauvais effets, en incorporant dans la ration une demi-once de sel.

reté spécifique, à la saveur douceâtre et sucrée et à la couleur terne de son grain. Indépendamment de son âge, l'avoine sera mauvaise si elle présente un ou plusieurs des caractères suivants : écorce terne, ridée, moisie ; grain court, mou et renflé ; légèreté spécifique ; couleur verdâtre de la pointe de l'amende et de son pinceau soyeux ; farine grise et poreuse, ou noire ; saveur amère, piquante, âcre, nauséeuse, ou douceâtre et sucrée ; grain germé, odeur de souris, d'excréments de chats ; commencement de fermentation annoncée par une chaleur plus ou moins intense du tas, que l'on reconnaît en y plongeant la main profondément ; une humidité bien prononcée, décélée par l'adhérence de la poussière sur l'écorce ; la présence, dans une proportion trop considérable, des graines qui lui sont étrangères et que nous venons de faire connaître.

Les altérations que nous venons de signaler sont presque toujours le résultat de la cupidité ou de la routine. Les marchands, dans les contrées ou l'avoine se vend à la mesure, la mouillent par divers procédés pour la faire gonfler, dans le but, comme ils le disent, de la faire fournir au boisseau.

Les cultivateurs, dans la même intention et aussi par le fait d'une vieille pratique, laissent l'avoine après qu'elle a été coupée, trop longtemps exposée dans les champs pour la faire javeler ; c'est ainsi que l'abus d'une pratique, bonne en elle-même, devient la source de la mauvaise qualité de l'avoine (1). Aussi fait-on bien de n'acheter ce grain qu'au poids ; par là on rend de nul effet les moyens frauduleux employés par la mauvaise foi.

Lorsque l'avoine est de bonne qualité, elle est l'aliment par excellence du cheval ; celui qui, en vertu de sa propriété excitante, lui donne le plus d'énergie. L'action toute spéciale que ce grain exerce sur l'économie du cheval, est attribuée à un principe volatil, très stimulant, analogue à la vanille et rési-

---

(1) Le javelage, renfermé dans de justes bornes, et par un temps sec, a l'avantage de faire mûrir le grain et la paille, peut-être même plus vite que si l'avoine n'était pas coupée.

Mais cette opération trop prolongée, principalement durant un temps humide ou de rosées abondantes, a le grave inconvénient de produire une fermentation qui altère la qualité du grain et de la paille.

dant dans l'écorce. Peut être que , comme l'observe **M. H. Bou-**ley, les propriétés de l'avoine doivent être attribuées à ce que le sucre, que l'analyse y démontre, éprouve dans l'appareil digestif une véritable fermentation en vertu de laquelle il est converti en alcool.

AUTRES ALIMENTS PEU USITÉS EN FRANCE POUR LA NOURRITURE DU CHEVAL.

L'*orge*, très usitée en Asie , en Afrique et dans toutes les parties méridionales d'Europe, pour la nourriture du cheval, n'est point employée en France, ni dans les contrées septentrionales : soit que l'influence climatérique de ces régions donne à ce grain des propriétés spéciales, soit que l'organisation des chevaux ne lui soit pas appropriée, soit par le fait de l'habitude(1), elle y est d'une digestion difficile et pénible. Concassée ou réduite en farine et donnée en suspension dans l'eau ou mélangée avec du son humecté dans la proportion d'un tiers, elle forme une boisson où un aliment rafraîchissant, dont il est bon de faire usage de temps à autre , pendant les fortes chaleurs , principalement pour les chevaux qui sont habituellement nourris d'aliments substantiels et stimulants et dont les déperditions occasionnées par le travail ne sont pas en rapport avec la qualité nutritive des denrées. La farine d'orge, en suspension dans l'eau , forme une boisson rafraîchissante, très convenavenable aux chevaux atteints de maladie inflammatoire.

Le *maïs*, recherché et mangé avec plaisir par tous les herbivores , ne donne peut-être pas autant de vigueur, mais il les maintient en bon état de santé et d'embonpoint. Lorsque les chevaux y sont habitués, ils préfèrent ce grain à tout autre , même à l'avoine. Le maïs convient principalement aux chevaux

---

(2) Il est probable que si l'on donnait de bonne heure de l'orge aux poulains en la concassant d'abord, et en humectant seulement les grains plus tard , il s'accoutumeraient à cette nourriture et les chevaux finiraient par la digérer aussi bien que l'avoine. Ce serait là un immense avantage, parce que l'orge ne s'altère pas aussi facilement que l'avoine, est plus robuste, précoce et productive , et qu'une récolte médiocre d'orge vaut mieux que la plus belle en avoine. En Angleterre, beaucoup de propriétaires ont essayé cette substitution de l'orge à l'avoine pour la nourriture de leurs chevaux et s'en sont bien trouvés.

faibles, fatigués, dont il répare promptement les forces. En 1822, chargé de la direction des étalons destinés à la reproduction, dans le canton de Tartas, département des Landes, j'avais un étalon que les propriétaires préféraient, et qui, depuis quelque temps, était atteint d'une toux sèche, quoique du reste il présentât tous les signes apparents d'une bonne santé. Craignant que l'avoine ne le fatiguât et ne pouvant pas, durant le temps de la monte, le mettre au barbotage (1), je remplaçai l'avoine par le maïs avec le plus grand succès. Ce cheval fit son service, conserva sa force, sa gaieté, et la toux disparut.

M. Bonafous rapporte qu'en 1799, lorsque les troupes austro-russes pénétrèrent dans le Piémont, leurs chevaux d'artillerie ne reçurent pour rations en divers endroits que du maïs en guise d'avoine, sans éprouver aucun accident de ce changement de régime. On fait un grand usage de ce grain en Amérique pour les chevaux et les mulets; on l'emploie aussi beaucoup pour le même usage dans le département des Landes. Cette alimentation, au rapport de Grognier, commence à se répandre dans le midi de l'Europe.

On reproche au maïs d'ébranler ou d'user les dents des chevaux qui en mangent habituellement. On pourrait, pour prévenir ces accidents, le ramollir dans l'eau ou mieux encore le concasser pour faciliter son élaboration et conséquemment augmenter ses propriétés alimentaires, puisque, dans cet état, aucun grain n'échapperait à l'action du suc gastrique.

Le *froment* fait rarement partie de la nourriture du cheval, parce qu'il est presque exclusivement réservé pour la nourriture de l'homme, et aussi parce qu'en raison des propriétés très nutritives qu'il possède, il occasionne la pléthore, des inflammations et la fourbure aux chevaux qui en mangent beaucoup. Administré en petite quantité et mélangé à l'avoine, il donne du ton, répare les forces et prédispose à l'engrais.

Le *seigle*, moins généralement employé à la nourriture de l'homme, est plus en usage pour celle du cheval. Dans plu-

---

(1) Mélange de son et de farine d'orge ou de tout autre grain, modérément détrempé. Le mot barboter vient, par onomatopée, du bruit que font les canes en fouillant la boue.

sieurs contrées on mélange ce grain à l'avoine ; dans d'autres, telles que l'Allemagne, la Prusse, le Danemarck, on hache le seigle, grain et paille, que l'on donne seul ou associé à l'avoine. Cet aliment engraisse les chevaux aux dépens de leur force et de leur énergie. C'est à l'abondance du mucilage que le seigle renferme, que ce grain doit la propriété de favoriser l'engrais des animaux qui en font usage.

Le *sarrasin* ou *blé noir*, mélangé à l'avoine à parties égales, constitue un aliment dont les chevaux se trouvent très bien. Il peut avantageusement remplacer l'avoine en tout ou en partie. Plusieurs expériences ont confirmé ce fait.

Les *féverolles* ou *fèves de cheval*, sont également un bon aliment qui peut remplacer l'avoine ; en Angleterre, on en donne avec avantage aux chevaux de course et de trait. Dans les départements du Nord, du Pas-de-Calais et dans quelques autres, on mêle à la féverolle, la vesce, la gesse, la lentille, les pois et quelques céréales. Ce mélange, auquel on donne le nom de *Wara*, *dragée*, *dravie* ou *dravière*, fournit aux chevaux une nourriture excellente.

La farine de féverolle rétablit l'embonpoint des chevaux maigres, sans produire la mollesse.

Le *fenugrec* pourrait encore être utile pour remplacer l'avoine ; sa propriété légèrement astringente donne du ton aux organes digestifs et facilite les digestions. Réduit en farine, les maquignons le donnent aux chevaux qui se vident.

Les *glands*, qui d'abord répugnent aux chevaux, finissent par devenir un aliment de leur goût, qui les nourrit bien et entretient leur énergie.

Les *faines* (fruits du hêtre), quoique très recherchées par les dindons et les porcs qu'elles engraissent, sont repoussées par les chevaux. Cependant quelques auteurs, ayant conseillé de les donner au cheval, mélangées à l'avoine, assurent que cet animal finissant par s'y habituer, les faines pouvaient entrer avantageusement dans la composition de sa nourriture. D'autres observateurs, au contraire, ayant remarqué que les faines et même les tourteaux de ce fruit occasionnaient des accidents toxiques, les expériences suivantes en ont été faites :

M. Lefort, vétérinaire à Champlitte (Haute-Saône), a envoyé

en 1840 , à M. le directeur de l'école d'Alfort, de la faîne et du tourteau de cette graine pour expérimenter sur leurs propriétés nuisibles. Comme les chevaux ne mangent qu'avec répugnance la faîne et son tourteau , M. Prud'homme , d'accord avec M. le directeur, a administré à sept chevaux bien portants soit une décoction de trois à quatre kilogrammes de faîne dans six à huit litres d'eau , soit la poudre de cette graine en électuaire, à la dose de deux kilogrammes et demi. Tous ces chevaux sont morts dans les douze heures qui ont suivi cette administration.

La *châtaigne* dont le cheval est très friand , lui est donnée en guise d'avoine, dans quelques contrées de la Calabre. L'embonpoint et la vigueur dont jouissent les chevaux qui en font usage , sont une preuve que cet aliment est avantageux.

Les *résidus des fabrications de la bière et du sucre de betterave*, que l'on a cru ne pouvoir convenir à la nourriture des chevaux de travail , sont cependant employés à cet usage dans le département du Nord , et les chevaux à qui on les donne, conservent un embonpoint remarquable et une force qui suffit à des travaux quelquefois fort pénibles.

La *carotte* est un bon aliment, du goût des chevaux et qui , par le mucilage et le principe sucré qu'elle renferme, nourrit et rafraichit, tandis que la matière résineuse , qui est un de ses éléments constitutifs et qui lui donne beaucoup d'analogie avec l'avoine, entretient suffisamment la force et l'énergie. Les chevaux atteints de bronchites et de gastrites chroniques se trouvent très bien de son usage en guise d'avoine. On peut en donner dans ce cas de 35 à 40 kilogr. par jour en trois repas et coupées.

La *pomme de terre* que les chevaux mangent avec plaisir, cuite et mélangée à la paille hachée, provoque et détermine, par un long usage, leur engraissement aux dépens de leur force et de leur énergie. A l'état de crudité elle répugne aux chevaux et occasionne la diarrhée.

ALIMENTATION PANAIRE.

La cherté de l'avoine et du foin , dans les années de disette de ces denrées, l'embarras de transport, d'emmagasinement, dans certaines circonstances, l'infidélité possible sous le rapport de l'avoine, de quelques personnes attachées au service des chevaux, l'économie résultant d'une assimilation plus complète ont été les principaux motifs qui ont déterminé quelques spéculateurs et de grands établissements (*Postes*, *Trycicles*, *Dames Blanches*, *Ecossaises*, etc.), à chercher s'il ne serait pas possible de remplacer l'avoine en tout ou en partie et au besoin une partie de la ration de foin, par du pain *ad hoc*.

Plusieurs compositions ont été proposées et expérimentées.

Pain Darblay, farine de froment   1/3.
    —   — de féverolles 1/3.
    —   — d'orge   1/3.
    —   sel suffisante quantité.

Pain Dailly, résidu de marc de pommes de terre   1/3.
    —   farine de 4ᵉ qualité   2/3.
    —   mélange de balles de blé et de paille hachée.
    —   sel.

Pain Feulard, farine d'avoine   2/3.
    —   — d'orge
    —   — de féverolles } ensemble 1/3.
    —   — de froment
    —   sel.

Les premiers essais de cette alimentation furent encourageants; ils procurèrent une économie évidente, les chevaux supportèrent les fatigues d'un service actif sans en paraître incommodés; ils conservèrent un embonpoint satisfaisant. Mais, au bout de quelques mois, et lorsque l'organisme fut profondément modifié, ils devinrent tellement faibles et maigres, que la plupart ne pouvant plus continuer un service un peu pénible, on fut obligé de les remettre à l'avoine. Sous l'influence de cette ancienne alimentation, plusieurs chevaux recouvrèrent leurs forces, d'autres restèrent toujours faibles et moururent de la morve ou du farcin. Mais, si le pain ne convient pas aux chevaux de travail; étant de facile digestion et plus complètement assimilable que l'avoine, le foin et la paille, il convient beaucoup aux chevaux convalescents, qu'une longue et forte maladie a beaucoup affaiblis; à ceux qui sont atteints de gastro-entérite chronique et qui restent maigres et digèrent mal, ainsi qu'à ceux qui sont fatigués par de longues courses ou de rudes travaux ; pour ces derniers quelques tranches de pain trempées dans du vin, leur donnent promptement de la force et du courage. En Suède, en Hollande et en Belgique on donne à quelques chevaux, du pain fait avec de la farine de plusieurs graines ; mais ces chevaux sont loin d'être un modèle de force et d'énergie. En Angleterre, en Prusse, en Autriche, en Hongrie, où la cavalerie est si belle et si redoutable, on se garde bien de faire des économies sur le cheval de guerre ; aussi jouissent-ils d'une réputation méritée de courage et de force.

DES ALIMENTS CUITS.

La cuisson a pour résultat de changer ou de modifier la propriété des principes constituant les aliments ; elle opère de nouvelles combinaisons, qui toujours sont en faveur de la digestion, et surtout de l'assimilation. Il arrive dans plusieurs cas que des substances peu nutritives, à l'état de crudité, le deviennent beaucoup par la cuisson. Les principes irritants, vénéneux même, sont amoindris et quelquefois annulés. Cette transmutation de principes immédiats permet d'employer, avec grand avantage, des aliments cuits pour la nourriture des animaux malades, convalescents, ainsi que pour ceux qui travaillent peu. On peut aussi utiliser, par ce moyen, beaucoup de substances végétales, peu ou point usitées à leur état de crudité, telles que : le sarclage des vignes, les fougères, les genêts, les laiches, les plantes âcres et grossières des marais, etc. La pratique de la cuisson, même des bons fourrages, peu usitée en France, est employée avec succès dans les états de l'Union, en Allemagne, en Angleterre, dans la Flandre, en Suisse, etc. L'expérience a démontré que la cuisson à la vapeur est préférable à l'ébullition : dans la plupart des contrées où ce mode d'alimentation est employé, on se sert d'un tonneau placé au-dessus d'une chaudière d'eau bouillante, percillé à son extrémité inférieure pour l'introduction de la vapeur, et percé d'un trou au couvercle de l'extrémité supérieure, pour la sortie de cette même vapeur, après qu'elle a traversé les aliments exposés à son action.

DU SEL.

Muriate ou hydrochlorate de soude des chimistes; soude muriatée ou hydrochloratée des minéralogistes.

Ce n'est que du sel commun ; sel marin quand il est extrait des eaux de la mer; sel gemme quand il est extrait, sous forme concrète, des entrailles de la terre, ou sel de source quand il provient des sources salées.

Le sel, que tous les herbivores aiment et recherchent, est, pour eux, ainsi que pour l'homme, un condiment qui exerce une influence salutaire sur leur organisme. Il stimule légèrement et agréablement les organes chargés de la digestion, facilite cette importante fonction, contribue puissamment au maintien de la santé, et hâte le rétablissement des chevaux convalescents, toutes les fois qu'il est uni à leurs aliments solides ou à leurs boissons farineuses, de manière à les rendre légèrement sapides.

Les foins fauchés trop tard, lavés par la pluie, nouveaux, et l'avoine nouvelle, sont rendus plus digestifs et assimilables, humectés d'eau salée. Les barbotages, la paille hachée, toutes les substances cuites, même les plus grossières, dans lesquels on a incorporé un peu de sel, sont du goût des chevaux.

Le foin et la paille, récoltés et engrangés humides, sont beaucoup mieux conservés au moyen d'une aspersion d'une dissolution de sel sur les couches de ces denrées, dans la proportion d'un kilog. de sel sur douze seaux d'eau, et mieux encore, si le foin est trop humide, en répandant du sel en poudre sur les couches. Dans l'un et l'autre cas, sept kilog. 1/2 de sel sont suffisants pour prévenir l'échauffement de vingt quintaux métriques de foin. Quant à la paille, il est toujours préférable de l'asperger et de la conserver en bottes.

La petite soude du commerce, c'est-à-dire un des produits du sel gemme qui paraît être un composé de plus de deux tiers de soude à peine carbonnatée, d'un peu de sulfate de soude et de chlorure de sodium, peut très avantageusement remplacer le sel pour les mêmes usages que ceux que nous venons d'indiquer.

DE LA FARINE.

De quelque grain en usage pour la nourriture des chevaux qu'elle provienne , elle est analeptique. On fait plus particulièrement usage, pour le cheval, de celles de seigle ou d'orge, qui toutes deux sont émollientes.

La farine d'orge est plus généralement employée. L'une et l'autre , données en suspension dans l'eau , constituent une boisson rafraichissante qui plait aux chevaux et qui convient beaucoup à ceux qui sont atteints ou convalescents de maladies inflammatoires, ainsi qu'à ceux qui sont maigres ou épuisés par un travail pénible et soutenu, ou par des marches de longue durée.

DU SON.

Le son n'est autre chose que l'enveloppe du grain , nommée *épisperme* (1); il est peu nutritif et ne contient à peu près que le quart de son poids de principes alibiles. Plus le son est pesant, meilleur il est, puisque la farine a plus de poids que le cortex. Tel qu'il est, le son ne doit pas être comme on l'a proposé, totalement exclu de la nourriture des chevaux.

Donné seul, en grande quantité et peu mouillé , préparation que l'on nomme *son fraisé* , il fatigue les organes digestifs et occasionne quelquefois des indigestions funestes, ou des purgations par relâchement du tube intestinal. Mélangé à la farine d'orge dans la proportion d'un tiers de cette dernière et étendu d'eau, il forme une alimentation rafraichissante fort du goût des chevaux. Ce mélange est également très bon pour saupoudrer la paille hachée.

RÉGIME DU VERT.

On entend par *régime du vert* l'usage temporaire de plantes herbacées vertes, auquel on soumet, dans certains cas , les chevaux habituellement nourris d'aliments secs. Ce changement de nourriture, que l'on désigne encore par les expressions : *donner le vert* ou *mettre au vert* , a pour effet principal de modifier

---

(1) Du grec *epi*, sur, et de *sperma*, graine. Enveloppe ou peau de la graine.

l'organisme au moyen de l'eau de végétation que renferment toutes les plantes qui n'ont pas subi la dessiccation.

Le vert ne produit pas les mêmes effets à toutes les phases de la végétation des herbes. Durant la première pousse, les herbes sont acidules, nourrissent fort peu, relâchent le tissu des organes digestifs et occasionnent des diarrhées qui peuvent devenir fatigantes.

Parvenues à leur complet développement et au moment de la formation de la graine, elles sont substantielles, mais trop dures pour bien remplir les indications du vert. En général, le moment le plus favorable, pour faire usage de la nourriture du vert, est celui où les plantes approchent de l'époque de la floraison, sans l'avoir atteinte; alors aussi les chevaux appètent davantage les herbes.

Le vert produit de très bons effets lorsqu'il est indiqué et administré dans des conditions favorables. Dans des cas contraires, il peut occasionner de graves accidents et même la mort.

ÉPOQUE A LAQUELLE IL CONVIENT DE DONNER LE VERT.

L'époque la plus favorable, pour mettre les chevaux au vert, est celle où le printemps exerce son influence avec le plus d'empire sur les herbivores, ce qui a lieu ordinairement à la fin de mai et au commencement de juin. C'est également à cette époque que les herbes ont acquis un développement convenable pour produire les effets qu'on attend de ce régime, et que les chevaux les mangent avec le plus de plaisir.

INDICATION DU VERT.

Le vert convient aux chevaux convalescents de maladies inflammatoires; à ceux qui prennent leurs dernières dents de cheval ou qui jettent leurs gourmes; aux boiteux par suite d'irritations articulaires; à ceux qui sont amaigris par un travail au-dessus de leurs forces, de leur âge, ou par l'effet d'une nourriture mauvaise ou insuffisante, ainsi qu'à ceux qui sont atteints d'affections vermineuses, de plaies profondes, de gale, de dartres, de dépilations, d'irritations de la peau, d'eaux aux jambes à l'état aigu. Il est encore indiqué à la suite d'opérations graves qui sont en voie de guérison; pour les jeunes chevaux de remonte qui maigrissent sans cause connue ou parce qu'ils ont souffert de la route ou du changement de nourriture ou de travail. Il est favorable à ceux qui, étant habitués à cette nourriture, ont été mis au sec sans transition ; à ceux qui sont dégoûtés, ainsi qu'à tous les chevaux qui ont la peau sèche, collée aux os, le poil terne, piqué, les crotins secs, marronnés, coiffés, le ventre levretté ; aux jeunes chevaux qui, ayant travaillé trop tôt, ont les aplombs faussés, les boulets et les tendons fatigués, engorgés. L'alimentation verte a encore l'avantage de seconder les effets de l'application du feu aux membres, pour cause d'engorgements, et, en provoquant des évacuations alvines copieuses, de rendre plus libre la respiration des chevaux qui digèrent mal et sont exposés aux embarras de l'estomac et des intestins ; ce qui leur occasionne souvent de légères coliques et l'irrégularité des mouvements du flanc. Les juments qui ont avorté, ainsi que celles qui nourrissent, se trouvent également très bien du régime du vert.

CONTRE INDICATION.

Le vert ne convient ni aux vieux chevaux, ni à ceux qui exécutent habituellement des courses rapides et de longue haleine ; il ne faut pas non plus soumettre à ce régime diététique et débilitant les chevaux phthisiques, ceux atteints d'hydropisies, d'eaux aux jambes chroniques avec infiltration du tissu cellulaire, d'engorgements froids des extrémités, de catarrhes ou de diarrhées chroniques. On s'en abstiendra également pour les chevaux morveux et farcineux, à moins qu'on ne les puisse placer en liberté dans un pays chaud et sur un sol sec, produisant des plantes contenant peu d'eau de végétation et beaucoup de principes résineux, salins, aromatiques, amers ou astringents.

Les chevaux d'un tempérament lymphatique, c'est-à-dire ceux qui ont une grosse tête empâtée, de gros os, une poitrine étroite, un ventre très développé, des poils longs et gros et des mouvements lents, ne doivent être mis au vert que dans le cas d'une dentition pénible, occasionnant une maladie inflammatoire, ou pendant la période inflammatoire des gourmes.

DES DIFFÉRENTES MANIÈRES DE DONNER LE VERT.

Le vert se donne aux chevaux de deux manières : en liberté ou à l'écurie. L'un et l'autre de ces deux modes offrent des avantages et des inconvénients, que nous allons faire connaître, afin que l'on puisse se diriger dans le choix, selon le besoin des chevaux, les localités ou le climat. Le *vert en liberté*, qui semble être le plus en rapport avec les vues de la nature, puisqu'il permet aux animaux de choisir et de manger les plantes qui leur conviennent, ainsi que de prendre un exercice favorable et réglé sur les forces et les besoins du sujet, convient principalement aux chevaux qui ont une constitution et un état de santé qui leur permettent de résister aux influences climatériques et aux intempéries ; à ceux qui ont la corne sèche, les talons serrés, les articulations fatiguées, douloureuses, engorgées, des maladies du pied, le feu aux membres, ainsi qu'aux chevaux de remonte, qui, retirés depuis peu de temps des pâturages dans lesquels ils ont été élevés, ont maigri par suite de la route et d'une alimentation sèche. Mais il occasionne souvent des rechutes aux chevaux convalescents et trop faibles, et il fatigue beaucoup ceux qui ont la queue courte et les extrémités trop longues. Les insectes ailés, l'intensité de la chaleur du milieu de la journée, principalement dans les pays chauds, tourmentent et fatiguent beaucoup les animaux. Les fraîcheurs des nuits, les pluies froides et de longue durée peuvent occasionner des maladies. En traversant les haies ou en cherchant à les franchir, ainsi que les barrières qui établissent les divisions dans les prairies, les chevaux peuvent se blesser ; quelquefois, dans les premiers jours et lorsque plusieurs chevaux sont réunis dans une même prairie, on peut avoir à redouter des coups de pieds ; mais ces accidents sont rares et ordinairement peu graves, quand on a eu l'attention de faire déferrer les chevaux avant de les lâcher dans la prairie. Le vert en liberté, dans l'intérêt des propriétaires, est désavantageux pour plusieurs raisons : 1° les chevaux foulent les herbes, défoncent le sol et forment avec leurs pieds, surtout dans une prairie fraîche ou humide, de petits trous dans lesquels les eaux séjournent, et où croissent ensuite de mauvaises herbes ; 2° les excréments, par leur amoncellement sur un seul point, détruisent les herbes sur toute l'étendue qu'ils occupent ; 3° la même étendue de prairie fournira les moyens de nourrir le double de chevaux, l'herbe étant fauchée et donnée à l'écurie, que pâturée dans les prairies ; par la raison que, là, les chevaux choisissent les herbes qui leur conviennent, et dédaignent les autres ; qu'en se couchant ils foulent l'herbe et ne veulent plus la manger, si, étant longue, elle ne se relève pas; et qu'ils ne mangent jamais celle qui entoure leurs excréments.

Pour obvier aux inconvénients que je viens de signaler et obtenir les meilleurs effets du vert en liberté, on doit observer les précautions suivantes :

1° Ne mettre dans les prairies que les chevaux boiteux par suite de fatigue ou d'usure ; ceux qui souffrent de la dentition ; ceux auxquels on a appliqué le feu aux extrémités ou qui ont été l'objet d'opérations graves qui sont en voie de guérison, et pour lesquels l'exercice est jugé nécessaire; enfin, ceux qui sont en bonne convalescence de maladies inflammatoires, ainsi que les jeunes chevaux fatigués prématurément.

2° Parquer les chevaux, c'est-à-dire ne leur permettre de parcourir qu'une certaine partie de la prairie, et leur donner une nouvelle étendue lorsqu'ils n'ont plus à manger dans la section qu'il occupent.

3° Etendre sur la prairie avec soin, tous les jours, les excréments que les chevaux y déposent, ou mieux encore les enlever en totalité, pour les étendre plus tard sur la partie de la prairie que les chevaux auront quittée.

4° Etablir dans la prairie des hangards en paille pourvus de rateliers et de mangeoires, et disposés de manière à mettre les chevaux à l'abri des intempéries, lorsqu'ils sentent le besoin de s'y réfugier. Là on donnerait de l'herbe dans les rateliers toutes les fois que les pluies, les insectes ou les chaleurs obligeraient les chevaux d'user de cet abri, dans lequel ils entreraient et d'où ils sortiraient à volonté.

5° Leur procurer un abreuvoir d'un facile abord : le besoin de boire se faisant plus fréquemment sentir aux chevaux qui prennent le vert en liberté, qu'on ne le croit communément.

Le *vert à l'écurie* convient beaucoup aux chevaux faibles et à ceux qui doivent être l'objet de soins journaliers; il permet de mieux observer les effets qu'il produit que le vert en liberté, ainsi que de faire usage des soins hygiéniques nécessaires au maintien de la santé, et qui concourent aux bons effets que l'on attend de ce régime. Il permet encore de varier la nature des aliments, d'employer l'herbe des prairies, le blé, le seigle, l'avoine, l'orge non épiée, le trèfle, le sainfoin, la luzerne, le maïs, la chicorée sauvage, la spergule, etc.; mais il a l'inconvénient, dans la cavalerie surtout, si la ration est donnée au poids, de ne pas fournir une alimentation suffisante aux chevaux, soit durant les temps de pluie, où l'eau dont le vert est imprégné vient ajouter son poids à celui de l'herbe; soit lorsque la ration renferme en trop grande quantité des plantes peu nutritives, soit enfin lorsque les renoncules ou d'autres plantes nuisibles, que les chevaux ont grand soin de rejeter, se trouvent mêlées dans de trop grandes proportions aux plantes alimentaires.

On secondera les effets du vert donné à l'écurie :

1° En faisant promener les chevaux deux heures par jour ;

2° En tenant les écuries dans le plus grand état de propreté, et en ouvrant les portes et les fenêtres durant tout le temps que les chevaux sont dehors ;

3° En faisant baigner les chevaux lorsque la température le permettra, si toutefois une rivière commode se trouve à portée de l'écurie ;

4° En saignant les chevaux qui en auront besoin et non tous les chevaux, comme mesure générale, ce qui serait un abus qui pourrait entraîner des suites funestes ;

5° En exigeant un pansage de la main bien exécuté ;

6° En conservant l'avoine aux chevaux desquels on exige un léger travail pendant la durée du vert, ainsi qu'aux chevaux de l'armée qui sont destinés, peu de temps après le vert, à entrer en campagne ou à faire partie d'un camp de manœuvres;

7° En ne plaçant dans les écuries, pendant la durée du vert, que les deux tiers des chevaux qu'elles contiennent habituellement ;

8° En donnant de l'herbe souvent et peu à la fois, par la raison que les chevaux ne mangent pas celle qui reste dans les rateliers et sur laquelle ils ont soufflé;

9° En coupant l'herbe le matin, dès que la rosée a été dissipée, et en la conservant dans un lieu où elle sera disposée de manière à ne pouvoir se dessécher ni s'échauffer.

DES HANGARDS DANS LES PRAIRIES.

Les hangards situés dans les prairies et pourvus de rateliers et de mangeoires, pour permettre d'y nourrir des chevaux lorsque l'état de l'atmosphère, de la température ou d'autres causes l'indiqueraient, sont assurément le moyen d'obtenir les meilleurs effets du vert, puisque, de cette manière, les chevaux se trouvent toujours soumis à l'influence favorable de l'air, de la lumière et d'un exercice libre et conséquemment en rapport avec leurs besoins, sans être exposés aux effets désastreux des intempéries.

Ces hangards permettent, en outre, d'y attacher, pendant vingt-quatre ou trente-six heures, pour prévenir des trombus, les chevaux qu'on aurait cru devoir saigner comme moyen hygiénique, ainsi que ceux qui pourraient être l'objet de quelque médication.

DES SIGNES QUI FONT RECONNAITRE LES BONS OU LES MAUVAIS EFFETS DU VERT.

Que le vert soit donné à l'écurie ou en liberté, on reconnaitra ses bons ou ses mauvais effets aux signes suivants :

Bons effets. Urines abondantes, sédimenteuses : peau souple, couverte d'une poussière grasse ; gaité, marche facile et assurée, bien-être marqué, ventre arrondi, appétit plus grand, excréments d'abord liquides, se pelotonnant bientôt et annonçant une bonne digestion.

Mauvais effets. Tristesse, poils hérissés, ternes, piqués, peau sèche, faiblesse, diarrhée de trop longue durée, excréments répandant une mauvaise odeur; ventre balloné, tendu ou retroussé; mastication faisant entendre un bruit aigu: membranes muqueuses, apparentes, pâles; appétit capricieux.

DE LA DURÉE DU VERT ET PRÉCAUTIONS A PRENDRE POUR
Y METTRE ET POUR EN FAIRE SORTIR LES CHEVAUX.

La durée ordinaire du vert est de quinze à quarante-cinq
jours, suivant l'indication.

Les précautions à prendre sont : de donner du barbotage
pendant les quatre jours qui précèdent le régime du vert ; de
mélanger ensuite l'herbe au foin et à la paille dans la proportion d'un quart le premier jour, d'augmenter la quantité du
vert en diminuant celle de la ration sèche, de manière à donner tout le vert le quatrième jour.

Et, pour faire sortir les chevaux de ce régime, d'agir en sens
contraire, quant à la paille, au foin et à l'herbe; mais au lieu
de donner toute la ration d'avoine le premier jour, il faudra
agir progressivement, en augmentant la quantité dans la proportion d'un quart tous les jours.

La ration du vert, par cheval et par jour, est de 50 kilog. pour
la cavalerie de réserve, 45 kilog. pour la cavalerie de ligne,
et 40 kilog. pour la cavalerie légère. Plus, 2 kilog. et demi de
paille pour chaque arme.

DE L'EAU.

Quoique l'eau soit assez généralement désignée sous le nom
d'aliment liquide, elle ne nourrit qu'autant qu'elle tient en
suspension ou en dissolution des principes alibiles étrangers à
sa composition ; par elle-même et dans son état de pureté, elle
n'est point nutritive ; mais par sa propriété délayante et dissolvante elle facilite la digestion et l'assimilation. L'eau exerçant
une influence continuelle sur tous les corps, sur nos organes et
sur la constitution de tous les êtres, concourt tellement à l'entretien de la vie, qu'elle nous est aussi indispensable que l'air
au milieu duquel nous vivons. L'air lui-même deviendrait
irrespirable s'il était complétement privé d'eau.

La nature ne nous offre pas l'eau dans son état de pureté ;
l'eau de pluie ne contient pas, à la vérité, de traces de substances étrangères, mais il faut, pour l'obtenir ainsi, qu'elle
soit reçue directement dans les vases destinés à la recueillir,
autrement, si elle doit avant d'y arriver s'écouler sur certaines

surfaces , elle entraine et dissout toujours une petite portion des corps qu'elle rencontre sur son passage. **On** est donc souvent contraint de la purifier le mieux possible. L'eau pure est toujours identiquement la même, elle est uniquement formée de la réunion d'une partie d'oxigène et de deux parties d'hydrogène.

Si l'eau, telle que la nature nous l'offre, n'est jamais d'une pureté absolue, du moins la rencontrons-nous souvent dans un état qui s'en éloigne assez peu, pour qu'on puisse l'appliquer aux usages domestiques. Elle se reconnait alors aux caractères suivants : limpide, incolore, inodore, insipide, fraiche, légère, aérée, cuisant les légumes, conservant sa transparence pendant l'ébullition et dissolvant le savon sans former de grumeaux. En général, l'eau qui présente ces caractéres coule sur un sol siliceux et n'a point pris son origine sur un terrain calcaire.

Quoique l'eau soit limpide, claire, inodore et incolore, elle peut être mauvaise en raison des différents sels calcaires qu'elle peut contenir en dissolution ; c'est ce qui constitue les eaux dites *crues*. La présence de ces sels est décélée par l'addition de quelques gouttes d'oxalate d'ammoniaque ou de nitrate d'argent donnant naissance à un nuage qui, lorsqu'il est léger, annonce que les sels sont peu abondants et, dans ce cas, bonifient l'eau en l'aiguisant au lieu de l'altérer. Dans le cas où les molécules calcaires seraient trop abondantes, elles se disperseraient sur les légumes en cuisson, et, en les durcissant et s'opposant à leur distension, rendraient la coction très imparfaite. Le savon que l'on chercherait à dissoudre formerait des caillots résultant de nouvelles combinaisons qui forment des carbonates, des sulfates de soude et un savon calcaire.

Les bulles qui se forment à la surface de l'eau en ébullition annoncent la présence de l'air dans ce liquide. Ainsi que l'eau qui tient en dissolution des sels calcaires, celle qui est privée d'air est dite *crue ;* elle est d'une digestion pénible. Quelques sources présentent cet inconvénient auquel on remédie en creusant à une certaine distance de la source un réservoir large et peu profond où l'eau, se mettant en contact avec l'air atmosphérique qui la pénétre, perd sa crudité et devient salutaire. Les riviéres, les ruisseaux qui roulent un certain volume d'eau, avec un degré de vitesse convenable , les lacs et les étangs forment les meilleurs abreuvoirs, parce que leur eau est suffisamment saturée d'air et en rapport de température avec la partie de ce fluide qui l'entoure. Si, pendant les fortes chaleurs, on se trouvait obligé de faire boire de l'eau de pluie ou de source, il faudrait avoir le soin de l'agiter dans le seau avec une poignée de foin que l'on plongerait dans l'eau et que l'on en retirerait pour l'y plonger de nouveau, à plusieurs reprises, pour lui rendre de l'air atmosphérique et pour élever sa température. On agira de même quand on sera forcé d'abreuver un cheval couvert de sueur par le travail ; il est également bon , dans ces deux cas, de blanchir l'eau avec une jointée de son, et de l'aiguiser légèrement par l'addition d'un demi-verre de vinaigre, de quelques gouttes d'acide sulfurique, ou d'une demi-cuillerée à bouche de sel commun par seau d'eau. Ce sont là des précautions d'autant plus nécessaires pour les chevaux, que ces animaux, par le fait seul de leur manière d'être, sont sujets à contracter diverses maladies inflammatoires , telles que entérite, pleurite, fourbure aigüe, etc. , maladies qui résultent souvent de l'abaissement subit de la chaleur de l'estomac par l'effet de l'eau ingérée.

Les eaux des ruisseaux qui s'échappent ou qui traversent des mines de cuivre, de mercure, de plomb ou d'arsenic sont très malfaisantes et souvent même vénéneuses à un haut degré. On reconnaît la présence de ces métaux en plongeant dans l'eau une lame de fer ou d'acier qui rougira si l'eau contient du cuivre, et qui blanchira si elle contient du plomb, du mercure ou de l'arsenic.

On rend la boisson des chevaux alimentaire , par l'addition de diverses farines de céréales ou de légumineuses, ainsi que par la cuisson de substances animales , dont on ne fait pas, à mon avis, un assez grand usage pour les chevaux , principalement pendant l'existence de maladies lymphatiques , durant les convalescences pénibles, et pour les chevaux réduits à l'état de marasme par un travail soutenu et au-dessus de leurs forces, par l'usage d'aliments peu substantiels ou par des privations.

Dans les contrées où les eaux fluentes sont rares, et où l'on est contraint d'abreuver les chevaux dans des mares formées par les eaux pluviales qui, presque toujours, tiennent en suspension ou en dissolution des débris végétaux et animaux en putréfaction qui peuvent amener de graves maladies, on pourra rendre ces eaux salubres, en creusant, à quelques mètres de la mare, un espace proportionné au volume d'eau qu'on le destine à contenir, et en pratiquant un conduit de communication dans lequel se trouverait placé un tonneau rempli de charbon de bois, défoncé par le bout correspondant à la mare d'où l'eau doit s'échapper, et percillé au bout opposé. L'eau, en traversant ce filtre peu coûteux et à la portée de tout le monde, parviendra à l'abreuvoir, destiné à la contenir, claire, inodore et très salubre. On a calculé que 50 kilogr. de charbon peuvent servir à purifier 1,000 hectolitres d'eau corrompue. Après avoir servi à cette opération, le charbon peut encore servir au chauffage, ou mieux à l'engrais des terres, en le réduisant en poudre grossière.

Quelles que soient la corruption, la putridité et la fétidité d'une eau stagnante, on la rend potable par le procédé de Lowitz. Il résulte en effet de ses expériences multipliées, qu'un peu de charbon de bois grossièrement pilé et bien calciné, ou mieux encore du charbon d'os introduit dans un vase contenant l'eau, désinfecte immédiatement ce liquide quand la proportion de charbon est suffisante. Il suffit pour cela de filtrer, après avoir bien agité le tout, Une addition d'acide sulfurique accélère singulièrement l'action du charbon et permet, en ajoutant la sienne, de diminuer la dose de charbon de près de deux tiers. Selon Lowitz, 1 kilogr. 625 grammes d'eau gâtée exigent en général 140 grammes de charbon pulvérisé, pour son entière purification, tandis qu'en y ajoutant 34 gouttes d'acide sulfurique, pour la même quantité d'eau, 46 grammes 87 centigrammes de charbon suffisent. On ne doit concevoir aucune inquiétude sur l'emploi de l'acide sulfurique, parce que, d'une part, la quantité est trop minime pour exercer une influence fâcheuse sur les organes, et que de l'autre il se trouve absorbé par le charbon lui-même, qui contient toujours une proportion suffisante de base pour le saturer.

TARIF DE LA COMPOSITION DES RATIONS DE FOURRAGE PAR ARME,
ET DES SUBSTITUTIONS DE DENRÉES AUTORISÉES.

DÉSIGNATION des CHEVAUX.	SUR LE PIED DE PAIX ou de RASSEMBLEMENT.			EN ROUTE.		
	FOIN.	PAILLE.	AVOINE.	FOIN.	PAILLE.	AVOINE.
	kil.	kil.	kil. déc.	kil.	kil.	kil. déc.
Carabiniers et cuirassiers.	5	5	3 60	6	3	3 80
Dragons, lanciers, artillerie à cheval.	4	5	3 40	5	3	3 80
Chasseurs, hussards et mulets.	4	5	3 »	5	3	3 80
Train d'artillerie, du génie et des équipages militaires.	5	5	3 80	6	3	4 20

OBSERVATIONS.

Lorsqu'il y aura lieu de substituer une denrée à une autre, on délivrera, en remplacement de foin, une quantité double de paille et *vice versâ*. L'avoine est remplacée 1° par une quantité double de foin et quadruple de paille et *vice versâ*; 2° par du son à poids égal, ou par de la farine d'orge brute, à raison de 75 p. 0/0 du poids de l'avoine.

Comme on le voit à la colonne d'observations, les aliments que l'on peut donner en substitution ne changent rien à la nature de l'alimentation usuelle des chevaux de troupe : c'est toujours du foin, de la paille ou de l'avoine, et, dans certains cas exceptionnels, de la farine d'orge ou du son,

Il est regrettable que les substitutions ne puissent franchir ce cercle rétréci, pour s'étendre sur une plus vaste échelle. Les trèfles, la luzerne, le sainfoin, les diverses pailles, les féverolles, l'orge concassée ou macérée, les mélanges connus dans le nord de la France sous le nom de wara, la paille hachée, le sel comme condiment et d'autres substances encore, fourniraient une alimentation très salutaire, et qui, dans certains cas, pourrait amener une modification sensible dans l'idiosyncrasie du cheval, ce qui serait d'une importance considérable, J'ai toujours pensé qu'une alimentation variée avec discernement rendrait les cas de morve et de farcin extrêmement rares dans la cavalerie : c'est à cette variété d'aliments, autant qu'à toute autre cause, que l'on doit attribuer la rareté des cas de morve et de farcin dans les campagnes.

DE QUELQUES EXEMPLES DE RATION POUR LES CHEVAUX DU COMMERCE.

DÉSIGNATION DES CHEVAUX.	FOIN.	PAILLE.	AVOINE.
	kilog.	kilog.	kilog.
Cheval de selle de petite taille.	4	4	3
Cheval de selle, de taille ordinaire.	4	5	4
Cheval de carrosse, travaillant modérément.	5 1/2	9	5
Attelage qui fatigue.	12	8	7
Chevaux flamands qui font le service du Rhône.	22 1/2	Son à discrétion.	10

OBSERVATIONS.

Il est des chevaux auxquels peu de nourriture suffit pour réparer leurs pertes et soutenir leurs forces ; d'autres, qui dépérissent et perdent leur vigueur quand on ne les nourrit pas largement. C'est à ceux qui les soignent à les observer sous ce rapport. La fixation des aliments doit plutôt être individuelle que collective.

ORDRE DES REPAS.

Dans la cavalerie, quand on est en garnison, on divise la ration en quatre repas : le matin, à midi, à 4 heures et le soir.

Ces quatre repas sont composés ainsi : le matin, un tiers de foin, on fait boire, on donne la moitié de l'avoine et ensuite la moitié de la paille ; à midi, le deuxième tiers de foin ; à quatre heures, on fait boire, on donne la seconde moitié d'avoine et le reste de la paille, et enfin le soir de six à huit heures et demie ; selon la saison, on donne le reste de la ration de foin.

Quant aux chevaux de travail, les repas sont subordonnés à la nature du travail, à la distance des lieux à parcourir ou à l'intervalle des heures de repos.

Le cheval étant un animal de travail et non de produit (1), on

---

(1) Il n'est pas question ici des juments ni des étalons employés à la reproduction.

ne doit lui donner que la quantité d'aliments nécessaire à son entretien et à la réparation des forces usées pendant l'exercice. Les besoins étant différents selon la nature et la durée des travaux, ainsi que selon l'état des saisons, il est évident que l'on doit nourrir plus largement les chevaux de la cavalerie pendant les grandes manœuvres, et les chevaux du commerce et de labour durant les grands travaux, que pendant le temps où les déperditions occasionnées par le travail sont moindres.

En hiver, les chevaux en général travaillent peu; lorsque cette saison est froide et sèche, les organes digestifs sont doués de beaucoup d'activité; il serait nécessaire alors d'augmenter la ration de paille et de diminuer celle d'avoine; de cette manière on fournirait à la digestion ce qui est nécessaire à son activité, en même temps que l'on diminuerait la quantité de principes assimilables, ce qui convient très bien aux chevaux qui, comme nous l'avons déjà dit, n'ont besoin que d'une nourriture d'entretien, appropriée aux pertes occasionnées par le travail.

D'après le même principe physiologique et par une cause contraire, on devrait, pendant les grands travaux et durant les fortes chaleurs de l'été, diminuer la ration de foin; augmenter celle d'avoine; mélanger l'orge à l'avoine dans la proportion d'un quart; et de temps à autre, suivant l'indication, asperger les aliments d'eau légèrement salée ou vinaigrée; abreuver trois fois par jour et soumettre les chevaux au barbotage rendu un peu sapide, par une addition de sel, deux repas au moins par semaine, en ayant soin de choisir pour cela un jour de repos; d'où il résulte que l'on devrait, dans les régiments de cavalerie principalement, reconnaître la ration d'hiver et la ration d'été, qui seraient mises en usage, non pas d'après l'indication de l'almanach, mais d'après les prescriptions du vétérinaire du corps, qui les baserait sur l'état de l'atmosphère et les exigences du service.

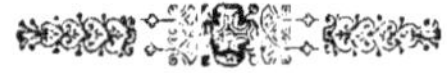

CHAPITRE III.

DES SOINS DE PROPRETÉ.

1ʳᵉ SECTION.

DU PANSAGE.

Le pansage a pour objet de tenir la peau des chevaux dans un
état de propreté qui permette la libre sortie, par les pores dont la
peau est criblée, des principes impropres à la nutrition, et dont
la nature se débarrasse sous forme de vapeur infiniment déliée.
Cette vapeur, en se concrétant, établit sur la surface du derme
des pellicules furfuracées qui, unies à la poussière et à d'autres
corps étrangers, obstruent les émonctoires de la peau, déterminent des démangeaisons, la gale, des dartres et d'autres affections cutanées et internes. Un pansage bien fait est donc une
opération importante, indispensable au bien-être du cheval, au
maintien de sa santé, et qui favorise son développement. Mais,
comme beaucoup de choses bonnes en elles-mêmes, le pansage
peut entraîner de fâcheux résultats, lorsqu'on en fait usage
sans discernement. Rendant les chevaux plus impressionnables
à l'action atmosphérique, il peut être la cause prédisposante de
refroidissements et de suppressions de la transpiration, si, pendant les temps froids et surtout froids et humides, on n'a pas
le soin de recouvrir d'une couverture de laine les chevaux qui en
ont été l'objet; dans tous les cas, je crois qu'un seul pansage
bien fait, par jour, suffit, et que, dans tout autre moment de la
journée, on doit se borner à nettoyer la partie du cheval qui
aurait pu se salir.

DES INSTRUMENTS DE PANSAGE.

Plusieurs instruments servent au pansage; mais, étant tous
assez généralement connus, nous nous contenterons de les décrire succinctement.

1° L'*étrille* est l'instrument qui sert à détacher de la peau la
crasse qui y adhère; elle est composée d'un manche, d'un coffre,

ou plutôt d'une plaque de tôle repliée latéralement à angle droit, et dont les bords sont dentelés en forme de scie. Ces bords dentelés sont suivis de cinq autres lames placées comme eux, verticalement, parallèlement et dentelées, à l'exception de la lame du milieu, que l'on nomme couteau de l'étrille, et qui n'atteint pas tout à fait le niveau des lames dentelées. Sur les côtés du coffre sont placés deux petits marteaux qui servent, en les frappant contre un corps dur, à débarrasser l'étrille de la crasse qu'elle a détachée de la peau du cheval, et qui trouve une issue par les deux petits côtés du coffre.

2° L'*époussette* est ordinairement une queue de cheval fichée à un manche en bois, ou un carré de drap. Cet instrument sert à enlever la poussière détachée par l'étrille, et qui reste fixée aux poils.

3° Le *bouchon* est un faisceau de paille tortillée, de forme cylindrique, hérissonné en partie, dont on se sert, après l'avoir légèrement humecté, pour frotter la peau et les poils, après l'action de l'étrille et de l'époussette.

4° La *brosse* est munie d'une courroie en forme d'anse, sous laquelle on passe la main pour la tenir mieux. Cet instrument enlève toute la poussière qui a pu rester sur les poils et la peau, après le jeu de l'étrille, de l'époussette et du bouchon; elle remplace l'étrille sur les parties où l'action de cet instrument ne doit pas être portée.

5° Le *peigne* qui sert à démêler les crins de la queue, de la crinière et du toupet, peut être en corne, en fer ou en cuivre.

6° L'*éponge* est employée pour laver les yeux, les naseaux, la bouche, le fourreau, la vulve, l'anus, la base des crins de la queue et de l'encolure, et les extrémités.

7° Le *cure-pied* est un crochet de fer ou un petit instrument de bois dur qui sert à nettoyer le dessous des pieds, et dont on ne fait pas un usage assez général dans la cavalerie.

8° Le *couteau de chaleur* est une lame d'acier flexible, non tranchante, emmanchée des deux bouts, dont on se sert pour racler la peau et les poils des chevaux couverts de sueur.

MODE DE PANSAGE DES CHEVAUX.

Toutes les fois que le temps le permettra , le pansage devra
se faire dehors; mais, si le temps était froid ou humide . il aurait lieu à l'écurie. Dans ce cas, les chevaux seront attachés au
mur opposé à la mangeoire, à des piliers ou aux cordes qui suspendent les barres, ayant toujours la croupe tournée du côté
de la mangeoire. Avant de procéder au pansage , et dès que le
cheval est attaché par les rênes du bridon et la tête un peu
haute à la place qu'il doit occuper pendant cette opération (1), on
nettoie le ratelier et la mangeoire : l'enlèvement de la litière et
le balayage de l'écurie précèdent l'heure du pansage.

La main droite armée de l'étrille, le palefrenier se place près
de la croupe en saisissant la queue de la main gauche, et passe
cet instrument, en le faisant agir avec rapidité et vigueur, sur
toutes les parties charnues du côté droit, allant de la croupe à
l'encolure et de l'encolure à la croupe, embrassant dans chaque
mouvement de son bras une assez grande étendue de la surface
du corps, à poil et contre-poil; il manœuvre ainsi sur toutes les
régions de la peau successivement , à l'exception de celles de la
tête, du tranchant de l'encolure , de la base de la queue, de l'é-
pine dorsale, du fourreau et des mamelles, et enfin de la surface interne des cuisses sur lesquelles la peau est trop fine pour
souffrir sans douleur le contact de l'étrille ; il frappe de temps
à autre le marteau de l'étrille sur un corps dur, pour faire tomber de cet instrument la crasse dont il s'est chargé en la déta-
chant de la peau du cheval.

Avec l'époussette , il secoue la poussière restée sur les poils ,
il prend ensuite le bouchon, s'appproche de la tête du cheval, en
frotte toutes les parties, bouchonne le côté droit et le côté gauche, et frotte avec force les membres et les parties qui n'ont pas
été étrillées.

Avant de brosser, il donne un second coup d'époussette ; saisissant ensuite la brosse, il la promène successivement à poil et
à contre-poil, sur toute la surface du corps, en ayant soin, pour

---

(1) Dans la cavalerie, on relève le frontal sur la nuque, et on déboucle la
sous-gorge.

28.

la débarrasser de la crasse qu'elle enlève, de la frotter à chaque mouvement sur les dents de l'étrille qu'il tient de la main gauche.

Après le jeu de la brosse, on se sert de l'éponge pour laver toutes les parties que nous avons indiquées en parlant de cet ustensile.

On peigne les crins, qu'on lisse ensuite avec l'éponge humide, et enfin, comme complément du pansage, on détache avec le cure-pied, de la face plantaire des sabots, les matières qui peuvent y adhérer ou être interposées entre la corne et le fer. Le pansage terminé, on place la couverture sur le cheval, et on le reconduit à sa place.

Lorsque les jambes des chevaux sont couvertes de boue, on doit les laver avec une brosse dite *passe-partout*, en ayant soin, après le lavage, d'absorber l'eau avec une éponge.

2ᵉ SECTION.

DES BAINS.

On nomme bain l'immersion ou séjour plus ou moins prolongé du corps ou d'une partie du corps dans un liquide. Les bains se divisent, suivant que le corps y est plongé en totalité ou en partie, en bains entiers et en bains partiels ; ces derniers sont, pour les chevaux, des demi-bains ou des pédiluves. On entend encore par bain l'eau elle-même, dans laquelle on introduit le cheval. Cette eau est ordinairement courante et à la température de quinze à vingt-deux degrés pendant l'été, qui est la saison qui en réclame l'usage. Les bains nettoient non seulement le corps, mais ils stimulent la peau et le système vasculaire par l'effet de la percussion de l'eau ; ils délassent et procurent un bien-être notable.

On assure les bons effets des bains hygiéniques généraux en ne les faisant prendre que pendant les jours chauds de l'été, depuis deux heures de l'après-midi jusqu'à six ou huit heures du soir, et en exerçant les chevaux par une courte promenade après le bain.

Les bains sont souvent nuisibles aux chevaux à jeun, ainsi qu'à ceux qui sortent de prendre un copieux repas. C'est quelques heures après avoir mangé que les bains produisent le meilleur effet.

Les bains d'eau stagnante sont plutôt nuisibles qu'utiles, à moins que les chevaux n'y soient en mouvement; dans l'immobilité, ils ralentissent la circulation et diminuent la calorification.

Les bains de propreté peuvent en même temps être toniques, lorsqu'ils sont frais ou pris dans l'eau de mer. Les hydrochlorates de soude et de chaux, contenus dans l'eau de mer, produisent une excitation assez vive du système cutané, et stimulent toute l'économie.

Dans le langage thérapeutique, on donne, par extension, le nom de bain à des substances solides au milieu desquelles on place, dans certains cas, les chevaux. Telles sont le fumier, les boues minérales, le sable, etc.

Les pédiluves pris dans une eau courante produisent des effets très avantageux pour certains coups de pied aux parties inférieures des membres, pour les engorgements des tendons occasionnés par la fatigue, ainsi que pour d'autres accidents.

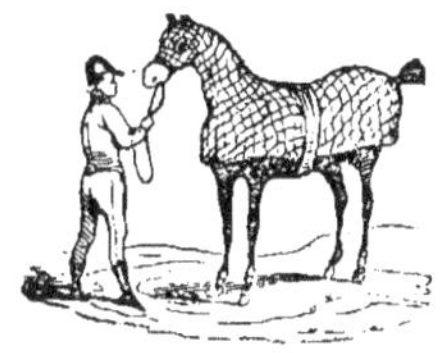

CHAPITRE IV.

DES OBJETS APPLIQUÉS SUR LA SURFACE DU CORPS DU CHEVAL.

DE LA FERRURE.

On nomme ferrure, en hippologie, l'art de fixer, au moyen de clous, sous les pieds des chevaux et d'autres animaux domestiques, une bande de fer contournée sur champ, présentant plusieurs ouvertures pour le passage des clous, et que l'on nomme *fer*.

L'usage de ferrer les animaux n'est pas très ancien : les Grecs et les Romains ignoraient ce moyen de préserver l'usure de l'ongle des chevaux et des chameaux. Dans certaines occasions, peu nombreuses, ils mettaient aux pieds de ces animaux des espèces de chaussures faites de cuir ou de différentes substances, selon les pays. Quelques unes de ces chaussures étaient garnies de lames de métal, et toutes maintenues sous les pieds au moyen de bandes de cuir que l'on fixait autour du paturon.

La ferrure actuelle ne date que du Bas-Empire. Le plus ancien fer à clous que l'on connaisse, et sur lequel on ait quelques renseignements sûrs, est celui trouvé en Flandre, à Tournai, dans le tombeau de Childéric, roi des Francs, mort en 481.

Mais, la première indication claire et précise que l'on ait d'un fer moderne à clous, date du règne de l'empereur Léon l'Arménien, qui régna de 817 à 820.

Telle qu'elle est aujourd'hui généralement en usage, la ferrure présente de graves inconvénients, résultant principalement de l'apposition du fer chaud sur la sole, pour lui faire prendre le contour du pied, et de l'implantation de clous dans la corne, pour y fixer le fer. Aussi la ferrure est-elle souvent la cause de la ruine prématurée d'un nombre considérable de chevaux, principalement des chevaux fins et de ceux qui ont été ferrés de bonne heure.

La méthode de ferrer les chevaux ne s'est répandue en Europe que très lentement ; au neuvième siècle, on ne s'en servait, en France, que pendant les gelées.

La ferrure n'est, je crois, véritablement indispensable que pour certains chevaux et pour protéger l'ongle de ceux qui y sont habitués depuis plusieurs années, parce que la corne de leurs pieds ne présente plus assez de consistance pour se passer de cette semelle de fer, principalement lorsque ces chevaux travaillent sur nos routes pavées ou ferrées, ou dans les villes. La ferrure est encore utile, comme bandage pathologique, pour quelques maladies des pieds, et fréquemment pour mettre à l'abri du contact des corps extérieurs les pieds blessés par la maladresse des chevaux, qui se coupent avec les fers dont leurs pieds sont garnis. Dans ce cas, elle agit comme la lance d'Achille, qui guérissait les blessures qu'elle avait faites. Il est très probable que l'on parviendra à améliorer le système de ferrure actuel, et peut-être même parviendra-t-on à ne plus recourir à ce moyen que comme auxiliaire pathologique, et à ne l'employer d'une manière permanente que pour certains chevaux seulement.

Dans l'état actuel de nos villes pavées et de nos routes ferrées ou pavées, la ferrure est un moyen conservateur de l'ongle, qui permet de faire servir les chevaux beaucoup plus longtemps qu'ils ne pourraient le faire sans ce moyen. Il est vrai que, longtemps avant l'adoption de la ferrure, il y avait, comme aujourd'hui, des routes et des villes pavées ; mais elles étaient en petit nombre, et, au fur et à mesure que l'état des routes s'est amélioré, et que l'usage du pavé s'est étendu, on a reconnu le besoin de ferrer les chevaux. En Afrique et en d'autres contrées, les chevaux ne sont ferrés que des pieds de devant, quand toutefois ils le sont. Il en est de même pour la plupart des chevaux des Landes, de la Camargue, etc. Une quantité considérable de chevaux russes n'est jamais ferrée.

A mon avis, la ferrure est un bon moyen dont il faut continuer à se servir, mais qu'il faut améliorer, et que l'on pourrait ne pas appliquer d'une manière générale à tous les chevaux indistinctement. Par exemple, je suis convaincu que les chevaux des contrées méridionales, qui ont la muraille du sabot dure, unie, luisante, la sole incurvée, la fourchette suffisam-

ment développée, ainsi que tous ceux qui ont les pieds comme
eux, peuvent longtemps servir et peut-être terminer leur car-
rière sans que le besoin de les ferrer se fasse sentir. Je crois,
au contraire, l'usage permanent de la ferrure complètement indispensable pour les chevaux à pieds plats, à corne molle et
peu consistante, qui habitent des contrées humides et froides,
et qui travaillent sur des routes pavées ou ferrées.

Il ne faut pas oublier que le sabot des chevaux est élastique,
et que, sous cette boîte cornée, en apparence inerte, existent
des parties d'une sensibilité extrême, que l'on doit ménager;
de là l'importance de maréchaux habiles qui connaissent l'a-
natomie du pied et les principes raisonnés de maréchalerie, ce
qui, malheureusement, est fort rare. Le maréchal devrait donc
être un artiste intelligent et instruit des principes théoriques
de sa profession, et non un grossier artisan, comme le sont la
plupart des maréchaux de campagne et de nos villes, qui exercent d'une manière complètement routinière. Aussi sont-ils,
sans contredit, la cause de nombreux accidents et de la ruine
anticipée du plus grand nombre des chevaux qui leur sont confiés.

La ferrure, qui d'abord n'a été qu'une pratique grossière et
sans règles, est devenue, plus tard, l'objet de l'étude d'hommes
célèbres tels que Bourgelat, Lafosse, Gohier, etc., qui lui ont
assigné des principes propres à en rendre l'usage moins pernicieux. Mais, quoique bien perfectionnée, la ferrure à chaud et
à clous, telle qu'elle est généralement pratiquée aujourd'hui,
occasionne des maladies ou des accidents nombreux, tels que :
transformation de la configuration du pied, qui, de ronde qu'elle
est dans le cheval à l'état de nature, devient ovale; resserrement des quartiers et des talons, par suite de l'opposition que
le fer présente à l'élasticité de ces parties; sensibilité des pieds,
que Bracy-Clark a nommée *tenderness* (1), et qui fait que certains
chevaux, appréhendant l'appui, marchent comme sur des épines
et s'abattent souvent : la piqûre, l'enclouure, la retraite, la sole
échauffée, brûlée, desséchée, blessée par le boutoir; les bleimes, l'étonnement du sabot, la fourchette échauffée, pourrie;

______

(1) Mot anglais qui signifie *tendreté*.

les pieds serrés par les clous, comprimés par les fers, affaiblis, dérobés, etc., sont les suites fréquentes de mauvaises ferrures.

Pour prévenir les accidents que nous venons d'énumérer, plusieurs moyens ont été proposés : 1° de ne pas ferrer les chevaux; mais ici se présente la question de savoir si l'usure des pieds, dans certaines conditions, n'est pas un inconvénient aussi grave que celui résultant de l'usage de la ferrure ; 2° Bracy-Clark, pour ne pas contraindre l'élasticité du sabot, a proposé l'usage d'un *fer articulé* : avant lui, et pour le même motif, Lafosse fils avait préconisé le *fer à lunette* ou *à éponges tronquées*; 3° M. Berjou a imaginé et fait l'application d'un système nommé *hipposandale hermétique*, ayant pour objet d'obvier aux accidents occasionnés par l'application du fer sur la sole au moyen de clous; 4° M. Riquet, vétérinaire principal, a, le premier, proposé et fait connaitre un instrument qu'il a nommé *podomètre* (1). A son exemple, MM. Dabrigeon, vétérinaire militaire, Boufteau, maréchal au 10ᵉ chasseurs, et tout récemment M. Laborde, vétérinaire principal, ont cherché à perfectionner cet instrument de manière à en rendre l'usage plus facile et les résultats plus avantageux (2).

Le *fer articulé* (pl. 27, fig. 19), proposé par M. Bracy-Clark, est parfaitement raisonné et tout à fait en rapport avec les connaissances qui établissent l'élasticité du sabot; mais il a l'inconvénient d'une difficile confection, d'un prix trop élevé, et de ne pas durer assez longtemps.

On a reproché, peut-être à tort, au fer à éponges tronquées de Lafosse (fig. 6), de permettre les contusions des talons et l'usure de la corne de ces parties. L'emploi de ce fer, qui laisse aux talons toute leur liberté d'élasticité, n'ayant jamais été fait sur une grande échelle, je crois que l'opinion émise à ce sujet est prématurée, et qu'elle a besoin d'être confirmée par l'expérience.

L'*hipposandale hermétique* (pl. 28, fig. 1), qui se fixe sans

---

(1) Du grec *pous, podos*, pied, et de *metron*, mesure.

(2) En Angleterre, on vient de soumettre au ministère de la guerre, qui l'a approuvé, un sabot en caoutchouc pour les chevaux. On se propose d'en faire l'essai immédiatement, pour s'assurer de sa commodité et de sa durée.

clous, remplirait complétement le but de son invention, s'il n'était d'une aussi difficile confection, et si, comme la ferrure à clous, il n'empêchait le sabot d'user de sa propriété élastique. On lui reproche encore de ne pouvoir être assez longtemps fixé d'une manière solide sous les pieds des chevaux qui font un service actif.

Ce mode de ferrure fixe le fer au moyen de cinq à six pointes de forme pyramidale de 4 à 5 mm. de haut, partant de sa face supérieure, dirigées de bas en haut et de derrière en avant, et que l'on introduit dans de petites échancrures ménagées à cet effet au bord plantaire. Ce fer est maintenu, en outre, par une bande de fer de 15 mm. environ de large, embrassant le contour de la face extérieure de la paroi, soutenue par une tige mince, partant de la pince du fer et fixée, sur les parties latérales du sabot, à deux crochets aplatis et recourbés, s'élevant du tiers postérieur des branches du fer.

La ferrure podométrique à froid, d'une assez facile application, lorsqu'on a un peu d'usage, permet d'établir convenablement le fer pour le pied, et prévient les accidents et les maladies qui sont les suites inévitables de la ferrure à chaud. Cette ferrure doit son nom à un instrument en fer, en cuivre ou en acier, qu'en raison de son usage on a nommé *podomètre*.

Le podomètre de M. Riquet (pl. 28, fig. 2) est formé d'une série de platines ovales de 28 mm. de long sur 17 de large, s'articulant entre elles, de telle sorte que cet instrument se plie avec assez de précision au contour et à la tournure des pieds de tous les chevaux, grands ou petits. On maintient à ce podomètre la tournure du pied au moyen de quatre tiges de fer partant de divers points de cet instrument, se réunissant au centre, et qui sont maintenues au moyen d'une vis de pression. Cet instrument ainsi préparé, représentant le contour du pied, on ajuste le fer sur le modèle, et on l'applique à froid sur le pied, qui a été préalablement préparé comme pour la ferrure ordinaire, avec le couteau ou renette anglaise. Si l'ajusture donnée au fer ne correspond pas exactement au pied, on prépare celui-ci avec la râpe, et, dès que le fer s'adapte bien à la face inférieure du pied, on le fixe avec des clous comme dans la ferrure ordinaire.

Le maréchal possédant alors la mesure du pied du cheval,

comme les cordonniers la mesure du nôtre, il peut, pour les ferrures ultérieures, préparer les fers sans voir le cheval, et aller le ferrer au domicile du propriétaire.

On peut encore prendre le contour de la face plantaire, après l'avoir parée, en appliquant dessus une feuille de papier, et en exerçant circulairement une pression suffisante pour en obtenir l'empreinte. On coupe cette feuille sur toute l'étendue de la ligne courbe imprimée dessus par le bord inférieur de la paroi et on en trace les contours sur le registre, comme il est indiqué pour le podomètre (pl. 28, fig. 3 et 4).

Le dernier podomètre de M. Dabrigeon (pl. 29, fig. 1) paraît devoir annuler la petite difficulté d'application que celui de M. Riquet présente aux personnes inexpérimentées. Ce podomètre, composé d'un fragment de ressort de pendule dont les deux extrémités sont réunies par une chaîne, prend bien le contour du bord plantaire du pied sur lequel on l'applique, en opérant une traction au milieu de cette chaîne, où un anneau se trouve placé. Quatre griffes également distancées, rivées sur ce ressort, articulées et fixées au moyen d'une vis de pression, conservent assez exactement la tournure du pied qu'on lui a fait prendre.

Le podomètre Boufteau (pl. 29, fig. 2) est, à mon avis, préférable à ceux de MM. Riquet et Dabrigeon, tant sous le rapport de la précision que sous celui de la facilité de conserver la mesure du pied.

Voici la manière d'en faire l'application : les trois vis *a, a, a*, étant légèrement desserrées, de manière à laisser un libre jeu aux branches, on sort celles-ci de toute leur longueur, alors le pied étant convenablement paré et rapé, on y pose l'instrument bien directement, suivant sa longueur, en appuyant les deux petits crochets de la branche longitudinale *c c* contre la pince, où on les maintient; on pousse ensuite le manche de l'instrument *d*, jusqu'à ce que les deux branches postérieures arrivent au niveau des talons, pour déterminer la longueur du fer. Après cela, on reporte une main sur l'instrument pour le maintenir, et, avec l'autre, on fait successivement rentrer les branches latérales jusqu'au bord plantaire de la paroi; on serre ensuite les trois vis, pour fixer les différentes branches d'une manière inébranlable.

Son application à l'ajusture des fers est tout aussi commode. Il suffit de l'apposer dessus pour voir du premier coup d'œil les diverses imperfections en grandeur et en tournure. Les fers doivent être placés les étampures en dessus, pour les pieds qui ont été mesurés, et les étampures en dessous pour les autres; de cette manière on peut se borner à mesurer un seul pied de devant et un seul de derrière.

En prenant la mesure du pied, on peut conserver la largeur nécessaire pour le degré de garniture qu'on veut donner au fer, ou bien on prend la mesure juste et l'ouvrier laisse la garniture en ajustant le fer. C'est comme on veut, cependant je pense qu'il est préférable de laisser pour la garniture, en prenant la mesure, parce qu'alors on voit le pied et qu'on peut apprécier la manière dont il doit être ferré; il faut aussi laisser beaucoup de longueur en mesurant, autrement le fer se trouverait trop court lors de l'application.

Pour conserver la mesure du pied, il suffit de copier sept chiffres groupés de la manière indiquée au tableau placé à la fin du volume.

Comme on le voit dans ce tableau, il ne faut qu'un bien petit cadre pour conserver la mesure des pieds d'un cheval, et il est facile à un maréchal d'avoir la mesure des pieds de tous les chevaux de son escadron dans un petit cadre ou sur un tableau synoptique qu'il place dans l'atelier. Il est bien entendu qu'il sera convenu qu'on prendra toujours la mesure sur les pieds gauches, et que les pieds de devant seront toujours placés à gauche dans le petit cadre et ceux de derrière à droite.

Le *podotype* (1) de M. Laborde (pl. 30) nous a paru d'un usage moins facile que celui de M. Dabrigeon, mais pour la ferrure des pieds défectueux, il est préférable à ce dernier.

Cet instrument se compose 1° d'une règle en acier, longue d'environ 20 centimètres, et de 1 centim. d'épaisseur, coudée d'équerre à une de ses extrémités sur une longueur de 3 centimètres; 2° d'une coulisse mobile (fig. 3 et 4) à laquelle sont adaptés une vis de press'on et un ressort *c d e* (fig. 1); 3° d'une lame de cuivre rouge *g g* (fig. 1), de 50 centimètres de

---

(1) *Pous, podos,* pied, et de *typos,* modèle, forme.

longueur, de 1 millimètre d'épaisseur, et divisée en plusieurs dents et intervalles espacés chacun de 1 centimètre.

A chaque extrémité de la règle *aa* (fig. 1), est fixé d'équerre un talon en fer *bb* (fig. 1) ; ces talons servent de support à l'instrument lorsqu'il est placé sur l'enclume pour servir de matrice pour l'ajusture du fer. L'un de ces talons, plus long que celui de l'extrémité opposée, de la longueur du coude que fait la règle, est attaché à ce coude d'un bout par une charnière, au milieu par une vis de pression qui s'engraine dans l'épaisseur de la règle, pour recevoir et maintenir la lame de cuivre *gg* (fig. 1).

Cet instrument et les pièces qui le composent étant dessinées séparément, vus en dessus et en dessous, on peut en apprécier l'ensemble et les détails.

La lame de cuivre *gg*, pour avoir de la souplesse sans se casser, doit être recuite à la forge ; on aura soin de la laisser refroidir sans la tremper dans l'eau.

Pour les pieds défectueux, on se sert d'une lame de cuivre *h* (fig. 6), dont les dents sont plus longues que celles de la lame *g*.

APPLICATION PRATIQUE DU PODOTYPE.

Le pied du cheval étant déferré et paré convenablement, le maréchal présente le podotype sur le pied, la lame de cuivre ouverte. Il applique la règle de fer contre les talons, et la lame de cuivre sur le bord inférieur de la paroi, c'est-à-dire sur la place où doit se faire l'application du fer. Les dents de la lame de cuivre appuient sur la sole, et la partie pleine et verticale de cette lame contre la paroi. Le maréchal tient dans sa main gauche l'extrémité à laquelle est fixée la lame de cuivre, et avec la droite il contourne cette lame contre la paroi, de manière à l'envelopper régulièrement et à prendre la forme exacte du pied. Il est aidé dans cette opération par celui qui tient le pied du cheval, et qui maintient avec son pouce la règle de fer contre les talons.

Quand il a contourné la lame de cuivre contre la paroi, de manière à envelopper toute la partie sur laquelle doit être appliqué le fer, et qu'il a l'empreinte et la dimension du pied, il fait glisser la coulisse *c* (fig. 1), et saisit, au moyen de cette coulisse, les dents de cuivre qui correspondent au point où se termine la mesure qu'il vient de prendre ; puis il serre fortement la vis de pression *e* (fig. 1) qui existe sur cette coulisse, de manière à empêcher tout déplacement de la lame de cuivre.

Il s'assure ensuite que pendant cette opération il n'a rien dérangé, et que l'empreinte qu'il a prise a bien exactement la forme du pied, y compris les talons dans leur face externe.

Cette empreinte étant prise, l'instrument renversé (fig. 2), servira de matrice pour l'ajusture et la confection du fer.

DESCRIPTION DU FER ORDINAIRE ET EXPLICATION DE QUELQUES TERMES EMPLOYÉS EN MARÉCHALERIE (1).

Du fer ordinaire. Le fer ordinaire, distingué en fer de devant et en fer de derrière, présente différentes régions qui ont reçu des noms particuliers. 1° deux faces ; l'une inférieure qui, lorsque le pied ferré fait son appui, repose sur le sol ; l'autre supérieure, immédiatement appliquée sur la partie inférieure du pied, dont elle prend les contours ; 2° deux branches, l'une interne, l'autre externe ; 3° deux bords nommés encore rives, l'un extérieur parcourant la grande circonférence du fer, et l'autre interne situé à sa petite circonférence.

La face inférieure, séparée de la face supérieure par toute l'épaisseur du fer, présente ordinairement huit trous carrés allant en se rétrécissant jusqu'au fond. Ces trous, nommés *étampures*, sont destinés à loger la tête des clous qui fixent le fer sous le pied. Les étampures de la branche interne sont plus rapprochées de la rive externe du fer que ne le sont celles de la branche interne, ce qui est fait avec intention pour laisser déborder le fer en dehors, et lui donner ce qu'on appelle de la *garniture*.

On nomme *pince*, la partie antérieure du bord externe ; *voûte* celle qui se trouve au bord interne diamétralement opposée à la

---

(1) Voyez pl. 27 pour les figures des différents fers dont nous allons parler, ainsi que pour les différentes parties de ces fers.

première ; *mamelle*, un court espace qui suit immédiatement la pince de chaque côté ; *quartier*, l'étendue des mamelles aux extrémités postérieures du fer ; et enfin *éponges* ces mêmes extrémités.

Des appendices pris aux dépens de l'épaisseur de certains fers ou ménagés sur leur longueur sont désignés différemment , sui_ vant leur position et leur forme. On nomme *crampons* des élévations ordinairement tirées carrément des éponges mêmes du fer à la carne de l'enclume, et destinées à empêcher les chevaux de glisser pendant les temps de glace et sur des chemins montueux. Les crampons ont le grave inconvénient de fouler les talons, d'occasionner des bleimes. La *mouche* est une petite éminence arrondie que l'on forme souvent à l'éponge interne des fers de derrière, en roulant sur elle-même cette même éponge que l'on avait préalablement rétrécie ; *pinçons*, une élévation peu étendue, amincie, partant de la rive externe , triangulaire principalement en pince, mais pouvant être, vers les quartiers, plus ou moins élevée et longue suivant l'indication.

On désigne par les dénominations : 1° *contre-percer*, l'action de transpercer les fers à l'endroit des étampures, pour permettre le passage de la lame du clou ; 2° *ajusture*, le degré plus ou moins considérable de concavité donné à la face supérieure du fer, et déterminé par la conformation du pied que le fer doit protéger. Pour les pieds bien conformés, l'ajusture n'est autre chose qu'une légère élévation de la pince et des mamelles du fer, ayant pour objet de faciliter la progression.

Déboucher, c'est comme le nom l'indique , la réouverture de la contre-perçure bouchée par le martelage, nécessitée pour donner l'ajusture.

Étampé à gras indique l'éloignement des étampures de la rive du fer, et *étampé à maigre*, au contraire, leur rapprochement de la rive.

On nomme *affiler* l'action de marteler la lame du clou à cheval, pour lui donner moins de largeur, plus de force, et une pointe disposée en talus qui facilite sa sortie à la face externe de la paroi.

Brocher est l'action d'implanter les clous dans la paroi pour fixer le fer.

River est l'opération qui consiste à couper la partie excédente du clou, après avoir bien serré le fer en appliquant les tricoises sous la portion de la lame sortie et recourbée, et en frappant sur la tête des clous; à couper le petit éclat de corne produit par la sortie du clou, à relever et à serrer le rivet contre la paroi à petits coups de brochoir,

Les clous qui servent à ferrer sont d'une forme particulière. Ils présentent une tête polyfaciée et arrondie, une dépression au-dessous, nommée collet, et une lame aplatie, terminée en pointe.

Du fer de devant. Le fer de devant est arrondi en pince, a les branches à peu près d'égale largeur, et ses étampures distancées de manière à laisser un peu plus du tiers postérieur des branches libre, afin de contraindre le moins possible la liberté d'élasticité des talons du pied. Mieux vaudrait peut-être retrancher cette partie du fer comme le conseille Lafosse.

Du fer de derrière. Il est plus épais et plus large en pince qu'à ses branches. La branche externe, plus large que l'interne, se termine ordinairement dans quelques lieux et pour les chevaux faisant certains services, par un crampon, tandis qu'on établit à la branche interne une mouche quadrifaciée, ayant à peu près la forme de la tête d'un clou à cheval. Les étampures des fers de derrière laissent en pince plus d'espace entre elles pour faciliter le moyen de lever, en cet endroit, un pinçon que l'on serre sur la paroi et qui concourt à assujettir le fer.

Indépendamment des fers actuellement employés et que l'on nomme *hygiéniques*, il en est plusieurs autres, affectant diverses formes, dont les uns servent de bandage et concourent à maintenir l'appareil dans certaines opérations des pieds, et que pour cette raison on nomme *pathologiques* (1), et d'autres, employés pour parer aux inconvénients des défectuosités des pieds, ou pour rétablir les aplombs, et qui, en raison de leurs usages, ont reçu le nom de fers *orthopédiques*.

Les fers pathologiques (2) étant exclusivement du domaine

---

(1) *Patologicus*, qui appartient à la maladie; du grec *patos*, affection, maladie.

(2) Du grec *ortos*, droit, et de *païdos*, enfant, art de prévenir et de corri-

de la chirurgie vétérinaire, nous ne croyons pas devoir en parler ici, il ne sera donc parlé que des fers orthopédiques que nous diviserons en ceux qui conviennent aux pieds défectueux et en ceux qui, par leur action, peuvent amener la rectitude des aplombs.

DES FERS QUI CONVIENNENT AUX PIEDS DÉFECTUEUX.

Du fer couvert. On nomme fer couvert celui qui présente plus de largeur sur toute son étendue que le fer ordinaire. Ce fer est employé pour protéger la sole des chevaux qui ont le pied plat.

Lorsque la sole est bombée de manière à dépasser le niveau du bout inférieur de la paroi, elle constitue les pieds combles. Dans ce cas, la grande concavité qu'il faut donner à l'ajusture nécessite le renversement de la rive externe du fer dans toute la largeur des étampures, sans quoi il serait impossible de maintenir le *fer à bord renversé* sous le pied. Dans le cas, au contraire, où la sole n'atteint le niveau du bord inférieur de la paroi que sur une partie de son étendue, on fait usage du *fer demi couvert.* On emploie encore des fers à branches, ou seulement à une branche, couvertes. Les différents fers couverts destinés à prévenir la formation de bleimes, d'oignons, etc., en mettant la sole à l'abri du contact de l'inégalité du terrain, ne doivent pas être plus lourds que les fers ordinaires de la même grandeur ; ils doivent conséquemment perdre en épaisseur la matière qu'ils gagnent en largeur.

Du fer à éponges ou *à planches.* Ce fer s'écarte de la forme du fer ordinaire par la disposition de ses branches, qui sont plus longues, recourbées sur elles-mêmes, à angle aigu à la rive externe et ordinairement à angle obtus à la rive interne, et par les éponges qui sont soudées ensemble de telle façon, que cette partie présente une traverse applatie et de la même largeur que le reste de l'étendue du fer. Cette traverse, reposant sur la fourchette, est destinée à protéger des talons bas, faibles, sensibles, ou des pieds encastelés. Mais pour ce dernier vice de

---

ger, à l'aide de moyens mécaniques, les vices de conformation des jeunes sujets.

conformation, il est indispensable que la fourchette soit suffisamment développée pour que la traverse de ce fer puisse y exercer un point d'appui. Dans le cas, au contraire, où la fourchette est si peu proéminente qu'elle n'atteint pas la hauteur des talons, on a recours au fer à éponges tronquées ou *à lunette*.

M. Perrier propose de faire usage, dans le cas d'encastelure, d'un fer couvert, dont la traverse repose sur le corps de la fourchette à l'endroit juste où commence la largeur de cet organe, parce que, dit-il, l'appui sur ce point opère l'écartement des talons, et que le contraire arrive si la traverse du fer à planche repose sur la bifurcation même de la fourchette.

Cette judicieuse remarque m'a frappé, j'en ai fait l'essai sur plusieurs chevaux et j'en ai obtenu d'heureux résultats (1).

Du fer à étampures irrégulières. Le fer à étampures irrégulières est, comme son nom l'indique, celui qui a ses étampures irrégulièrement distancées et des pinçons levés dans les grands espaces qui peuvent s'étendre d'une étampure à une autre sur la même branche. Ces sortes de fers servent à revêtir les pieds dits *dérobés*, c'est-à-dire ceux qui présentent des parties éclatées de corne, ou une corne peu consistante ou habituellement cassante. Les éclats de corne ou les brèches du bord plantaire de la paroi peuvent provenir de la mauvaise qualité de la corne ou de la nécessité de faire voyager un cheval habituellement ferré qui a perdu un fer.

Dans le cas de friabilité inhérente à la nature de la corne, on doit oindre le sabot avec un corps gras ou bien étendre sur toute l'étendue de l'union du sabot à la peau de l'onguent de pied ; par ce moyen on rendra la corne moins cassante, en lui donnant plus de souplesse. Lorsque le sabot est délabré au point de rendre impossible l'application d'un fer, on doit faire usage du soulier ferré, proposé par le maréchal de Saxe.

Du fer à étampures doubles. Ce fer a été proposé pour être appliqué, sans distinction de pied, et provisoirement, lorsqu'on ne se trouve pas en position de préparer un fer pour le pied déferré.

---

(1) Voyez *Des moyens d'améliorer les chevaux*, par Perrier de Bergerac. 1 vol. in-8°; chez Mme Huzard, libraire. — Paris.

DES FERS QUI, PAR LEUR ACTION, PEUVENT AMENER LA RECTITUDE DES APLOMBS.

Du fer à pince prolongée. Le nom de ce fer est tiré de l'allongement plus ou moins grand de la pince du côté de la rive externe, ce qui fait décrire à cette partie une forme elliptique, tandis que la rive interne ou la voûte conserve sa forme à peu près circulaire. Le fer à pince prolongée est moins épais, sur toute son étendue, que le fer ordinaire, ses étampures, placées uniquement sur les branches, sont peu distantes entre elles.

On fait usage de ce fer pour les chevaux dits *pinçards*, c'est à dire pour ceux qui, quoiqu'ayant le sabot bien conformé, ne font cependant leur appui que sur la pince des pieds postérieurs. Cette position peut provenir 1° de l'habitude que contractent certains chevaux de placer la pince des pieds postérieurs dans les interstices des pavés de leur écurie; 2° de la douleur et des souffrances des tendons; 3° de la rétraction des tendons par suite de leur douleur permanente.

On favorise les effets du fer dont nous parlons dans le premier cas, en faisant combler les interstices des pavés avec de l'asphalte bitumeux ou du ciment hydraulique; dans le deuxième cas, en employant des fomentations, des lotions ou des cataplasmes émollients sur le parcours des tendons; et dans le troisième, en parant les talons et en laissant à la pince toute sa longueur, afin d'augmenter l'étendue du bras de levier représenté par le canon, le paturon et le sabot, ce qui, joint à la saillie de la pince du fer, force l'extension des tendons fléchisseurs ou suspenseurs, tend à leur donner leur longueur normale et quelquefois permet d'obtenir un appui facile et naturel. Quelques maréchaux pour augmenter l'effet de ce mécanisme donnent beaucoup plus d'épaisseur à la pince du fer qu'à ses éponges.

M. Périer, déjà cité, conseille d'agir en sens contraire, c'est à dire de parer la pince du pied, de laisser aux talons le plus d'élévation possible, et d'appliquer un fer qui ne dépasse pas la pince du pied et qui présente une épaisseur graduelle de cette partie aux éponges.

29.

Cet intelligent et considéré vétérinaire base son opinion sur la cause qui a produit le défaut d'aplomb, d'où il tire la conséquence que, puisque la rétraction des tendons résulte de la douleur permanente qu'ils éprouvent, rétablir cette douleur par les tiraillements que doit inévitablement occasionner l'allongement du bras de levier conseillé par le mode usuel de ferrure, est une contradiction manifeste : tandis qu'en élevant les talons, en parant la pince et en employant le fer qu'il indique, on procure au cheval pinçard un appui sur toute la circonférence de la face plantaire. Dans cette position les tendons n'étant plus tiraillés, leur douleur s'affaiblit et finit par devenir nulle.

On fait principalement usage du fer à pince prolongée et épaisse pour les pieds dits *rampins*. Ces pieds sont caractérisés par des talons hauts et une direction verticale de la pince, qui donnent au sabot une forme cylindrique. Les chevaux rampins font, ainsi que les chevaux pinçards, leur appui sur la pince des pieds postérieurs. On conseille, pour rétablir l'aplomb, d'abaisser progressivement les talons à chaque ferrure.

Le fer dit *à la florentine* (pl. 27, fig. 5), dont on fait habituellement usage pour les mulets, n'est autre chose qu'un fer à pince prolongée.

Le *fer à long bec*, dont on ne se sert plus aujourd'hui, a été proposé pour les jeunes chevaux qui manquent de jeu dans les épaules.

Du fer à branche épaisse. Le fer à branche épaisse est, comme son nom l'indique, celui qui présente une de ses branches plus ou moins épaisse, selon le résultat que l'on se propose d'obtenir. Ce fer est employé pour redresser les pieds dits *de travers*, c'est-à-dire ceux dont les quartiers et les talons sont d'inégale hauteur.

Ce défaut de conformation peut être naturel, mais le plus ordinairement, il est occasionné par l'habitude qu'a le maréchal d'enlever plus de corne aux quartier externe du pied droit et au quartier interne du pied gauche qu'à ceux opposés, parce qu'il éprouve beaucoup plus de facilité à manier le boutoir sur ces quartiers que sur les quartiers interne du pied droit et externe du pied gauche.

Pour corriger ce défaut, l'indication est facile ; il faut parer

le plus possible sans aller au vif, le quartier le plus élevé et
fixer sous le pied un fer qui ait la branche correspondant au
quartier le plus bas, assez épaisse pour rétablir l'aplomb.

Si le quartier trop bas était tellement au-dessous du niveau
du quartier opposé qu'il nécessitât l'emploi d'un fer à branche
très épaisse pour rétablir l'égalité de hauteur, comme on ne
pourrait donner cette épaisseur à la branche sans augmenter le
poids du fer, il conviendrait mieux de faire usage d'un *fer à
bosse*, en ayant toutefois l'attention de faire donner, aux éminences placées sur la face inférieure de la branche du fer, une
forme olivaire, pour empêcher les chevaux de butter, ce qui
arrive lorsqu'on donne aux bosses une forme carrée.

Du fer à pince tronquée. Ce fer a sa rive externe rétrécie
et amincie en biseau, aux dépens de sa face externe. On en
fait usage pour les pieds de derrière des chevaux qui forgent (1).

Si l'action de forger provient de la faiblesse du cheval, causée par un excès de travail ou par son développement incomplet,
en attendant que le repos, une bonne nourriture et le temps
annulent la cause, on remédiera aux effets, dans le premier
cas, en rétrécissant la voûte des fers de devant, et, dans le deuxième cas, en supprimant les éponges de ces mêmes fers et en
les formant en biseau, pour les incruster dans la corne des talons.

Mais si le défaut de forger provient, comme nous l'avons dit
page 174, de ce que le cheval est trop élevé du derrière, trop
bas ou sous lui du devant, ou bien encore de la disproportion
qui peut exister entre la hauteur et la longueur de son corps,
conformation qui fait que l'appui des pieds, formant la diagonale antéro-postérieure, au lieu d'être simultané, est successif,
en raison de la difficulté qu'éprouvent les pieds antérieurs à
quitter le sol, tandis que les pieds postérieurs se trouvent dans
les conditions les plus favorables à la rapidité des mouvements;
il faudra, alors, faire ferrer le cheval de manière à provoquer
le lever des pieds antérieurs et à ralentir celui des pieds posté-

---

(1) On dit que le cheval forge lorsque, pendant l'allure du trot, il fait entendre un bruit résultant du heurt des fers de derrière sur la voûte ou les
éponges de ceux de devant.

rieurs. On y parviendra, en faisant parer les pieds de devant en talons, en ménageant la pince et en appliquant sous ces pieds des fers à pince épaisse, à éponges minces et dont la voûte sera rétrécie. On agira contrairement pour les pieds de derrière; en d'autres termes on fixera sous ces pieds des fers à pince tronquée, mince et taillée en biseau, à éponges épaisses ou munies de crampons, après avoir toutefois paré la pince du pied et ménagé les talons.

Du fer à la turque. On donne ce nom à des fers de devant ou de derrière, dont la branche interne est plus ou moins rétrécie et épaisse, dépourvue d'étampures depuis la mamelle jusqu'à l'éponge, où, dans certains cas, on en place une, qui a sa rive externe arrondie et sa face inférieure quelquefois pourvue d'une bosse.

On fait usage des fers à la turque pour le cheval qui heurte une des parties inférieures du membre qui fait son appui, avec le pied du côté opposé, lorsqu'il exécute le lever. Quand le cheval se touche légèrement, on dit qu'il se *frise*, et qu'il s'*entretaille* lorsqu'il se fait des blessures qui entament la peau.

Les chevaux peuvent se couper, comme quelquefois ils forgent, parce qu'ils sont fatigués ou faibles; mais le plus ordinairement ils se coupent parce qu'ils sont serrés du devant ou du derrière, ou parce que, depuis le genou ou le jarret, ou le boulet, les extrémités sont portées en dedans ou en dehors des lignes d'aplomb, ce qui constitue les chevaux *panards* ou *cagneux* (voyez pl. 3 et 5 de l'atlas, et le tableau des aplombs à la fin du volume).

C'est en écartant le plus possible, l'un de l'autre, les deux pieds de devant ou de derrière, que l'on empêche les chevaux de se couper pendant la marche. On obtient ce résultat en parant le pied de manière à laisser le quartier interne, dont on arrondit le bord avec la rape, un peu plus élevé que le quartier externe et en appliquant le fer de manière que la branche interne soit débordée par le sabot. Si le cheval se coupe avec la mamelle, on fait rentrer cette partie du fer, on laisse déborder la corne et on place un clou en éponge pour donner plus de solidité au fer. Si le cheval se coupe avec la branche, on la fait rentrer sur toute son étendue, on laisse déborder le sabot et on espace le clou depuis la mamelle interne jusqu'à l'éponge de la branche externe.

DES INSTRUMENTS EN USAGE POUR LA FERRURE ORDINAIRE.

Ces instruments au nombre de six comprennent : 1° le *bro-choir ;* 2° le *boutoir ;* 3° le *rogne-pied ;* 4° les *tricoises ;* 5° la *rape ;* et 6° le *repoussoir.*

Le *brochoir* est un marteau d'une forme particulière qui sert à implanter et à river les clous qui fixent le fer sous le pied. On y distingue 1° la *bouche ,* qui est cette partie un peu arrondie avec laquelle on frappe sur les clous; 2° la *panne ,* ou l'extrémité opposée amincie en biseau et divisée dans son milieu dans le sens de sa hauteur; 3° les *joues ,* ou ces parties renflées qui en constituent les faces latérales ; 4° l'*œil* , ouverture traversée par le manche ; 5° le *manche ;* 6° les *clavettes ,* qui sont deux lames de fer ou de cuivre, qui partent de la partie antérieure de l'œil du brochoir où elles sont retenues , embrassent le manche jusqu'au milieu de son étendue, et , par ce moyen , augmentent sa résistance et le fixent à la tète du marteau.

Le *boutoir* est un instrument tranchant au moyen duquel on pare le pied. On y remarque 1° la *lame* , partie aplatie, allongée , large, tranchante antérieurement et dont les bords latéraux , relevés à angle droit, se nomment *cornes* , lorsque leur extrémité antérieure présente une pointe qui dépasse le niveau du tranchant de la lame; 2° la *queue* , qui part du tiers postérieur de la lame, sur la surface de laquelle elle fait saillie , et qui se prolonge et se termine en pointe et en arrière; 3° l'*arc* , partie large , épaisse , recourbée de devant en arrière , terminée par une soie qui parcourt l'intérieur du manche et qui est rivée à son extrémité inférieure ; 4° le *manche.*

Le *rogne-pied* est un fragment de lame de sabre, long de 33 centimètres environ , tranchant dans une partie de son étendue, et qui sert, comme son nom l'indique, à rogner les parties excédantes du sabot. On se sert de l'extrémité tranchante pour dériver les clous des fers que l'on veut enlever.

Les *tricoises* sont des tenailles dont les mors sont très forts, acérés et tranchants. Les maréchaux s'en servent pour couper l'excédant des clous brochés , pour relever les rivets , pour ar-

racher les vieux fers et pour maintenir le fer chaud sur la sole
pour le faire porter, en introduisant l'extrémité des branches
dans une étampure de chaque côté du fer.

La *rape* est une lime à gros grains, en tout semblable à celle
en usage dans d'autres professions, et qui sert aux maréchaux à
unir le bord inférieur et la paroi lorsque le pied est ferré.
Beaucoup de maréchaux font un grand abus de la rape en enlevant le gluten qui protége la muraille, dans l'intention d'em-
bellir le sabot en rapant la paroi sur toute son étendue.

Le *repoussoir* est un petit poinçon qui sert en maréchalerie
pour déboucher les fers ajustés et pour repousser au dehors les
anciennes lames de clous qui pourraient être restées dans la
paroi.

DU MANUEL DE LA FERRURE ORDINAIRE.

La ferrure à chaud et à clous se pratique de la manière suivante : Le cheval, attaché convenablement et le pied que l'on
veut ferrer tenu par un aide, le maréchal, après avoir enlevé le
vieux fer, si le cheval en est pourvu, abat avec le rogne-pied
la corne excédante du pourtour de la paroi ; ensuite, au moyen
du boutoir, il enléve toutes les parties superflues de la sole de
corne et de la fourchette, et il unit bien exactement le dessous
du pied en ayant soin, s'il est intelligent, de ne pas abaisser
un quartier plus que l'autre. Cela fait, il rentre à la forge pour
donner au fer la tournure du contour du pied et le degré d'a-
justure qui lui convient, selon l'état de la sole. Le fer ainsi préparé, il le pose à chaud sur le pied, pour s'assurer s'il n'est ni
trop large ni trop étroit. Ce fer, brûlant une partie de la sole
et le bord inférieur de la paroi pendant la durée de son apposition, le maréchal, après l'avoir retiré et posé à terre, enléve
avec son boutoir les parties de corne brûlée, resserre ou élargit
son fer selon qu'il en reconnaît la nécessité, le représente de
nouveau sur le pied, le débouche et le fixe avec des clous d'une
forme particuliére et affilés. Ensuite, plaçant le pied du cheval
en le faisant tenir par un aide, d'une manière convenable, il
unit avec la râpe les inégalités que le rogne-pied a produites
sur le bord inférieur de la muraille, tout prés du fer.

DE LA FERRURE SANS CONTRAINTE.

Depuis longtemps, en Angleterre, l'éducation dont le cheval est l'objet a permis l'usage, pour un grand nombre d'entre eux, de la ferrure sans contrainte. En France, quelques personnes qui s'occupent du cheval avec intelligence, et pour lesquelles la nature de ce solipéde est un sujet d'étude approfondie, ont reconnu qu'il est avantageux de renoncer aux moyens violents en faveur de ceux propres à faire prédominer l'influence dominatrice de l'homme sur les animaux ; mais la plupart des individus qui se servent du cheval, soit par habitude, soit par orgueil, s'imaginant que cet animal doit reconnaître, sans condition, la supériorité de l'homme, ne comprennent pas que, généralement, le cheval ainsi que l'homme *cède à la bonté, résiste à la rigueur et obéit à la raison.*

Les chevaux irritables, craintifs, inquiets ou timides, ainsi que ceux qui, ayant longtemps vécu en liberté, sont peu familiarisés avec les hommes, ne veulent pas s'assujétir de bon gré à être ferrés. On emploie pour les y contraindre divers moyens de torture ou de gêne qui produisent toujours l'effet contraire à celui qu'on en attend; c'est à dire qu'au lieu de donner de la confiance au cheval timide et craintif, on le rend méchant. Renonçons donc à ces moyens barbares de contrainte et d'assujétissement, et cherchons, par des procédés plus doux, à calmer les chevaux irritables, à réduire les chevaux méchants et à faire accepter la ferrure, sans employer la violence.

M. Balassa, capitaine autrichien (1), s'étant voué avec un intérêt tout exclusif à l'étude du cheval, convaincu de l'inefficacité de l'emploi des moyens violents, a fait usage pendant longtemps d'une méthode dont l'utilité, toujours confirmée par des succès, l'a déterminé à en publier les principes.

La nature de mes fonctions m'ayant plusieurs fois fourni l'occasion de mettre en pratique les principes du capitaine autrichien, j'ai pu m'assurer, et je demeure convaincu qu'une vo-

---

(1) *Art de ferrer les chevaux sans faire usage de la force,* par Constantin Balassa, capitaine de l'armée autrichienne, traduit par Fortuné de Brack, colonel du 4ᵉ régiment de hussards. — Paris, 1833.

lonté ferme et soutenue, et la persévérance dans l'emploi des moyens détaillés dans sa brochure, amènent toujours une réussite favorable. Je crois donc très utile de populariser la méthode dont je parle, et d'autant plus que, se réduisant à l'emploi intelligent du *regard*, de la *voix* et du *geste*, elle est à la portée de tout le monde, puisqu'il suffit pour réussir, comme je viens de le dire, *d'une volonté soutenue*..

USAGE DE LA VOIX.

Lorsqu'on élève subitement et fortement la voix, le cheval, profondément impressionné, fixe son regard sur l'instructeur et reste attentif. Si, au contraire, la voix s'adoucit flatteusement, sa physionomie présente une expression d'autant plus affectueuse qu'il sera habitué à être ainsi traité, et il obéira avec calme.

USAGE DE L'ASPECT.

Si, à une voix forte, se joint une expression dure et sévère du visage, on produira sur le cheval un sentiment de sujétion ; une parole douce et un visage bienveillant amèneront le cheval à une disposition immédiate d'obéissance.

EFFET DU REGARD.

L'expérience prouve, de la manière la plus évidente, que le regard fixe de l'homme ne peut longtemps être soutenu par les animaux ; il exerce sur eux, et principalement sur le cheval, un pouvoir fascinateur extraordinaire (1). Un regard bienveillant l'anime et l'encourage ; un regard sévère le réduit à l'obéissance ; un regard fixe et soutenu l'arrête.

CARESSER LE CHEVAL SUR LE FRONT ET SUR LES YEUX.

Si, pendant que l'on parle affectueusement au cheval, on le caresse en lui passant continuellement la main sur le front et sur les yeux, selon la direction des poils, on calmera le cheval

---

(1) Tout le monde connaît les résultats étonnants obtenus par Martin et ses émules sur les animaux les plus féroces.

inquiet, on donnera de la confiance au cheval timide. Le cheval colère même, soumis à cette influence magnétique, baissera la tête progressivement et arrivera à un état de confiance absolue,

Les chevaux sont beaucoup plus sensibles aux témoignages extérieurs d'affection, d'amitié, de bienveillance, soit en action, soit en paroles, qu'on ne le croit généralement.

USAGE CIRCONSPECT DU CAVEÇON ET DE LA PLATE-LONGE.

Le caveçon est un instrument d'assujétissement et de torture dont il faut toujours user avec modération ; les fortes secousses de la longe produisent presque toujours un résultat contraire à celui qu'on en attend. Le cheval, tout occupé des moyens d'échapper à cette torture ou d'en diminuer les effets, est complètement détourné de l'attention qu'il doit à l'instruction, et le regard, l'aspect et la voix de l'instructeur sont alors complètement sans influence. Le caveçon ne doit donc être qu'un moyen d'avertissement, cherchant à ramener le cheval distrait à sa primitive attention : il suffit pour cela d'imprimer un léger mouvement de droite à gauche à la longe du caveçon.

CHOIX DU LOCAL POUR DONNER LA LEÇON AU CHEVAL ET MANIÈRE DE LA DONNER.

Le choix du local pour donner avec fruit la leçon au cheval, n'est pas une chose indifférente. Il faut avant tout le placer dans des conditions de calme, de repos et de tranquilité; c'est à dire à l'abri de tout sujet de distraction, d'inquiétude ou d'agitation. On choisira donc un lieu écarté, fermé, peu éclairé et spacieux ; par exemple une remise, une grange ou un manège couvert.

La tête du cheval devra être garnie d'un bridon et d'un caveçon. Ce dernier sera placé sous le bridon pour n'en pas gêner la liberté d'action.

L'instructeur placé devant le cheval doit d'abord tenir la longe du caveçon avec la main droite, et les rênes du bridon (comme rênes de réserve) avec la main gauche. S'il veut caresser le cheval sur le front et sur les yeux, il passe dans la main gauche la longe, qui doit toujours être tenue plus courte que les rênes du bridon.

Avant de rien entreprendre, l'instructeur devra étudier avec soin le caractère et l'organisation générale du cheval, pour pouvoir faire une application intelligente du traitement qui lui convient, selon qu'il appartient à la classe des chevaux dociles, impétueux, peureux, colères, capricieux ou irritables.

1° Le cheval docile, impétueux ou peureux, doit être dominé selon les circonstances par l'impression de la voix, du regard, de l'aspect, les caresses de la main, ou par les avertissements donnés avec la longe du caveçon. L'usage de ce dernier moyen doit être fait avec circonspection et lentement, et n'être répété que selon les dispositions successives du cheval.

2° Le cheval colère, capricieux ou irritable devra être traité, selon les circonstances, avec plus de rigueur, et l'usage plus souvent répété du caveçon.

Le cheval colère, capricieux ou irritable frappant ordinairement du pied de devant, sans que rien en lui annonce une intention hostile, l'instructeur qui lui fait face devra se placer de manière à n'être pas atteint.

3° Un cheval habituellement docile ne doit être traité sévèrement que lorsqu'il s'obstine; si son obstination continue, on continuera l'usage de la sévérité, mais cependant sans employer la force ni les secousses du caveçon. Les moyens seront seulement : *élever la voix, tenir le regard fixe et l'expression du visage menaçante.*

Quelques chevaux sont tellement irritables ou méchants, et l'approche du maréchal, de l'aide et même de l'instructeur les exaspère tellement, qu'ils font usage de tous les moyens de défense qu'ils possèdent pour se soustraire à la ferrure. Il est donc indispensable d'apporter dans nos rapports avec eux la plus grande circonspection pour ne pas être blessés.

PLACE QUE DOIT OCCUPER L'AIDE-MARÉCHAL ET MANIÈRE DE RELEVER ET TENIR LE PIED.

Avant de permettre à l'aide-maréchal de relever le pied, l'instructeur doit *disposer le cheval convenablement,* c'est à dire le rendre attentif à ce qu'on exige de lui. On arrive infailliblement à ce résultat en secouant légèrement la longe du caveçon de droite à gauche, en élevant fortement la voix, en fixant son regard ferme sur le regard de l'animal, en menaçant avec la main; si ce mode d'influence a été employé convenablement, l'instructeur remarquera que le cheval fixera immédiatement son regard sur le sien, dirigera ses oreilles sur lui, et prêtera toute son attention.

L'œil du cheval étant le miroir où viennent se réfléchir ses impressions, l'instructeur, par son regard fixe et scrutateur, doit y reconnaître facilement et immédiatement l'intention de mordre, de frapper de devant ou de ruer. Alors il doit détruire ces mauvaises intentions en lui manifestant son mécontentement par l'élévation forte de la voix, la menace de la main et l'agitation de la longe du caveçon.

Dès que le cheval s'est rendu au désir de l'instructeur, celui-ci doit adoucir son regard, son aspect, sa voix, changer complètement sa menace en bonté, en louanges. Si le cheval renouvelle ses mauvaises dispositions, l'instructeur doit aussitôt reprendre toute sa sévérité.

Ces moyens employés convenablement et en temps opportun disposent le cheval à la docilité et finissent par lui inspirer une confiance entière. C'est seulement du moment de cette favorable disposition du cheval que l'aide-maréchal doit s'approcher de lui.

Position de l'aide-maréchal. Si c'est le pied droit de devant que l'aide-maréchal veut relever, il se place près de l'épaule droite du cheval, la tête tournée en avant, dans la direction de celle du cheval, l'épaule gauche à l'épaule droite du cheval, les pieds réunis, la main gauche s'appuie à la crinière, et si le cheval est trop grand, sur l'épaule; il fixe l'œil droit du cheval et reste dans cette position jusqu'à ce que l'animal soit parfaitement tranquille; le bras gauche, qui est un peu allongé, détermine la distance qui doit exister entre lui et le cheval. Dans cette position, il ne peut jamais être mordu ni blessé, car il suit les mouvements de tête de l'animal, et peut prévenir tout accident, en portant la main droite en avant vers cette tête.

La position pour relever le pied gauche est l'inverse.

Si c'est le pied droit de derrière que l'aide-maréchal veut relever, il se place la tête près de la hanche du cheval, et dans sa direction la main droite appuyée sur la cuisse du cheval, le bras allongé vigoureusement, de manière que si le cheval veut lever la croupe pour frapper, il puisse le repousser, ou pour le cas seulement où le cheval devrait être changé de place. Cet appui est nécessaire, soit pour porter le poids de la partie antérieure ou postérieure sur le côté opposé, selon que l'aide se trouve à l'épaule ou à la hanche, soit pour procurer à cet aide un soutien et une position permanente. La tension du bras établit de même la distance qui doit exister entre l'aide et le cheval; les deux pieds de l'aide sont près l'un de l'autre sur la même ligne. Le corps devant être courbé un peu en avant, cette position détermine la distance précise qui doit exister entre les pieds de l'homme et ceux du cheval.

Pour relever le pied gauche de derrière, on fait usage de moyens inverses.

Manière de relever et tenir le pied. Les pieds doivent être relevés en *trois temps.* Pour relever le pied droit de devant, le *premier temps* consiste 1° à rapprocher son épaule de l'épaule du cheval, comme il a été indiqué; tourner sur le talon gauche et fixer la partie supérieure de la tête du cheval, L'instructeur qui fait face a disposé le cheval à porter son attention plutôt sur lui que sur l'aide. Si le cheval a peur de l'aide, celui-ci abandonne immédiatement son opération et vient se placer à côté de l'instructeur. en flattant le cheval et en le caressant des deux mains, jusqu'à ce qu'il puisse reprendre sa première position; si le cheval se montre inquiet par crainte ou par toute autre cause, l'instructeur ni l'aide ne doivent perdre patience et leurs préparatifs continueront jusqu'à ce que l'animal soit redevenu parfaitement tranquille; si le cheval appartient à la classe de ceux qui se cabrent et frappent du devant, on le reculera dans un angle de muraille, de manière à ce qu'il ne puisse se tourner ni à droite ni à gauche. Avec ceux de cette nature il faut employer plus de temps, parce qu'ils sont plus difficiles à ramener que ceux qui refusent de livrer les pieds de derrière. Lorsque le cheval sera calmé, l'aide reprendra son poste à l'épaule, sur laquelle il posera la main gauche et prendra la crinière, cherchant ainsi un point d'appui pour son corps, et faisant face au milieu du corps de l'animal.

Avec la paume de la main droite élevée, il caressera le cheval, en commençant par l'épaule et descendant vers le genou. Si le cheval s'irrite, il limitera ses caresses à la partie de l'épaule et de l'encolure, que le cheval voudra bien se laisser toucher, et il continuera patiemment et successivement, jusqu'à ce qu'il soit parvenu à arriver au paturon, et que le cheval le lui ait laissé saisir. Dans cette circonstance, comme dans toutes celles où il faudra relever le pied du cheval, on aura soin de ne jamais le comprimer.

Des essais terminés, résultant la possibilité de relever le pied; l'aide baissera la main, tournant le pouce en dedans, et relèvera le pied, en le portant en avant, sans comprimer le paturon; en même temps, il repoussera le poids du cheval sur la partie gauche, de manière à alléger la partie droite. Le pied ayant été relevé et porté en avant, à six pouces environ du sol, le premier temps sera accompli.

Le *second temps* suit le premier.

Lorsque la jambe aura été portée en avant, ainsi qu'il est dit, l'aide la pliera doucement en arrière, de manière à ce que le talon se trouve directement sous le coude. Lorsque le cheval aura accepté tranquillement cette position, le second temps sera accompli.

Le *troisième temps* est une conséquence du premier; car, en relevant le pied au second temps, l'aide doit faire un quart d'à-gauche, placer sa cuisse droite sous le genou du cheval, et porter le pied gauche en arrière, pour appuyer son corps. La main gauche abandonne les crins ou l'épaule, et se réunit à la droite au paturon, de manière à le saisir avec toutes les deux, les deux pouces croisés l'un sur l'autre.

Pour reposer le pied à terre, la main gauche abandonnera le paturon et reprendra la première position à l'épaule droite du cheval; le pied gauche se rapprochera du droit. L'aide exécutera doucement un quart d'à-droite, sans abandonner le pied du cheval, le replacera ensuite doucement à terre.

Pour le pied gauche, moyens inverses.

On ne peut trop recommander de faire relever et abaisser alternativement, selon cette méthode, les deux pieds de devant, jusqu'à ce que le cheval soit complètement habitué, et qu'il les laisse spontanément relever.

Pour relever le pied droit de derrière, si le cheval est un peu inquiet, au premier temps, l'aide se place face à l'épaule, pose ses deux mains sur le dos, en les glissant lentement vers la croupe. Si le cheval se refuse, recule ou rue, l'aide suspendra son opération, puis la reprendra de nouveau. Plus lentement, l'aide fera glisser ses mains vers la croupe, en changeant de côté, plus promptement il parviendra à son but. Si le cheval reste tranquille, lorsque ses mains seront arrivées à la croupe, l'aide reprendra la position précédemment indiquée, et appuiera la main droite sur la cuisse de l'animal ; la main gauche alors glissera peu à peu sur la partie extérieure de la croupe, et descendra ainsi doucement jusqu'au paturon.

Cette opération doit être répétée alternativement pour les deux jambes de derrière. L'aide, alors, aura toujours soin de passer *par devant* le cheval ; d'abord, parce qu'il pourrait être blessé en passant par derrière, ensuite, parce qu'ainsi le cheval ne concevra aucune défiance et ne sera pas distrait de l'attention qu'il doit justement porter à l'instructeur. L'aide, en caressant le cheval, doit avoir soin de ne jamais le faire à rebrousse-poil, pour ne pas lui occasionner une sensation désagréable.

Si le cheval souffre l'aide, celui-ci, après avoir saisi le paturon, poussera doucement le cheval avec la main qui est placée sur la cuisse, pour que tout le poids du corps pèse sur la partie opposée, et allége ainsi le côté droit. En même temps, avec la main placée au paturon, et dont le pouce sera tourné en dehors, l'aide fera connaître au cheval, par une très légère pression en avant, qu'il veut relever son pied sous son ventre ; sans ce mouvement préparatoire, il serait difficile de relever le pied. Cette position est la plus naturelle, étant celle que le cheval prend lui-même lorsqu'il veut se porter en avant. De cette manière, il se laissera relever le pied d'autant plus volontiers, que, lors des ferrages précédents, et faits par une autre méthode que celle-ci, on aura employé les moyens inverses, c'est à dire qu'on lui aura tiré le pied fortement en arrière, manière incommode et douloureuse pour lui. L'aide procédant ainsi qu'il vient d'être indiqué, et exécutant le mouvement avec douceur et successivement, lèvera bientôt le pied spontanément, et il aura ainsi obtenu toute facilité pour le reste.

Il arrive quelquefois qu'en relevant le pied, le cheval pèse tellement sur l'aide, que celui-ci ne peut, avec la main appuyée à la cuisse, le repousser suffisamment. Dans ce cas, il est nécessaire qu'un second aide appuie fortement avec ses deux mains sur la même cuisse du cheval, porte le poids sur le pied opposé, et procure ainsi au premier aide un allégement indispensable.

Au *second temps*, la position de l'aide reste la même; il glisse la main gauche jusqu'au paturon, comme dans le premier temps, tourne cette main en dessous, de manière que le pouce se trouve en dehors, et le petit doigt plus élevé que les autres doigts; il élève ensuite le pied en arrière sans le comprimer. Si le cheval est docile, l'aide relève successivement le pied peu à peu, jusqu'à ce qu'il se trouve à 30 ou 40 centimètres de terre, toujours en rejetant le poids du cheval sur le pied opposé.

Le *troisième temps* est la conséquence du second.

Lorsque le pied est relevé, l'aide se tourne peu à peu, et touche légèrement avec sa cuisse droite celle du cheval; si celui-ci le souffre, l'aide appuie tout à fait la sienne, ainsi qu'on le pratique ordinairement; il retire alors la main appuyée à la cuisse, pour la porter près de la gauche et saisir avec elle le paturon, les deux pouces croisés l'un sur l'autre, les autres doigts en dessous.

Il observe avec la plus grande attention que la jambe du cheval ne soit pas tirée latéralement, mais bien directement en arrière, conformément à son mouvement naturel; il se garde bien aussi d'appuyer son bras à la partie interne de la cuisse, qui est la plus sensible, et ne fait jamais sentir de pression que du côté extérieur.

Si l'aide veut poser le pied à terre, il tourne à droite la partie supérieure de son corps sur la cuisse gauche, face à la croupe du cheval, quitte le paturon de la main droite qu'il reporte à la cuisse du cheval, retire la jambe droite qu'il assemble à la gauche qui n'a pas bougé, retient un instant, avec la main gauche, le pied du cheval dans la position du second temps, et le repose ensuite doucement à terre.

L'instructeur, pour éviter tout accident, ne doit ni élever la voix, ni secouer les rênes du caveçon pendant tout le temps que l'aide tient relevé le pied du cheval; il se bornera à occuper constamment l'attention de l'animal en lui parlant , et , selon les circonstances , en le louant ou le blâmant. Pour parvenir à son but, surtout s'il s'agit d'un cheval vicieux, il partagera son attention soutenue entre le cheval , l'aide et le maréchal , de manière à pouvoir diriger toute l'opération. L'aide et le maréchal, de leur côté, devront obéir immédiatement et ponctuellement aux ordres de l'instructeur ; car ceux-ci ne doivent opérer qu'avec une parfaite précision.

L'aide-maréchal devra porter toute son attention à ne pas tenir trop relevé le pied du cheval ; cette position gênante lui faisant éprouver des douleurs occasionnées par des tiraillements articulaires, devient souvent la cause de la résistance et de la défense qu'il emploie pour s'y soustraire. Par la même raison , il laissera reposer le pied à terre , dès qu'il s'apercevra que le cheval indique qu'on le lui retient trop longtemps relevé. Il n'est pas nécessaire de tenir le pied relevé pendant toute la durée de l'opération du ferrage ; il est, au contraire , d'une bonne pratique de laisser reposer le pied à terre un instant, principalement dès que le fer se trouve fixé par trois ou quatre clous.

2e SECTION.

DU HARNACHEMENT.

On entend par harnachement tout ce qui couvre un cheval employé à un service quelconque : ce qui comprend l'ensemble de divers appareils servant à gouverner les chevaux , à donner au cavalier une position qui lui permette d'agir librement ; à fournir au cheval le moyen d'employer sa force motrice au déplacement des corps, soit qu'on l'attèle à la voiture, au halage , à la charrue, ou qu'on l'emploie au transport à dos.

Par extension, on comprend encore , parmi les objets faisant partie du harnachement, ceux qui préservent les chevaux de la piqûre des insectes , des effets de la température et même ceux qui ne servent qu'à leur donner plus d'élégance.

On divise ces différents appareils , 1° en harnachement proprement dit ; 2° en harnais ; 3° en parties accessoires.

DU HARNACHEMENT PROPREMENT DIT.

Cette dénomination embrasse la *selle*, la *bride*, le *bridon*, le *filet* et le *licol*.

La *selle* est un siège commode pour le cavalier, à qui elle permet d'agir librement, et pour le cheval qui, lorsque ce siège est bien fait et s'adapte bien aux parties sur lesquelles il se repose, lui permet de se mouvoir avec agilité.

Les premiers sièges dont le cavalier s'est servi ont été des peaux qu'il a jetées sur le dos des chevaux, probablement dans le but de se soustraire au désagrément du contact de la sueur de cet animal; plus tard, on aura senti le besoin de rembourrer cette peau, pour éviter au cavalier les blessures et les contusions qui devaient nécessairement résulter d'un voyage de longue durée.

Enfin, dès qu'on imagina de façonner un arçon, c'est à dire d'ajuster ensemble plusieurs pièces de bois, de manière à en former une petite charpente qui embrasse le dos du cheval, sans le gêner, naquit la selle qui peu à peu s'est perfectionnée, et qui aujourd'hui présente diverses formes que l'on désigne par des noms différents, ce qui fait que nous connaissons :

1° La *selle à piquer;* 2° la *selle à la royale;* 3° la *selle demi-royale;* 4° la *selle rase* ou *à la française;* 5° la *selle à la hussarde;* 6° la *selle anglaise.*

La *selle à piquer*, qui n'est en usage que dans les manéges, a le troussequin et les battes très élevés.

La *selle à la royale*, qui est celle en usage pour les gendarmes, la grosse cavalerie et les dragons, présente les battes et le troussequin modérément élevés.

Dans la *selle à la demi-royale*, les battes et le troussequin ayant moins d'élévation que la précédente, la rapprochent beaucoup de la selle à la française, qui n'a que des battes peu élevées et point de troussequin.

La *selle à la hussarde* n'est qu'un arçon présentant deux palettes élevées, l'une devant et l'autre derrière, et dont le siège est formé par une large bande de cuir de Hongrie. Cette selle, qui n'a ni siège rembourré, ni panneaux, repose sur une cou-

30.

verte ployée en douze ou en seize et recouverte par une schabraque en peau de mouton.

La *selle anglaise* qui, pour la promenade et la chasse est la
plus commode, est légère, dépourvue de battes et de troussequin; ses quartiers longs, arrondis et échancrés postérieurement lui donnent une tournure gracieuse et laissent apercevoir les beautés du cheval.

Les quartiers de quelques unes de ces selles sont complètement rembourrés et piqués; d'autres ne présentent qu'un
bourrelet situé le long du bord antérieur des quartiers et qui
sert de point d'appui aux genoux.

Une modification de la selle anglaise, qui consiste dans une
liberté de garot plus grande, et dans la disposition des bandes
de l'arçon qui, dépassant le troussequin, forment en arrière deux
palettes un peu relevées faisant l'office de coussinets et supportant le porte-manteau, constitue une selle très convenable pour
le service de la grosse cavalerie et des dragons; seulement il
serait à désirer que, sans nuire à sa solidité, on pût la rendre
plus légère.

DES DIVERSES PARTIES DE LA SELLE A LA ROYALE
ET DE SES APPARTENANCES.

1° L'*arçon* est la charpente en bois de hêtre qui donne la
forme à la selle. Cette charpente, résultant de l'assemblage de
plusieurs petites pièces de bois qui ont reçu différents noms, est
enveloppée d'une toile imbibée de colle forte et ferrée pour lui
donner la solidité qui lui est nécessaire.

L'arçon se divise en deux parties principales nommées *arcades* ou *arçons de devant et de derrière*; ces deux arcades, qui
prennent les contours, l'une du garrot et l'autre des reins, sans
les toucher, sont réunies par deux morceaux de bois aplatis et
allongés nommés *bandes*.

La *liberté du garrot* est la voûte formée par l'arçon de devant;
la face supérieure et opposée à cette arcade a reçu le nom de
pommeau; on nomme *mamelles* le point de jonction des bandes
à l'arçon de devant, *pointes* les bouts libres de cet arçon, et
liéges deux petites pièces de bois arrondies, collées sur les par-

ties latérales et servant à empêcher le cavalier de se porter trop en avant.

Les pièces en fer sont : les *bandes d'arçon* de devant et de derrière, les *contre-bandes*, les *petites bandes des liéges*, les *porte-étrivières* les *chappes de croupière*, *de contre-sanglons* et les *boucles du poitrail*.

2° Le *siège* est rembourré et formé au moyen de sangles fortement tendues, cousues ensemble et recouvertes d'une toile également très tendue, pourvue d'une petite ouverture au centre, par laquelle on introduit la bourre que l'on étend également entre le fond de sangles et la toile. Cette dernière est recouverte d'une peau de mouton, de veau ou de sanglier.

3° Les *quartiers*, unis au siège au moyen d'un jonc intermédiaire, sont deux pièces de cuir fort qui s'étendent sur les parties latérales de la selle et servent à mettre le cavalier à l'abri du contact des enchapures, des contre-sanglons et principalement de la sueur du cheval.

4° Les *panneaux* sont deux coussins allongés, fixés sous l'arçon et garnissant toute sa surface inférieure. Ils sont rembourrés avec de la paille, de la bourre et du crin, disposés par couches de manière que le crin se trouve immédiatement sous la toile des panneaux, la bourre au-dessus du crin et la paille formant la dernière couche située près du bois de l'arçon.

Les appartenances de la selle sont :

1° Les *étrivières*, longues courroies supportant les étriers;

2° Les *étriers*, espèce de cerceau de fer, de cuivre, etc., fixé à une grille, servant à recevoir et à supporter le pied du cavalier et que l'on divise en *œil*, *branches* et *grille*.

3° Les *sangles*, bande ordinairement en tissu de chanvre ou de laine, quelquefois en cuir, large de 10 centimètres, d'une longueur proportionnée au volume du cheval, divisée à chaque extrémité en deux chefs garnis de boucles, fixée des deux côtés aux contre-sanglons et servant à maintenir la selle sur le dos du cheval en contournant le thorax et passant en arrière du sternum.

4° Le *surfaix*, qui n'est point divisé à ses extrémités, dont l'une est pourvue d'une boucle et l'autre d'un contre-sanglon, est du reste semblable aux sangles, entoure le corps du cheval en passant sur le siège de la selle qu'il concourt à maintenir.

5° La *croupière*, qui sert à empêcher la selle de se porter sur les épaules du cheval, principalement dans les descentes, est une courroie de cuir bifurquée postérieurement où elle est unie à un bourrelet que l'on nomme culeron et qui entoure la base de la queue; antérieurement elle est fixée à l'arçon de derrière, de manière à pouvoir être allongée ou raccourcie à volonté.

6° Le *poitrail* est une bande de cuir fixée de chaque côté aux sangles, entourant de chaque côté la partie supérieure du poitrail du cheval, servant à empêcher la selle de se porter en arrière dans les montées, et maintenue dans sa position au moyen de deux espèces de contre-sanglons qui, partant de son tiers postérieur, viennent se boucler aux deux côtés de l'arçon de devant.

7° Le *coussinet*, comme son nom l'indique, est un petit coussin; il est rembourré comme les panneaux de la selle, et sert à supporter le porte-manteau.

Dans la cavalerie on a depuis quelque temps supprimé le coussinet, que l'on a remplacé par l'allongement des bandes de l'arçon qui sont rembourrées. Cette disposition remplit complétement le but de son adoption, qui est d'empêcher les blessures et les contusions des reins.

8° Les *fontes*. On nomme ainsi une sorte d'étui en forme d'entonnoir servant à recevoir les pistolets.

9° La *schabraque* dont on fait usage dans la cavalerie, est un objet complétement inutile. Il ne sert qu'à parer le cheval et à donner plus de poids au harnachement déjà trop lourd.

Quelle que soit la selle dont on fait usage, elle devra s'adapter le mieux possible au dos du cheval.

Une selle trop large, portant sur le garrot, le dos ou les reins, y déterminera des contusions et des blessures quelquefois très graves; trop étroite elle pourra occasionner des cors sur les côtes.

La couverte dont on se sert dans la cavalerie est également la cause de blessures, si elle est trop bridée sur le garrot ou si elle forme des plis sur les côtes. On ne saurait donc porter une trop grande attention à la manière dont la couverte est placée sur le dos du cheval; mieux vaudrait encore n'en point faire usage, mais alors il faudrait que la toile des panneaux fut séchée, battue et brossée chaque fois qu'elle aurait été mouillée par la sueur du cheval.

Certains chevaux suent sur le dos très facilement; ils ont la peau délicate et se blessent, dans ce cas, très fréquemment, que l'on fasse usage ou non d'une couverte. On a conseillé pour prévenir ces blessures de fixer une peau de chevreuil sous les panneaux, poil contre poil.

DE LA BRIDE.

On nomme *bride* l'assemblage de plusieurs pièces de cuir disposées de manière à maintenir le mors et à donner au cavalier le moyen de communiquer sa volonté au cheval.

Les diverses parties de la bride ont reçu des noms différents, selon leur usage et la position qu'elles occupent ; on reconnaît :

1° Le *dessus de la tête* ou *tétière ;* 2° les *montants*; 3° la *sous-gorge ;* 4° le *frontal ;* 5° la *muserole ;* 6° les *porte-mors*; 7° les *rênes.*

On nomme également *bride* l'ensemble de toutes les pièces de cuir que nous venons de désigner, unies au mors. Dans ce cas on divise la bride en trois parties qui sont : la *monture*, le *mors* et les *rênes.*

DE LA MONTURE.

1° Le *dessus de la tête* ou *tétière* est une bande de cuir plus large que toutes les autres pièces de la monture ; elle occupe le dessus de la tête derrière les oreilles, et elle est divisée, à chaque extrémité, en deux parties destinées à recevoir l'une les montants, l'autre les bouts de la sous-gorge.

2° La *sous-gorge* est une courroie pourvue à ses deux extrémités d'une boucle entourant la gorge, se fixant de chaque côté à la division postérieure de la tétière, et servant à empêcher la bride de se porter en avant.

3° Le *frontal* est une pièce de cuir ceignant le front, venant se fixer d'une manière mobile par un repli à chaque bout, aux parties latérales de la tétière, et servant à empêcher la bride de se porter en arrière. Le frontal est quelquefois orné de rubans tressés ou de toute autre manière.

4° Les *montants* placés de chaque côté, le long des joues, sont fixés supérieurement, au moyen d'une boucle, à la division antérieure de la têtière, et inférieurement unis aux *porte-mors*.

5° Les *porte-mors* sont deux petites courroies fixées, comme nous venons de le dire, par une de leurs extrémités aux montants, et qui, par leur extrémité libre, viennent s'adapter, après avoir passé par l'œil du banquet du mors qu'ils soutiennent, à une boucle dont le montant est garni.

6° La *muserolle* est une courroie qui entoure le tiers inférieur de la tête, traverse un espace qui la soutient, ménagé à cet effet entre le montant et le porte-mors, et vient ensuite se boucler par ses deux extrémités derrière la mâchoire mobile.

On fait usage, pour empêcher de porter au vent les chevaux qui y sont disposés, d'une courroie que l'on nomme *martingale*. Elle part de la muserolle et s'attache aux sangles, en passant entre les extrémités inférieures.

DU MORS.

Le *mors* est un instrument ordinairement en fer placé dans la bouche, agissant sur les barres par une de ses parties et sur la barbe par la gourmette. Maintenu par la monture et mu par les rènes, le mors est un des plus puissants moyens de maîtriser le cheval et par lequel l'homme dispose de la force, de l'agilité de cet animal et le soumet complétement à sa volonté.

Le mors, qui a varié dans sa forme et dans son mode d'action (1), est aujourd'hui perfectionné de manière à suffire à peu près à toutes les exigences.

On reconnaît des mors de bride, de bridon, de filet. Ces deux derniers, très simples, sont formés au moyen d'un léger cylindre de fer, articulé dans son milieu, terminé à ses extrémités par des anneaux; ceux du bridon sont pourvus de deux pointes de fer nommées *ailes*.

---

(1) Le professeur Grognier nous apprend qu'on a découvert des mors du poids de 7 à 8 kilogr. M. Rainard, directeur de l'école royale vétérinaire de Lyon, des savantes leçons de qui j'ai eu le bonheur de profiter, a décrit un mors trouvé à Crémieux, en Dauphiné, dans un tumulus, où il gisait avec des débris de l'armure d'un guerrier qui vivait probablement au quatrième ou cinquième siècle. Les parties de ce mors, qui portaient sur les barres, étaient minces et carrées, et en guise de gourmette était une traverse de fer pesante et anguleuse. Un pareil mors devait faire éprouver des douleurs très grandes et tenir la bouche constamment ouverte.

Le mors de bride, quelle que soit sa forme, se divise en trois parties : 1° *embouchure;* 2° *branches;* 3° *gourmette*; ces trois divisions comprennent des parties accessoires.

L'*embouchure*, qui est la partie du mors qui entre dans la bouche du cheval, se divise en *liberté de langue, talons et canons*.

On nomme *liberté de langue* cette espèce d'arcade que l'embouchure présente et qui sert à loger la langue. Les *canons* sont ces parties arrondies qui font suite à la liberté de langue. Le point de réunion de ces deux divisions se nomme *talons*.

Les *branches*, formant les deux pièces latérales du mors, sont droites, en forme d'S ou plus ou moins recourbées inférieurement. Elles se divisent en partie supérieure et en partie inférieure : ces deux divisions, dont la supérieure est applatie, sont réunies par un espace arrondi et vide dans lequel se trouvent logés quatre rivets situés à l'extrémité des canons, et qui, au moyen d'une pièce de forme cruciale, que l'on nomme *fonceau*, fixent l'embouchure aux branches. Cette articulation est recouverte par une pièce d'ornement nommée *bossette*, qui, dans la cavalerie, porte le numéro du régiment.

La division supérieure de la branche porte deux ouvertures, l'une allongée, destinée à donner passage au porte-mors de la monture de la bride, et l'autre arrondie, nommée œil de perdrix, servant à fixer à la branche droite un S qui soutient la gourmette, et à la branche gauche un crochet qui reçoit la gourmette après qu'elle a ceint la barbe. La division inférieure se termine ordinairement par un petit espace vide nommé *gargouille*, lequel espace, pourvu d'un petit trou à sa partie inférieure, donne passage à un touret qui soutient un anneau destiné à recevoir les porte-mors des rênes de la bride.

Les deux branches sont réunies inférieurement par une chaînette. Dans la cavalerie, cette chaînette est remplacée par une petite tige de fer légèrement courbée.

La *gourmette* est une succession de mailles de fer plus larges au centre, et diminuant progressivement de grosseur du centre aux extrémités.

Les *rênes* sont deux larges courroies pourvues de deux passants sur leur étendue; terminées d'un côté par des porte-mors et des boucles qui servent à les fixer, après avoir passé dans les anneaux du mors, et, de l'autre, par un passant fixe. Dans la cavalerie, on y adapte un fouet en cuir tressé en rond.

Le mors peut être doux ou dur, selon la forme qu'on lui donne, et il n'est pas indifférent de faire usage de l'un ou de l'autre, puisqu'au contraire le mors doit toujours être approprié à l'état des barres, des lèvres et de la langue. Il est bon d'entrer dans quelques détails sur cet objet.

1° Le mors est doux, lorsqu'il présente les canons larges, la liberté de langue peu développée, les branches modérément longues, ayant leur partie supérieure peu élevée, et l'inférieure, à partir des fonceaux, portée en arrière d'une ligne verticale qui, dans les mors ordinaires, doit partir du milieu de l'extrémité supérieure de la branche, et partager cette pièce du mors en deux parties égales sur toute son étendue.

Si, au lieu d'être droite, la branche du mors était en forme d'S, comme dans la cavalerie, la ligne verticale dans les mors ordinaires, après avoir divisé en deux parties égales la partie supérieure de la branche jusqu'aux fonceaux, devra aboutir au milieu de l'œil du porte-mors, situé à l'extrémité inférieure de la branche.

2° Le mors dur est celui qui présente des canons étroits, une liberté de langue large et élevée, les branches longues, et dont la partie inférieure, depuis le banquet, se dirige en avant de la ligne verticale que nous venons de faire connaître.

On comprend que les mors soient plus ou moins durs ou mous, selon qu'ils se rapprochent ou non de l'une ou de l'autre des deux formes dont il vient d'être parlé, et que le mors ordinaire soit le juste-milieu des deux extrêmes.

La gourmette doit être en harmonie avec la barbe, comme le mors avec les barres, la langue et les lèvres. Un mors dur et une gourmette trop serrée, appliqués à un cheval qui a la bouche fine, l'inquièteront, l'irriteront, et quelquefois même pourront l'exaspérer; tandis qu'on dirigera difficilement, avec un mors doux, un cheval qui a la bouche dure.

M. Secundo a inventé un mors qu'il a nommé *à bascule*, en raison de l'articulation mobile qui unit le canon aux branches. Ce mors peut être d'une telle puissance, qu'avec son secours la mâchoire d'un cheval emporté serait brisée, avant qu'il ne se rendît maître du cavalier. La main légère d'un cavalier habile peut se servir de ce frein comme d'un mors très doux.

Il existe encore un autre mors nommé *Lycos*, en raison du nom de l'inventeur. Ce mors, qui s'adapte à la bouche du cheval et s'y maintient sans le secours du montant de la bride, est pourvu de deux rosaces garnies d'œillets, où viennent se fixer les rênes de la bride ; la gourmette est remplacée par une tige de fer en forme d'arc. Ce mors, que l'on introduit dans la bouche en dévissant une des rosaces, a une force d'action plus ou moins grande, selon que les rênes sont fixées à un œillet élevé ou bas.

Le mors arabe présente un anneau articulé à la partie supérieure de l'arcade formant la liberté de langue. Cet anneau embrasse la partie de la machoire inférieure, à l'endroit de la barbe sur laquelle il repose, remplace la gourmette de nos mors ordinaires, et produit une douleur qui est en rapport avec la forme ronde ou plus ou moins élargie de l'étendue de l'anneau immédiatement appliquée sur la barbe, et avec la force de traction employée sur les rênes. Le mors arabe a une puissance d'action considérable.

Le filet, qui n'a ni frontal, ni muserolle, ni sous-gorge, se met avec la bride et sert à la suppléer pour les chevaux qui ont la bouche trop fine, ou seulement momentanément, lorsqu'on veut laisser reposer les barres.

Le bridon, pourvu de frontal et de sous-gorge, se met seul ; on en fait usage pour préparer les jeunes chevaux à l'action du mors de bride, et, en général, pour tous les chevaux que l'on conduit à la promenade ou à l'abreuvoir.

Le caveçon est un demi-cercle de fer divisé en trois parties, dont une antérieure et deux latérales. Ces trois parties sont articulées ensemble, de manière à embrasser les os du nez et une portion des maxillaires à l'endroit où repose habituellement la muserolle de la bride. Destiné à maîtriser le cheval, en lui faisant éprouver une douleur par la pression de la peau qui revêt les os du nez, le caveçon est pourvu, à sa face interne, de dentelures recouvertes d'une peau de veau qui enveloppe en même temps tout ce frein. Trois anneaux fixés, un antérieurement et un sur chaque partie latérale, servent à recevoir des longes.

Toutes les autres pièces en cuir, qui maintiennent le caveçon, ressemblent, à peu de chose près, aux pièces de la bride qui entourent la tête du cheval et soutiennent le mors.

Le *licol*, que l'on connaît suffisamment, est un assemblage de plusieurs pièces de cuir, présentant diverses formes, et dont l'usage est de fixer le cheval à l'écurie.

DES HARNAIS DE VOITURE.

Les harnais de voiture sont divisés en deux parties : les uns servent à conduire les chevaux ; les autres donnent aux chevaux le moyen d'employer leurs forces au déplacement des objets auxquels ils sont attelés. La première partie comprend la *bride* et les *guides*, et la seconde, le *collier* ou la *bricole*, les *traits*, les *chaînettes*, la *sellette* ou le *mantelet*, le *reculement*, la *sous-ventrière* et la *croupière*.

La *bride* du cheval de voiture diffère de celle en usage pour le cheval de selle, par deux plaques de tôle recouvertes de cuir, de la dimension de 8 à 10 centimètres ; carrées, fixées à la partie supérieure des montants de la bride, et pourvues, à l'angle supérieur de leur bord libre, d'une petite lanière qui après avoir passé sous le frontal, vient se fixer au centre de la têtière. Ces plaques, nommées *œillères*, servent à diriger en avant la vue du cheval, à l'empêcher d'apercevoir le mouvement des roues qui pourrait l'effrayer, ainsi qu'à mettre les yeux à l'abri des coups de fouet.

Les *mors* sont de différentes formes ; les plus ordinaires présentent de longues branches réunies inférieurement par une traverse arrondie, légèrement courbée, qui les maintient. Trois ouvertures, espacées également sur l'étendue des branches, sont destinées à recevoir les guides, que l'on passe à l'une ou à l'autre de ces ouvertures, selon le degré de puissance que l'on veut employer sur les barres du cheval ; les mors devenant plus durs à mesure qu'on fixe les guides à une ouverture située plus bas.

Les *rênes* sont deux lanières de cuir partant de la partie supérieure des branches du mors, venant se fixer à un crochet dont la sellette et le mantelet sont pourvus, passant dans deux anneaux fixés aux deux côtés de la sous-gorge qui les soutiennent. Elles servent à maintenir la tête du cheval dans une position convenable.

Dans quelques brides on remarque des chaînettes en cuivre, ou de petites courroies dites de *Panurge*, qui partent de la têtière et ont pour objet, comme les anneaux fixés à la sous-gorge et dont nous venons de parler, de soutenir les rênes.

Les *guides* sont de longues courroies de cuir qui, comme leur nom l'indique, servent à guider les chevaux. Bouclées à un des anneaux des branches du mors, elles sont maintenues, sur leur étendue, par des anneaux qu'elles traversent et qui sont situés sur les parties latérales du collier, du mantelet ou de la sellette.

Le *collier*, qui présente une forme ovoïde, étant une des principales parties du tirage, doit être parfaitement adapté aux parties sur lesquelles il repose, pour que non seulement les chevaux n'en soient pas blessés, mais encore pour qu'ils puissent tirer sans que le mouvement des extrémités antérieures se trouve gêné.

Le *bourrelet du collier* est cette partie renflée qui l'entoure antérieurement. Il doit être fait de manière à empêcher les attelles de sortir de la gouttière qui les loge. Cette disposition du collier est d'une grande importance.

Les *attelles* sont deux tiges de fer recouvertes de cuir, entourant le collier, présentant au tiers supérieur deux anneaux donnant passage aux guides, et au tiers inférieur, deux petites pattes auxquelles viennent se fixer les boucletaux.

Les *boucletaux*, ainsi nommés à cause de leur usage, sont deux pièces de cuir de 25 à 30 centimètres de long, et d'une largeur proportionnée à celle des traits qu'ils servent à assujétir au moyen d'une large boucle, dont l'extrémité libre de ces derniers est pourvue.

Les *traits*, ordinairement d'une largeur de 5 centimètres et d'une épaisseur de 1 centimètre, présentent une longueur proportionnée à celle du cheval pour lequel ils servent et qui doit toujours être attelé de manière que, dans les descentes, la partie antérieure de la voiture ne puisse pas toucher ses jarrets.

Les *chaînettes* sont deux pièces de cuir, à peu près de la force et de la longueur des traits, qui, après avoir passé dans deux anneaux, dont un situé à la partie inférieure des attelles, et l'autre placé au bout du timon, viennent, en se repliant, se boucler par les deux extrémités. Les chaînettes servent au recul, et ont également pour objet d'empêcher les deux chevaux de trop s'écarter du timon.

Le *mantelet* est un coussin recouvert d'une plaque de tôle entourée de cuir, garnie de deux anneaux servant à donner passage aux guides, et d'un crochet auquel viennnet se fixer les rênes. La *sellette*, qui est un diminutif de la selle, diffère du mantelet par sa forme. L'une et l'autre de ces deux parties du harnais servent de soutien aux traits, aux boucletaux et à la croupière; mais comme la sellette sert exclusivement pour les chevaux qui travaillent dans les brancarts des voitures à deux roues, elle a de plus que le mantelet une *dossière*, dont l'usage est de soutenir les brancarts, lesquels dans les voitures à quatre roues sont maintenus par un contre-sanglon qui part du mantelet. La sellette et le mantelet sont assujétis sur le dos du cheval au moyen d'une large sangle en cuir partant de droite et venant tomber à gauche après avoir contourné la poitrine.

Le *reculement* est composé d'une bande de cuir plus ou moins large, entourant les fesses et venant se fixer aux boucletaux. Il est retenu dans une position convenable à son usage, par deux courroies qui, traversant des coulisses ménagées sur l'étendue de la croupière, viennent se boucler de chaque côté sur le reculement, à 30 centimétres de distance environ l'une de l'autre.

La *sous-ventrière* est une large bande de cuir partant de la branche droite du brancart, venant se boucler à la branche gauche, en passant sous le ventre, et ayant pour objet d'empêcher cette partie de la voiture de quitter sa position.

La *croupière* part de la partie postérieure de la sellette ou du mantelet où elle se boucle, reçoit et assujétit dans son étendue les courroies de support du reculement, et se termine par un culeron qui embrasse la base de la queue.

DES HARNAIS SERVANT AU TRANSPORT A DOS.

La partie principale des harnais servant au transport à dos est celle connue sous le nom de *bât*. On nomme ainsi un large panneau surmonté de deux courbes élevées, en bois, situées l'une antérieurement, l'autre postérieurement, et formant entre elles un espace enfermé servant à recevoir les fardeaux. Cette grossière selle, qui sert pour les transports à dos, est, comme la selle ordinaire, assujétie sur le dos du cheval, de l'âne ou du mulet, au moyen d'une croupière et souvent aussi d'un poitrail.

La *bride*, qui est ordinairement semblable à celle des chevaux de selle, est quelquefois pourvue d'*œillères*, comme celles que l'on remarque aux brides des chevaux de voiture.

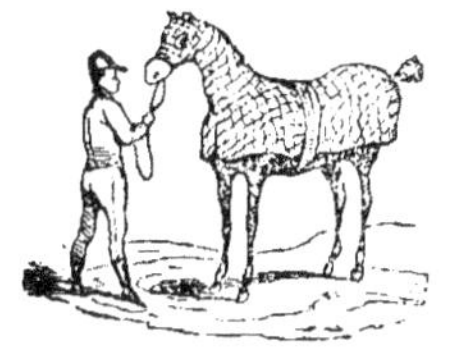

CHAPITRE IV.

DE L'AMÉLIORATION DES CHEVAUX EN FRANCE ET DE LA CRÉATION D'UNE RACE QUI NOUS MANQUE.

La question que j'aborde a été, à plusieurs époques et tout récemment encore, envisagée sous toutes ses faces. Plusieurs essais ont été tentés, d'autres sont aujourd'hui l'objet de toute la sollicitude du gouvernement. Il y aurait donc de ma part de la témérité à traiter une question de cette importance, si je n'y étais entraîné par le but que je me suis proposé en professant ce cours, et si je n'étais profondément pénétré du principe que tout citoyen doit à sa patrie le tribut de ses travaux.

Le développement de la production générale et l'amélioration des races qui intéressent à la fois l'agriculture, l'industrie et l'armée, sont, non seulement une question de prospérité et de richesse nationales, puisque les besoins de l'armée, de l'agriculture, etc., représentent des sommes considérables qui se répandent en une infinité de mains; mais elles sont encore une question de puissance et de sécurité, une arme redoutable, territoriale. La cavalerie et l'artillerie sont des puissances que l'état doit toujours trouver dans son sein, pour qu'il soit sans cesse redoutable, prospère et florissant. *Pace et bello æquè utilis equus.*

La France, comme chacun le sait, est plus que tout autre pays de l'Europe favorisée par la nature; son climat et les différentes qualités de son sol lui permettent donc d'élever, avec avantage et abondance, des chevaux propres à tous les services; cependant il est à remarquer que les chevaux de selle, sans être insuffisants, ne réunissent pas, en général, les conditions que ce service exige dans l'armée, et cela malgré les efforts de l'administration des haras, les tentatives des propriétaires, et l'introduction d'étalons de *pur sang* orientaux et anglais. Tout le monde est d'accord sur ce point; il n'y a divergence d'opinions que sur le moyen à employer pour annuler les causes qui s'opposent au développement, sur une échelle convenable, de la production de chevaux réunissant les conditions de service pour les exigences de la cavalerie.

Les écrits hippiques qui depuis quelque temps se multiplient, les sociétés qui se forment, les tentatives des propriétaires, l'action du gouvernement, l'accueil fait à mes leçons d'hippologie nous prouvent assez que l'amour du cheval perce partout, grandit chaque jour, entre de plus en plus dans nos mœurs et dispose à l'élève du cheval.

Nous n'avons que peu à désirer pour les chevaux de trait. La majeure partie de ceux que la France possède présentent toutes les qualités désirables pour les services qu'actuellement on exige d'eux; mais envisagés sous le rapport des différents services de l'armée, ils sont généralement trop lourds. Nous devons donc réunir nos efforts pour rendre le cheval de gros trait moins usuel, généraliser l'usage des chevaux plus légers et d'une conformation qui les rende également propres au service de la selle et au trait léger, c'est à dire aux allures accélérées.

Si, en général, nos chevaux français ne réunissent pas toutes les conditions des différentes armes de la cavalerie, ils sont bons, et à toutes les époques ils ont mieux résisté aux campagnes les plus pénibles que ceux d'aucun autre pays. Ils rendent également dans l'armée de plus longs services que les chevaux étrangers. Mieux vaut aujourd'hui acheter en France un cheval, quoique laissant quelque chose à désirèr, que defaire à l'étranger acquisition d'un autre présentant des formes extérieures plus séduisantes et qui semblent le rendre plus propre à l'arme à laquelle on le destine : par la raison que le débit assuré des objets fabriqués provoquant la fabrication, l'élève du cheval s'étendra en proportion de l'écoulement offert et du bénéfice que cette industrie présentera.

On demande des chevaux à l'étranger parce qu'on n'en trouve pas en France en suffisante quantité et d'assez bons pour les besoins de l'armée, et c'est précisément à ces achats à l'étranger qu'il faut attribuer la tiédeur des éleveurs, qui, n'étant pas assurés d'un débouché pour leurs produits, négligent l'élève du cheval pour s'adonner à celle d'animaux toujours recherchés par le commerce.

Pour sortir de ce cercle vicieux, il faut acheter en France tous les chevaux nécessaires au luxe et aux remontes, dût-on les payer au-dessus de leur valeur. Le commerce ne doit pas à d'autres moyens l'avantage de trouver autant de chevaux de trait qu'il lui en faut pour alimenter tous les services publics et privés, et on ne les lui a faits comme il les désire, que parce qu'il les paie bien.

Avant 1814, l'empereur, ses frères, ses généraux, les grands dignitaires de l'état, les amateurs de toutes les classes, se montaient dans nos herbages. Les chevaux se vendaient à tout prix; les bénéfices réels ou apparents de l'éducation excitaient une grande émulation; aujourd'hui il n'en est pas de même, les chevaux étrangers ont la vogue. Après la paix de 1814, un engouement pour les chevaux s'empara des esprits; les Bourbons et les personnes rentrées avec eux avaient pris en Angleterre le goût des choses anglaises; la France était ouverte de nouveau à l'avide curiosité de nos voisins; ils y vinrent en grand nombre et amenèrent avec eux des chevaux remarquables par leur figure, et plus encore, peut-être, par l'art et le soin infinis avec lesquels ils étaient tenus.

Nos jeunes élégants s'y laissèrent prendre, et attribuèrent souvent au cheval ce qui appartenait au talent du groom.

Des sommes de 4, 6 et 10,000 francs devinrent fréquemment le prix d'un cheval anglais, et l'on peut être assuré qu'à partir de ce jour toute somme de 2,000 francs et au-dessus, consacrée à l'achat d'un cheval, fut portée en Angleterre au grand détriment de notre agriculture.

Nos chevaux cessèrent d'être demandés pour le luxe, pour la cour, pour les hauts fonctionnaires, d'où résulte pour nos races chevalines une moins-value qu'on ne peut contester. Doit-on s'étonner alors de notre pénurie en matière de chevaux légers? et peut-on espérer que l'industrie chevaline se relève jamais de l'état de faiblesse où elle se trouve, quand nous aimons mieux un cheval anglais qu'un cheval français?

La division de la propriété en France a été accusée de faire obstacle à l'industrie chevaline; cependant on connaît des pays où la division des propriétés est au moins aussi grande qu'en France et où l'élève du cheval prospère d'une manière remarquable.

La Prusse est dans ce cas. Il y a très peu d'années que l'on a commencé, dans ce pays, à s'occuper sérieusement de l'industrie chevaline, et déjà la Prusse s'est placée au rang des nations les plus avancées dans l'élève du cheval.

Le Perche, les Pyrénées, la Bretagne, les Ardennes, nous fournissent de très bons chevaux; ce sont cependant de petits propriétaires qui généralement s'occupent, dans ces pays, de l'industrie chevaline.

Mieux que cela, on a remarqué que l'industrie chevaline, exercée en petit, est plus avantageuse que celle pratiquée sur de grandes proportions. Dans les pâturages d'une vaste étendue, les poulains vigoureux battent les faibles et les timides, les empêchent de manger suffisamment et s'opposent ainsi à leur croissance. Les uns et les autres se blessent souvent dans leurs courses et leurs mouvements désordonnés. Enfin dans les petites propriétés, les poulains, plus souvent en rapport avec les hommes, deviennent doux et faciles à dresser, tandis que ceux qui se sont développés dans de vastes pâturages, et sur lesquels l'homme n'a pas exercé son influence conservent longtemps un caractère indépendant et rustique.

Le cheval élevé dans les herbages, principalement dans les contrées froides et humides, est mou, d'un tempérament lymphatique, d'un développement tardif, difficile à dresser et peu propre à rendre de bons services.

C'est dans les pays où la culture des prairies artificielles et l'amélioration des prairies naturelles donnent aux cultivateurs des fourrages en abondance, que se font les meilleurs chevaux.

Il n'est pas rare de voir en Angleterre de beaux et bons chevaux qui n'ont jamais pâturé. M. Legigan, propriétaire à Putaux, a obtenu, de juments de pur sang et de demi-sang, des produits distingués qui ont été élevés dans des podoks, c'est à dire dans des écuries accompagnées de cours de moyenne étendue et de très petits compartiments de prairies, faits plutôt pour les promener que pour les nourrir. Enfin un cultivateur de Moutiers, département de l'Oise, M. de la Garde, voulant s'assurer si l'élève du cheval est possible, même en l'absence de tout pâturage, a tenu à l'écurie, depuis sa naissance jusqu'à l'âge de quatre ans, un poulain de bonne race qui, constamment nourri de paille et d'avoine, n'a vu le grand jour et n'a joui de la liberté de marcher librement qu'après avoir atteint sa quatrième année; ce cheval, qui est devenu fort et vigoureux, est surtout remarquable parce qu'il n'a peur de rien.

On se plaint depuis fort longtemps de la décadence et de l'insuffisance de nos chevaux. Nous venons de voir que ces plaintes sont sans cause pour les chevaux de trait, que rien ne les justifie; dans tous les cas elles sont au moins exagérées, même pour les chevaux de selle, puisqu'il est démontré que, dans les époques les plus désastreuses de notre histoire contemporaine, l'industrie chevaline n'a point cessé de fournir aux exigences du gouvernement.

Les réquisitions de 1813 et 1814 purent fournir : la première 40,000 chevaux; la deuxième, 24,000, malgré tous les besoins antérieurs satisfaits de la république et de l'empire.

L'insuffisance des chevaux pour le service de la selle résulte plutôt de l'inaptitude à ce service, principalement du manque de taille que de la quantité de chevaux. Mais pour ces derniers, l'inaptitude de la plupart d'entre eux aux travaux de la cavalerie n'en constitue pas moins le manque d'une race de chevaux qui puisse être utilisée indifféremment pour l'armée et l'agriculture, l'attelage et la selle, le roulage accéléré; de manière à en généraliser l'usage, pour qu'il n'y ait jamais disette au moment des besoins extraordinaires de l'armée et pour la défense du territoire en temps de guerre.

Des calculs statistiques officiels établissent que la population chevaline, vers la fin du siècle dernier était de.   1,781,500 chev.
en 1812. 2,244,691
en 1826. . . . . , . 2,423,713
en 1840. 2,818,496

Si on suppose à chaque cheval une durée moyenne de 12 ans (1), il faut compter, pour l'entretien et le remplacement des

---

(1) Si nous avons établi la durée des services du cheval jusqu'à vingt-cinq ans, nous avons eu en vue la moyenne des chevaux d'une bonne constitution, bien nourris, et dont le travail aura été dirigé avec intelligence, et non pas la moyenne des chevaux en général (voy. à la fin du vol., ch. vi : *Valeur approximative du cheval*).

2,818,496 chevaux, un nombre annuel de poulains s'élevant à 234,874 qui est le douzième de 2,818,496.

Le budget de 1843 fixe l'effectif des chevaux à entretenir par la remonte générale à.   55,779

Pour l'artillerie, train des équipages, etc. .   15,779 ⎫
Pour l'Afrique, que l'on peut trouver dans   ⎬ 20,779
le pays.. . . . .   5,000 ⎭

Le chiffre à entretenir avec le cheval léger serait donc.   35,000

Et le septième à demander au pays de. . .   5,000

La France pourrait facilement fournir ces 5,000 chevaux, et même un nombre plus élevé à sa cavalerie si, comme nous le croyons utile, les dépôts de remonte acceptaient *des éleveurs*, leurs produits quoique présentant quelques légères imperfections qui, toutefois, *ne seraient pas de nature à nuire au service de la cavalerie* (1); et si l'on payait un bon prix les chevaux très bons et les bons, et les médiocres ce qu'ils valent. C'est là, à notre avis, un des moyens puissants de diminuer la production particulière du cheval de gros trait et d'augmenter celle des chevaux légers et et à toutes fins. Nous savons bien qu'il sera toujours fort difficile de mettre un terme à des plaintes dictées par l'intérêt individuel, et que les éleveurs, accordant aux plus mauvais de leurs chevaux toutes les qualités propres au service militaire, se plaindront encore de la sévérité apportée dans les choix : néanmoins il est juste de dire qu'à la campagne, dans les villages, la vue d'un cheval refusé par les remontes, parce qu'il présente quelques légères imperfections, produit toujours un fort mauvais effet. Le commerce repoussant à son tour ce cheval, qui ne réunit pas les caractères de ceux du pays, donne une force considérable aux arguments des détracteurs de l'élève du cheval de selle et du système des remontes. Cependant il ne faudrait pas, pour offrir des débouchés à l'éleveur, encourager le *laisser-aller* en recevant dans l'armée ses mauvais produits. On évitera cet écueil en ne payant cette sorte de chevaux qu'un prix de beau-

---

(1) Aucune considération ne doit faire acheter des chevaux à poitrine étroite, à côte plate, à ventre avalé et flancs creux, à pieds plats ou combles, ou étroits de boyaux et se nourrissant mal.

coup inférieur à celui alloué pour ceux offrant les garanties apparentes d'un bon usage, ainsi qu'un extérieur convenable pour
l'arme à laquelle on les destine. De cette manière on aura rendu
service à l'éleveur, en lui prenant un cheval d'un difficile placement dans le commerce. Profitant de cette leçon pratique, es-
pérant mieux réussir plus tard, le propriétaire continuera l'é-
lève du cheval de selle, stimulé par la vente assurée de ses
produits et le désir de réaliser des bénéfices sur les livraisons
suivantes.

Les éleveurs parviendront à faire d'excellents chevaux pour
l'armée, dès qu'ils auront un espoir fondé de les vendre avec
au moins autant d'avantage que toute autre branche d'industrie
rurale pourrait leur en offrir.

Il est donc évident, qu'en temps ordinaire, la France trouvera en elle-même plus de chevaux qu'il ne lui en faut pour
remonter sa cavalerie; mais il y a insuffisance positive pour les
besoins extraordinaires. La question la plus importante est
de savoir quels sont les moyens les plus propres à régénérer
nos chevaux, à en modifier les formes, à en élever la taille
de manière à les rendre plus généralement aptes aux différents
services de l'armée, en employant un mode qui puisse offrir des
garanties de promptitude dans l'amélioration, et des bénéfices
assurés pour les éleveurs; tout le secret est là.

Chacun cherche à faire prévaloir son système en envisageant
cette question sous un point de vue de localité; les idées les
plus contraires trouvent des partisans ou des détracteurs, et
c'est là un grand mal : on résoudra bien plus sûrement le problème de l'amélioration des chevaux en faisant une application
rationnelle de tout ce qu'il y a de bon dans chaque proposition.
Il faut aussi ne jamais oublier que, quelles que soient la variété
du sol et la variété du climat, trois choses sont toujours indis-
pensables : 1° un bon choix d'étalons et de juments; 2° une
nourriture abondante et saine et un travail modéré pour les poulains jusqu'à l'âge de cinq ans; 3° la résolution bien arrêtée de
la part du gouvernement, de payer un bon prix les chevaux
bons à remonter sa cavalerie, en même temps qu'il s'interdi-
rait les achats à l'étranger. Ces trois propositions seront développées dans ce chapitre.

1ʳᵉ SECTION.

DES DIFFÉRENTES MANIÈRES D'AMÉLIORER LES CHEVAUX.

Il y a trois manières d'améliorer les races :

1° En introduisant dans le pays des étalons et des juments étrangers;

2° En croisant la race indigène, c'est à dire en livrant à un étalon de race étrangère les juments de la localité;

3° En améliorant la race par elle-même.

DE L'INTRODUCTION D'UNE RACE ÉTRANGÈRE.

L'importation de reproducteurs, mâle et femelle, convient lorsque la race qu'on veut relever est tellement dégénérée, qu'elle ne présente plus aucune des qualités désirables, et qu'elle est complétement impropre au service auquel on veut l'employer. Cette méthode, dite *de progression*, a pour effet la création d'une race nouvelle, puisque les chevaux indigènes restent complétement en-dehors de cette opération.

Pour obtenir de cette méthode un avantage marqué et prompt, il faudrait pouvoir opérer sur une grande échelle; mais alors on se trouverait entraîné dans des dépenses considérables. Si on n'emploie à cette œuvre qu'un nombre restreint de reproducteurs, on obtiendra bien de beaux produits d'abord, mais les reproducteurs se trouvant obligés de s'allier entre eux, cette consanguinité, jointe à l'influence climatérique et nutritive, amènera une dégénération plus ou moins prompte; et après quelques années, les formes et les qualités des produits nouveaux se rapprocheront et finiront plus tard par se confondre avec celles des chevaux de la race indigène. L'art peut bien atténuer cette influence naturelle, empêcher la dégénération et contribuer à la formation d'une race nouvelle qui pourra conserver quelques caractères de ses ascendants, mais pour cela il faut, comme l'ont fait les Anglais pour la race qu'ils ont créée et qu'ils possèdent, lutter contre la nature.

DU CROISEMENT OU MÉTISSAGE.

Les croisements s'opèrent au moyen d'étalons de race pure ou par des métis plus ou moins rapprochés de la pureté de cette race.

On entend par cheval *pur sang*, celui qui est de race pure. Le cheval de *demi-sang* est un premier métis, c'est à dire le produit de l'accouplement d'un cheval de race pure avec une jument commune; et le cheval de *trois quarts de sang*, celui dont le père est de race pure et la mère de demi-sang.

Quelle que soit la race employée à l'amélioration de l'espèce chevaline, on ne devra jamais faire servir comme reproducteurs, les individus issus d'un premier croisement. En donnant à une jument de la race que l'on veut changer, le fils d'un père de race pure et d'une mère de la même race que cette jument, on détruira les bons effets déjà obtenus. Tandis qu'en accouplant les produits femelles d'un premier croisement avec des étalons semblables au père, c'est à dire de race pure, ou avec le père lui-même, si on n'en a pas d'autres, on changera petit à petit la race indigène en celle des pères; ce qui remplira parfaitement le but qu'on s'était proposé d'atteindre par l'emploi de producteurs d'une race supérieure à celle que l'on possédait.

CROISEMENTS AU MOYEN DE CHEVAUX DE RACE PURE.

Tout en convenant que les meilleurs propagateurs sont ceux de noble et ancienne race, les opinions des auteurs se trouvent partagées entre l'adoption du cheval arabe et celle du cheval pur sang anglais. Cette question étant d'une très haute importance, nous allons entrer dans quelques considérations sur ce sujet.

L'énergie, le courage, l'intelligence et la longévité qui caractérisent les chevaux orientaux, et principalement les chevaux arabes, sont des qualités qui leur appartiennent de tout temps, puisqu'elles sont inhérentes à leur organisation. C'est à la manière dont il est élevé que le cheval arabe doit la douceur de son caractère, la sobriété et l'attachement pour son maître.

Les climats froids et humides produisent, comme nous l'avons dit page 336, des herbes contenant beaucoup d'eau de végétation, et des chevaux commu s et d'un tempérament lymphatique.

Quelques personnes d'un grand mérite et animées des meilleurs sentiments, pensent qu'il n'est plus nécessaire d'aller chercher la race type en Arabie, qu'elle a été conservée en Angleterre, pure et sans mélange, et que les chevaux pur sang anglais ayant acquis plus de force et de vitesse, étant mieux appropriés à nos besoins, nous gagnerons, en les utilisant, le temps que nos voisins ont mis à parvenir où ils en sont. Nous ne saurions adopter cette opinion; l'Angleterre, quoique peu éloignée de la France du côté du nord, doit néanmoins, à cause de son climat brumeux, humide et froid, être considérée comme une contrée impropre à fournir des chevaux qui puissent améliorer les nôtres; par la raison que le climat de l'Angleterre, et les soins de toute espèce dont les chevaux de ce pays sont l'objet, constituent une lutte continuelle qui doit faire envisager les chevaux pur sang anglais à la manière des plantes exotiques qui ne prospèrent que dans des conditions données. D'ailleurs l'expérience vient corroborer cette opinion. On emploie depuis longtemps le pur sang anglais à l'amélioration des chevaux de la Normandie, qui est le pays le plus voisin de l'Angleterre. Ces croisements n'ont pas réalisé les espérances des éleveurs : quelques produits, il est vrai, ont présenté les formes et les qualités des chevaux anglais; mais la plupart sont vicieux et à épaules froides. La vitesse des allures, l'élévation de la taille, les belles formes, l'ampleur et la netteté des articulations qui font le mérite des chevaux anglais, sont contre-balancées par des défauts majeurs. Le cheval anglais a les réactions dures, la bouche dure, la tête et les oreilles longues et peu gracieuses. Ses allures ne sont ni souples ni brillantes. La position de l'encolure et de la tête le rend peu maniable; ses sabots sont trop serrés, souvent sensibles; il appréhende l'appui, et dans certains cas, il marche comme sur des épines. Cette disposition rend assez souvent le mouvement des épaules gêné.

Le climat froid et humide de l'Angleterre, les défauts des chevaux anglais, que je viens de signaler, et qui établissent presque une compensation avec ses qualités, doivent faire reconnaître et déclarer cette race comme *impropre* à l'amélioration de nos chevaux. Il existe en histoire naturelle un principe sur l'exactitude duquel l'expérience ne laisse aucun doute, et duquel il résulte que les races du nord ne sont pas propres à améliorer celles du midi ; tandis que le contraire a lieu pour les races orientales et méridionales à l'égard de celles du nord. L'histoire des temps anciens et modernes prouve que les chevaux orientaux, et principalement les chevaux arabes, ont toujours amélioré les autres races par leur croisement.

L'Angleterre, la Bavière, le Wurtemberg, la Prusse, le Mecklembourg, l'Autriche, la Hongrie, ont employé le cheval arabe à l'amélioration générale de la race, et partout on a obtenu des résultats tellement satisfaisants, qu'il n'est pas rare de rencontrer dans les rangs de la cavalerie de ces états, des chevaux qui ne seraient pas déplacés dans les écuries des officiers supérieurs et des particuliers opulents.

Le Portugal et le Chili ne veulent plus de chevaux anglais ; les Anglais, dans les Indes, n'en veulent pas non plus. Il paraît bien avéré que si les Anglais vendent des étalons à l'Europe, ils en achètent en Asie. Dans le Hanòvre même il existe des étalons arabes, tandis que les orientaux n'ont pas encore demandé, que l'on sache, des étalons régénérateurs à la Grande-Bretagne (1).

Les produits du cheval arabe et d'une mère bien constituée se développent vite lorsqu'ils sont bien nourris et exercés convenablement. Ceux du cheval anglais, placés dans les mêmes conditions, sont difficiles à élever, souvent décousus.

Le cheval anglais de pur sang est supérieur au cheval arabe pour une course de peu de durée ; mais sous le rapport d'une course de longue haleine, ainsi que de l'aptitude à supporter la fatigue et les privations de tout genre, non seulement il est inférieur au cheval arabe, mais il l'est même aux chevaux de nos bonnes races françaises. Le cheval anglais est fait pour l'homme riche et l'amateur ; le cheval arabe est celui du petit propriétaire et de l'armée.

---

(1) Voyez *Analyse critique des institutions hippiques,* par **M.** Hamont ; *Argus des haras ,* tome 2ᵉ.

L'état des routes et le confortable plus général aujourd'hui qu'autrefois, ont considérablement étendu l'usage des voitures légères particulières, et font comprendre le besoin de chevaux à deux fins : l'armée pour sa cavalerie de réserve et son artillerie; le luxe pour ses attelages, commandent également la procréation d'une race de chevaux d'une taille élevée qui réunissent aux qualités que les chevaux anglais possèdent, des mouvements souples et gracieux, une bouche fine et surtout assez de force, de souplesse et de flexibilité dans l'encolure, pour qu'ils soient faciles à manier; parce que c'est là une des qualités les plus importantes pour l'armée. La guerre d'Espagne nous a appris que les chevaux anglais conviennent beaucoup moins pour cet usage que nos propres chevaux. Eh bien, cette race, propre à nous donner des chevaux pour la cavalerie de réserve et pour le service des voitures légères, existe dans le Turkestan, à Khiva, dans ce pays connu sous le nom de Tartarie indépendante. Là, on trouve des chevaux grands et robustes qui, aux célèbres qualités des chevaux arabes de noble race, réunissent une taille de plus de 1 mètre 550 à 600 millimètres et une harmonie remarquable dans l'ensemble des diverses parties du corps.

Certaines races peuvent, par suite d'appareillements et de soins bien entendus, s'améliorer de manière à donner des résultats plus prompts et des bénéfices plus assurés, que la création d'une race nouvelle, par croisement, n'en peut réaliser. Cela est vrai surtout pour les races navarines, auvergnates, limousines, ardennaises, etc., mais l'application de ces soins hygiéniques resteraient sans résultats satisfaisants pour les chevaux de luxe de la Normandie. Là, ces animaux sont inhabiles à s'améliorer par eux-mêmes, leur grosse tête aplatie et longue subsisterait toujours. D'ailleurs les parties nobles, le cœur, les poumons et le cerveau ne sont pas suffisamment développés, aussi leur intelligence est-elle bornée. Un changement heureux de cette conformation ne peut provenir que d'une des races nobles d'Orient, qui possèdent au plus haut degré cette organisation remarquable. Il est donc de toute nécessité de recourir à des moyens pris en dehors de la localité. Les chevaux arabes, très convenables du reste, sont en général de trop petite taille, suivant l'opinion de quelques éleveurs; restent donc les chevaux

turkomans. Deux méthodes peuvent être employées simultanément : la première consiste à introduire dans notre pays des
juments et des étalons turkomans, et de créer, au moyen de ce
noble sang oriental, une race nouvelle ; la deuxième, à opérer
des métissages au moyen de croisements d'étalons turkomans
avec les plus belles juments normandes ; mais tout cela à la
condition de ne jamais permettre aucune mésalliance, ce qui
sera facile à exécuter au moyen de registres tenus à cet effet (1).
D'abord les prompts résultats que l'on obtiendrait de la pratique de ces deux méthodes, ne tarderaient pas à convaincre les
éleveurs qu'il est de leur intérêt bien entendu de se conformer
très scrupuleusement à cet avis.

M. Robineau de Bougon (2) donne la marche à suivre pour se
procurer ces précieux chevaux : il dit qu'il faut envoyer un homme
jeune, habile, entreprenant, passionné pour son art et pour le
bien de son pays, instruit, probe ; que c'est à Stérabad qu'il
doit s'établir ; que c'est là qu'on lui fournira les moyens de se
créer de bonnes relations dans tous les pays environnants, en
lui recommandant d'employer une année entière à reconnaitre,
à étudier les hommes et les choses, avant de parler du but de sa
mission et d'acheter. Il faudra encore lui prescrire d'acquérir
des notions exactes sur les chevaux du Turkestan, pays situé à
quelques centaines de lieues au nord de la Turkomanie ; ce
pays joint le Kokan, espèce d'oasis situé au milieu du plateau
de l'Asie, où existent, dit-on, ces fameux *argamaks*, chevaux
sans poils, qui suent le sang, supérieurs à tous les autres, mais
que l'on ne connait que par des récits presque fabuleux.

CROISEMENTS AU MOYEN DE CHEVAUX DE DEMI-SANG.

Les métis ont d'autant moins d'aptitude à améliorer une race
que cette race est plus ancienne et qu'ils s'en éloignent davantage, tant sous le rapport des formes que sous celui des quali-

---

(1) En Angleterre on fait usage depuis longtemps d'un pareil registre,
nommé *Stud book*. C'est un vaste dictionnaire, indiquant toutes les filiations
des chevaux ou juments issus, sans mésalliance, des chevaux ou juments originairement importés d'Orient.

(2) Ouvrage déjà cité page 249.

tés. Une race ne transmet ses caractères à une autre , d'une manière durable , qu'autant qu'elle est plus ancienne que celle dans laquelle on l'introduit.

Il est important de diriger le croisement d'une manière rationnelle ; bien appliqué il produit d'heureux résultats ; employé sans principes physiologiques , au lieu d'améliorer il détruit les bonnes qualités de la race que l'on voulait rendre meilleure ; il remplace quelques uns de ses défauts par d'autres plus graves encore. Les caractères qui distinguent les races deviennent d'autant plus constants, d'autant plus difficiles à faire disparaître par de nouvelles influences, que la race s'est conservée la même pendant une longue suite de générations. Ces caractères de race se perdent au contraire d'autant plus vite, d'autant plus facilement, que la race est plus nouvelle.

Les races créées par le croisement conservent très longtemps une tendance à redescendre au point d'où elles sont parties. Lorsque des soins hygiéniques bien entendus ne viennent pas s'opposer à cette tendance, on voit, sans aucune cause apparente, les races nouvelles s'altérer dans leurs formes extérieures et dans leurs qualités morales : le type paternel s'efface et la souche maternelle se reproduit avec tous ses caractères d'infériorité.

Le département des Ardennes possède une race de chevaux dont l'ancienneté remonte à plus de deux cents ans avant J.-C. Cette race est en possession d'une réputation méritée d'énergie, d'activité et de sobriété ; mais, envisagée sous le rapport des différents services militaires, elle laisse à désirer pour la taille et la conformation de certaines parties du corps. Ce département réunissant les conditions nécessaires à l'élève du cheval et à son amélioration , et comprenant l'utilité de tirer le meilleur parti possible de son avantageuse situation , a pris l'heureuse initiative d'acheter des étalons, qu'il remet ensuite, sous certaines conditions bien déterminées , à des particuliers dignes de toute confiance. Ce mode d'amélioration , le meilleur de tous dans son principe, a malheureusement été l'objet d'une application fâcheuse. Les métis anglo-normands, nés d'hier, adoptés par le conseil général , sont *impropres* à changer l'antique race ardennaise en des produits meilleurs. Ces métis important dans les Ardennes le sang normand, bien inférieur au sang ardennais, il ne peut résulter d'un semblable accouplement qu'une perturbation dont le moindre inconvénient sera la perte du temps, puisque les métis anglo-normands, trop nouveaux, étant incapables d'influencer la race ardennaise, le peu de sang anglais qu'ils pourront introduire s'effacera avec une rapidité égale au peu d'ancienneté des propagateurs. On se verra donc contraint, après des dépenses considérables, un mécontentement général et beaucoup d'intérêts privés compromis, de recommencer le métissage, d'après une base plus rationnelle. Le département des Ardennes a donc, quoique animé par de bonnes intentions, commis une faute que dans son intérêt il doit s'empresser de reconnaître et de réparer.

Après avoir dévoilé le mal, je dois nécessairement indiquer le remède. Je proposerai donc le système suivant :

1° Classer les juments en trois catégories. La première comprendrait les juments qui présentent un degré d'amélioration bien constaté.

La deuxième, les juments les mieux faites et d'une taille élevée, parmi celles qui n'ont pas atteint le degré d'amélioration des premières.

Enfin la troisième renfermerait toutes les juments inférieures.

2° Affecter une race spéciale d'étalons au service de chacune de ces catégories.

A la première on donnerait le cheval arabe; la seconde serait améliorée par elle-même; et à la troisième catégorie seraient réservés des étalons percherons ou bretons.

3° N'employer, sous aucun prétexte, les étalons au service de la monte, s'ils n'ont atteint cinq ans au moins, et ne pas recevoir les juments avant quatre ans.

Examinons chacune de ces propositions.

CLASSEMENT DES JUMENTS.

Le classement des juments amènerait des résultats prompts et favorables; il serait le moyen de faire disparaître ces produits décousus, sans valeur, qui proviennent d'accouplements faits sans soin, sans intelligence, et souvent aussi en vue d'un intérêt mal entendu. Certains éleveurs, dans l'intention de faire grandir la race qu'ils possèdent, donnent à leurs petites juments des étalons bien étoffés et d'une taille élevée : mais, ignorant que le fœtus renfermé dans le bassin étroit de la mère est forcé, pour cette raison, de rester dans des dimensions au dessous de celles qu'il aurait pu acquérir s'il eût été contenu dans une cavité plus spacieuse, ces éleveurs restent fort surpris de n'obtenir de ce bel étalon qu'un produit sans proportions, présentant certaines parties du corps qui tiennent du père pour la grandeur et d'autres qui se ressentent de l'étreinte qu'elles ont éprouvée dans l'étroit bassin de la mère. D'autres, dans la ferme persuasion qu'un noble étalon de race pure doit inévitablement transmettre à ses descendants toutes les qualités qui le distinguent, croient avoir beaucoup fait en donnant ces étalons à une jument souvent d'une infériorité remarquable. Enfin, le classement des juments serait le meilleur moyen de faire cesser tous ces croisements et appareillements disparates, qui sont la cause incessante de l'abatardissement des neuf dixièmes de nos races de chevaux.

Ce classement offrira, je le sais, des difficultés qui retarderont les bons effets de cette mesure, parce que les éleveurs ne possédant pas, en général, des connaissances suffisantes d'économie rurale, croient, comme je viens de le dire, que l'étalon seul est apte à opérer dans la race indigène tous les changements dont ils espèrent bénéfice. L'effet de cette croyance, qu'il est d'une grande importance de détruire en répandant les connaissances hippiques parmi les éleveurs, sera de livrer à des étalons dits coureurs (1), ou à d'autres, les juments auxquelles on n'aura pas jugé devoir donner l'étalon départemental que le propriétaire désirerait. Ici se fait sentir vivement le besoin d'une loi qui aurait pour objet :

1° D'interdire la monte aux étalons coureurs, sous peine de séquestration immédiate, d'une forte amende infligée au propriétaire, et de castration de l'étalon;

2° La séquestration et la castration immédiate de tout cheval entier de l'âge de deux ans et au dessus, qui sera trouvé vaguant dans les pacages publics, prairies communes ou parcours,

____

(1) On nomme étalons coureurs ceux qui ne sont pas approuvés, et que l'on conduit chez les fermiers pour leur faire saillir les juments.

employés à la pâture des juments. Le propriétaire serait, en outre, passible d'une amende;

3° D'établir que nul cheval entier ne pourra être livré à la reproduction, s'il n'a été reconnu apte à ce service par une commission instituée à cet effet, présidée par le préfet ou le sous-préfet, et de laquelle ferait nécessairement partie un vétérinaire.

DES ETALONS.

DU CHEVAL ARABE.

Nous avons donné, page 487 et suivantes, les motifs qui nous faisaient rejeter le cheval anglais comme créateur d'une nouvelle race française.

Les chevaux d'Orient, les arabes du Nedjed principalement, sont, sans contredit, parmi les chevaux étrangers, les meilleurs et les seuls qui conviennent à nos juments présentant déjà une taille et un corps suffisamment amples et développés.

Il est bon que les étalons arabes soient bien membrés, de la taille de 1 mètre 516 millimètres au moins, et que leur corps soit en harmonie avec la taille.

Les chevaux arabes, employés en France à la reproduction, n'ont pas toujours réalisé les espérances conçues. Attribuant cet insuccès à leur petite taille, on leur a préféré les chevaux anglais. Mais les éleveurs et les haras ont-ils fait tout ce qui devait assurer la réussite de cette entreprise? Assurément, non: des chevaux dits arabes ont été employés, sans aucune garantie de leur race. D'un autre côté, on croyait assez généralement que le cheval arabe devait donner des produits d'une taille supérieure à la sienne, sans la participation de la jument ni de la nourriture. De là, cette alimentation insuffisante accordée d'une main avare à la mère et au poulain, et dont la conséquence a été d'obtenir des produits grêles et décousus qui ont découragé les éleveurs. Instruits par l'expérience, comprenant mieux la question du croisement, et possédant une meilleure entente du gouvernement des chevaux, les éleveurs obtiendront infailliblement des résultats lucratifs pour eux et satisfaisants pour le pays.

Il paraît certain, dit Préseau de Dampierre , que l'auteur de la nature a, dans toutes ses productions, donné le premier germe de toutes les qualités dont il a jugé à propos de rendre chaque espèce susceptible, et le premier germe de chaque production a été créé unique (un mâle et une femelle).

Ce germe, ayant eu l'avantage de sortir immédiatement de ses mains, est le plus parfait qui existe et qui puisse exister. Comme il est le modèle sur lequel toutes les productions de son espèce seront moulées, les efforts de l'homme doivent tendre à en rapprocher les animaux soumis à son empire, pour leur procurer le degré de perfection dont il a plu à l'Être suprême de les rendre capables. Il paraît aussi que l'auteur de la nature a destiné et fixé au cheval, ainsi qu'à ses autres productions, une patrie dans laquelle seule cet animal peut se maintenir au degré de perfection qui est assigné à son espèce... Il n'existe, dans l'univers entier, qu'une espèce pure, le cheval arabe (1). Ce germe précieux est unique. Les différences qui se trouvent entre le cheval arabe et certaines races , soit pour la taille, soit pour d'autres qualités, sont l'ouvrage, ou de l'homme, ou de la température, du climat et de la diversité des nourritures. Il en résulte que les meilleurs chevaux , *dans quelque genre que ce soit*, seront toujours ceux qui auront reçu dans leurs veines *une plus grande quantité de sang arabe* , parce qu'il est, on ne saurait trop le répéter, le premier cheval de l'univers, le cheval de la nature.

2ᵐᵉ SECTION.

AMÉLIORATION D'UNE RACE PAR ELLE-MÊME.

On croit généralement que les races doivent nécessairement dégénérer, si on ne s'y oppose par l'introduction d'étalons étrangers. Cela est vrai, lorsqu'on ne prend aucun soin des accouplements et quand on n'évite pas la consanguinité, principalement dans les races déjà appauvries.

---

(1) Par cheval arabe, il faut entendre les chevaux d'Asie conservés dans leur plus grand état de pureté.

Plusieurs agronomes distingués ayant essayé la méthode que les Anglais appellent *in and in*, c'est à dire toujours dans la même famille, ont observé qu'à chaque génération la race perdait de ses qualités, et que ses facultés régénératrices s'affaiblissaient. C'est pour cette raison que les Anglais, encore aujourd'hui, sont dans la nécessité de demander quelques reproducteurs à l'Arabie pour soutenir leur race artificielle. Le cheval est l'animal sur lequel les soins de l'homme influent davantage et auquel ils sont le plus nécessaires; les races de chevaux se perfectionnent ou dégénèrent, en raison des soins qu'on leur prodigue ou de l'abandon où elles sont laissées.

Nous avons déjà eu l'occasion de dire que les chevaux ardennais, les limousins et les navarrains peuvent être améliorés par eux-mêmes; en effet, ils possèdent un sang assez riche et sont d'une ancienneté assez grande pour payer très avantageusement l'éleveur des soins dont ils seront l'objet. En choisissant donc, dans chaque localité, les étalons et les juments qui se rapprochent le plus des conditions exigées pour le service auquel on veut les employer, en nourrissant bien les produits, en les faisant travailler modérément, et en évitant, autant que possible, les accouplements entre parents très rapprochés, on arrivera sûrement et sans frais à améliorer la race des chevaux que l'on possède, de manière à conserver à ces contrées leur antique renommée.

CHOIX DES ÉTALONS.

On ne doit pas exiger des reproducteurs indigènes une conformation parfaite, mais les caractères les plus saillants de la race que l'on peut produire, principalement les jambes larges, les tendons bien détachés, des muscles fortement dessinés, des cuisses nourries, une croupe un peu longue, des articulations larges jouissant de beaucoup de mouvements, des sabots durs, luisants, légèrement ovales, suffisamment développés et creux; les crins doux et peu abondants; le corps court, le garrot saillant; le thorax vaste afin que les poumons puissent se développer dans un grand espace : la nutrition alors est plus active, la vigueur plus grande et le cheval a plus d'aptitude à toute espèce de service.

Il ne faut pas employer les étalons à la reproduction avant l'âge de cinq ans pour le nord et de six ans pour le midi de la France. Autant que possible, on n'admettra pour ce service que ceux qui sont forts, courageux, dociles, bons travailleurs et exempts de vices moraux; doués d'une parfaite santé et d'un caractère doux.

CHOIX DES JUMENTS.

Indépendamment des qualités extérieures que l'on doit rechercher dans l'étalon et que la jument doit aussi posséder, cette dernière devra présenter une croupe large, un ventre suffisamment ample, sans cependant être trop volumineux. Chez une jument dont le bassin est étroit, le fœtus se développe mal; il en est de même chez une jument trop jeune, par la raison que ses organes, principalement ceux de la génération, n'ont pas acquis leur complet développement. L'âge le plus convenable pour livrer les juments à la reproduction est quatre ans pour les juments du nord et cinq ans pour celles du midi. Tant que les juments donnent de bons poulains, il faut les conserver. On cite une jument anglo-arabe, *Squiot*, qui fut saillie chaque année pendant vingt-trois ans et mit au monde vingt-sept poulains, parmi lesquels il y eut des chevaux très célèbres; on cite encore une vieille jument tartare, appartenant à M. Kelly, qui fit un poulain à l'âge de trente-six ans.

Il est bon que la jument soit d'un caractère doux et docile; on a cru remarquer que les chevaux rétifs, indociles, méchants, tenaient ces vices de leur mère.

INFLUENCE DES PÈRE ET MÈRE SUR LES PRODUITS.

L'expérience a prouvé que les produits tenaient ordinairement du père pour toute la partie antérieure du corps, la durée, la sobriété, la solidité des jambes, l'aptitude à supporter des travaux longs et pénibles; et de la mère pour la partie postérieure du corps, pour les jambes de derrière, pour la force, l'énergie, la vivacité, le caractère et surtout pour la taille : en général les femelles tiennent du père, les mâles davantage de la mère.

Ce n'est jamais par l'emploi de grands étalons qu'il faut chercher à hausser la taille des produits, lorsque l'on veut grandir
une race ; on doit, au contraire, procéder par le choix des poulinières ; l'expérience a déjà prouvé qu'en employant de forts et
grands étalons et de petites juments on n'obtient que des extraits
à poitrine étroite, à jambes longues, à large ossature, dont on
ne peut retirer aucun bon service ; l'appareillement n'est jamais
suivi de grands succès que dans le cas où les femelles sont,
à l'égard des mâles, d'une ampleur plus grande qu'elles ne le
sont ordinairement.

Le premier reproducteur donné à une jument exerce souvent
une influence de longue durée sur la génération. On a observé
qu'une jument qui, couverte par un âne, aura donné un mulet,
étant accouplée ensuite avec un cheval, donnera un poulain qui
aura des traits de ressemblance avec l'âne. On rapporte qu'une
jument anglaise, ayant été couverte en 1815 par un *couagga*,
espèce de cheval sauvage dont nous avons parlé page 8, mit au
monde un mulet tigré comme son père ; qu'elle fut, en 1817,
1818 et 1823 saillie par trois étalons arabes et produisit trois
poulains, tigrés tous trois, même plus que le premier mulet du
couagga.

INFLUENCE DE LA NOURRITURE.

On connaît l'influence de la nourriture sur les poulains. Les
pâturages substantiels et abondants, les produits des prairies
artificielles, le grain, principalement l'avoine, concourent avec
les belles proportions de la mère, au développement des os, des
muscles et de toutes les parties consécutives du cheval. L'avoine
surtout augmente l'énergie, le courage, la vitesse, la force et
l'influx nerveux qui imprime une si grande action sur l'intelligence, l'adresse, la volonté des chevaux de noble ascendance.
L'avoine, ainsi que le sel, conviennent au poulain, même pendant l'allaitement. Demoussy a vu la fluxion périodique disparaitre sous l'influence de ce mode d'alimentation. Un poulain
doit, dans les deux premières années de sa naissance, recevoir
presque autant de grain que l'on a coutume de lui en donner
plus tard ; et, si l'on doit être parcimonieux envers lui, ce n'est
jamais dans sa première jeunesse. Une nourriture chétive ou
insuffisante n'est jamais payée par les produits : un développe-

ment tardif est toujours imparfait et rend l'animal de peu de valeur.

Partout où les chevaux ont des aliments en abondance, l'hiver comme l'été, ils sont grands et bien développés; ils sont maigres, au contraire, dans les contrées où on ne récolte pas une quantité de fourrage suffisante pour les nourrir convenablement toute l'année.

INFLUENCE DU TRAVAIL.

En ajoutant à une nourriture abondante et saine l'attention de ne pas faire travailler les chevaux trop jeunes, et en les soumettant à un travail modéré, on peut être assuré d'une progéniture convenablement constituée, forte, énergique, d'une taille élevée et d'un bon tempérament.

On peut, à deux ans, commencer à faire travailler légèrement les poulains. Ce premier travail ne doit avoir pour but que d'habituer ces jeunes animaux à l'obéissance, et de leur donner un exercice favorable. On exigera davantage, en raison du développement de l'animal. Le travail est d'un grand intérêt pour l'économie rurale ; quand il est ordonné avec intelligence, il ne peut jamais être excessif. Restant toujours en rapport avec la force des chevaux desquels on l'exige, il est pour eux une condition de santé, et un moyen de développement pour ceux qui sont jeunes encore. Il augmente les forces organiques comme celles de relation ; il rend la digestion plus active, l'assimilation plus régulière, en prévenant l'accumulation débilitante de la graisse; il facilite et rend plus énergiques les mouvements de la vie, et l'énergie reproductrice participe à l'énergie générale.

Les courses étant, évidemment, un bon moyen d'améliorer les races, puisqu'elles ont pour premier résultat de nous mettre à même de choisir les meilleurs reproducteurs, il serait utile qu'on en instituât dans tous les chefs-lieux d'arrondissement; non pas avec l'*entrainement* (1) préalable et tout l'appa-

---

(1) On entend par entrainement le moyen de débarrasser le cheval de sa graisse et de ne lui laisser que des muscles très secs. Pour arriver à ce résultat on purge, on fait suer, on exerce, on entoure le cheval de soins minutieux.

reil luxueux des Anglais et de leurs imitateurs , mais plutôt comme moyen simple et naturel de développement du cheval. Pour mieux dire, il serait nécessaire qu'on instituât, pour les *produits indigènes,* un concours annuel au pas , au trot ou au galop, les chevaux étant *montés* ou *attelés ,* selon qu'ils sont plus spécialement propres au service de la selle ou du trait.

En modifiant les conditions du travail imposé aux chevaux, et principalement en généralisant l'usage du charriot, on parviendra à rendre nos chevaux de trait beaucoup plus légers, à leur donner des allures plus vites , et conséquemment à les rendre plus aptes aux différents services de l'armée , tout en satisfaisant beaucoup mieux aux exigences de l'agriculture et de l'industrie.

Avec la charrette, le cheval est condamné à traîner et à porter; il y a augmentation de tirage, surcharge. Par ce travail exagéré, les épaules se perdent et les reins s'affaissent. Si le cheval gravit une pente un peu raide , tout l'effort de la traction doit se porter sur l'avant-main. S'il la descend, au contraire, toute la force de résistance doit se concentrer sur l'arrière-main. Si la charge est mal équilibrée, alors le malheureux cheval sera enlevé par elle ou écrasé par son poids.

Avec l'emploi du charriot, non seulement toutes ces causes d'usure prématurée disparaissent, mais le conducteur du charriot, trouvant dans ses chevaux mieux attelés, assez de souplesse pour en profiter, se place souvent sur son porteur; ce qui établit entre le conducteur et le cheval des rapports dont ce dernier profite, soit pour les bons soins dont il est l'objet, soit pour la rapidité des allures. Ainsi se préparent pour l'armée des cavaliers et des chevaux qu'on chercherait vainement à la charrette.

L'usage de la voiture à quatre roues, la douceur et les bons traitements de la part du conducteur envers ses chevaux , contribueront d'une manière beaucoup plus efficace qu'on ne pourrait le croire à l'amélioration de nos races.

DU CHEVAL PERCHERON.

Les chevaux bretons et percherons, que l'on peut regarder comme provenant de la même souche, puisqu'une grande partie des poulains de la Bretagne sont élevés dans le Perche, et livrés au commerce comme chevaux percherons, forment une des plus anciennes races de France. Ces chevaux, d'une antiquité au moins égale à celle des chevaux ardennais, ont sur ces derniers l'avantage de présenter une poitrine plus large et plus haute, une croupe plus horizontale, une côte plus arrondie et une tête plus en harmonie avec toutes les parties du corps. La race percheronne convient donc parfaitement à l'amélioration de la race ardennaise; un essai déjà tenté il y a quelques années, et qu'on a eu le tort d'abandonner, vient corroborer cette opinion par les bons résultats qu'il a produits (1). D'un tempérament sanguin, d'une dureté égale au travail, toutes deux, ces races alliées entre elles donneront des chevaux assez étoffés et d'une taille assez élevée, pour qu'ils puissent être employés au service du trait, aux allures vives ainsi qu'à fournir de bonnes remontes aux dragons, prises parmi les chevaux les moins étoffés (2). Tous ces produits seront recherchés et se vendront bien à tout âge. Comme leur conformation leur permettra de travailler de bonne heure, l'éleveur leur donnera avec plaisir une abondante nourriture, payée déjà par les services que ses élèves lui auront rendus, et qui tournera encore au profit du propriétaire par le développement de la taille et des formes des jeunes produits.

DE L'AGE AUQUEL LES ÉTATONS ET LES JUMENTS PEUVENT SERVIR A LA GÉNÉRATION AVEC AVANTAGE.

L'âge le plus convenable à la génération est celui où les indi-

---

(1) **M.** de Labrosse-Béchet, propriétaire à Sedan, ancien officier de cavalerie et connaisseur distingué, a possédé un étalon percheron qui a donné des descendants tellement bons qu'ils étaient recherchés à tout âge et achetés, sans marchander, au prix que les propriétaires en demandaient.
Les étalons percherons ont tellement bien justifié, dans les Ardennes, leur excellente réputation, que l'étalon de **M.** de Labrosse-Béchet, se trouvant dans l'impossibilité physique de satisfaire aux nombreuses demandes de saillies, les propriétaires s'adressèrent à **M.** Bodson, de Tétagne, pour le prier de livrer à ce service deux superbes perchero-ardennais, fils de l'étalon de **M.** de Labrosse-Béchet. Ce fut là une erreur physiologique; il eût fallu introduire dans les Ardennes d'autres étalons *purs percherons* (voy. page 486).

(2) **M.** Lairé, vétérinaire et maître de poste à Sedan, a aujourd'hui un cheval issu d'un étalon percheron et d'une jument ardennaise qu'il estime le meilleur de son écurie. Ce cheval pourrait parfaitement monter un dragon. **M.** Nonnon possède également deux chevaux excellents et de même provenance, qui font le service de sa voiture et qui conviendraient très bien à l'arme de lanciers.

vidus destinés à la reproduction ont acquis leur entier développement : ce qui arrive, comme nous l'avons déjà dit, à cinq
ans pour ceux du nord et à six pour ceux du midi. Les juments
sont plus précoces et devancent les chevaux d'un an.

Les accouplements d'individus trop jeunes sont la cause la
plus active de dégénération. L'étalon servant à la monte avant
d'être formé, donne une progéniture généralement affaiblie.
Une jument fécondée trop jeune, ne pouvant employer au profit
de l'accroissement complet de son organisation, les parties assimilables des aliments qui lui sont donnés, puisque la force for-
matrice qui se développe dans l'utérus, exige le partage de ces
parties assimilables au profit du fœtus, elle souffre de ce partage, ainsi que le produit de la conception ; la mère reste ina-
chevée et le petit sujet naît faible et débile. On ne doit donc jamais permettre l'accouplement d'animaux trop jeunes par la
raison, comme nous venons de le démontrer, que ces animaux
n'ayant pas acquis eux-mêmes tout le développement et l'énergie
dont ils sont susceptibles, ils ne sont pas aptes à procréer des
descendants suffisamment vigoureux.

PROJET D'UNE SOCIÉTÉ D'AMÉLIORATION DES RACES PAR ELLES-MÊMES.

Ce qu'un seul individu est inhabile à produire, plusieurs peuvent facilement l'obtenir. On connaît la puissance des associations et les heureux résultats qu'elles ont produits dans l'ex-
ploitation de plusieurs branches industrielles. Pourquoi n'ap-
pliquerait-on pas cette puissance à l'amélioration des races chevalines françaises, qui présentent en elles-mêmes des éléments
de perfectionnement? En Angleterre, l'usage de ce moyen a dé-
passé toutes les espérances qu'il avait fait naître.

Les éleveurs, les propriétaires et les fermiers des contrées assez favorisées pour posséder une race de chevaux susceptible de
s'améliorer sans le secours d'étalons étrangers, ne doivent pas
rester inactifs : ils peuvent, et il est de leur intérêt de le faire,
préparer les voies à la création de l'espèce de chevaux qui manque à notre pays.

Voici ce que, sauf meilleur avis, nous proposerons :

Ar. 1er. Il est établi dans le département de....... une association ayant uniquement pour objet l'amélioration de l'espèce chevaline en France.

Art. 2. Trois cents actions de deux cents francs chacune sont créées. Le montant de ces actions sera employé à l'achat d'étalons nés dans le département, ainsi qu'à l'achat d'autres étalons français (1) propres à apporter des modifications avantageuses dans l'industrie chevaline.

Les uns et les autres de ces étalons auront de 1 mètre 516 millimètres à 1 mètre 549 millimètres au moins. Ils seront bien membrés, auront la croupe et la côte bien faites, la poitrine bien développée, la tête carrée et légère, l'œil bien ouvert et expressif, la corne bonne.

Art. 3. Chaque étalon pourra saillir quarante juments au plus, à raison de dix francs par jument.

Art. 4. Chaque actionnaire, en outre de l'intérêt de son argent, qui lui sera payé à cinq pour cent, aura droit à la saillie d'une jument lui appartenant.

Art. 5. Les étalons seront assurés par la société l'*Agricole*.

Art. 6. Les étalons seront confiés à des cultivateurs connus pour leur zèle et leur intelligence agricoles. et distribués de manière à produire les meilleurs résultats. La nourriture et l'entretien de l'étalon seront payés au détenteur par le travail que cet animal lui fournira pendant l'année, ainsi que par la faculté qui lui sera accordée de faire saillir ses juments gratuitement et de préférence.

Art. 7. Il sera loisible au détenteur, ou à tout autre, de devenir propriétaire d'un étalon : à cet effet, il sera vendu tous les ans, à l'encan, au mois de février, quatre étalons, sur une mise à prix de...... l'un.

Art. 8 et dernier. Les intérêts à payer aux actionnaires, le prix d'assurance à la société l'*Agricole*, les frais de tournée pour l'achat des étalons, ainsi que d'autres dépenses imprévues, seront prélevées sur le produit des saillies.

Le montant de la vente annuelle des quatre étalons et ce qui restera du prix des saillies, après que tous les frais auront été

---

(1) Les étalons orientaux sont d'un prix trop élevé. Le gouvernement seul. pouvant en faire l'acquisition, doit continuer à les fournir.

payés, sera employé d'abord au remplacement des étalons vendus pendant l'année; l'excédant sera utilisé, ensuite, de la manière la plus avantageuse pour les actionnaires.

3ᵉ SECTION.

DES PETITS CHEVAUX DEMI-SAUVAGES.

Quant aux petits chevaux des Landes, de la Camargue, de Noirmoutier, de la Corse, etc., qui vivent presque toute l'année dehors, abandonnés aux soins de la nature, ils doivent être conservés dans leur état de rusticité. Ces chevaux n'occasionnent pas de frais, et ils sont d'un bon usage pour certains habitants peu riches des pays où ils se trouvent : seulement, étant trop petits, on doit chercher à en élever la taille; c'est la seule qualité qui leur manque. Cette amélioration demandera du temps, des soins et de la persévérance à cause de l'ancienneté de la race de ces petits chevaux. On le pourrait cependant, il me semble, en les croisant avec nos chevaux de l'Algérie aussi anciens qu'eux, principalement avec ceux de Tlemcen, ainsi qu'en interdisant le parcours des pâturages communaux aux petits poulains de ces contrées, s'ils ne sont châtrés à l'âge de deux ans. Ce serait là un premier moyen, mais il ne suffirait pas, principalement pour les chevaux du département des Landes.

Pour élever la taille des chevaux, on le sait, il faut de plus une alimentation substantielle et abondante. Les Landes ne la fournissent pas : les plantes y sont succulentes, aromatiques, fines, mais rares. Les prairies artificielles y sont presque inconnues dans les métairies. Les propriétaires seront donc dans l'impossibilité de nourrir convenablement, tant qu'ils n'auront pas recours à la culture du trèfle, de la luzerne, du sainfoin, etc. (Voyez pag. 361 et suiv.)

4ᵉ SECTION.

ACTION DU GOUVERNEMENT.

L'usage du cheval de selle est aujourd'hui fort restreint. Les faciles communications et le bon entretien des routes de toute classe, a fait abandonner cette manière de voyager par les fermiers et les propriétaires habitant la campagne, par les médecins, les notaires, les voyageurs du commerce, etc., qui tous préfèrent la voiture parce qu'elle est moins fatiguante et plus commode.

D'un autre côté les travaux agricoles faits dans le midi de la France avec des bœufs, des vaches ou des mulets; l'élève des mulets sur une trop grande échelle en raison des bénéfices que cette industrie présente; l'infériorité des prix que la guerre accorde pour l'achat des chevaux de ses différents services; enfin cette disposition réglementaire qui interdit aux officiers des remontes l'acquisition des chevaux autres que ceux jugés bons ou très bons, et qui fait souvent refuser des chevaux présentant une conformation faiblement reprochable, mais qui, malgré cela, ne s'en trouvent pas moins dans des conditions d'un bon service, sont autant de causes qui ont affaibli nos races de chevaux légers et qui tendent à faire disparaître de plus en plus, le cheval de selle.

Le gouvernement étant donc le plus grand et presque le seul consommateur de chevaux de selle, doit s'occuper à stimuler l'industrie de cette sorte de chevaux. Tout le monde est d'accord sur ce point, mais dès qu'il s'agit des moyens à employer, chaque écrivain tend à présenter les siens comme infaillibles, et cela à l'exclusion de tous les autres. L'amour-propre, la passion, peut-être même l'intérêt personnel, sont les principaux mobiles de cette fâcheuse situation des esprits. Quant à moi, étranger à ces débats et ne voulant que la prospérité de mon pays, je suis d'avis que le gouvernement, qui doit se servir de tout ce qui peut concourir à augmenter la population chevaline, parviendrait à ce résultat en faisant l'application des moyens suivants :

1° *Conserver les haras du gouvernement.* Il serait désirable que l'on pût en France, comme en Angleterre, se passer de l'intervention du gouvernement pour l'industrie chevaline. Il serait important que l'on pût chez nous, comme l'ont fait nos voisins d'Outre-Manche, former une association nationale, par souscriptions, ayant pour objet l'élève du cheval; tous les contractants intéressés au succès de l'entreprise emploieraient leur influence et l'entraînement de l'exemple à l'heureuse issue de cette affaire. Ces sortes d'associations ont produit des prodiges en Angleterre. Mais les deux pays ne se trouvant pas placés dans des conditions égales, la France aura longtemps encore, besoin d'entretenir ses haras. On ne trouverait pas en France, comme il n'est pas rare de le voir en Angleterre, un propriétaire qui voulut payer un étalon 10, 20 ou 30,000 fr., qui frèterait un vaisseau pour aller chercher des étalons et des juments en Arabie. On n'en trouverait pas davantage qui se décidassent à payer la saillie de leurs juments un prix aussi élevé que le font les Anglais (1). Il est donc évident qu'en abandonnant à l'industrie particulière la propagation chevaline, on n'aurait guère, aujourd'hui, que des chevaux communs.

Les haras du gouvernement doivent donc être conservés; ils ont pour mission d'encourager, le plus possible, l'industrie particulière, tout en suppléant à son insuffisance. A cet effet, ils doivent acheter et entretenir des étalons de race noble et pure; ils doivent aussi se livrer à des essais intelligents, toujours fort coûteux, mais dont les résultats servent à faire progresser et á éclairer la question chevaline.

Peut-être y aurait-il avantage à donner aux haras une organisation militaire, comme l'ont conseillé Flandrin, Demoussy et d'autres auteurs encore après eux; mais c'est là une question que je ne crois pas devoir traiter : cette organisation a été conseillée et combattue par des hommes également éclairés.

2° *Donner aux dépôts de remonte, successivement, tout le développement qu'ils comportent.* Les dépôts de remonte doivent être envisagés comme une institution nationale. Les achats directs qu'ils opèrent, sont le meilleur encouragement et le meilleur stimulant de la propagation et de l'amélioration chevalines. L'éleveur voit avant tout l'argent représenté par les chevaux qu'il possède. Le mode d'achat des remontes lui offrant une sécurité qu'il ne trouve pas au même degré dans le commerce, il donne tous ses soins à la fabrication d'un produit dont la vente lui est

---

(1) On connaît, en Angleterre, des étalons qui se sont vendus la somme énorme de 100,000 fr. Le fameux cheval l'*Eclipse*, dont certaines saillies se sont payées 2,500, a donné à son propriétaire des bénéfices montant à 625,000 fr.

assurée, et il calcule d'avance les chances de bénéfices que cette industrie doit lui rapporter.

Comme on le voit, l'action des haras et celle des dépôts de remonte présentent, pour les progrès de l'industrie chevaline, des connexions intimes. Ils doivent concourir à atteindre le même but en se prêtant un mutuel appui.

3° *Augmenter le prix des chevaux de remonte.* Comme conséquence de l'élévation du prix des propriétés; du bénéfice que l'on trouve dans beaucoup de localités à vendre les fourrages plutôt qu'à les faire consommer sur place, pour l'élève du cheval; de la vente facile et lucrative des mulets; du bon placement des chevaux de trait et enfin de l'avantage incontesté que d'autres contrées présentent pour l'engraissement des bœufs, il faut acheter le plus de chevaux possible aux éleveurs, et en augmenter le prix en raison des améliorations que les chevaux présenteront, pour que l'éleveur trouve toujours dans l'industrie chevaline des bénéfices assurés, et au moins aussi élevés que ceux qu'il pourrait espérer de l'élève de toute autre espèce d'animaux domestiques.

4° *Continuer l'achat des poulains.* L'achat de poulains dans les pays où les éleveurs sont peu aisés, où les fourrages sont rares et chers, ainsi que dans ceux où on a intérêt à élever des mulets, parce qu'on peut les vendre de bonne heure, est un excellent moyen de combattre cette industrie, de provoquer l'élève du cheval de selle et de s'opposer à l'exportation du poulain. En effet, ce mode d'encouragement offrant un débouché et un bénéfice assurés aux éleveurs, toujours timides lorsqu'il s'agit de la production du cheval de selle, ils s'adonneront à cette industrie avec confiance et courage.

5° *Constituer dans chaque régiment de cavalerie, une commission permanente d'achats.* Cette commission aurait pour objet d'acheter tous les chevaux propres à son arme, et qui pourraient lui être présentés dans le lieu même de la garnison, *et non ailleurs.* J'ai la conviction intime, que par ce moyen, plusieurs bons·chevaux seraient acquis à l'armée. Les garanties que ce mode d'achat présente doivent militer en sa faveur.

6° *Faire saillir tous les ans dans chaque régiment, douze juments.* Ces juments, qui devraient être bien constituées et de l'âge de six à huit ans, seraient vendues à l'encan au sixième mois de la gestation. Ce moyen, en même temps qu'il concourrait à assurer les remontes de la cavalerie, pourrait devenir la source d'une nouvelle richesse agricole.

7° *Faire saillir des juments réformées avant de les vendre.* Comme conséquence de la proposition précédente, on devrait aussi faire saillir, avant de les vendre, les juments réformées pour cause d'accidents ou de boiteries.

8° *Primer les juments suitées.* Les juments des deux catégories dont nous venons de parler, suitées de poulains annonçant une aptitude au service militaire, devraient être primées.

9° *Professer des cours publics d'hippologie.* Il est utile de développer dans la population le goût du cheval, en y répandant les connaissances hippiques qui seront une grande sécurité pour les propriétaires et les éleveurs. Des cours publics d'hippologie, publiés par des vétérinaires, amèneront ce résultat.

10° *Donner plus de latitude aux officiers acheteurs.* On encouragerait encore l'industrie chevaline en permettant à messieurs les officiers acheteurs des remontes, d'acheter *aux éleveurs* leurs chevaux, quand bien même ils laisseraient à désirer sous le rapport des formes et de la taille, lorsque les officiers auraient la certitude que les jeunes chevaux, objets de la tolérance, sont issus d'étalons royaux, départementaux, militaires ou approuvés.

11° *Faire tous les achats en France.* On ne devrait acheter pour l'armée, la gendarmerie comprise, aucun cheval hongre s'il n'est d'origine française.

12° *Acheter des juments à l'étranger.* Il serait utile d'acheter à l'étranger des juments bien constituées et propres à la reproduction de la race qui nous manque, pour remplacer dans les régiments celles qu'on livrerait en état de plénitude à l'agriculture et au commerce, au moyen des ventes annuelles dont il est parlé aux articles 6 et 7 de ce projet.

CHAPITRE V.

PROJET

AYANT POUR BUT, PAR UNE RÉCIPROCITÉ D'ACTION, LA GUÉRISON
DES CHEVAUX MORVEUX ET L'AMÉLIORATION DES CHEVAUX
DU DÉPARTEMENT DES LANDES.

Le temps que j'ai passé dans le département des Landes comme vétérinaire, m'a permis de bien étudier ce pays, ce qui, plus tard, m'a conduit à penser que le projet dont je vais parler pourrait, par une réciprocité d'action, produire des changements considérables sur l'élève des petits chevaux landais, et peut-être même, nous conduire sur la voie de la cure de la morve.

Ce projet est simple, facile à exécuter et susceptible de présenter des bénéfices au lieu d'occasionner des dépenses.

Je ne vois jamais abattre, pour cause de morve, un cheval robuste, bien constitué et pouvant encore rendre de bons services, sans en ressentir une peine profonde; et cependant si la morve est contagieuse, il faut bien les abattre puisqu'on ne peut pas les guérir. J'ai donc dû chercher à concilier la sécurité de la cavalerie avec les dépenses de l'état, en faisant tourner les résultats au profit général. Je crois avoir résolu ce problème, dans tous les cas, l'essai n'entraîne pas de dépenses.

La morve étant une maladie lymphatique, je suis profondément convaincu que sous l'influence de l'air libre, du parcours, du soleil, de la lumière et d'un exercice modéré dans une contrée méridionale où les chevaux seraient nourris avec des plantes qui croissent sur le sol des Landes, par exemple, on pourrait guérir cette affection; je proposerai donc le projet suivant :

1° Réunir un grand nombre de chevaux morveux sur un point des grandes landes de Bordeaux à Bayonne; là on les parquerait par trente ou quarante sur un espace assez étendu et clos au moyen d'un barrage fait avec des pins, qui n'ont qu'une valeur très minime dans ces contrées ;

2° Etablir des lieux couverts construits au moyen de paille

et de pins et semblables à ceux qui, dans ce pays, sont nommés *parcs*, lesquels serviraient à abriter les hommes préposés à la garde des chevaux, ainsi que ceux-ci quand ils sentiraient le besoin de s'y réfugier;

3° Les chevaux resteraient toute l'année dehors, la nuit comme le jour; ils vivraient de l'herbe des landes; on leur donnerait seulement, à la place de la ration d'avoine, un mélange à parties égales de féverolles, de fenugrec et de chènevis. Avec le montant de la valeur de la ration de paille et de foin, on trouverait plus que suffisamment de quoi couvrir les frais d'installation;

4° Lorsque l'espace dans lequel les chevaux auraient été renfermés ne contiendrait plus assez d'herbe pour les nourrir, on porterait le carré plus loin, en déplaçant les trois côtés, comme cela se pratique dans les parcs à moutons. Alors, le carré que l'on quitterait serait labouré et semé d'un mélange de sainfoin, de pimprenelle et de spergule. Parmi les différentes espèces de sainfoin, on devra préférer celle dite *alhagé*, qui sert à nourrir les chevaux et les chameaux en Orient. Ces plantes, qui résistent très bien à toutes les températures et croissent sur les terrains les plus arides, sont bien nutritives et possèdent des propriétés stimulantes et toniques. On aurait soin d'interdire le parcours jusqu'au moment où les plantes nouvelles seraient suffisamment développées. En opérant toujours ainsi, de proche en proche, on trouverait promptement une alimentation abondante et substantielle, pouvant servir à nourrir les chevaux élevés sur les landes, ainsi que les chevaux morveux; non pas ensemble, mais sur des points différents et assez éloignés les uns des autres.

Ayant toujours cru, dans l'état actuel des connaissances médicales, la thérapeutique impuissante à guérir la morve, je conseillai, au mois d'août 1820, à un propriétaire du département des Landes, d'abandonner dans les vastes espaces du littoral du golfe de Gascogne un cheval atteint de morve confirmée; cinq mois après nous visitâmes ce cheval, et à notre grande surprise nous le trouvâmes complètement guéri.

Une jument farcineuse et morveuse au troisième degré, appartenant à un capitaine fut vendue à vil prix (50 fr. avec son

poulain) à un vétérinaire de Vienne, en Dauphiné, pendant
que le régiment y était en garnison. Ce vétérinaire abandonna
la jument dans une prairie et six mois suffirent pour faire disparaître complètement tous les symptômes de morve et de farcin. Cette jument a été vendue plus tard 1,100 francs.

Au mois de mai 1842, le 9ᵉ de dragons quittant la garnison de
Givet pour aller à Lunéville, laissa dans une prairie de la ferme
de la Presle dix chevaux atteints de morve à un degré assez
avancé pour ne laisser aucun espoir de guérison par l'emploi des
moyens ordinaires. L'été sec et chaud de cette année a permis
de laisser ces chevaux constamment dans la prairie, où ils pouvaient s'abreuver à volonté. Vers la fin de juillet, l'intensité de
la sécheresse ayant frappé les prairies de stérilité, le manque
d'herbes força la rentrée de ces animaux dans les écuries-infir-
meries du 8ᵐᵉ de dragons. Deux de ces chevaux, complètement
guéris, purent être dirigés sur leur régiment immédiatement;
deux autres, dont l'engorgement des glandes de l'auge s'est
complètement dissipé, ont conservé un léger jetage. Les six res-
tants, chez lesquels on n'avait pu constater une amélioration
sensible à leur rentrée à l'écurie, ont dû être abattus plus tard,
la maladie s'étant considérablement aggravée depuis leur rentrée à l'infirmerie.

Les journaux de médecine vétérinaire et divers ouvrages
écrits sur cette science font mention de plusieurs cures de cette
nature.

Les petits chevaux des Landes réunissent toutes les qualités
des chevaux arabes, mais ils manquent de taille pour le service
de la cavalerie légère.

Trouvant dans les nouveaux pâturages une alimentation beaucoup plus substantielle que celle offerte par les bruyères et
l'herbe fine et courte des landes, leur taille s'élèverait en même
temps que leur corps prendrait plus de développement. Dans
cet état, ils pourraient servir aux remontes des chasseurs et des
hussards qui, par ce moyen, auraient des chevaux d'une énergie et d'une sobriété remarquables. D'ailleurs on pourrait hâter
la régénération de cette précieuse race, en faisant l'application
du conseil que nous donnons à la page 504, ligne 15 et suivantes.

La réussite complète de cet essai ne me laisse aucun doute,
mais je la crois subordonnée au choix du personnel. Selon moi
il doit être peu nombreux, dirigé non par un spéculateur, mais
par un homme instruit, consciencieux, probe, aimant la
science et les chevaux, auquel on donnerait des appointements
suffisants, et que l'on encouragerait par des récompenses, lorsque des résultats heureux, *bien constatés*, seraient obtenus ;
dans tous les cas, les récompenses seraient prises sur les économies produites par les résultats de ce projet.

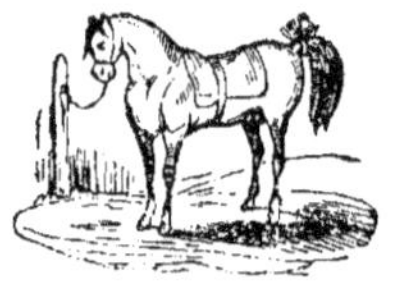

CHAPITRE VI.

VALEUR APPROXIMATIVE DES CHEVAUX SUIVANT L'AGE AUQUEL ILS SONT PARVENUS.

Le prix des chevaux ne peut être fixé d'une manière invariable. Il résulte toujours 1° de la race, 2° de l'âge, 3° de l'état de conservation, 4° de la bonté de chacun d'eux et de la demande qui en est faite. Néanmoins, je crois qu'il n'est pas inutile de donner quelques notions générales qui pourront servir de base sur laquelle s'appuieront les calculs des acquéreurs et des vendeurs.

1° Il résulte de ce qui a été dit précédemment sur les différentes races, que la valeur des chevaux augmente en raison de l'amélioration dont ils ont été l'objet, ainsi que de la pureté de la race dont ils descendent;

2° Les chevaux de bonne constitution, bien nourris, et dont le travail auquel ils ont été soumis a été proportionné, avec intelligence, à la force de leur constitution, peuvent donner un très bon service depuis cinq jusqu'à vingt-cinq ans, époque à laquelle quelques uns peuvent encore être utilisés jusqu'à trente ans, mais ce sont là des exceptions rares, ce qui fait qu'en général on doit envisager le service actif comme terminé à l'âge de vingt-cinq ans;

3° L'état de conservation résulte d'une bonne nourriture et d'un travail modéré. Nous avons déjà fait connaître, page 344 et suivantes et page 498, ce qu'on doit entendre par une bonne nourriture; quant au travail, il doit être calculé de manière à procurer au cheval un repos double au moins de la durée de l'exercice. Ce n'est qu'à cette condition que le repos est suffisamment réparateur. Lorsqu'on n'a pas l'attention d'observer ces prescriptions hygiéniques, un exercice pénible, souvent répété, occasionne le dépérissement des chevaux; mais comme ce dépérissement ne se manifeste qu'à la longue, ses rapports avec la cause qui l'a produit sont difficilement saisissables; aussi l'appât des bénéfices qu'un long travail procure, et la sécurité dans laquelle restent les propriétaires des chevaux, amènent-ils tout à coup

33

des pertes qui annulent en un instant les profits réalisés , au détriment de la santé des chevaux.

C'est une vérité qu'on ne saurait trop répéter , parce que, lorsqu'elle sera entrée dans les esprits, elle conduira à trouver le remède au mal. La mauvaise entente, dans le gouvernement de nos animaux, engendre dans une effrayante proportion les maladies qui les tuent (1).

Parmi les causes qui donnent naissance aux maladies sous lesquelles nous voyons nos chevaux succomber, la plus influente, la plus infailliblement désastreuse, est l'abus du travail.

De tous les produits que nous exigeons de nos animaux , le travail est donc celui dont on doit user avec plus de ménagement. Il nécessite dans l'animal dont on l'obtient l'harmonie la plus parfaite des forces , la solidité la plus complète des organes, l'intensité la plus absolue des fonctions , toutes conditions qui ne peuvent être réunies qu'autant que le repos et le régime, dirigés avec intelligence, réparent suffisamment les énormes déperditions qu'exige la production du mouvement dans l'animal de travail.

Placé dans les conditions les plus contraires au vœu de la nature, le cheval , dont on exploite sans mesure les forces motrices , s'épuise avant le temps par l'excès même de l'activité de ses organes; et, lorsqu'une fois l'équilibre de son organisation est détruit, ou bien la vie s'éteint lentement en lui, impuissante à animer une machine dont les rouages usés ne peuvent plus fonctionner, ou bien les mouvements de la nutrition, pervertis, font subir à la matière animale une mystérieuse et funeste transformation.

Alors se développent dans l'organisme épuisé des germes fatals qui , partout où ils éclatent, détruisent à fond la structure des instruments de la vie. C'est ce que l'expérience vient encore de mettre en évidence, sur un grand nombre de chevaux employés aux fortifications de Paris, dont la plupart sont morts par suite de morve aiguë déterminée par un travail épuisant et excessif auquel ces animaux étaient obligés de suffire. Dans

---

(1) Delafond. *Discours et compte-rendu de l'école d'Alfort , années* 1842-1843.

beaucoup d'entreprises de charrois, les chevaux étaient employés dix-huit heures sur vingt-quatre aux travaux du tirage sur des routes défoncées ou à peine frayées.

4° La bonté des chevaux est une qualité morale particulière qui ne se décèle pas par leurs formes extérieures, et qui, conséquemment, n'est appréciable que durant le travail. Elle augmente de beaucoup le prix des chevaux qui en sont doués. Le contraire a lieu pour les chevaux qui, quoique présentant des formes extérieures plus ou moins parfaites, sont paresseux, mous ou vicieux.

En tenant compte de ce qui vient d'être dit dans ce chapitre, et en supposant un cheval en bon état de conservation, on peut établir, en principe, que ce cheval possède le maximum de son prix intrinsèque, de cinq à six ans, et qu'il n'est d'aucune valeur à vingt-cinq; ou bien qu'à cet âge il n'a plus qu'une valeur relative très minime.

D'après ce principe, un cheval perdant à peu près, de six à quatorze ans un dix-neuvième, un huitième de quatorze à vingt, et de vingt à vingt-cinq un cinquième de sa valeur tous les ans, un bon cheval bien conservé (1) du prix de :

3,000 FR. VAUDRA				1,500 FR. VAUDRA				800 FR. VAUDRA			
Ans.	fr.	Ans.	fr.	Ans.	fr.	Ans.	fr.	Ans.	fr.	Ans.	fr.
à 5,	3,000.	à 15,	1,456·	à 5,	1,500.	à 15,	760.	à 5,	800.	à 15,	406.
à 6,	3,000.	à 16,	1,248·	à 6,	1,500.	à 16,	652.	à 6,	800.	à 16,	348.
à 7,	2,833.	à 17,	1,040.	à 7,	1,421.	à 17,	544.	à 7,	758.	à 17,	290.
à 8,	2,666.	à 18,	832.	à 8,	1,342.	à 18,	436.	à 8,	716.	à 18,	232.
à 9,	2,499.	à 19,	624.	à 9,	1,263.	à 19,	328.	à 9,	674.	à 19,	174.
à 10,	2,332.	à 20,	416.	à 10,	1,184.	à 20,	220.	à 10,	632.	à 20,	116.
à 11,	2,165.	à 21,	332.	à 11,	1,105.	à 21,	176.	à 11,	590.	à 21,	93.
à 12,	1,998.	à 22,	248.	à 12,	1,026.	à 22,	132.	à 12,	548.	à 22,	70,
à 13,	1,831.	à 23,	164.	à 13,	947.	à 23,	88.	à 13,	506.	à 23,	47.
à 14,	1,664.	à 24,	80.	à 14,	868.	à 24,	44.	à 14,	464.	à 24,	24.
		à 25,	00			à 25,	00.			à 25,	00.

ÉPILOGUE.

Quand j'ai commencé à professer mon cours d'hippologie (1837), j'étais certainement loin de penser qu'un jour je le publierais. Quoique vivement sollicité par mes nombreux audi-

---

(1) Les mauvais chevaux ainsi que ceux qui sont vicieux, tarés ou défectueux, ne peuvent jamais avoir qu'une valeur relative.

teurs, j'ai hésité longtemps; j'étais heureux de faire tous les
ans quelques prosélytes et de gagner à l'industrie chevaline
quelques éleveurs intelligents. Mais l'accueil vraiment remarquable dont ce cours d'hippologie a été l'objet, à Sedan, les
souscriptions nombreuses et empressées qui m'ont été offertes
pour couvrir les frais d'impression et de gravure ; le généreux
et aimable concours, ainsi que les bons conseils dont m'a ho-
noré M. H. Fleury, directeur du journal l'*Ardennais*, que je
prie ici de vouloir bien agréer mes sentiments de profonde
amitié et de reconnaissance, toutes ces circonstances réunies
ont dissipé mon appréhension.

Ce cours d'hippologie, quoique unique dans son genre, ne
renferme pas des idées entièrement neuves : j'ai cru utile, tout
en donnant les miennes, de réunir en un volume les connaissances propres à populariser en France le goût du cheval, à
donner aux éleveurs les moyens de tirer de l'industrie chevaline le parti le plus profitable pour eux, et dont l'application,
sur une grande échelle, fût en même temps de nature à accélérer en France la multiplication et l'amélioration des chevaux.
C'est dans ce but que je continuerais à professer gratuitement
ce cours, si toutefois les lecteurs auxquels je me livre avec
confiance, en raison des vues qui m'animent, jugent que cet
ouvrage puisse contribuer, comme je le crois moi-même, à
perfectionner nos races de chevaux.

FIN.

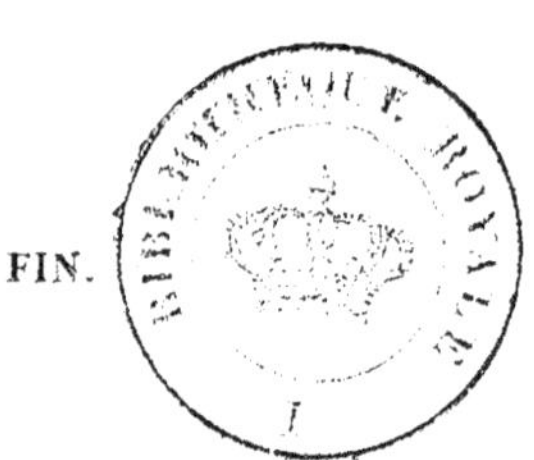

MEMBRES VUS DE PROFIL.

ASPECTS SOUS LESQUELS LE CHEVAL EST EXAMINÉ.	LIGNES D'APLOMB RÉGULIER.	APLOMBS DÉFECTUEUX.	OBSERVATIONS.
ANTÉRIEURS.	Une verticale tombant de la pointe de l'épaule à terre, représentée par une ligne placée devant le membre.	Lorsque la pince est en avant de cette ligne, le cheval est *campé du devant*.	Tiraillement sur les tendons suspenseurs du boulet, ruine des membres, lenteur dans les allures, par suite de la plus grande stabilité du centre de gravité.
		Si la pince est trop en arrière de cette ligne, le cheval est *sous lui du devant*.	Instabilité plus grande du centre de gravité, allures plus rapides, mais danger de butter, tomber et forger, surcharge et fatigue des membres antérieurs. (Voir les allures.)
	Une verticale abaissée du sommet du garrot à terre, représentée par une ligne placée en arrière de chaque membre.	Si le boulet se rapproche trop de cette ligne, par suite de la trop grande longueur de l'os du paturon et la fermeture de l'angle qu'il forme avec le canon, le cheval est *long jointé*.	Tiraillement sur les tendons suspenseurs, ruine prompte des membres, plus grande souplesse dans les allures.
		Il est *court jointé* dans le cas contraire.	Rudesse des réactions, tendance des membres à devenir bouletés.
	Une verticale abaissée du tiers postérieur et supérieur de l'avant-bras sur le boulet, passant entre l'os et les tendons.	Si le genou est plus en avant de cette ligne, le cheval est *arqué*.	Indice d'usure et de faiblesse des membres.
		Le genou est *creux* lorsqu'il se trouve plus en arrière.	Il coexiste ordinairement avec le peu de largeur de l'articulation et de l'étroitesse du canon.
POSTÉRIEURS.	Une verticale abaissée de la hanche à terre, représentée par une ligne placée en avant de chaque membre.	Si la pince est trop en avant de cette ligne, le cheval est *sous lui du derrière*.	Jarrets coudés, allures plutôt trides que rapides, l'extension des membres produisant plutôt l'élévation du corps que son impulsion en avant.
		Si le membre dépasse cette ligne en arrière, le cheval est *campé du derrière*.	Jarrets droits, allures rapides, mais réactions dures, conformation du cheval de course.
	Une verticale abaissée de la pointe de la fesse à terre, représentée par la ligne passant derrière chaque membre.	Si le boulet se rapproche de cette ligne, par suite de la trop grande longueur du paturon, le cheval est *long jointé*.	Même inconvénient que dans le membre antérieur.
		Il est *court jointé* dans le cas contraire.	

MEMBRES VUS DE FACE.

ASPECTS SOUS LESQUELS LE CHEVAL EST EXAMINÉ.	LIGNES D'APLOMB RÉGULIER.	APLOMBS DÉFECTUEUX.	OBSERVATIONS.
ANTÉRIEURS.	UNE LIGNE ABAISSÉE DE LA POINTE DE L'ÉPAULE A TERRE, PARTAGEANT CHAQUE MEMBRE DANS SON AXE LONGITUDINAL.	Si le membre est tourné en dehors, les coudes rentrés et la pince des pieds sortant de la ligne d'aplomb, le cheval est *panard*.	Défaut de solidité dans les appuis, le poids du corps reposant plutôt sur le côté interne du pied et des surfaces articulaires. Danger pour l'animal de se couper avec les éponges internes des fers; la flexion, au lieu de s'opérer angulairement, déjetant le membre en dedans.
		Si le membre est tourné en sens tout à fait opposé, et si la pince sort en dedans de la ligne d'aplomb, le cheval est dit *cagneux*.	Défaut de solidité, danger de se couper et de s'entretailler avec la pince du fer. L'extrémité dans les flexions est déjetée en dehors, ce que l'on exprime en disant que le cheval *billarde*.
		Le boulet et le pied peuvent seuls sortir de la ligne d'aplomb en dedans ou en dehors, ce qui constitue le cheval *cagneux* ou *panard du boulet*.	Mêmes inconvénients que dans les cas précédents, et, en outre, tiraillement des ligaments articulaires, par la tendance qu'a le poids du corps à resserrer l'angle contre nature, ce qui résulte de la direction défectueuse du paturon, ruine prompte des membr.
		Si le genou seul est porté en dedans, c'est le genou de *bœuf*.	Ce défaut fait billarder le cheval. Retard dans la progression.
POSTÉRIEURS.	UNE LIGNE ABAISSÉE DE LA POINTE DE LA FESSE A TERRE, EN PARTAGEANT CHAQUE MEMBRE DANS TOUTE SON ÉTENDUE.	Si le membre est tourné en dehors, le cheval est *panard du derrière*.	Inconvénient moins grave que dans le membre antérieur, car les dangers de se couper avec les éponges internes du fer sont moindres.
		Si le membre est tourné en dedans, le cheval est *cagneux du derrière*.	Mêmes inconvénients que dans le devant pour la solidité et les dangers de se couper et de s'entretailler.
		Lorsque le jarret sort en dedans de la ligne d'aplomb, l'animal est *crochu*.	Ce défaut d'aplomb entraîne toujours avec lui la direction des pieds en dehors. Nous avons vu, à l'article jarret, les avantages qu'il semblait présenter.
		Lorsque les jarrets sortent en dehors de la ligne d'aplomb, ils sont *trop ouverts*.	Les membres ainsi conformés sont ordinairement *cagneux*.
		Les membres postérieurs, comme les antérieurs, peuvent être *panards* ou *cagneux du boulet*.	Mêmes inconvénients.

TABLEAU DE L'AGE DU CHEVAL, DEPUIS 5 ANS JUSQU'A 21.

AGE.	PINCES.	MITOYENNES.	COINS.	OBSERVATIONS.
5 ans.	Presque entièrement rasées.	Mitoyennes au niveau des pinces, bord postérieur au niveau de l'antérieur.	Moins élevés que les mitoyennes ; échancrure au bord postérieur, qui n'est pas au niveau de l'antérieur.	A cette époque, les coins sont frais, quoique bien sortis. L'arcade dentaire des incisives forme un demi-cercle très régulier.
6 ans.	Rasées, cul-de-sac du cornet dentaire extérieur, légèrement concave dans son milieu.	Rasées presque entièrement.	De niveau avec les mitoyennes, bord antérieur un peu usé.	
7 ans.	Email central triangulaire.	Rasées, cul-de-sac de l'émail central concave dans son milieu.	Bord postérieur au niveau de l'antérieur, commencement de rasement.	Echancrure aux coins supérieurs dans beaucoup de mâchoires.
8 ans.	Ovales, émail central rétréci et plus près du bord postérieur.	Ovales, émail central triangulaire.	Rasées, émail central concave dans son milieu.	Apparition du cul-de-sac de la cavité interne sous forme de petite bande jaunâtre ou grisâtre, allongée transversalement, située entre l'émail central et le bord antérieur de la dent.
9 ans.	S'arrondissent ; l'émail central diminue ; il est très près du bord postérieur.	Ovales, émail central rapproché du bord postérieur.	Ovales, émail central triangulaire.	Les pinces supérieures sont rasées.
10 ans.	Arrondies ; l'émail central rond et encore plus près du bord postérieur.	S'arrondissent, émail central comme dans les pinces.	Ovales, émail central comme dans les pinces et les mitoyennes.	
11 ans.	Arrondies ; l'émail ne forme plus qu'une petite tache ronde qui touche le bord postérieur.	Arrondies, l'émail central comme dans les pinces.	S'arrondissent, émail central comme dans les mitoyennes et les pinces.	
12 ans.	Arrondies ; l'émail central a disparu, l'étoile dentaire ou radicale occupe à peu près le milieu de la surface de frottement.	Arrondies ; l'émail central a disparu.	Arrondis, l'émail central a disparu.	Le cul-de-sac du cornet extérieur persiste à la mâchoire supérieure.
13 ans.	Deviennent triangulaires, c'est-à-dire, les côtés de ces dents s'allongent.	Arrondies.	Arrondis.	L'émail central disparaît dans les coins supérieurs.
14 ans.	Apparence de triangularité.	Les côtés de ces dents s'allongent.	Arrondis.	L'émail central diminue dans les pinces supérieures.
15 ans.	Triangulaires.	Apparence de triangularité.	Arrondis.	L'émail central n'a pas encore disparu à la mâchoire supérieure.
16 ans.	Triangulaires.	Triangulaires.	Apparence de triangularité.	Disparition de l'émail central des mitoyennes supérieures.
17 ans.	Triangulaires.	Triangulaires.	Triangulaires.	Disparition de l'émail central des dents incisives supérieures.
18 ans.	Les parties latérales du triangle s'allongent.	Triangulaires.	Triangulaires.	
19 ans.	Aplaties d'un côté à l'autre (1).	Les parties latérales du triangle s'allongent.	Triangulaires.	
20 ans.	Aplaties d'un côté à l'autre.	Aplaties d'un côté à l'autre.	Les parties latérales du triangle s'allongent.	
21 ans.	Aplaties d'un côté à l'autre.	Aplaties d'un côté à l'autre.	Aplatis d'un côté à l'autre.	

NOTA. Les diverses formes qu'affectent les dents sont bien moins régulières dans les coins que dans les pinces et les mitoyennes. Les dents incisives de la mâchoire s'usant seules d'une manière régulière, nous n'avons parlé que d'elles dans les trois premières colonnes de ce tableau. A la colonne d'observations seulement, nous avons fait connaître les seuls indices que les incisives de la mâchoire supérieure puissent fournir.

(1) Nous avons préféré la désignation d'APLATIES à celle de BIANGULAIRES, donnée par PESSINA, parce que les dents ne sont jamais complètement biangulaires, elles présentent plutôt la forme d'un triangle très allongé, dans le sens de leur diamètre antéro-postérieur, et dont l'angle postérieur est plus ou moins obtus.

TABLEAU INDIQUANT LES ÉPOQUES DE FLORAISON ET DE MATURITÉ DES PLANTES FOURRAGÈRES.

NOMS FRANÇAIS.	NOMS SYSTÉMATIQUES	ÉPOQUE DE LA FLORAISON.	ÉPOQUE DE LA MATURITÉ.
PLANTES QUI CONVIENNENT A UN TERRAIN ÉLEVÉ ET SEC.			
Avoine toujours verte,	Avena semper virens,	15 juin.	8 juillet.
— pubescente,	— pubescens,	15 juin.	8 juillet.
— jaunâtre,	— flavescens,	24 juill.	15 août.
Paturin comprimé,	Poa compressa,	tout l'été.	tout l'été.
— bulbeux,	— bulbosa,	juin.	juillet.
— en crête,	— cristata,	juin.	juillet.
Flouve odorante,	Anthoxantum odoratum,	mai.	juin.
Canche élevée,	Aira altissima,	juin.	juillet.
— flexueuse,	— flexuosa,	mai.	mai.
Fétuque ovine.	Festuca ovina,	juin.	juillet.
— glauque,	— glauca,	juin.	juillet.
— des prés,	— pratensis,	juillet.	juillet.
Orge seglin ou des prés.	Hordeum secalinum,	juin.	juillet.
Brome seglin,	Bromus secalinus,	juillet.	juillet.
Agrostis des Alpes,	Agrostis montana,	juin.	juillet.
— vulgaire,	— vulgaris,	juin.	juillet.
— blanche,	— alba,	juin.	juillet.
Ivraie menue.	Lolium tenue,	juin.	juillet.
Fléole des Alpes,	Phleum alpinum,	juin.	août.
— de Gérard,	— Gerardi,	juin.	août.
Phalaride des Alpes,	Phalaris alpinus,	mai.	juin.
— fléole,	— fleoides,	juillet	août.
Brize à gros épillets,	Briza maxima,	juin.	juillet.
Barbon double épi,	Andropogon distachion,	juin.	juillet.
— pied de poule,	— ischemum,	juin.	juillet.
Mélique ciliée,	Melica ciliata,	mai.	juin.
Cretelle des prés,	Cynosurus cristatus,	juin.	juillet.
Lagurier cylindrique,	Lagurus cylindricus,	mai.	juin.
Elyme d'Europe,	Elymus europeus,	juillet.	août.
Luzerne faucille,	Medicago falcata,	juin.	août.
Trèfle des Hautes-Alpes.	Trifolium alpinum,	juin.	juillet.
Sainfoin commun,	Hedysarum onobrichis,	mai.	août.
Coronille bigarrée,	Coronilla varia,	juin.	août.
Gesse des bois,	Lathyrus silvestris,	juillet.	août.
Mélilot parviflore,	Melilotus parviflora,	juin.	juin.
Phace des Alpes.	Phacca alpina,	juin.	juillet.
— de Gérard,	— Gerardi,	juillet.	juillet.
Astragale a feuilles de réglisse,	Astragalus glyciphyllos,	juin.	juillet.
Orchis pyramidal,	Orchis pyramidalis,	mai.	juin et juillet.
— en casque,	— minusops,	mai.	juin.
— singe,	— simia,	mai.	juin.
— maculé,	— maculata,	mai.	juin.
Carvi commun,	Carum carvi,	mai.	juin.
Scorzonère d'Espagne,	Scorzonera hispanica,	juin.	juillet.
Valériane rouge,	Valeriana rubra,	juin.	juillet.
Alchimille commune,	Alchimilla vulgaris,	mai.	juillet.
PLANTES QUI CONVIENNENT A UN TERRAIN EN PLAINE.			
Avoine élevée,	Avena elatior,	juin.	juillet.
— des prés,	— pratensis,	juillet.	juillet.
Dactyle pelotonné,	Dactylis glomerata,	juin.	juillet.
Paturin des prés.	Poa pratensis.	mai.	juin.
— commun,	— trivialis,	juin.	juillet, août.
— des bois,	Poa nemoralis,	mai.	juin.

NOMS FRANÇAIS.	NOMS SYSTÉMATIQUES	ÉPOQUE DE LA FLORAISON.	ÉPOQUE DE LA MATURITÉ.
Vulpin des prés,	Alopecurus pratensis,	mai.	juin.
Froment glauque,	Triticum glaucum,	juin.	juillet.
— rampant,	— repens,	juin.	juillet.
Ivraie vivace,	Lolium perenne,	juillet.	août.
Agrostis des chiens,	Agrostis canina,	juillet.	août.
Brome des prés,	Bromus pratensis,	juin.	juillet.
— élancé,	— giganteus,	juillet.	juillet.
— des champs,	— sylvaticus,	juin.	juillet.
Fléole des prés,	Phleum pratense,	juillet.	juillet.
Houlque molle,	Holcus mollis,	juillet.	août.
— laineuse,	— lanatus,	juillet.	juillet.
— odorante,	— odoratus,	juillet.	août.
Mélique penchée,	Melica nutans,	mai.	juin.
— uniflore,	— uniflora,	mai.	juin.
Luzerne cultivée,	Medicago sativa,	mai.	juin.
— lupuline,	— lupulina,	juin.	juillet.
Lotier corniculé,	Lotus corniculatus,	mai.	juillet.
Trèfle des prés,	Trifolium pratense,	juin.	juillet.
— rouge,	— rubens,	juin.	juillet.
— rampant,	— repens,	juin.	juillet, août, sept.
Lentille ervile.	Ervum ervilia,	juin.	juillet.
Vesce de Provence,	Vicia gallo provincialis,	juin.	juillet.
— cracca,	— cracca,	juin.	juillet.
Mélilot de Sibérie,	Melilotus alba,	juillet.	août.
— officinal,	— officinalis,	juin.	juillet.
Orobe printannier,	Orobus vernus,	avril.	mai.
— tubéreux,	— tuberosus,	mai.	juin.
Orchis blanc,	Orchis bifolia,	juin.	août.
Achillée mille feuilles,	Achillea millefolia,	juin.	août.
Mélampyre des prés,	Melampyrum pratense,	juin.	juillet, août, sept.
— à crête,	— cristatum,	juin.	juillet.
Chicorée sauvage,	Chicorium intibus,	juin.	juillet.
Reine des prés.	Spiræa ulmaria,	juin.	juillet, août.
Boucage à feuilles de pimprenelle,	Pimpinella saxifraga,	juin.	juillet, août.
Pimprenelle commune,	Poterium sanguisorba,	juin.	juillet, août.
— hybride,	— hybris,	juin.	juillet.
PLANTES QUI CONVIENNENT A UN TERRAIN BAS.			
Paturin fertile,	Poa fertilis,	août.	septembre.
— de Sylésie,	— sudetica,	mai.	juin.
— flottant,	— fluitans,	juin.	juillet.
— aquatique,	— aquatica,	juillet.	août.
Vulpin genouillé,	Alopecurus geniculatus,	tout l'été.	tout l'été.
— bulbeux,	— bulbosus,	mai.	juin.
Canche aquatique,	Aira aquatica,	juin.	juillet.
Fétuque élevée,	Festuca elatior,	juillet.	août.
— flottante,	— fluitans,	juillet.	août.
Gesse des prés,	Lathyrus pratensis,	mai.	juillet.
— des marais,	— palustris,	juin.	août.
Fléole noueuse,	Phleum nodosum,	juillet.	juillet.
Panic dactyle,	Panicum dactylis,	juillet.	juillet.
Lotier siliqueux,	Lotus siliquosus,	juin.	juin.
Myosote des marais,	Myosotis scorpioides,	mai.	juin, juillet, août.
Valériane dioïque,	Valeriana dioica,	mai.	juin.
Epilobe velu,	Epilobium hirsutum,	juin.	juillet, août.
Véronique beccabunga,	Veronica beccabunga,	juin.	juillet à octobre.
— mouronne,	— anagalis,	juin.	juillet à septemb.

Nota. On peut se procurer les graines, avec une entière sécurité dans la maison de commerce *Vilmorin, à Paris.*
Il faut semer les plantes en automne sur tous les sols qui ne retiennent pas assez l'eau des pluies automnales pour faire pourrir les graines, et celles qui ont à redouter les sécheresses printannières, parce que, dans ce cas, les touffes des plantes se trouvent suffisamment développées avant les chaleurs. Mais dans les circonstances contraires, c'est à dire là où l'on a moins à redouter le manque de pluie que leur surabondance et la rigueur des gelées, principalement dans les sols argileux et les localités basses, il est avantageux de différer l'ensemencement jusqu'au printemps, car en retardant la jouissance on la rend plus assurée.

TABLEAU INDIQUANT LA MANIERE DE CONSERVER LA MESURE DU PIED DES CHEVAUX,

D'APRÈS LE SYSTÈME PODOMÉTRIQUE DE BOUFTEAU.

NUMÉRO MATRICULE.	NOM DU CAVALIER.	NUMÉRO MATRICULE.	NOM DU CAVALIER.	NUMÉRO MATRICULE.	NOM DU CAVALIER.
1849	Michel.	1314	Dubois.	1950	Félix.
13	13	15	15	12	13
14 — 13	13 — 11	16 — 15	16 — 16	11 — 10	12 — 11
12 — 9	10 — 9	14 — 12	15 — 14	10 — 9	12 — 11
9 — 7	8 — 7	12 — 10	14 — 13	12 — 6	11 — 10
Talons bas.	Forge.	Panard, se coupe en mamelles.	Pinçard.	Encastelé.	Bon pied.

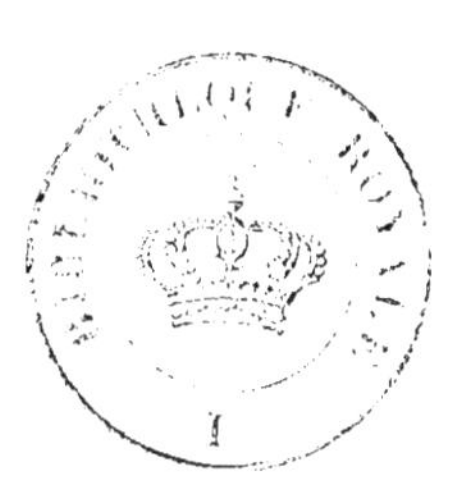

ERRATA.

PAG.	LIGN.	AU LIEU DE :	LISEZ :
53	19	nanière,	manière.
121	8	*grenier au magasin.*	*grenier ou magasin*
147	19	la coupe,	la croupe.
212	32	suture,	échancrure.
220	8	bord supérieur,	bord postérieur.
222	25	au-dessus,	au-dessous.
225	18	plus ouverts,	plus courts.
235	10 (not.)	*liste,*	*lisse.*
251	14	l'encartelure,	l'encastelure.
262	3	genre,	germe.
268	16	portera la tête,	portera bien la tête.
298	1 (not.)	voyez page 00,	voyez page 305.
300	35	pièce 4, page 00,	pièce 4, page 307.
336	6-7	les yeux petits, plats,	les yeux petits, les pieds plats
364	16	le grain mélangé,	la graine mélangée.
373	11	bolws,	bowls.
388	14	les mangent,	la mangent.
447	12	du bout,	du bord.
447	26	fer à éponges ou à planches,	du fer à éponges réunies ou à planche.
453	1	le clou,	les clous.
465	5	il se repose,	il repose.

TABLE DES MATIÈRES.

DEUXIÈME PARTIE.

DE L'EXTÉRIEUR.

CHAPITRE PREMIER.

Dénomination et description des différentes parties externes du corps.

CHAPITRE II.

Des beautés et des défauts des différentes parties du cheval.

CHAPITRE III.

Des proportions géométrales du cheval bien conformé.

CHAPITRE IV.

Des attitudes et des mouvements progressifs.

CHAPITRE V.

De l'âge du cheval.

CHAPITRE VI.

Des robes.

CHAPITRE VII.

Des races.

CHAPITRE VIII.

Manière de procéder à l'examen du cheval que l'on veut acheter, et connaissance des ruses employées dans le commerce des chevaux.

CHAPITRE IX.

Choix des chevaux, selon le service auquel on les destine.

CHAPITRE X.

De la loi concernant les vices rédhibitoires dans les ventes et échanges d'animaux domestiques.

CHAPITRE XI.

Description des vices rédhibitoires.

CHAPITRE XII.

Manière de procéder, pour faire usage de ses droits, dans le cas de vices rédhibitoires.

TROISIÈME PARTIE.

DE L'HYGIÈNE.

CHAPITRE PREMIER.

Des milieux dans lesquels le cheval vit.

CHAPITRE II.

Des aliments.

CHAPITRE III.

Des soins de propreté.

CHAPITRE IV.

Des objets appliqués sur la surface du corps du cheval.

CHAPITRE IV.

De l'amélioration des chevaux en France et de la création d'une race qui nous manque.

CHAPITRE V.

Projet ayant pour but, par une réciprocité d'action, la guérison des chevaux morveux et l'amélioration des chevaux du déparment des Landes.

CHAPITRE VI.

Valeur approximative des chevaux suivant l'âge auquel ils sont parvenus.

FIN DE LA TABLE.

Sedan. — Imprimerie de Laroche-Jacob, rue Napoléon, 22.